SHIYONG ZONGHE NEIKE JIBING ZHENLIAO SHIJIAN

实用综合内科疾病诊疗实践

主编 杨明燕 贺成美 曾芳霞 商艳红
孙立苹 王学峰 郝 磊 刘 佳

上海科学技术文献出版社
Shanghai Scientific and Technological Literature Press

图书在版编目（CIP）数据

实用综合内科疾病诊疗实践 / 杨明燕等主编 .-- 上海：上海科学技术文献出版社,2024

ISBN 978-7-5439-9070-8

Ⅰ.①实…　Ⅱ.①杨…　Ⅲ.①内科 – 疾病 – 诊疗　Ⅳ.①R5

中国国家版本馆CIP数据核字（2024）第095877号

组稿编辑：张　树
责任编辑：王　珺
封面设计：宗　宁

实用综合内科疾病诊疗实践

SHIYONG ZONGHE NEIKE JIBING ZHENLIAO SHIJIAN

主　　编：杨明燕　贺成美　曾芳霞　商艳红
　　　　　孙立苹　王学峰　郝　磊　刘　佳
出版发行：上海科学技术文献出版社
地　　址：上海市长乐路746号
邮政编码：200040
经　　销：全国新华书店
印　　刷：山东麦德森文化传媒有限公司
开　　本：787mm×1092mm 1/16
印　　张：21.5
字　　数：547 千字
版　　次：2024年6月第1版　2024年6月第1次印刷
书　　号：ISBN 978-7-5439-9070-8
定　　价：208.00 元

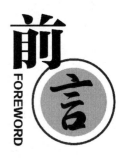

前言
FOREWORD

内科学,作为医学领域中的核心学科,始终致力于探索人体内部器官的结构、功能及其与疾病之间的关系。自古以来,人类就不断地与疾病进行斗争,而内科学正是这场斗争中的关键力量。从古代的学科理论,到现代的分子生物学、遗传学等前沿学科,内科学不断推动着医学向前发展。在这个过程中,无数的医学家们付出了辛勤努力,他们的研究成果不仅丰富了内科学的理论体系,也为疾病的预防和治疗提供了有力武器。

然而,内科学在发展中也面临着诸多挑战。随着人口老龄化的加剧,慢性病的发病率不断上升;同时,新兴疾病的不断出现,也对内科临床医师的诊疗水平提出了更高的要求。《实用综合内科疾病诊疗实践》一书正是在此背景下编写的,旨在汇集各位专家的临床经验与心得体会,为相关专业医务人员提供一本综合性强、实用性高的内科学参考书。

本书主要围绕内科常见疾病,重点论述疾病的病因、病理、发病机制、临床表现、辅助检查、诊断方法、鉴别诊断和治疗策略。本书资料翔实,结构合理,语句精炼,不仅吸收了国内外内科学的最新成果,还充分体现了先进性、科学性、权威性,可供各级医疗机构的内科医师及医学院校学生借鉴与参考,也可以作为患者了解疾病相关知识的案头书。

由于内科学各临床领域涉及范围非常广泛,诊断方法及治疗方案日新月异,加之编者编写时间紧张、编写经验有限,故书中可能存在不足之处,恳请广大读者见谅,并望批评指正。

《实用综合内科疾病诊疗实践》编委会
2024 年 1 月

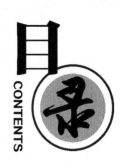

第一章

内科学基础知识

第一节 基本诊疗程序

内科学是临床医学中的核心学科,内科既是临床学科的基础学科,又与各学科之间有着密切的联系,素有"医学之母"之称。其内容涉及面很广,具有普遍性、基础性和代表性,集中体现了临床医学诊疗中所需的诊断共性、治疗思维。内科包括多个亚专科,而广义上的内科则包含了非外科治疗的所有学科,内科疾病也是临床上最常见的疾病。内科篇中所选的基本知识、基本操作技能和急诊急救的内容,是临床医师赖以诊疗疾病的基本常识和工具,通过学习和掌握将对于夯实临床工作的根基、培养正确的临床思维、掌握共性的诊疗方法、规范临床诊疗行为均有所裨益,同时也为其他各学科的学习奠定了基础,是所有从医者必备的基础临床知识和技能。

在高新科技迅猛发展的时代,医疗技术和手段日新月异,临床医师时常会因过分依赖先进的医疗设备而忽略了对临床基本技能的要求和重视,而日益细化的临床专业分科及实际操作培训的匮乏也使得基本技能的掌握受限。本章从最基本的临床诊疗程序入手,将问诊和体格检查要点、医嘱及常用医疗文书的应用逐一整理并加以陈述,旨在协助临床医师尽快掌握临床基本知识技能、拓展横向思维、构建正确合理的诊疗方案。

一、病房诊治工作规程

(一)概述

住院患者管理包括从患者入院到出院(或死亡)的全过程,可分为新患者处理、床位患者管理、出院患者处置三个阶段。这三个阶段的一些内容可能会交叉重叠或重复进行,是住院医师最基本的日常工作,需要熟练掌握、灵活应用并切实执行。

(二)主要知识点

1.准备工作

(1)熟悉基本情况:进入病房工作,首先要了解即将工作的整个病区环境、医疗布局、抢救室、监护室、护士站、工作台、值班室等情况。熟悉各种物品的放置尤其是抢救和操作物品摆放和存储处。

(2)了解分组安排:病房医师的工作都是分治疗组进行的,每个治疗组由主任(副主任)为组长、组内有主治医师、住院医师及实习医师、进修医师和研究生等各级医师,是病房医疗工作的基本单元。治疗组分管一定数量的床位,负责所分管床位患者住院期间的所有诊疗工作。住院医师是治疗组的一线工作人员,是几乎所有医疗活动的直接实施者。

(3)准备基本用品:合体整洁的白大衣、口罩和帽子,基本诊疗用品如听诊器、叩诊锤、手电筒、尺,简单的专科工具如耳镜、检眼镜等,还有必要的个人防护用品。

2.新入院患者处理

(1)询问病史:病史是患者心理、生理健康相关事件的记录,是医师从患者就诊的自发叙述中整理、提炼、归纳、评价后记录的医疗专业文献。医师通过问诊得到相关的病史,需要有一定程序、方法、技巧和内容。

(2)体格检查:是医师运用感官和简便工具、了解和评估被检查者身体状况的基本检查方法。通过完整的问诊和体格检查可以得到大部分疾病的初步诊断。通常体格检查从问诊后开始,但其实在被检查者进入诊室或病房时就开始被视诊了。①全身体格检查:住院患者需要进行全身系统的体格检查,要求既全面系统、分段有序,又有重点深入、灵活调整。体格检查通常需要遵循一定的顺序,原则是不遗漏和尽量不重复变动患者的体位。②重点体格检查:根据患者病情针对重点部位进行必要简化的体格检查。如危重患者不宜搬动需争分夺秒地完成重要部位的体检,同时迅速做出判断和实施救治措施。③其他一些特殊患者:如精神病、残疾人、瘫痪者等;以及在特殊情况下:如条件、时间不许可等都需要先进行重点体格检查,以后有机会和条件允许时再补缺补差。④专科体格检查:除进行全身体格检查外,一些专科需要进行深入的专科特有体格检查,并在病历中详细记录,如神经系统检查、眼科检查、精神鉴定、意识评分、妇科测量等。这些内容将会在各科轮转学习中或分科后不断充实完善。

(3)辅助检查:是诊断疾病所需的重要辅助手段。常用的基本方法包括各种实验室检查、心电图检查、影像学(X线、超声、CT、磁共振、放射性核素)检查、肺功能检查等。各科住院患者入院后需要进行的常规辅助检查项目的选择有所不同,应根据各科的特点和需求有所侧重。依据病情可选择立即或择日进行急诊或常规检查。危重患者应将治疗和安全放在首位,不应为了做检查而中断抢救,以防发生意外,一些有风险又必须进行的检查需要征得家属同意、由医护陪同前往并备好救治措施。

(4)初步诊断:诊断的含义是医师在诊察患者后做出的疾病判断。准确的诊断是为患者提供良好治疗的前提。初步诊断由住院医师拟定,内容包括病因诊断、病理诊断、病理生理诊断等。从接触患者开始,医师就在脑海中对产生症状的疾病提出设想,又不断做出修正和匹配,逐步将获得的所有资料(症状、体征、辅助检查等)分析、综合、联想、推理、拟定,从而得出对疾病的初步诊断,即初级诊断。在此后诊疗过程中,将通过观察病情和充实资料逐步完善诊断,由上级医师指导并签署:入院诊断、修正诊断、最后诊断等。

(5)拟定医嘱:医嘱是医师在诊疗活动中下达的医疗指令,用表格形式记录在电脑和病历中,现多为电子版。需要为所有新入院患者拟定长期医嘱和临时医嘱,明确初始诊疗措施。开具的医嘱需要认真思考和核对无误,并签字后方生效。住院期间须根据检查结果和病情再修改和完善医嘱。当抢救危重患者时可以下"口头医嘱",由护士复述后执行,随后应及时补充记录。

(6)治疗处理:有针对性按照医嘱进行与诊断和治疗相关的操作。如各种穿刺、静脉插管、手术、介入、换药等。在实施各种操作前需要掌握适应证、禁忌证和操作方法。一些操作则需要在上级医师指导或带领下进行。

3.住院患者管理

(1)早交班:即科室晨会,是每天医疗工作开始时的重要医疗活动。全科室(或病区)各级医师、护士(除护士站留守外)汇集交班和进行必要事项的简明扼要的讨论或通知等。早交班让所有人都了解新患者和重点患者的情况,是每天医疗工作的开端和必需,也是年轻值班医师需要不断演练和掌握的基本功。交班程序:护士交班→实习医师交班→住院医师交班→住院总交班→上级医师补充→主持人(主任或副主任医师)总结。依据交班规模和参加人员的不同,交班程序会有适当调整。交班内容:各级医师和护士的交班内容是不同的,各有侧重。作为实习医师或住院医师交班的内容相对较为详细,但也应根据具体情况灵活调整。需要在交班前做好准备,在充分了解情况的基础上,填写好交班本,并加以浓缩和记忆,以便能当众流利交班。具体内容:①一般内容有患者人数(原有总数,出院、入院、死亡、转科、手术或介入人数,现有总数),出院患者床号等;②新入院患者需逐一交代新入院(含转入)患者的床号、姓名、年龄、性别、诊断、主诉、简要病情及值班期间的病情和处理情况;③交重点患者,包括手术、介入、危重病患者的病情变化、值班时的处理、目前病情及提醒治疗组和值班医师所需要注意的事项;④其他需要交代的事项,如对特殊患者需要特别交代的一些除病情以外的事项,如家庭、经济、纠纷、建议、其他事件等。

除早交班外,在临床上还有多种形式和内容的交接班,可随时灵活进行,如各时段值班交接班、节假日及上下班交接班、危重疑难患者床头交接班、医护诊治方案调整交接班等,主要是对所负责床位患者病情和注意事项的交代。形成良好交接班习惯对观察病情、处理好随时发生的情况及医患沟通等十分重要。

(2)查房:是医师在患者病床边进行的诊疗和教学行为,是每天医疗工作的开始,也是最为基本和常用的医疗手段和步骤。

常规查房:是每位医师最重要和最基本的医疗行为,是各级医师在病床边就患者前一天的病情变化和辅助检查资料进行问诊、体格检查、分析、综合、完善诊治方案的一种医疗形式,是临床医疗活动的核心内容之一。规范和认真的查房保证医院医疗工作能够有序进行,利于加强医患之间沟通和交流,及提高医疗水平和质量。三级查房(主任医师/副主任医师、主治医师、住院医师查房)制度是医院核心制度,需要严格执行,是完善医疗质量的重要保证。具体要求:①查房前需要做好充分准备,包括掌握病情、诊断、治疗情况等,并备好病历、检查报告等相关资料。②主查房医师以下的各级医师均应参加,主任查房时病区护士长须参加。③主查房医师站在病床右侧,住院医师站在病床左侧,其他医师依次站在病床两边,护士长站在床尾。④各级医师查房内容各有侧重点,主任医师/副主任医师查房侧重于危重和重点患者,内容同时兼顾教学;住院医师查房需查看患者的辅助检查资料,了解前日医嘱执行情况及其疗效,开具当日长期和临时医嘱,确定下一步检查项目,对危重、疑难、手术等重点患者需要随时巡视查房。将查房所得病情资料及时向上级医师汇报。⑤住院医师每天应早晨和下午查房各1次,必要时上下班均应查房。⑥查房结束后应在规定时限内记录病程记录,对危重、手术、疑难患者的查房信息需要及时记录。上级医师查房后需要将查房内容详细记录并执行。

教学查房:每个行医者都具有三种身份,即临床医学的实践者、教育者和探索者。临床医师也应是很好的临床医学教师。教学查房就是在临床教师组织和带领下,以学生为主的师生互动、以真实病例为教授内容并行归纳总结的一种临床教学活动。临床各级医师都可以进行不同层次的教学查房,教学查房的形式是传授临床综合医学知识的重要途径。教学查房有别于常规查房,特征:学生为主体、临床医师为引导及组织者、临床医学教学为目的。主要过程:①做好准备工作。临床医师需明确查房目标和相应目的(重点体现基本理论、基本知识、基本技能培养);设计查房程序、过程和方式;选择典型病例并取得本人同意和配合;准备病历、检查器具、教具、参考资料、临床教案;将查房内容提前告知学生;医学生应熟悉查房内容、病历、相关理论知识、相关技能。②按照一定程序进行,根据教学目的和病例特点选择相应教学程序。可以先在床边询问病史、体格检查,后集中到办公室查看病历和相关辅助资料,进行分析、综合、讨论诊断及鉴别诊断、拟定诊治方案等;也可先集中介绍情况、查看病历,然后再去床边询问病史及体格检查、再回到办公室进行讨论。结束前需总结,教师就学生的讨论情况进行分析和引导,需对整个过程和每个同学的表现进行评价和总结,肯定长处,同时指出病史汇报、体格检查、诊疗讨论等具体细节的不足之处,以及今后需要注意的事项。并聆听学生提出的建议和意见。

(3)值班:临床值班通常是指在法定工作时间之外,各级医师轮流排班负责临床医疗活动的一种工作方式,是考验和历练年轻医师及每个临床医师的必经过程。病房和急诊门诊均实行24小时医护值班制。值班医师需负责本科室所有新、老患者的临时处理。

住院医师实行24小时值班制,需要注意事项:①提前做好准备,如休息充分、带好所需相关物品;②提前到岗,既防误事,又有充分时间接班;③做好接班,掌握危重、手术、重点患者病情及其变化;④巡视病房,重点掌握疑难危重和交班的患者病情资料;⑤及时处理,对危重或病情急剧变化患者及突发事件等,需及时处置并做好相关病程记录;⑥及时请示汇报,必要时需向上级医师或医院总值班汇报相关情况;⑦做好交班,下班时需要向接班医师交班后方可离开病房。

(4)会诊:是指其他科室或医师共同参与诊断和治疗某个病症,通常是疑难危重症或需要转科(转院)治疗的患者。可以分为科内会诊、科间会诊、紧急会诊、全院会诊、院外会诊、现场会诊和远程会诊等。①会诊前准备:普通会诊时,需告知患方并填写好会诊单,将患者病情、诊疗情况、存在相关科室疾病等疑惑问题、会诊目的、会诊科室等逐一填写清晰,签名盖章后(发)送给会诊科室(或医师)。科间或全院会诊则需了解会诊目的并向患者和家属交代获得同意,准备好患者所有相关资料,包括各种影像资料,写好病情摘要并安排好场地及相关科室。紧急会诊则根据患者的病情,可在抢救的同时打电话简单介绍情况并请求会诊,同时告知会诊方是否需要插管等紧急处理及一些紧急救护设备的准备。②会诊的处理:做好科内、科间及全院会诊记录(包括时间、地点、参加人员、会诊患者信息、会诊内容、会诊结论、记录人)。会诊后综合会诊意见适当调整诊疗方案,再次向患者及家属交代会诊情况及处理意见。在病历中反映会诊情况同时及时反馈会诊意见执行情况及结果。

(5)转诊:是根据病情需要,将在本科(或本院)诊疗的患者转到另一科室或医院诊疗或处理的一种制度;当明确转诊后需要告知患者并书写转诊记录。

4.出院患者处置

(1)正常出院:住院患者病情痊愈或好转遵医嘱办理出院手续后离开医院,一些需要转院治疗的患者也需要办理出院手续。经治医师办理"出院记录"一式两份,一份交给患者,交代出院的注意事项;另一份入病历归档。患者需要复印时按规定交由病案室给予复印病历的客观部分,加盖医院章后方有效。

(2)自动出院:当病情不容许但患者及家属坚持要求出院时称为自动出院。患者有随时出院的自由和权力,医师无法阻拦,但应告知病情及继续留院治疗的必要性,同时请示上级医师;办理手续时需要详细记录当时病情、患方要求及医师告知患方的内容,并由患方(患者及受委托人)在"自动出院申请书"或相关病程记录上签字;经医师签字后方可办理出院。当患者是精神患者或有意识障碍等情况时则应由其法定监护人签字办理。

（3）死亡处置：死亡是疾病的一种转归，是患者离开医院的方式之一，是临床医师值班时难以避免的情况，需要严肃认真地加以处置。对临终患者需要医疗和人文关怀，尽量减轻患者痛苦，并告知家属病情危重和死亡的可能，让患者家属有必要的心理和相关准备。切不可说得太绝对及预测死亡时间。确认患者死亡需看瞳孔、听心音、记录心电图，记录和通报家属患者死亡的具体时间，并尽量争取家属同意尸体解剖。死亡通知书需要及时填写，各项信息要准确无误，诊断要请示上级医师后确认；死亡通知书一份交付给患者家属，以备注销户口、殡葬等；另一份入病历归档。所有相关的资料（包括死者的姓名、性别、年龄、身份证号、病区、床号、诊断、死亡原因、死亡时间等）均需仔细核对无误。死亡病例讨论要求在患者死亡后的 7 天内完成并将讨论记录在病历中保存。讨论时医护均应参加，这既是对逝去生命的尊重更是吸取经验和教训难得的素材。

二、门诊诊疗工作规程

（一）概述

门诊是医院的窗口，其特点是人流量大、时间紧、变化快、涉及面广，需要有相应资质、技术熟练、临床经验丰富的医师承担。通常分为急诊门诊、普通门诊、专科门诊、专家门诊、知名专家门诊（特需门诊）等。住院医师需要了解门急诊的工作程序和规则，因随时会承担普通门诊或急诊门诊工作。

（二）主要知识点

1.门诊工作规程

门诊的一切工作均需遵循相关的法律法规、各种医疗保险等政策及医院相关规定进行。严格要求认真行医、注重个人仪表；不得在工作时间抽烟和接听手机聊天等；不得迟到、早退；缺席需要提前请假。

（1）准备：诊室、检查床、听诊器、叩诊锤、压舌板、电脑、单据等必需物品一应就绪。

（2）接诊：顺序接诊患者，询问病史、体格检查（通常是重点体检及专科体检）、化验或特殊检查、处理意见。接诊期间要及时书写病历，同时须与患者进行有效沟通。门诊时间有限，须在解决最主要问题的同时，尽可能了解本次就诊的相关信息及患者需求；并要做出相应的判断和处理。

（3）处理：即根据患者病情资料做出相应的辅助检查及诊治方案，通常包括辅助检查和医药处方，或门诊手术治疗、住院治疗等。处理也是与患者沟通的过程，需要就诊断、治疗的意义、方法等作出解释，以获得患者的理解和配合。开具病假单、麻醉卡、诊断证明书等均须严格按规定办理。如患者病情危重或突然病情变化，应积极救治，同时通知急诊和相关科室协助或收住院诊治；如患者不理解或不配合可以签字为证（如不住院、不治疗、不检查等）。当患者屡次就诊不能获得明确诊断或治疗不满意时需要及时会诊或转诊。不要随意开具"大处方"，如需退药也应按照相关的程序进行。

（4）病历：门诊病历是重要的医疗文书，也是门诊工作的核心内容之一。病历记录要求及时、完整、字迹清晰、准确无误。门诊病历的基本七要素（六有一签名）：时间，需要具体记录到时分，尤其是急、危重患者的病历。主诉，本次就诊的主要症状＋时间，或者本次就诊的主要原因。现病史，简要记录主要症状、伴随症状、就诊经过、一般情况等，还要记录与疾病相关的月经生育史、手术史、过敏史、家族史、婚姻史等。体检，记录重点体检、专科检查内容和生命体征。诊断，通常为初步诊断,当诊断不明时可以"?"或"待查"。处理,记录所有的医嘱:检查、注意事项、药物、住院、开具证明等。签名,注明科室,签全名需字迹清晰,加盖章;电子病历同样需要手写签名及盖章。

2.急诊工作规程

(1)分诊:通常由急诊护士负责分内、外科挂号就诊;如不能分辨时医师可协助分诊。危重患者应先实施救治,后办理相关手续。

(2)接诊:确认患者身份,及时接诊患者;如来不及接待时需通知相关部门或上级医师来支援工作。通过询问患者、家属和陪伴的人员等,尽可能明确病情,同时详细、认真做好相关记录,分清轻重缓急,保证患者生命安全。

(3)处理:对每位急诊患者均按首诊负责制接诊,切不可推诿或敷衍。在确定患者安全的情况下做好必要的检查,保留好检查记录。针对病情危重程度进行相应的处理:服药、输液、留观、住院等。危重患者需及时抢救,必要时可请他科协助诊断和抢救;下口头医嘱,抢救时由护士记录用药、生命体征、救治过程,待结束或告一段落时再记录。

(4)转送:对于需要转运的患者,如进行检查、住院、急诊手术等情况,需要先评估是否能够承受转运风险,且需做好转运途中的抢救设备或药品;派专人护送;并由急诊和接受科室的值班医护填写好转送单放置病历中保留。

(曾芳霞)

第二节 问诊要点

一、概述

问诊是医师通过询问患者或知情人,获得病史资料,再经过分析,综合做出临床判断的诊断方法。通过问诊了解疾病的历史和现状,是认识疾病的开始。问诊连同视、触、叩、听、嗅诊这些基本理学检查手段是每位医师必须优先掌握的基础临床技能,通过这些医界代代相承的最基本的方法和流程,医师可以直接得出大多数疾病的初步诊断,而另一些疾病的诊断则需要进行更为深入的检查。

二、主要知识点

(一)相关定义

症状一词来自希腊语,意思是"已经发生的事",通常是指患者自己所感受到的异常,即就诊前某时段的异常感受。体征是可以被检查者通过体格检查发现的患者身体的异常。症状和体征可以单独或同时存在,即一些症状可以没有体征,而一些异常既是症状又是体征,另一些异常则无症状。问诊是通过询问患者症状、疾病史和家庭生活情况获得与疾病相关的病史资料,是诊疗患者的第一步。

(二)问诊的方法

问诊通常又被称作病史采集,需采取下列具体的方法。

1.问

问是与患者交流的主要方式,有系统问诊和重点问诊。系统问诊主要针对住院患者,其中现病史和既往史是问诊的核心内容;重点问诊主要针对急诊、危重症及门诊患者。

2.听

听是获取患者有价病情信息的被动方式。患者叙述的信息可能很多且凌乱无序,需要医师仔细用"听"来甄别,加以提炼、串联、总结和归类。

3.记

通过及时"记"录患者提供的病情信息,是病历记载病情的初步方式。需要一个初步的记录表,有利于患者一般信息和病情信息的完整记录。在门诊和急诊时,记录病历,"记"与"写"可以合二为一。但在住院病历里,"记"与"写"不同,"记"简明扼要,"写"较为完整、系统。

4.写

写是将"问""听""记"所得患者一般信息和病情信息形成病历上的书面文字,必须详尽真实、客观、及时、完整,最终形成具有一定法律效应的医疗文书。

(三)问诊的目的

问诊的目的最终是要解决患者前来就诊的问题,医师将通过问诊努力寻找引起患者不适、疼痛、活动受限等症状的原因,即诊断出导致这些症状的疾病。这需要详细的问诊来获取有价值的病史,在问诊中可以通过逐步实施下列的步骤而达到最终目的。

1.发现主要症状

要善于从患者叙述或抱怨的一堆问题中依次发现本次就诊的主要症状,即本次就诊的主要目的。一些患者的叙述可能是杂乱无章、非常无序、十分冗长,需要通过仔细询问来识别主要症状,同时也要理顺其他伴随症状及并发症的症状。

2.获取定性描述

对于主要症状需要仔细询问定性,详细了解其具体的表现、特点、程度、诱因、时间、缓解、就诊、结果等情况。这是诊断疾病的关键性资料。

3.确定时间顺序

将整个事件发生的情况从头开始进行梳理,排序出明确的事件发生、发展和结果的时间顺序,尤其是有多个症状时更需要明确每个症状发生的前后时间和详细情况。

4.了解患者需求

患者的需求通常即为医师此次治疗的目的,需要加以重视和理解,并在随后的诊疗过程中根据医方对疾病的认知和该疾病所应当达到的治疗目标与患者不断沟通,以达成共识。

(四)问诊的内容

病史并非只是简单的患者自述,而是一种专业性的文献形式,是经过整理归纳后的患者就医时心理和生理事件的医疗文书。病历的书写遵循着标准化的程序。问诊的过程即是采集病史的过程。

1.一般项目

涉及患者基本情况,要求尽量详细和准确。

2.主诉

由一个或数个导致主要不适或感觉最明显的症状构成,如果确实无症状时也可写体征,记录为:本次就诊的主要原因＋持续时间。要求简练,一般不超过20个字,当有数个症状时按照时间顺序书写。通常由主诉可以大致定位为哪个系统的疾病。

3.现病史

现病史是病历的核心部分,应该以时间为顺序简洁明了地描述患病的全过程。具体内容和顺序:①起病情况。尽可能地询问起病的时间、部位、表现、特点、发展和持续等,需要详细了解患病期间所有的情况,并按照时间的顺序逐一理顺并记录。②主要症状。对于患病期间主要症状(即本次就诊的主诉)需要详细了解其特点,如部位、范围、性质、程度、持续时间、缓解情况等。当有数个主要症状时需要按照起病的时间顺序一一加以详细描述。③病因诱因。患病前的所有相关因素均应详细了解,同时进行客观分析,记录可能与疾病相关的病因或诱因。一些患者没有意识到的情况有时需要加以提问。④病程进展。尚需要详细了解症状或疾病在就诊前整个发展的全过程,记录病情持续、进展、缓解、反复及加重等各种情况。⑤伴随症状。需询问除主要症状以外的其他症状,包括阳性和主要阴性症状,对诊断及其鉴别有参考价值。⑥诊治过程。即患者发病后具体的诊疗过程,是否就诊、诊断、所有检查及结果、治疗及对治疗的反应等。在记录患者所提供的疾病诊断时需要用引号来标注。⑦一般状况。同时需要通过询问患者日常生活状态,了解疾病对其饮食起居等影响及疾病的严重程度,确认疾病是否降低了患者的生活质量,以及治疗是否改善了生活质量等。

4.既往史

包括一般健康状况、外伤手术史、输血史、传染病史、地方病史、免疫接种史、输血史、药物过敏史等。尤其是与患者目前疾病可能有关的病史需要详细询问,记录则可以按时间顺序进行。

5.系统回顾

即通过提问使得患者对自己身体整体健康状况的回顾。需要掌握各系统疾病的常见症状及其临床意义,依次进行不可遗漏。各系统常见症状回顾问诊的主要内容:①呼吸系统,如咳嗽、咳痰、咯血、胸痛等。②循环系统,如心悸、呼吸困难、胸闷、胸痛、气喘、水肿、头晕、晕厥等。③消化系统,如腹痛、腹泻、食欲、嗳气、反酸、腹胀、恶心、呕吐、呕血、排便情况等。④泌尿系统,如尿痛、尿急、排尿困难、夜尿、尿量、腹痛等。⑤血液系统,如苍白、黄染、出血点、瘀斑、血肿、淋巴结、骨骼痛、乏力、头晕、眼花、耳鸣、恶心、记忆力减退等。⑥内分泌系统及代谢,如怕热、多汗、乏力、头痛、食欲、烦渴、多饮、多尿、水肿、发育情况等。⑦神经精神系统,如头痛、失眠、嗜睡、记忆力、意识障碍、晕厥、痉挛、瘫痪、视力障碍、感觉及运动异常、性格改变、感觉及定向障碍等。⑧肌肉及骨骼系统,如肌肉麻木、疼痛、痉挛、萎缩、瘫痪等。⑥个人史,包括社会经历、职业及工作条件、习惯与嗜好、冶游史等。⑦婚姻史,如是否结婚、结婚的具体信息、配偶健康情况、与配偶的感情及生活情况。⑧月经生育史,女性的月经史及生育史参考妇产科篇规范记录。男性需问子女情况、是否节育、相关疾病等。⑨家族史,与患者有血缘关系家人的健康及疾病情况,尤其是与患者疾病类似的患病情况。血缘关系越近价值越大;致残或致死性疾病需要详细询问,必要时可以绘出家系图。

(四)问诊的技巧

问诊是接触患者、诊治疾病的第一步,问诊的质量直接关系到由此得出的初步诊断。而问诊是要面对可能患有各种疾病甚至伪装疾病的形形色色的社会人,这就要求医师必须掌握正确的问诊方法和一定的技巧,这些技巧的涉及面很广,不仅需要有扎实的医学知识和临床经验、丰富的社会阅历和生活常识,还要具备娴熟的交流和沟通的能力及人文素质、礼仪和人格魅力等,才能识别和接诊有着各种症状和诉求的各种患者,从中寻找出诊断的线索。问诊的技巧需要在临床实践中不断学习和完善。作为初涉临床的年轻医师,临床经验、社会经验及问诊的技巧都很稚嫩,需要用功加以弥补。

1.充分准备

在接触患者之前,最好先了解一下患者的病情、门诊诊断、病历资料等,同时就可能的诊断和鉴别诊断查查资料,做好问诊的准备,甚至可以事先列出想要提的问题,或者是简要的提纲,做到心中有数去问诊。这样就会不遗漏、减少反复问诊的次数、增强自信和患者的信任,以便达到顺利完成病史采集的目的。

2.掌握技巧

问诊的过程是医患相互沟通和建立信任的过程,问诊的提问、顺序、引导、内容、语言、谈吐、衣着、礼仪、眼神、举止、动作等都很有讲究和技巧,而且学无止境,需要在实践中不断学习和充实,逐渐形成系统而有特色的熟练的问诊方法和技巧。而掌握问诊技巧的目的就是为了获得准确的病史及患者的信任。

3.累积经验

在从医的点滴中不断积累经验十分重要,应虚心向上级医师、同行、护士及其他各科室的医师学习请教,同时要对患者进行追踪随访,不断积累经验,修正诊断,在提高医疗知识和技术水平的基础上,充实和完善技巧,才能提高问诊和诊疗的水平。

4.因人制宜

要识别和针对不同的患者,分别采取不同的方法和技巧进行问诊。切不可一概而论,不可教条。如对危重患者要尽量简短有的放矢,边抢救边问诊;对老人要有耐心而通俗;对孩子要在逗哄中观察;对唠叨者要巧妙引导和适时打断;对有敌意者要不卑不亢、语言简练准确;对说谎者需仔细加以识别;对门诊患者简单扼要直切主题;对精神病、聋哑人、昏迷者需要询问法定的看护人或陪护者等。

(五)问诊的注意事项

1.认真对待患者

要做到一视同仁地对待每位患者,问诊时既认真严肃,又创造轻松和谐的气氛,尊重每位患者,维护患者的尊严。

2.不随意评价同行

任何时候都不应在患者面前随意评价其他医师的诊断和治疗,这是医者起码的职业道德。问诊时要正确对待患者对其他医院或医师的抱怨,减少矛盾。

3.尊重患者的隐私:

保密患者的秘密和隐私是医师职业的基本素质之一,也是取得患者信任的前提保证。

4.需要耐心细心

患者的心理是脆弱的,患者对自己所患疾病可能产生急躁情绪,对相应诊治措施及其效果产生强烈的预知渴望,需要医师详细、耐心作出解释和分析。

5.遵纪守法循规

严格遵循法律法规,时刻用医疗常规来规范自己的从医行为,不为熟人、亲戚而违规,不因偷懒厌烦而敷衍了事。

(曾芳霞)

第三节 体格检查要点

体格检查是医师运用自己的感官及简单的器具对被检查者进行基本了解和系统评估的最为基本的检查方法。即便是在当今的高科技时代,熟练掌握体格检查也是每位医师的基本功,需要在临床不断学习和实践。本节涉及的是体格检查的方法和全身体格检查的要点。

一、基本检查方法

为了得到疾病体征或判断身体状况,主要有四种依赖感官的检查方法,即视、触、叩、听,在少数情况下会用到嗅、量,有时还会借助简单的器具,如体温计、压舌板、听诊器、叩诊锤、手电筒、视力表、检耳镜等。

(一)视诊

视诊是指医师用裸眼来观察被检查者全身或局部表现的检查方法。

1.适用范围

视诊适用范围广,用于观察一般状态和许多全身体征,如年龄、发育、意识状态、面容、体位等。局部视诊可了解皮肤、胸廓、关节等局部表现。

2.注意事项

(1)视诊虽简单,但常能提供重要的诊断资料和线索,需要深入细致和敏锐的观察,避免视而不见。

(2)光线应充足,最好应用自然光照明,检查室环境温度要适宜。

(3)需要充分暴露检查部位,但对特殊部位(如外生殖器、女性胸部等)视诊时注意保护好被检者隐私。

(二)触诊

触诊是医师用手指或其他部位的触觉来进行体格检查的方法。

1.操作方法

用手接触被检查部位产生的感觉(触觉、温度觉、位置感及震动觉)。手的各部位敏感性:手指末端对触觉、掌指关节掌面对震动、手背皮肤对温度更敏感。①浅部触诊法:是将手轻放在被检查部位,通过掌指关节和腕关节的协同动作以旋转或滑动的方式轻压触摸。②深部触诊法:用单手或双手重叠由浅入深,逐渐加压以达到深部触诊。主要包括:深部滑行触诊,在被检者腹肌松弛情况下,用右手二、三、四指并拢平放腹壁上,以手指末端逐渐触向腹腔脏器或包块,在被触及包块上进行上下左右滑动触摸,如为肠管或索条状包块,应向与包块长轴相垂直的方向进行滑动触诊;双手触诊法,将左手掌置于被检查脏器或包块的背后部,右手中间三指并拢平置于腹壁被检查部位,左手掌向右手方向托起,使被检查脏器或包块位于双手之间,并更接近体表,有利于右手触诊检查;深压触诊法,用一个或两个并拢的手指逐渐深压腹壁被检查部位;冲击触诊法,右手示、中、环手指并拢取 70°～90°,放置于腹壁拟检查部位,作数次急速而较有力冲击动作,指端会有腹腔脏器或包块浮沉的感觉。

2.适用范围

以腹部检查应用最多。可以发现机体某些部位的具体状况。①浅部触诊法适用于检查关节、软组织、浅部血管、神经及精索等浅表病变。②深部触诊法适用于检查和评估腹腔病变和脏器情况,其中:深部滑行触诊法用于腹腔深部包块和胃肠病变;双手触诊法用于肝、脾、肾和腹腔肿物;深压触诊法用于探测腹腔深部病变部位或确定腹腔压痛点;冲击触诊法多用于大量腹水时肝、脾及腹腔包块的触诊。

3.注意事项

(1)检查前应与被检查者适当交流,说明触诊目的,以取得密切配合。

(2)手需温暖、轻柔,避免肌肉紧张。在检查过程中,应随时观察患者表情。

(3)检查腹部时被检查者通常取仰卧位,双手置于体侧,双腿稍屈,腹肌尽可能放松。检查肝、脾、肾时可取侧卧位。检查头颈部时多用坐位。

(4)检查腹部前,需嘱被检查者排尿,有时也须排便,以免将充盈的膀胱或肠道粪块误认为包块。

(5)触诊时应手脑并用,边查边想,注意病变部位、特点及毗邻关系,以正确判定病变的性质和来源。尽量减少重复次数和对患者的干扰。

(三)叩诊

叩击体表使之震动,因体表下组织密度不同而产生不同的音响,根据音响和震动特点来判断被检查部位有无异常的方法。

1.操作方法

(1)直接叩诊法:将右手中间三指并拢,用其掌面直接拍击被检查部位。

(2)间接叩诊法:将左手中指第二指节紧贴体表作为叩诊板指,其他手指微微抬起;右手中指作为叩诊锤,指端叩击左手板指指骨远端或末端指关节处,连续叩击2～3下。另一种方法是将左手手掌平置于被检查部位的上方,右手握拳,以尺侧叩击左手背部,观察或询问患者有无痛感。

2.适用范围

(1)直接叩诊法:用于胸、腹部范围较广病变,如胸膜粘连或增厚、大量的胸腔积液、腹水及气胸等。

(2)间接叩诊法:用于确定肺及心脏界限、肝脾大小、胸腔积液或积气含量及腹水程度、肝区或肾区有无叩击痛等。

3.叩诊音

因叩诊部位的组织或器官致密度、弹性、含气量及与体表距离的不同,会记录到不同的叩诊音,分为清音、浊音、鼓音、实音和过清音。

(1)鼓音可以通过叩击充满气的胃、腹来发出;清音可叩击肺部发出;浊音可叩击被肺覆盖的心、肝部位发出;实音可叩击实质性脏器或大腿发出。

(2)病理情况下,过清音见于肺气肿;鼓音见于气胸、肺空洞;浊音见于大叶性肺炎;实音见于大量胸腔积液、肺实变等。

4.注意事项

(1)准备:不要留长指甲,环境要安静,手温、室温要适宜。

(2)体位:叩诊胸部时,被检者可取坐位或卧位;叩诊腹部时常取仰卧位;确定有无少量腹水时,可取肘膝位。

（3）手法：叩击时腕关节要放松，仅靠腕关节及掌指关节活动来传递叩击，避免肩、肘关节参与；叩击方向应与叩诊部位体表垂直，叩击动作要短促、灵活、富有弹性；用力均匀，叩诊力量视检查部位、范围、位置深浅及病变性质而定。

（四）听诊

利用听觉听取被检查者各部位活动时发出的声音，并判断其正常与否，通常需借助听诊器，听诊需要经常训练来增加准确性和敏感性。

1.操作方法

（1）直接听诊法：检查者将耳直接贴附于被检查者体壁上进行听诊。

（2）间接听诊法：通常指用听诊器进行听诊的检查方法。

2.适用范围

（1）直接听诊：用于某些特殊或紧急的情况下，如判定心脏骤停。

（2）间接听诊：心脏听诊心音、杂音、心律；肺部听诊正常与病理性呼吸音；外周血管听诊动、静脉杂音；腹部听诊肠鸣音、动脉瘤及肾动脉狭窄杂音等。

3.注意事项

（1）环境要安静，应根据病情和听诊的需要而采取适当体位，必要时被检查者需配合运动、深呼吸、屏气、咳嗽等动作。

（2）不要隔着衣服听诊，室温要适宜，如听诊器体件过凉，要用手捂热后再接触体表，以防产生附加音。

（3）正确使用听诊器：听诊器软管长度应与医师手臂长度相适宜；听诊前将耳件的方向向前；钟型体件适合听取低音调声音，膜型体件适合听取高音调的声音。

（五）嗅诊

嗅诊医师通过嗅觉来判断发自被检查者的异常气味与疾病之间的关系。

1.适用范围

异常气味多来自皮肤、黏膜、呼吸道、胃肠道等。

（1）痰液：恶臭味提示厌氧菌感染，见于支气管扩张或肺脓肿。

（2）呼吸：有机磷中毒时呼出蒜味；糖尿病酮症酸中毒可呼出烂苹果味；肝性脑病有肝腥味；尿毒症可呼出氨味等。

（3）呕吐物：呕吐的胃内容物呈酸味提示食物潴留时间过长，见于幽门梗阻；出现粪臭味见于肠梗阻或腹膜炎所致的长时间剧烈呕吐。

（4）汗液：酸性汗液见于风湿热；狐臭味源于腋窝的皮脂腺感染。

（5）粪便：恶臭味见于消化不良或胰腺功能不全；腥臭味见于细菌性痢疾。

（6）尿液：浓烈的氨味源于膀胱炎时细菌对尿液的酵解。

2.注意事项

（1）气味可迅速提供有价值、直接的诊断线索，不要认为嗅诊不文雅而忽视。

（2）通过嗅诊获得有价值线索还必须要结合其他检查方能作出正确诊断。

（六）临床测量

在体格检查中有时需借助简单器具进行一些简单的测量并认真记录：如血压计、计数器、温度计、体重身高测量仪、卷尺等；包括测量基本体征，如身高和体重、体温、血压、心率、呼吸频率等；特殊部位的测量，如心界、胸腹围、头围、肢体长度等。

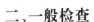

二、一般检查

一般检查是对被检查者全身状况的基本检查,内容包括全身状态检查、皮肤及淋巴结检查。全身状态检查包括性别、年龄、生命体征、发育与体型、营养、意识状态、语调与语态、面容与表情、体位、姿势、步态等。这里仅讲述部分全身状况检查及皮肤和淋巴结检查。

(一)血压测量

血压的测量分为直接测量和间接测量,体格检查中的血压测量采用的是汞柱式血压计进行的间接血压测量。

1.打开血压计

将血压计汞柱开关打开,确认汞柱凸面水平处于零位。

2.体位

仰卧位或坐位,被测上肢(常为右上肢)裸露、伸直并外展,使肘部、血压计 0 点和心脏在同一水平(坐位时平第四肋软骨;仰卧位时平腋中线)。

3.绑袖带

将血压计袖带缚于上臂,气囊中部对准肱动脉,气囊上两条胶管置于肱动脉两侧,袖带松紧以恰能放进一个手指为宜,下缘应距肘窝横纹以上 2～3 cm。

4.放置听诊器

将听诊器膜型体件置于肘窝部、肱二头肌肌腱内侧的肱动脉搏动处,轻轻施压与皮肤密接。

5.测量

旋紧充气气球旋钮,向袖带内充气,边充气边听诊,待肱动脉搏动音消失后,汞柱再升高 2.7～4.0 kPa(20～30 mmHg,部分患者可能存在收缩压和舒张压之间的无声间隔,导致收缩压被低估);松开旋钮开始缓慢放气,同时水平注视下降汞柱的凸面水平,下降速度以 0.3～0.8 kPa/s(2～6 mmHg/s)为宜。

6.确定血压数值

根据 Korotkoff 5 期法,先听到响亮拍击声(第 1 期)为收缩压;后拍击声减弱出现柔和吹风样杂音(第 2 期);压力进一步降低,动脉血流量增加,出现较响的杂音(第 3 期);随后突然音调变得沉闷(第 4 期);最终声音消失(第 5 期)时汞柱所示数值为舒张压。

7.注意事项

(1)被检者检查前 30 分钟内应禁烟、禁咖啡并排空膀胱,在有靠背的椅子上安静休息至少5 分钟。

(2)测量时听诊器膜型体件不能塞于袖带下,否则会导致测得的舒张压偏低。

(3)成人标准气袖宽度为 12～13 cm,袖带内气囊至少应环臂 80%。手臂过粗者或测量大腿血压时应更换 16～18 cm 宽度的袖带,否则用标准气袖测值会过高;对手臂过细者或儿童测量血压时应更换 8～10 cm 宽度的气袖,反之,测值会偏低。

(4)对于儿童、妊娠妇女、严重贫血、主动脉瓣关闭不全、甲状腺功能亢进及柯氏音不消失者,以第 4 期作为舒张压的读数。

(5)血压至少测量 2 次,重复测量应间隔 1～2 分钟,取两次平均值作为结果。

(6)疑为大动脉炎时,应对比双上肢血压;有直立性低血压者应测量下肢血压和直立位血压。

(7)结束时应排空气囊,向右侧倾斜血压计使水银进入水银槽后关闭开关。

8.结果记录

血压记录的格式为收缩压/舒张压（mmHg,有时需要用 kPa 为单位表达）。成人血压的判定标准（表 1-1）。

表 1-1　成人血压水平的定义和分类

类别	收缩压（mmHg）	舒张压（mmHg）
正常血压	<120	<80
正常高值	120～139	80～89
高血压	≥140	≥90
1 级高血压（轻度）	140～159	90～99
2 级高血压（中度）	160～179	100～109
3 级高血压（重度）	≥180	≥110
单纯收缩期高血压	≥140	<90

注:1 kPa＝7.5 mmHg,判定高血压至少 3 次非同日血压测值达到或超过收缩压 18.7 kPa(140 mmHg)和(或)舒张压12.0 kPa(90 mmHg),根据病因分为原发性高血压和继发性高血压。低血压是血压低于 12.0/8.0 kPa(90/60 mmHg)。

（二）发育、体型、营养状态

主要是采用视诊的方法,有时需结合简单的测量。

1.发育

根据年龄、智力、体格成长状态综合评价。成人发育正常指标:①头长为身高的 1/8～1/7;②胸围为身高 1/2;③双上肢水平展开后左右指端间距约等于身高;④坐高等于下肢长度。

2.体型

根据骨骼、肌肉的生长及脂肪分布的状态来判断。

3.营养状态

根据皮肤、毛发、皮下脂肪、肌肉等情况进行综合评价。最简便而迅速的方法是查看前臂屈侧或上臂背侧下 1/3 处的脂肪分布状况。①常用测量指标:理想体重（kg）＝身高（cm）－105,或＝[身高（cm）－100]×0.95（女性×0.9）。体重指数（BMI）＝体重（kg）/身高的平方（m²）,成人正常范围为 18.5～23.9。②营养状态的等级:分为良好、中等和不良。

4.结果记录

（1）发育:如体格异常高大见于巨人症;体格异常矮小见于侏儒症、呆小症、性早熟、营养不良等。

（2）体型:分无力型（瘦长型）、超力型（矮胖型）、正力型（匀称型）三种。

（3）营养状态:①营养不良,体重<理想体重的 10%,BMI<18.5 为消瘦,极度消瘦者称为恶病质;见于慢性消耗性疾病、摄入不足、消化吸收障碍等。②营养过剩:体重>理想体重 20%,BMI≥28 为肥胖。原发性肥胖,如体质性肥胖等;继发性肥胖:如库欣综合征、甲状腺功能减退等内分泌疾病。

（三）面容与表情、体位、意识状态

多采用问诊、观察、交谈来判断被检者的体位及思维、反应、情感和定向力等方面的状况。

1.面容与表情

常见的有甲亢面容（甲状腺功能亢进症）、黏液性水肿面容（甲状腺功能减退症）、二尖瓣面容

(二尖瓣狭窄)、满月面容(库欣综合征)、苦笑面容(破伤风)、面具面容(Parkinson病)等。

2.体位

体位是观察被检查者身体所处的位置状况。

(1)自主体位:身体活动自如不受限制,见于正常、疾病早期或病情较轻者。

(2)被动体位:极度衰弱和意识丧失患者不能自己调整和变换身体位置。

(3)强迫体位:为了减轻痛苦,患者被迫采取的某种特殊体位。

3.意识状况

通过视诊和问诊观察被检查者对环境和自身状态的认知及觉察能力。各种情况影响大脑的活动均可能引起不同程度的意识改变如下。

(1)嗜睡:是一种病理性嗜睡,被唤醒能正确回答问题,刺激停止后又很快入睡。

(2)意识模糊:患者意识水平轻度下降,能保持简单的精神活动,但对时间、地点、人物的定向能力发生障碍。

(3)昏睡:经强烈刺激方能唤醒,很快又再入睡。醒时答话含糊或答非所问。

(4)谵妄:以兴奋性增高为主的高级神经中枢急性活动失调状态,表现为意识模糊、定向力丧失、感觉错乱、躁动不安、言语杂乱等。

(5)昏迷:①轻度昏迷。无自主运动,对声、光刺激无反应,但对疼痛刺激有反应。角膜反射、瞳孔对光反射、吞咽反射、眼球运动可存在。②中度昏迷。对周围刺激无反应,防御反射、角膜反射减弱,瞳孔对光反射迟钝,眼球无转动。③深度昏迷:对一切刺激全无反应,全身肌肉松弛。深、浅反射均消失。

意识障碍临床常见于:①重症急性感染;②脑血管疾病、脑占位、颅脑损伤;③内分泌与代谢疾病;④心血管疾病;⑤水、电解质紊乱;⑥药物中毒、中暑等。

(四)皮肤

通常采用视诊结合触诊的方法进行皮肤的检查。

1.观察内容

皮肤颜色有无发红、发绀、黄染、色素沉着等;皮肤湿度与出汗;有无皮疹、出血点、紫癜、水肿及瘢痕等。

2.检查水肿

用手指按压被检部位皮肤数秒钟,受压组织发生凹陷为凹陷性水肿;组织明显肿胀,按压后无凹陷称非凹陷性水肿。可分轻、中、重三度。①轻度:指压后凹陷浅,平复较快,仅见于眼睑、眶下、胫前及踝部组织。②中度:指压后出现明显或较深组织下陷,平复缓慢,见于全身疏松组织。③重度:全身组织严重水肿,身体低垂部皮肤张紧、发亮,甚至有液体渗出,可伴有多浆膜腔积液,亦可见外阴部严重水肿。

3.检查弹性

捏取手背或上臂内侧皮肤,1~2秒后松开,观察皮肤皱褶平复速度,能迅速平复为正常,平复缓慢为弹性减退。

4.结果记录

(1)颜色:苍白见于贫血、休克、寒冷、肢体动脉痉挛或阻塞;发绀常见于心、肺疾病;黄染见于黄疸、胡萝卜素增高、服用药物等;色素沉着见于慢性肾上腺功能减退、肝硬化或肝癌等。

(2)皮下出血:根据出血直径的大小分为瘀点(<2 mm)、紫癜(3~5 mm)、瘀斑(≥5 mm)、

血肿。见于血液系统疾病、重症感染、血管损伤性疾病及中毒。

（3）水肿：见于心、肾、肝源性水肿；局部静脉、淋巴回流障碍；黏液性水肿见于甲状腺功能减退，象皮肿见于丝虫病。

（4）皮肤弹性减弱：见于慢性消耗性疾病、营养不良、脱水等。

（五）淋巴结

采用触诊的方法对全身浅表淋巴结进行系统检查，需结合视诊。

1.视诊

注意局部征象及全身状态。

2.触诊

检查者将示、中、环三指并拢，指腹分别平放于被检查者的头颈部、锁骨上、腋窝、滑车上、腹股沟及腘窝等浅表淋巴结部位的皮肤上由浅入深进行多方向和转动式的滑动触诊。

3.检查内容

（1）被检查者通常采取坐位或仰卧位。

（2）检查按一定顺序，同时不要有遗漏，依次：①头颈部淋巴结，为耳前、耳后、枕部、颌下、颏下、颈前、颈后、锁骨上淋巴结；②上肢淋巴结，为腋窝淋巴结（腋尖群→中央群→胸肌群→肩胛下群→外侧群）、滑车上淋巴结；③下肢淋巴结，为腹股沟淋巴结（上群→下群）、腘窝淋巴结。

4.结果记录

正常淋巴结的直径为 0.2～0.5 cm，光滑、质软、无粘连、不易触及。

（1）发现淋巴结肿大时，应注意部位、大小与形状、数目与排列、表面特性、质地、有无压痛、活动度及局部皮肤有无红肿、瘢痕、瘘管等。

（2）局限性淋巴结肿大常见于非特异性淋巴结炎、单纯性淋巴结炎、淋巴结结核、恶性肿瘤淋巴结转移等。

（3）全身性淋巴结肿大常见于感染性疾病、非感染性疾病（结缔组织病、血液系统疾病如淋巴瘤和白血病）等。

三、头颈部检查

（一）解剖概要

头部及其器官是检查者最先和最容易见到的部分，有神经中枢及大多数感觉器官。颈部位于头部与胸部之间，有气管、血管、甲状腺、淋巴结及食管等。

（二）检查方法

按照头发、头皮、头颅、眼、耳、鼻、口、颈部的顺序仔细检查。视诊为主要检查方法，辅以触诊、听诊或嗅诊。

（三）检查内容

1.头部检查

（1）头发和头皮：注意头发颜色、疏密度、脱发的类型与特点；头皮检查需分开头发，仔细观察有无异常。

（2）头颅。①视诊：注意头颅大小、外形和头部活动。头颅大小以头围来衡量。头部活动异常表现为头颅活动受限、不随意颤动（如 Parkinson 病）、与颈动脉搏动一致的点头运动（称 Musset 征，见于严重主动脉瓣关闭不全）。②触诊：触诊头颅每一个部位，了解其外形、有无压痛和异常隆起。

（3）颜面及其器官。①眼：主要检查眼睑（有无下垂、水肿、闭合障碍）、结膜（有无充血、滤泡、黄染、出血）、眼球（外形、运动、有无震颤）、巩膜（有无黄染）、瞳孔（形状、大小、位置、双侧是否等圆、等大）、直接和间接对光反射及集合反射等。②耳：检查耳郭外形、大小、位置和对称性。有无畸形、外伤瘢痕、红肿、瘘口、结节等；将耳郭向后向上牵拉观察外耳道皮肤是否正常、有无溢液；触诊双侧外耳及耳后乳突有无压痛、分泌物等；检测听力等。③鼻：检查鼻部皮肤颜色、鼻外形改变（如鞍鼻、酒渣鼻、蛙鼻）及鼻翼翕动（见呼吸困难者），鼻腔分泌物、鼻出血；从鼻根部触诊下移至鼻尖及两侧鼻翼，检查有无压痛、畸形。用拇指将鼻尖轻轻上推，用电筒照射观察鼻前庭、鼻中隔。用手指轻压一侧鼻翼并请被检查者吸气，以判断通气状态。检查各鼻窦区有无压痛。④口：检查口唇有无苍白、发绀、颜色深红或呈樱桃红色（一氧化碳中毒）、有无口唇疱疹及口角㖞斜等。借助压舌板检查口腔黏膜，观察黏膜颜色，有无溃疡、色素沉着、出血点或瘀斑等。相当于第二磨牙的颊黏膜处如出现针尖大小白色斑点，周围有红晕为麻疹黏膜斑（Koplik 斑），是麻疹的早期特征。检查有无龋齿、牙龈、舌的异常变化及咽部和扁桃体有无充血、脓性分泌物和肿大（Ⅰ度：未超过咽腭弓；Ⅱ度：超过咽腭弓；Ⅲ度：达到或超过咽后壁中线）。检查口腔气味。触诊腮腺有无肿大、包块，腮腺导管有无分泌物。

2.颈部检查

被检查者通常取坐位，松解颈部衣扣，充分暴露颈部和肩部。检查者动作宜轻柔。

（1）视诊：颈部是否对称、姿势及活动，皮肤外观、有无包块等。

（2）颈部血管：一般多取右侧颈静脉进行观察。正常人立位或坐位时颈外静脉常不显露。取坐位或45°半卧位，颈静脉充盈程度如超过锁骨上缘至下颌角距离的下 2/3 的正常水平则为颈静脉怒张。如按压肿大的肝脏，颈静脉充盈更明显，为肝颈静脉回流征阳性。检查颈动脉有无搏动及怒张。听诊颈部大血管处是否有收缩期杂音（部位、强度、性质、音调、传播方向和出现时间）。

（3）甲状腺。①视诊：甲状腺位于甲状软骨下方，呈蝶状紧贴在气管的两侧，部分被胸锁乳突肌覆盖，表面光滑，柔软不易触及；观察甲状腺大小和对称性，被检查者头轻度后仰，喝水或做吞咽动作，可见甲状腺随吞咽动作而上下移动。②触诊：分别站立于被检查者前面及后面双手触诊甲状腺峡部及侧叶；当触及肿块时，注意肿块有无结节感、不规则及硬度。甲状腺肿大分三度（Ⅰ度：看不出肿大但能触及；Ⅱ度：能看到并能触及肿大，未超过胸锁乳突肌；Ⅲ度：肿大超过胸锁乳突肌外缘）。③听诊：用钟型听诊器置于肿大的甲状腺上进行听诊。甲状腺功能亢进时，可听到连续性静脉"嗡嗡"音或收缩期动脉杂音。

（4）气管：正常人气管居中。被检查者取舒适坐位或仰卧位，使颈部处于自然伸直状态；检查者面对被检查者，以示指及环指分别置于左右胸锁关节上，中指置于气管之上，观察中指是否位于示指和环指中间，当气管移位（推向健侧或拉向患侧）时可出现两侧距离不等。

四、胸廓和肺部检查

（一）解剖概要

胸部指颈部以下、腹部以上的区域。胸廓由 12 个胸椎、12 对肋骨、左右锁骨及胸骨构成。肺脏位于胸腔内纵隔两侧，左右各一。

(二)检查方法

1.视诊

检查者站立于被检查者的右侧视诊胸部,光线需从上方直接照到检查部位。

2.触诊

检查者用指腹或手掌尺侧缘触诊被检查者胸部。注意仔细检查视诊发现异常的部位。

3.叩诊

除胸部病变广泛者使用直接叩诊法外,多采用间接叩诊法。注意扳指与肋间隙平行。叩出肺的界限,注意叩诊音的变化及异常部位。

4.听诊

听诊是胸部检查的主要方法。用听诊器的膜部听诊呼吸音,钟形部位听诊血管杂音。注意肺部呼吸音有无异常、出现异常的部位。可嘱被检查者微张口作均匀呼吸,必要时作较深的呼吸或咳嗽数声。

以上检查均按前胸部→侧胸部→背部的顺序,上下、左右、对称部位的对比。

(三)检查内容

1.视诊

(1)胸部的体表标志:有助于将检查结果进行定位。注意胸壁有无静脉充盈或曲张、皮下气肿、胸壁压痛及肋间隙的变化。正常成年人胸廓前后径:左右径≈1.0∶1.5。胸廓异常:扁平胸(前后径＜左右径的一半);桶状胸(前后径≥左右径);佝偻病胸;鸡胸;漏斗胸;胸廓一侧或局部膨隆、平坦或下陷。

(2)脊柱:脊柱畸形引起的胸廓变形,如脊柱前凸、后凸或侧凸。

(3)乳房:视诊注意乳房(对称性、皮肤改变)、乳头(位置、大小、两侧是否对称,有无内陷和回缩、出血及分泌物)、皮肤回缩、腋窝、锁骨上窝等。

(4)呼吸运动、频率、节律和幅度:健康人呼吸稳定、有节律和一定的呼吸频率(12～20次/分)。病理因素下,可出现胸式呼吸减弱,腹式呼吸增强,腹式呼吸减弱,代之以胸式呼吸,或胸腹矛盾呼吸(膈肌麻痹或疲劳)。呼吸深度变化包括呼吸浅快、深快呼吸。呼吸中枢兴奋性降低时可出现潮式呼吸和间停呼吸。其他的改变有叹气样呼吸和抑制性呼吸。

2.触诊

(1)胸廓扩张度:检查者两手置于被检查者胸廓下前侧部和背部第10肋骨水平,嘱其深呼吸。观察比较左右胸廓扩张距前、后正中线距离是否对称及两手的动度是否一致。胸膜、肺部等疾病可出现单侧或两侧胸廓扩张度的减弱或增强。

(2)语音震颤又称触觉震颤:检查者将左右手掌或尺侧缘轻放于两侧胸壁的对称部位,嘱被检查者用同等强度重复说1、2、3或发"yi"长音,从上到下、从内到外比较两侧相应部位的异同,注意有无增强或减弱。语音震颤减弱或消失可因多种疾病(肺气肿、阻塞性肺不张、大量胸腔积液或气胸、胸膜高度增厚粘连、胸壁皮下气肿)引起。异常语音震颤增强见大叶性肺炎实变期、大片肺梗死、空洞型肺结核、肺脓肿等疾病。

(3)胸膜摩擦感:胸廓下前侧部易触及。多见于急性胸膜炎。特点是犹如皮革相互摩擦。

(4)乳房:用指腹轻柔触诊,先检查健侧→患侧→乳头,右侧逆时针,左侧顺时针。注意乳房硬度、弹性,有无压痛、包块;如有包块,注意包块确切部位、大小、外形、硬度、压痛、活动度、淋巴结。

3.叩诊

(1)肺界叩诊：肺上界即肺尖宽度(正常为 4～6 cm,又称 Kronig 峡),肺尖可高出锁骨上缘近胸骨端 3 cm,达第 1 胸椎水平。正常胸部叩诊为清音。肺上界变狭或叩诊浊音常见于肺结核、肺萎缩;肺上界变宽,叩诊稍呈过清音,常见于肺气肿。正常肺前界相当于心脏的绝对浊音界。心脏等疾病使其扩大而肺气肿使其缩小。肺下界及移动范围:两侧肺下界于平静呼吸时在锁骨中线、腋中线、肩胛线上分别位于第 6、8、10 肋间隙。肺下界降低见于:肺气肿、腹腔内脏下垂。肺下界上升见于肺不张、腹内压升高使膈上升的疾病。肺下界的移动范围相当于呼吸时膈的移动范围(即:分别于深呼气和深吸气时,叩出肺下界之间的距离),正常值为 6～8 cm。肺组织病变及膈神经麻痹患者肺下界移动度减弱甚至消失。

(2)叩诊音异常的临床意义:正常肺清音区范围内,如出现浊音、实音、过清音、鼓音或浊鼓音,提示肺、胸膜、膈或胸壁存在病理改变。

4.听诊

(1)正常呼吸音:分气管呼吸音(无临床意义)、支气管呼吸音(喉部、胸骨上窝、背部 $C_{6\sim7}$ 及 $T_{1\sim2}$ 附近听及)、支气管肺泡呼吸音(胸骨两侧第 1、2 肋间隙、肩胛间区 $T_{3\sim4}$ 胸椎水平、肺尖前后部听及)、肺泡呼吸音(大部分肺野听及)。

(2)异常呼吸音及临床意义。①异常肺泡呼吸音的临床意义:肺泡呼吸音减弱或消失见于胸廓活动受限、呼吸肌疾病、支气管阻塞、压迫性肺膨胀不全、腹部疾病;双侧肺泡呼吸音增强见于机体需氧量增加、缺氧、血液酸度增高;一侧肺泡呼吸音增强见于一侧肺病变,健侧肺代偿;呼气音延长见于哮喘、慢性阻塞性肺气肿;断续性呼吸音又称为齿轮呼吸音,常见于肺结核和肺炎等;粗糙性呼吸音见于支气管炎或肺炎早期。②异常支气管呼吸音:在正常肺泡呼吸音分布区域听到支气管呼吸音,又称管样呼吸音,见于肺组织实变、肺内大空腔、压迫性肺不张。③异常支气管肺泡呼吸音:正常肺泡呼吸音区域听到支气管肺泡呼吸音。

(3)啰音:呼吸音以外的附加音,非呼吸音的改变,分湿啰音和干啰音。①湿啰音(水泡音、爆裂音):粗湿啰音(大水泡音)、中湿啰音(中水泡音)、细湿啰音(小水泡音)和捻发音(细小爆裂音)。昏迷或濒死患者不用听诊器可听到的粗湿啰音,谓之痰鸣。Velcro 啰音:弥漫性肺间质纤维化患者吸气后期出现的细湿啰音,似撕开尼龙扣带时发出的声音。肺部病变局限时出现局部湿啰音,两肺病变可出现两肺散在湿啰音。肺部病变严重广泛或急性左心功能不全者两肺满布湿啰音。②干啰音:分高调干啰音(哨笛音)与低调干啰音(鼾音)。发生于主支气管以上大气道的干啰音,有时不用听诊器亦可听及,谓之喘鸣。呼吸道狭窄或不完全阻塞、支气管平滑肌痉挛、管腔内肿瘤或异物阻塞、管壁被管外肿大淋巴结、肿瘤压迫引起管腔狭窄时可出现局部或两肺的干啰音。

(4)语音共振:机制同语音震颤。正常情况下,听到的语音共振,言词并非响亮清晰,音节亦含糊难辨。肺实变患者可出现支气管语音(常伴有语音震颤增强、叩诊浊音和病理性支气管呼吸音),有时可闻及胸语音或耳语音。羊鸣音(中等量胸腔积液的上方,肺受压的区域或在肺实变伴有少量胸腔积液的部位)。

五、心脏和血管检查

(一)解剖概要

心脏呈前后稍扁的圆锥体,位于中纵隔,由 4 个腔室及与之相连的大血管构成,腔室(相连的大血管)分别为:左心房(4 根肺静脉)、右心房(上、下腔静脉)、左心室(主动脉)和右心室(肺动脉)。心尖朝向左前下方,心底朝向右后上方。心脏右缘主要由右房构成,左缘主要由左心房和左心室构成,下缘主要由右室构成。心前区相当于心脏在前胸壁上的投影。

(二)检查方法

1.视诊

检查者站立于被检查者的右侧面,弯腰平视,视线与被检查者前胸壁皮肤平行,血管视诊则需从切线面观察血管的搏动、充盈情况等。

2.触诊

检查者先后用手掌、手掌尺侧、手指指腹对心尖区、心前区及视诊的可疑病变部位进行触摸检查。对体表血管直接采用手指指腹进行触诊检查。

3.叩诊

心脏检查采用的是间接叩诊法,需轻叩。当被检查者卧位时,将左手扳指与其肋间隙平行,被检查者坐位时,扳指与其心脏边缘平行。叩诊心界顺序为:从左到右、自下而上、由外及内,逐一肋间上移叩诊并记录。

4.听诊

采用听诊器(膜式、钟式)在心前区听诊,常沿逆时针方向逐一听诊 5 个心脏瓣膜听诊区:心尖部(二尖瓣区)→胸骨左缘第 2 肋间(肺动脉瓣区)→胸骨右缘第 2 肋间(主动脉瓣区)→胸骨左缘第 3 肋间(主动脉瓣第二听诊区、Erb 区)、胸骨左缘 3、4 肋间(三尖瓣区)。疑问部位重复听,原则是不要遗漏。

(三)检查内容

1.心脏视诊

(1)心前区隆起:注意有无胸廓畸形或心脏本身病变(通常是先天性心脏病或儿童期间所患心脏病)导致的心前区隆起。

(2)心尖冲动:部分正常人可以看到心尖冲动。一些生理性因素(体位、体型、呼吸、妊娠等)和病理性因素(心脏扩大、移位)均可导致心尖冲动的移位,其中左心室和双心室扩大时向左下移位、右室扩大时向左侧移位。

(3)其他部位搏动:除心尖冲动外,其他任何部位的搏动均为病理性。心底部搏动多为动脉扩张或高压,剑突下搏动在吸气时增强或搏动冲击从剑突下插入检查的手指尖即为右室扩大,否则为腹主动脉搏动。

2.心脏触诊

(1)心尖冲动及心前区搏动:验证或明确视诊所见搏动的部位、范围、强度和时相。

(2)震颤:用手感知到的一种细小颤动感。心脏或大血管有器质性病变时可触及,有震颤大多有杂音,可依据震颤的部位、时相来判断其来源和临床意义(瓣膜病、间隔或大血管缺损)。

(3)心包摩擦感:与心包摩擦音一起判定心包炎。

3.心脏叩诊

(1)相对浊音界:是心脏左右缘的实际大小;心脏本身和心外因素可导致其扩大、缩小或移位。常见形态改变为:靴形(左心室扩大)、普大型(双侧心室扩大)、梨形(二尖瓣狭窄致左心房扩大,肺动脉段扩张)、烧瓶形(心包积液)。

(2)绝对浊音界:是心脏未被肺掩盖的部分,叩诊呈实音。右心室扩大时增大,而心包积液时

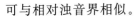

可与相对浊音界相似。

4.心脏听诊

(1)心率:即每分钟心搏的次数。通常可通过计数 10 秒或 15 秒再乘以 6 或 4 测定并记录,当心率很慢时要延长计数时间。

(2)心律:正常窦性心律规则(整齐)。窦性心律不齐可见于正常人,而心律规则也不一定心电图正常。最常见的心律不齐是期前收缩(早搏)和心房颤动。

(3)心音:心前区能听到成对声音即第一心音(S_1 收缩期开始)和第二心音(S_2 舒张期开始),第三心音(S_3)在部分青少年可闻及。区分 S_1 与 S_2 的方法:S_1 心尖部听最响、音调低、较长、S_1—$S_2 < S_2$—S_1(距离)、S_1 与心脏大血管搏动几乎同步。可先在心底部确定 S_1 和 S_2 后默念并移动听诊器到需辨别部位进行区分。

在一些生理和病理情况下,S_1 和(或)S_2 可发生强度、性质和分裂的改变。心音分裂是房室瓣或半月瓣关闭明显不同步,造成心音的主要组成成分间距拉大,听诊一个心音分裂成两个音的现象。S_2 分裂较为多见,分为 4 种类型,即生理性分裂(部分正常人深吸气时可闻及)、通常分裂(吸气时明显,见于二尖瓣狭窄、肺动脉高压等)、固定分裂(不受呼吸影响,见于房间隔缺损)和逆分裂(呼气时明显,见于完全性左束支传导阻滞、主动脉瓣狭窄等)。

(4)额外音:正常心音之外的附加心音,多为病理性,与 S_1 和 S_2 构成三音节律或四音节律。收缩早期喷射音见于动脉瓣狭窄或压力增高,收缩中晚期喀喇音见于二尖瓣脱垂,开瓣音见于二尖瓣狭窄,心包叩击音见于心包炎,奔马律见于心功能不全,其中以舒张期额外音较为多见。

(5)杂音:即心音以外的夹杂音。血液在正常心脏和血管内以正常速度流动时是无声的,当有通道异常、管径异常改变或血流速度加快时会在局部发生湍流,产生振动而形成可以闻及的杂音。杂音有器质性(心脏器质性病变)和功能性杂音(生理性、全身疾病致血流加速、瓣膜相对性狭窄或关闭不全)。需明确杂音时期、部位、强度、性质、传导与体位呼吸关系,并据此判定是否有某些心脏疾病及其类型(表 1-2)。

表 1-2　常见心脏不同部位杂音的临床意义

部位	收缩期杂音	舒张期杂音	连续性杂音
心底部	生理性(肺动脉瓣区)、主、肺动脉(瓣)狭窄	主、肺动脉瓣关闭不全、肺动脉高压	动脉导管未闭、主肺动脉间隔缺损
胸骨左缘 3、4 肋间	室间隔缺损、肥厚性心肌病		冠状动脉窦破裂
心尖部	生理性、二尖瓣关闭不全、二尖瓣脱垂	二尖瓣狭窄或相对狭窄	

(6)心包摩擦音:是心脏搏动时心包脏壁两层摩擦产生的声音,见于纤维素性心包炎。按时相可分为收缩期、舒张期和三相(心房收缩-心室收缩-心室舒张)。

5.血管检查

(1)脉搏:触摸浅表动脉,感知脉率、脉律、强度、脉波(奇脉→心包缩窄或心包压塞、交替脉→心力衰竭、细脉→心房颤动、无脉→动脉闭塞)。

(2)周围血管征:是各种疾病(主动脉瓣关闭不全、甲状腺功能亢进、严重贫血等)导致脉差增大而出现的体征。包括可检查到(即阳性)毛细血管搏动征、大动脉枪击音、Euroziez 双重杂音和水冲脉。

（3）血管杂音:有动脉和静脉杂音。见于动静脉瘘、大动脉炎等。

（4）血压测量:见本章相关内容。

六、腹部检查

(一)解剖概要

腹部主要由腹壁、腹腔和腹腔内脏器组成,上起横膈,下至骨盆。体表上以两侧肋弓和胸骨剑突与胸部为界,下至两侧腹股沟韧带和耻骨联合,前面和侧面由腹壁组成,后面为脊柱和腰肌。腹部有两种分区法,即四区分法和九区分法。

(二)检查方法

检查腹部时,检查者一般站立于被检查者右侧,面对被检查者。

1.视诊

检查前嘱被检查者排空膀胱、取低枕仰卧位,两手自然置于身体两侧,暴露全腹。按一定顺序自上而下地观察,有时为了查出细小隆起或蠕动波,诊视者应将视线降低至腹平面,从侧面及切线方向进行观察。

2.触诊

触诊是腹部检查的主要方法。被检者两腿屈起并稍分开,张口缓慢呼吸。检查肝脏、脾脏时,可分别取左、右侧卧位,检查肾脏时可取坐位或立位,检查腹部肿瘤时还可用肘膝位。以轻动作按顺序触诊,自左下腹开始逆钟向至右下腹,再至脐部,依次检查腹部各区。原则是先触摸健康部位,逐渐移至病变区域。边检查边观察被检者的反应和表情。浅触诊使腹壁压陷约 1 cm,用于发现腹壁紧张度、表浅压痛、肿块、搏动和腹壁上的肿物等。深部触诊使腹壁压陷至少 2 cm,以了解腹腔内脏器情况,检查压痛、反跳痛和腹内肿物等。包括深压触诊、滑动触诊、双手触诊、冲击触诊及钩指触诊等。

3.叩诊

多用直接叩诊法;也可用间接叩诊法。

4.听诊

将听诊器膜件置于腹壁,全面听诊腹部各区。妊娠 5 个月以上妇女可在脐下听到胎心音。

(三)检查内容

1.腹部视诊

（1）腹部外形:注意是否对称,有无全腹或局部膨隆或凹陷,必要时测量腹围。正常人腹部平坦,坐起时脐下腹部稍前凸。①腹部膨隆:平卧时前腹壁明显高于肋缘与耻骨联合平面,外观呈隆起状,可表现为全腹膨隆或局部膨隆。全腹膨隆常见于腹水、腹内积气及腹内巨大肿块;局部膨隆常见于脏器肿大、腹内肿瘤或炎性肿块。②腹部凹陷:卧位时前腹壁明显低于肋缘与耻骨联合平面,可表现为全腹凹陷或局部凹陷。全腹凹陷见于消瘦和脱水者,严重者前腹壁凹陷几乎贴近脊柱,肋弓、髂嵴和耻骨联合暴露,称舟状腹;局部凹陷多由于术后腹壁瘢痕收缩所致。

（2）呼吸运动:正常人呼吸时腹壁上下起伏,即腹式呼吸运动。男性及小儿以腹式呼吸为主,女性则以胸式呼吸为主。腹式呼吸运动减弱常见于腹膜炎症、腹水、急性腹痛、腹腔内巨大肿瘤等;腹式呼吸消失常见于胃肠道穿孔所致急性腹膜炎或膈肌麻痹等;腹式呼吸增强偶见于癔症或大量胸腔积液。

（3）腹壁静脉:正常人腹壁皮下静脉一般不显露,腹压增加时可见静脉显露。门静脉高压时于脐部可见曲张的静脉向四周放射,如水母头,此处常可听到血管杂音。可用指压法鉴别腹壁静脉曲张的来源。

(4)胃肠型和蠕动波:正常人腹部无胃肠轮廓及蠕动波形。胃肠道梗阻时,梗阻近端胃或肠道饱满而隆起,显示各自轮廓,称为胃型或肠型伴有该部位蠕动增强,可见及蠕动波。在观察蠕动波时,在侧面观察更佳,也可用手拍腹壁诱发。

(5)腹壁其他情况:皮疹、色素、腹纹、瘢痕、疝、体毛、上腹部搏动等。

2.触诊

(1)腹壁紧张度:正常人腹壁柔软,病理情况下腹壁紧张度可增加或减弱。①腹壁紧张度增加:全腹紧张度增加见于弥漫性腹膜炎时板状腹;结核性腹膜炎时有柔韧感;局部腹壁紧张常见于脏器炎症波及腹膜。②腹壁紧张度减低:检查时腹壁松软无力,失去弹性。见于慢性消耗性疾病或大量放腹水后。

(2)压痛及反跳痛:亦称腹膜刺激征。正常人腹部无压痛,重压时仅有压迫感。压痛多来自腹壁或腹腔内病变。腹壁病变比较表浅,腹腔内病变时压痛部位提示病变部位。反跳痛,即用手指触及压痛后,用并拢的示、中、无名指压于原处稍停片刻,使压痛感觉趋于稳定,然后迅速抬起手指,如此时患者感觉腹痛骤然加重,并伴有痛苦表情或呻吟。

(3)脏器触诊:①肝脏,常用单手触诊或双手触诊法,偶用钩指触诊法。正常成人肋缘下不可触及肝脏。肝脏病变时,可触及肿大的肝脏或局限性肿块。触及肝脏时,应详细体会并描述大小(测出右锁骨中线肋下缘及前正中线剑突下至肝下缘,以 cm 表示)、质地、边缘和表面状态、压痛、搏动、肝区摩擦感、肝震颤等。②脾脏,常用单手触诊或双手触诊法。正常情况脾脏不能触及,内脏下垂或左侧胸腔积液、积气时脾脏下移可触及。除此之外,能触及脾脏提示脾大为正常 2 倍以上。轻度肿大时仅测左锁骨中线与左肋缘焦点至脾下缘距离;明显肿大时应加测左锁骨中线与左肋缘焦点至脾脏最远点距离及脾右缘与前正中线距离;脾脏高度肿大超过前正中线右侧,测量脾右缘至前正中线最大距离(cm)。③胆囊,常用单手滑行触诊法或钩指触诊法。正常时不能触及胆囊,胆囊肿大时可在右肋缘下、腹直肌外侧处触及,一般呈梨形或卵圆形,表面光滑、张力较高、常有触痛,随呼吸上下移动。胆囊疾病时,肿大胆囊未到肋缘下,不能触及胆囊;检查者可以左手掌平放于被检查者右胸下部,以拇指指腹钩压于右肋下胆囊点处,嘱被检者缓慢深吸气,在吸气过程中发炎胆囊下移碰到用力按压的拇指,感疼痛,为胆囊触痛,如剧痛以致吸气中止称 Murphy 征阳性。④肾脏和输尿管,常用双手触诊法,可取平卧位或立位。正常人肾脏一般不易触及,有时可触及右肾下极。肾脏和尿路炎症或其他疾病时,可在相应部位出现压痛点,分别为季肋点、上输尿管点、中输尿管点、肋脊点及肋腰点。⑤膀胱,常用单手滑行触诊法。正常人膀胱空虚时不易触及,膀胱充盈胀大时可在下腹部触及。膀胱增大多由积尿所致,呈扁圆形或圆形,触之囊性感。

(4)腹部肿块:①易误诊为肿块的正常结构,如腹肌发达者腹直肌肌腹及腱划、消瘦者腰椎椎体、乙状结肠粪块、横结肠、盲肠。②异常肿块,触及异常肿块时,表示为病理性病变,应明确其部位、大小、形态、质地、压痛、搏动、移动度等。

(5)液波震颤:被检查者平卧,检查者以一手掌面贴于被检者腹壁,另一手四指并拢屈曲,用指端叩击对侧腹壁,如有大量液体存在,则贴于腹壁的手掌有被液体波动冲击的感觉,即波动感。

(6)振水音:被检者仰卧,检查者以一耳凑近其上腹部,同时以冲击触诊法振动胃部,可听到气、液撞击的声音。正常人在餐后或饮多量液体时可有振水音、若在空腹或餐后 6 小时以上仍有此音,提示胃排空障碍,如幽门梗阻或胃扩张。

3.叩诊

(1)叩诊音:正常人腹部大部分区域为鼓音,只有肝、脾、增大的膀胱和子宫占据的部位及两侧腹部近腰肌处叩诊为浊音。

(2)肝脏及胆囊:叩诊肝上界一般沿右锁骨中线、右腋中线和右肩胛线由肺区向下叩向腹部。叩诊用力应适当,当由轻音转为浊音时,即为肝上界,称相对浊音界。再向下叩1～2肋间,则浊音变为实音,称肝绝对浊音界,也是肺下界。胆囊大小不能叩及,胆囊区叩击痛为胆囊炎重要体征。

(3)脾脏:当触诊不满意或在左肋缘下刚触到脾缘时用叩诊确定其大小。

(4)移动性浊音:是腹水的重要检查方法。被检查者仰卧,腹中部鼓音,两侧呈浊音。嘱被检者分别左、右侧卧位,原先浊音区变换为鼓音,这种因体位不同而出现的浊音区变动的现象,称移动性浊音。

(5)膀胱:在耻骨联合上方开始,从上往下。

4.听诊

(1)肠鸣音:肠蠕动时,肠管内气体和液体随之流动,产生断断续续的咕噜声(气过水声)称肠鸣音。听诊点为右下腹部,正常时4～5次/分。病理情况下肠鸣音可呈现活跃、亢进或减弱。

(2)血管杂音:有动脉性和静脉性杂音。动脉性杂音常在腹中部或腹部两侧;静脉性杂音无收缩期与舒张期性质,常出现于脐周或上腹部。

(3)摩擦音:正常人无摩擦音。在脾梗死、脾周围炎、肝周围炎或胆囊炎累及局部腹膜时,可在深呼吸时于各相应部位听到摩擦音,严重者可触及摩擦感。

七、肛门和直肠检查

(一)解剖概要

直肠位于盆腔后部,全长为12～15 cm,下连肛管,直肠和肛管交界线为齿状线,是重要的解剖学标志。肛管下端为肛门,位于会阴中心体与尾骨尖之间。

(二)检查方法

1.常用体位

(1)肘膝位:常用于前列腺、精囊及内镜检查。具体为患者两肘关节屈曲、两膝关节屈曲成直角着力于检查台上,胸部尽量靠近检查台,臀部抬高。

(2)左侧卧位:适用于病重、年老体弱或女性患者。具体为患者取左侧卧位,右腿向腹部屈曲,左腿伸直,臀部靠近检查台右边。

(3)截石位:适用于重症体弱患者或膀胱直肠窝的检查。患者仰卧于检查台上,臀部垫高,两腿屈曲、抬高并外展。也可进行直肠双合诊。

(4)蹲位:适用于检查直肠脱出、内痔及直肠息肉等。患者下蹲呈排大便的姿势,屏气向下用力。

2.操作方法

肛门与直肠的检查以视诊及触诊为主,可辅以内镜检查。

(1)视诊:根据患者病情及检查目的取适当体位,医师用手分开患者臀部,观察患者肛门及其周围皮肤,嘱患者提肛肌收缩及做排便动作。

(2)触诊:通常称为肛诊或直肠指诊。嘱患者取肘膝位、左侧卧位或截石位。医师右手示指戴指套或手套,涂以润滑剂(如肥皂液、凡士林、液状石蜡),将示指置于肛门外口轻轻按摩,等患者肛门括约肌适应放松后,再徐徐插入肛门、直肠内,检查肛门及括约肌的紧张度,再检查肛管及直肠的内壁。

(三)检查内容

1.肛门视诊

肛门及其周围皮肤颜色及褶皱,肛门处有无红肿、脓、血、黏液、肛裂、外痔、瘘管口、脓肿及脱垂等。

2.直肠指诊

肛门周围肿块、压痛,皮下有无疣状物,有无内痔等;肛门及括约肌紧张度;肛管直肠壁有无触痛、波动、肿块及狭窄;抽出手指后,观察指套有无血迹或黏液。

八、脊柱和四肢检查

(一)解剖概要

脊柱是支撑体重、维持躯体各种姿势的重要支柱,由 7 个颈椎、12 个胸椎、5 个腰椎、5 个骶椎、4 个尾椎组成。有 4 个生理性弯曲:颈段稍向前凸、胸段稍向后凸、腰椎明显向前凸和骶椎明显向后凸。四肢及关节应左右对称,活动自如。

(二)检查方法

1.视诊

从各方位观察脊柱及肢体的外形有无异常和畸形、肢体两侧是否对称、活动度有无受限及步态有无异常。

2.触诊

对脊柱、关节、肌肉及周围组织触摸、按压,检测是否有畸形、压痛。

3.叩诊

(1)直接叩击:检查胸椎与腰椎。用中指或叩诊锤垂直叩击各椎体的棘突。

(2)间接叩击:嘱被检查者取坐位,检查者将左手掌置于其头部,右手半握拳以小鱼际肌部位叩击左手背,了解被检查者脊柱各部位有无疼痛;或肢体检查时,远离伤处,沿肢体纵轴叩击,了解能否诱发出伤处疼痛。

4.听诊

让被检查者做相应的肢体活动,如发现有异常的响声,应同时观察有无相应伴随的临床症状。

5.量诊

被检查者两侧肢体置于对称的位置,用皮尺测量肢体长度、肢体及关节周径;让患者配合行屈曲、后伸、侧弯、内收、外展及旋转等动作,用目测法或量角规测量关节的活动度。

(三)检查内容

1.视诊

(1)脊柱弯曲度。①侧面视诊 4 个生理性弯曲,背面视诊脊柱是否位于后正中线,有无侧弯。②病理性弯曲:脊柱后凸,常见于佝偻病、椎体结核、强直性脊柱炎及脊椎退行性变等;脊柱前凸,可见于妊娠、大量腹水、腹腔巨大肿瘤及髋关节屈曲畸形等;脊柱侧凸,姿势性侧凸见于姿势不良、椎间盘突出症、脊髓灰质炎后遗症等；器质性侧凸见于佝偻病、慢性胸膜增厚等。

（2）四肢及关节的形态。①四肢形态异常：杵状指（趾）常见于呼吸系统疾病、发绀型先天性心脏病、亚急性感染性心内膜炎、营养障碍性疾病等；匙状甲见于缺铁性贫血、高原疾病等；肢端肥大见于巨人症、垂体瘤；骨折可见肢体缩短或肿胀变形；⑤肌肉萎缩见于脊髓灰质炎、骨骼肌疾病、周围神经病。②关节形态异常：肿胀常见于外伤、关节炎、结核、肿瘤、关节腔积液及缺血性坏死等；畸形如方肩见于肩关节脱位或三角肌萎缩；膝外翻及膝内翻见于小儿佝偻病；腕垂症见于桡神经损伤；猿掌见于正中神经损伤；爪形手见于尺神经损伤、进行性肌萎缩等；餐叉样畸形见于colles骨折；膝反张见于小儿麻痹后遗症、膝关节结核。③步态异常：跛行见于关节痛、小儿麻痹症后遗症、下肢动脉硬化症等；鸭步见于先天性双侧髋关节脱位、髋内翻、小儿麻痹症；呆步见于髋关节强直，化脓性髋关节炎。

2.触诊

（1）压痛。①脊椎局部压痛：见于脊椎结核、肿瘤、椎间盘突出、外伤或骨折。②椎旁肌压痛：见于急性腰肌劳损。③四肢及关节局部压痛：常见于创伤或骨折、炎症、肿瘤、关节退行性变、肌腱及软组织损伤等。

（2）肿块：对四肢及关节周围的肿块，应注意大小、硬度、活动度、压痛及波动感；常见于囊肿、滑囊炎、骨软骨瘤，如伴有同步动脉搏动，见于动脉瘤。

（3）骨擦感：多见于膝关节。检查者一手置于患膝前方，另一手持被检查者小腿做膝关节伸屈动作，膝部有摩擦感，提示膝关节面不光滑；或推动髌骨作上下左右活动，如有摩擦感，提示髌骨表面不光滑，见于炎症及创伤后遗留的病变。

3.叩诊

（1）脊柱的叩击痛：叩击痛的部位多为病变部位，见于脊柱结核、脊椎骨折及椎间盘突出等；如有颈椎病变时，间接叩诊时可出现上肢的放射性疼痛。

（2）四肢及关节的叩击痛：间接叩诊能诱发出伤处疼痛，表示伤处骨折或炎症。让患者下肢伸直，医师以拳叩击足跟，如髋部疼痛，提示髋关节炎或骨折。

4.听诊

（1）骨擦音：脊柱和四肢骨骼的骨擦音见于骨折时。

（2）关节活动音：髋关节检查行屈髋和伸髋动作时，股骨大粗隆上方闻及明显"咯噔"声，是紧张肥厚阔筋膜张肌与大粗隆摩擦声；伸屈膝关节时发出低沉弹响见于盘状半月板；手指伸屈时发出清脆弹响见于狭窄性腱鞘炎。

5.量诊

（1）脊柱活动度：让被检查者做前屈、后伸、侧弯、旋转等动作，以观察脊柱活动情况。已有脊柱外伤可疑骨折或关节脱位时，应避免活动，以防损伤脊髓。活动受限见于局部肌纤维组织炎及韧带受损；颈椎病、椎间盘突出；结核或肿瘤浸润；脊椎外伤、骨折或关节脱位。

（2）关节活动度：让被检查者行屈曲、后伸、内收、外展及旋转等动作，用目测法及量角规测量关节活动度。量角规有三种：双臂式量角规，测量大关节活动度；罗盘角规，测量前臂旋转活动度；指关节量角规，测量指关节活动度。活动受限常见于关节脱位、炎症、结核、肿瘤、退行性病变及软组织损伤等。

（3）肢体长度：目测法适用于不合作的患儿；尺测法简便、准确，测量的两侧肢体应置于对称位置，用笔划出骨性标志，避免皮肤滑动。肢体长度改变常见于骨折、关节脱位及先天性畸形等。

6.脊柱、四肢检查的几种特殊试验

(1)Jackson 压头试验:患者取端坐位,检查者双手重叠放于其头顶部,向下加压,如出现颈痛或上肢放射痛即为阳性。多见于颈椎病及颈椎间盘突出症。

(2)直腿抬高试验:被检查者仰卧位,双下肢伸直,检查者一手握被检查者踝部,一手置于大腿伸侧,分别做双侧直腿抬高动作,腰与大腿正常可达 80°～90°,若不足 70°,且伴有下肢后侧的放射性疼痛,则为阳性。见于腰椎间盘突出症、单纯性坐骨神经痛。

(3)股神经牵拉试验:患者俯卧,髋、膝关节完全伸直,检查者将一侧下肢抬起,使髋关节过伸,如大腿前方出现放射痛为阳性,见于高位腰椎间盘突出症。

(4)浮髌试验:被检查者平卧位,下肢伸直,检查者一手虎口卡于其膝髌骨上极,加压压迫髌上囊,使关节液集中于髌骨底面,另一手示指垂直按压髌骨并迅速抬起,按压时髌骨与关节面有碰触感,松手时髌骨浮起,即为浮髌试验阳性,提示有中等量以上关节积液。

九、神经系统检查

(一)解剖概要

神经系统包括中枢神经系统和周围神经系统两部分,前者包含脑和脊髓,主管分析、综合内外环境传来的信息并作出反应,后者指脊髓和脑干软脑膜以外的所有神经结构,即除嗅、视神经以外的所有脑神经和脊神经,主管传导神经冲动。

(二)检查方法

检查前需准备一些必要工具,常用工具:叩诊锤、大头针、音叉、棉签、电筒、压舌板、试管、软尺、听诊器、视力表、视野计等;特殊用具:嗅觉试验瓶(盛有薄荷水、松节油、香水等)、味觉试验瓶(盛有糖、盐、奎宁、醋酸等)、失语症试验箱(梳子、牙刷、火柴、笔、刀、钥匙、图画本、各种颜色及各式的木块)等。在体检前首先对被检查者的精神状态进行检查,一般情况下,应按身体自上而下部位顺序检查。对于肢体而言,常按运动、感觉和反射的顺序检查。

(三)检查内容

神经系统体格检查包括七部分:高级神经活动、脑神经、运动系统、感觉、反射、特殊体征和自主神经功能。

1.脑神经检查

(1)嗅神经:先观察鼻腔是否通畅,以排除局部病变。嘱被检查者闭目,检查者用拇指堵住一侧鼻孔,将装有挥发性气味但无刺激性液体(如香水、松节油等)的小瓶,或牙膏、香皂、樟脑等,置于患者另一侧鼻孔下,让被检查者说出闻到的气味名称。再按同样方法检查对侧。嗅觉正常时可正确区分各种测试物品气味。

(2)视神经:包括视力、视野和眼底检查。

(3)动眼、滑车和展神经:合称眼球运动神经,故同时检查。检查被检查者眼裂和眼睑是否对称、增大或变小、上睑下垂,眼球运动有无缺损或受限、辐辏运动;注意有无复视及眼震;观察瞳孔大小、形态、对光反射、调节和辐辏反射。

(4)三叉神经:检查面部感觉是否有障碍,咀嚼肌有无萎缩、运动有无异常,角膜反射是否存在。

(5)面神经:检查面部表情肌运动有无异常,是否有额纹变浅、皱眉不能、闭眼困难、鼻唇沟变浅、鼓腮和吹哨时患侧漏气,示齿口角向健侧歪斜等症状,并检查患者舌前 2/3 的味觉。

(6)前庭蜗神经:包括前庭神经和耳蜗神经。检查患者听力,如发现听力障碍,则行电测听检查;注意被检查者有无平衡障碍、感到眩晕、自发性眼震;对外耳道灌注冷、热水试验或旋转试验,观察有无前庭功能障碍所致的眼震反应。

(7)舌咽、迷走神经:检查时嘱被检者张口发"啊"音,观察两侧软腭是否对称、悬雍垂是否有偏斜;询问患者有无吞咽困难和饮水呛咳;用棉签轻触两侧软腭和咽后壁黏膜检查一般感觉;检查患者舌后 1/3 味觉;检查咽反射是否存在,有无减弱或消失。

(8)副神经:观察胸锁乳突肌和斜方肌有无萎缩,嘱被检查者做耸肩及转头运动,检查者给予一定的阻力,比较两侧肌力。

(9)舌下神经:嘱被检查者伸舌,观察有无伸舌偏斜、舌肌萎缩及肌束颤动。

2.运动系统检查

(1)肌力:检查时嘱被检查者做肢体伸屈动作,检查者从相反方向给予阻力,测试患者对阻力克服的力量,注意两侧比较。采用肌力六级分级法记录结果。

(2)肌张力:肌张力是指肌肉松弛状态的肌肉紧张度和被动运动时遇到的阻力。检查时嘱被检查者肌肉放松,检查者根据触摸肌肉的硬度,被动伸屈其肢体感知肌肉阻力,检查有无肌张力增高、减低等情况。

(3)共济运动:观察被检查者穿衣、扣纽扣、取物、写字和步态等动作的准确性及言语是否流畅。指鼻试验、跟-膝-胫试验、快速轮替动作、闭目难立征等进行共济运动检查。

(4)不自主运动:是指被检查者意识清楚情况下,随意肌不自主收缩所产生的一些无目的的异常动作。主要检查肢体有无震颤、舞蹈样运动、手足徐动等。

(5)姿势和步态:观察行、立、坐及卧姿;观察步态时注意其起步、抬足、落足、步幅、步基、方向、节律、停步及协调动作情况。异常步态有:痉挛性偏瘫步态、痉挛性剪刀步态、蹒跚步态、慌张步态、跨域步态、肌病步态等。

3.感觉功能检查

检查时被检查者必须意识清晰,检查前让被检查者了解检查的目的与方法,以取得充分合作,并嘱被检查者闭目,以避免主观或暗示作用。注意左和右和远近端部位的差别。

(1)浅感觉检查。①痛觉:用大头针的针尖均匀地轻刺被检查者皮肤,询问是否疼痛,注意两侧对称比较,同时记录痛感障碍类型(正常、过敏、减退或消失)与范围。②触觉:用棉签轻触患者的皮肤或黏膜,询问有无感觉。③温度觉:用盛有热水(40~50 ℃)或冷水(5~10 ℃)的试管交替接触患者皮肤,嘱被检查者辨别冷、热感。

(2)深感觉检查。①运动觉:检查者轻轻夹住被检查者的手指或足趾两侧,上或下移动,令被检查者根据感觉说出"向上"或"向下"。②位置觉:将被检查者肢体摆成某一姿势,请被检查者描述该姿势或用对侧肢体模仿。③震动觉:用震动着的音叉(128 Hz)柄置于骨突起处(如内踝、外踝、桡尺骨茎突、胫骨、膝盖等),询问有无震动感觉,判断两侧有无差别。

(3)复合感觉检查:复合感觉是大脑综合分析的结果,也称皮质感觉。①皮肤定位觉:检查者以棉签轻触被检查者皮肤某处,让被检查者指出被触部位。②两点辨别觉:以钝脚分规轻轻刺激皮肤上的两点(小心不要造成疼痛),检测患者辨别两点的能力,再逐渐缩小脚间距,直到患者感觉为一点时,测其实际间距,两侧比较。正常情况下,手指的辨别间距是 2 mm,舌是 1 mm,脚趾是 3~8 mm,手掌是 8~12 mm,后背是 40~60 mm。③实体觉:嘱被检查者用单手触摸熟悉的物体,如钢笔、钥匙、硬币等,并说出物体的名称。先测功能差的一侧,再测另一手。④体表图形觉:在被检查者的皮肤上画图形(方形、圆形、三角形等)或写简单的字(一、二、十等),观察其能否识别,须双侧对照。

4.神经反射检查

神经反射包括生理反射和病理反射;生理反射又分为浅反射和深反射。检查时被检查者要合作,肢体肌肉应放松。检查者叩击力量要均等,两侧要对比。

(1)浅反射:是刺激皮肤、黏膜或角膜等引起的反应。

(2)深反射(腱反射):是刺激骨膜、肌腱经深部感受器完成的反射。

(3)阵挛:为腱反射亢进的一种表现。常见的有:①踝阵挛:患者仰卧,髋与膝关节稍屈,医师一手持患者小腿,一手持患者足掌前端,突然用力使踝关节背屈并维持之。阳性表现为腓肠肌与比目鱼肌发生连续性节律性收缩,而致足部呈交替性屈伸动作。②髌阵挛:患者仰卧,下肢伸直,检查者以拇指与示指控住其髌骨上缘,用力向远端快速连续推动数次后维持推力。阳性反应为股四头肌发生节律性收缩使髌骨上下移动。

(4)病理反射:病理反射阳性提示锥体束病损。Babinski 征:用竹签沿患者足底外侧缘,由后向前至小趾近跟部并转向内侧,阳性反应为踇趾背伸,余趾呈扇形展开。Chaddock 征、Oppenheim 征、Gordon 征、Schaeffer 征、Pussep 征及 Gonda 征为 Babinski 等位征,意义同 Babinski 征。

(5)脑膜刺激征:脑膜刺激征为脑膜受激惹的体征。①颈强直:患者取仰卧位,检查者以一手托患者枕部,另一只手置于胸前作屈颈动作。如感觉到抵抗力增强,即为颈强直。②Kernig 征:患者仰卧,一侧下肢髋、膝关节屈曲成直角,检查者将患者小腿抬高伸膝。正常可伸达 135°以上。如伸膝受阻伴疼痛与屈肌痉挛,则为阳性。③Brudzinski 征:患者仰卧,下肢伸直,检查者一手托起患者枕部,另一手按于其胸前。当头部前屈时,双髋与膝关节同时屈曲则阳性。

5.自主神经功能检查

自主神经分为交感与副交感两个系统,功能为调节内脏、血管与腺体等活动。

(1)一般检查:观察患者皮肤色泽、质地、温度、营养情况及汗液分泌情况;观察毛发及指甲;询问患者有无大小便异常及有无性功能减退或亢进等情况。

(2)特殊检查:①眼心反射,嘱被检查者安静卧床 10 分钟,计数 1 分钟脉搏;再嘱其闭眼后双眼保持下视,检查者用左手中指、示指分别置于其眼球两侧,逐渐加压(以患者不痛为限)。20～30 秒后计数脉率,正常可减少 10～12 次/分,超过 12 次/分提示副交感神经功能增强;迷走神经麻痹者则无反应;如压迫后脉率不减慢反而加速,提示交感神经功能亢进。②卧立位试验,平卧位计数脉率,然后突然直立,再计数脉率。如由卧位到立位脉率增加超过 12 次/分为交感神经功能亢进。再由立位到卧位,脉率减慢超过 12 次/分则为迷走神经功能亢进。③皮肤划痕试验,用竹签在皮肤上适度加压画一条线,数秒钟后,皮肤出现先白后红的划痕(血管收缩),属正常反应。如白色划痕持续超过 5 分钟,提示交感神经兴奋性增高。如红色划痕迅速出现、明显增宽、隆起,提示副交感神经兴奋性增高或交感神经麻痹。④立毛反射,将冰块置于被检查者颈后或腋窝,可见竖毛肌收缩,毛囊处隆起如鸡皮,7～10 秒最明显,15～20 秒后消失。根据竖毛反射障碍的部位来判断交感神经功能障碍的范围。

(杨明燕)

第四节 医嘱与处方

一、医嘱

(一)概述

医嘱是指医师在医疗活动中下达的医学指令。医嘱记录单由具有执业资格的医师撰写,或指导进修、实习医师完成,是医师拟定治疗计划的记录、护士完成治疗计划的依据,护士检查核对后执行。

(二)主要知识点

1.医嘱内容

包括医嘱日期、时间、护理级别、饮食、隔离种类、体位、用药剂量、方法、各种处置措施、检查、治疗、医师和护士签名等。

2.医嘱种类

(1)长期医嘱:长期医嘱的有效时间在 24 小时以上,在医师开出停止时间后失效。内容包括:护理常规、护理级别、饮食、体位、吸氧、口服药物、肌内注射药物、静脉注射或静脉滴注药物、病危或病重通知。

(2)临时医嘱:临时医嘱的有效时间在 24 小时以内,有的需立即执行,一般只执行一次。内容包括:各种检查(实验室检查单、心电图、X 线、B 超、CT 等);各种诊断与治疗性操作(腹腔穿刺、胸腔穿刺、胃肠减压等);药物治疗的临时医嘱;手术治疗的临时医嘱(术前准备、麻醉种类、手术名称等)。

(3)备用医嘱:备用医嘱分长期备用医嘱和临时备用医嘱两种。长期备用医嘱有效时间在 24 小时以上,写在长期医嘱单上,医师注明停止时间后失效;临时备用医嘱仅在规定时间内使用一次,过期尚未执行则失效。

3.医嘱注意事项

(1)医嘱应逐项填写,不得省略。

(2)药物要注明剂量,不得笼统写成片、支等,使用途径和用法书写清楚。

(3)医嘱须经医师签名后有效,在抢救或手术时医师下达口头医嘱,护士必须向医师复诵一遍,双方确认无误后才执行,事后医师及时在医嘱单补签名。

(4)如未执行的医嘱需取消或写错需更改时,应以红笔注写"作废"二字,并写明时间、红笔签名,不得涂改或撕毁。

(5)执行医嘱时要做到"三查八对",每班小查对,每天大查对,护士长每周总查对一次。

(6)凡需下一班执行的临时医嘱,要文字交班。

(7)长期医嘱如停止,则在原医嘱的停止栏内注明日期和时间并签名。

(8)手术、转科、分娩后,可在最后一项医嘱的下面用红笔画一横线,表示以上医嘱作废,可根据当时情况重写医嘱。

(9)重整医嘱:住院时间较长、医嘱单页数多不易观察时,可按上法用红线画一横线,写上重整医嘱,然后将原来执行的医嘱按原来日期顺序抄录。

4.电子医嘱简介

(1)电子医嘱模式:电子医嘱是将传统的人工模式转变为电子化模式。医嘱单录入界面分为长期医嘱单、临时医嘱单。

(2)电子医嘱录入:电子医嘱内容必须准确、清楚,每项医嘱只包含一个内容,时间应具体到分钟。因抢救或手术需要下达的口头医嘱,在抢救或手术结束后即刻据实补记医嘱,并在医嘱中录入"补"字样。

(3)电子医嘱确认:在提交医嘱前医师要查对,确认无错误、遗漏、重复。需紧急执行的医嘱必须向当班护士做特别交代。护士应及时查对、执行医嘱,当查对发现明显违反诊疗常规的医嘱时,应及时通知医师更改,直至确认无疑后执行。护士在抢救患者生命的情况下,应根据心、肺、脑复苏抢救程序等规范对患者先进行紧急处置,并及时报告医师。

(4)电子医嘱系统使用流程:医师登录电子医嘱系统→下达医嘱→审核无误后提交→主班护士登录护理工作站→接收医嘱→查对医嘱→确认医嘱→执行(操作前、操作中、操作后)→疗效及不良反应观察→如需反馈及时通知医师(如皮试结果)。

二、处方书写

(一)概述

处方是指由注册执业医师和执业助理医师为患者开具的,由取得药学专业技术职务任职资格的药学专业技术人员审核、调配、核对,并作为患者用药凭证的医疗文书。医师取得麻醉药品和第一类精神药品处方权后,方可在本机构开具麻醉药品和第一类精神药品处方,但不得为自己开具该类药品处方。

(二)主要知识点

1.处方书写要求

(1)处方书写规则:①患者一般情况、临床诊断,填写清晰、完整,并与病历记载一致。②字迹清楚,不得涂改;如需修改,应当在修改处签名并注明修改日期。③每张处方限于一名患者的用药。④药品名称应当使用规范的中文名称,没有中文名称的可以使用规范的英文名称;药品名称、剂量、规格、用法、用量要准确规范。⑤填写实足年龄,新生儿、婴幼儿写日、月龄,必要时要注明体重。⑥中药饮片应当单独开具处方。⑦西药、中成药处方,每一种药品另起一行,每张处方不超过5种药品。⑧中药饮片处方的书写,应当按照"君、臣、佐、使"的顺序排列;调剂、煎煮的特殊要求注明在药品右上方,并加括号,如布包、先煎、后下等;对饮片的产地、炮制有特殊要求的,应当在药品名称之前写明。⑨药品用法用量应当按照药品说明书规定的常规用法用量使用,特殊情况需要超剂量使用时,应当注明原因并重复签名。⑩药品剂量与数量用阿拉伯数字书写;剂量应当使用法定剂量单位。⑪给药途径应写明实际需要的用药途径、用药剂量、用药频率、用药时限,可用汉字或相应的拉丁文字表述。⑫除特殊情况外,应当注明临床诊断。⑬开具处方后的空白处画一斜线以示处方完毕。⑭处方医师的签名式样和专用签章应当与院内药学部门留样备查的式样相一致,不得任意改动,否则应当重新登记留样备案。

(2)处方开具要求:①医师开具处方和药师调剂处方应遵循安全、有效、经济的原则。开具医疗用毒性药品、放射性药品的处方应当严格遵守有关法律、法规和规章。②医师开具处方应当使用药品通用名称,开具院内制剂处方时应当使用经省级卫生行政部门审核、药品监督管理部门批准的名称。③处方开具当日有效,特殊情况下需延长有效期的,由开具处方的医师注明有效期限,但有效期最长不得超过3天。④处方药品用量一般不超过7天;急诊处方一般不超过3天;对于某些慢性病、老年病或特殊情况,处方用量可适当延长,但医师应当注明理由。⑤医师必须按照卫生主管部门制定的麻醉药品和精神药品临床应用指导原则,书写麻醉药品及第一类精神药品处方。⑥门(急)诊癌症疼痛患者及中、重度慢性疼痛患者需要长期使用麻醉药品和第一类精神药品的,首诊医师必须亲自诊查患者,同时建立相应的病历,要求其签署《知情同意书》。必须在病历中留存相关材料复印件。⑦为门(急)诊患者开具的麻醉药品注射剂,每张处方为一次常用量;控缓释制剂,不得超过7天常用量;其他剂型,不得超过3天常用量。⑧为门(急)诊癌症疼痛患者和中度及重度慢性疼痛患者开具的麻醉药品、第一类精神药品注射剂,每张处方不超过3天常用量;控缓释制剂,不超过15天常用量;其他剂型,不超过7天常用量。⑨住院患者麻醉药品和第一类精神药品处方应当逐日开具,每张处方为1天常用量。⑩对于需要特别加强管制的麻醉药品,盐酸二氢埃托啡处方为一次常用量,限二级以上医院内使用;盐酸哌替啶处方为一次常用量,限医疗机构内使用。

2.处方标准

(1)处方内容。①前记:包括医疗机构名称、费别、患者姓名、性别、年龄、门诊或住院病历号、科别或病区和床位号、临床诊断、开具日期等。可添特殊要求的项目。麻醉药品和第一类精神药品处方填写患者身份证号;代办人姓名及身份证号。②正文:以 Rp 或 R 标示,分列药品名称、剂型、规格、数量、用法用量。③后记:医师签名或者加盖专用签章,药品金额及审核、调配,核对、发药药师签名或者加盖专用签章。

(2)处方颜色:①普通处方右上角标注"普通",印刷用纸为白色。②急诊处方右上角标注"急诊",印刷用纸为淡黄色。③儿科处方右上角标注"儿科",印刷用纸为淡绿色。④麻醉药品和第一类精神药品处方右上角标"麻、精一",印刷用纸为淡红色。⑤第二类精神药品处方右上角标注"精二",印刷用纸为白色。

3.电子处方

随着医院信息化管理的普及,处方开具已由医师手写转变为在工作站输入信息,通过网络系统提交给药房,药房通过计算机上显示的信息,发放药品。

(1)电子处方的优势。①简化流程,缩短患者就诊时间:患者挂号→就诊→输入电子处方→收费→取药,为电子处方就诊的整个流程。患者初次挂号时填写基本信息。医师输入电子处方时刷卡即可调阅,保证处方前记各项目完整性,节省时间。②提高数据和信息的准确性、降低配方的差错率:电子处方格式规范、字迹清楚;如遇缺药,系统会自动提示,便于医师与药剂科联系,及时补充货源。③便于数据统计和查阅:能随时统计药剂人员和临床医师的工作量,查阅处方张数及处方金额;有效地落实药物的合理使用;在患者复诊时,便于医师查阅历史处方,为医师提供详细的用药信息。④嵌入合理的用药软件:帮助药学人员提高电子处方审核质量。

(2)电子处方存在的问题。①电子处方打印:医院要在医师工作站配备打印机,增加医疗成本,增大医师工作强度,也不能缩短患者就诊时间。②难以达到处方的分色管理。③对于超过《处方管理办法》规定的时限(7天量、3天量,特殊情况可适当延长),医师难以输入理由。

(贺成美)

第五节　医疗文书书写

一、概述

医疗文书是医务人员通过问诊、查体、辅助检查、诊断、治疗、护理等医疗活动获得有关资料，并进行归纳、分析、整理形成的临床诊疗工作全面记录的医学文件，是进行临床诊疗、教学、科研、医疗技术鉴定的重要档案资料。医务人员应及时书写完成相应的医疗文件、不断提高医疗文件书写质量。

二、主要知识点

(一)基本要求

(1)内容真实：记录经过认真、仔细的问诊，全面、细致的体格检查，辩证、客观的分析，正确、科学的判断，客观、真实地反映病情和诊疗经过。

(2)格式规范：住院病历用蓝黑墨水、碳素墨水；门(急)诊病历用蓝黑墨水、碳素墨水、蓝或黑色油水的圆珠笔。按规定格式书写，使用医学术语。文字工整，字迹清晰，表述准确，语句通顺，标点正确。

(3)用词恰当：使用通用的医学词汇和术语，准确、精炼。

(4)记录全面：各项记录应填全，包括姓名、性别、年龄、住院(门诊)号，不留空白。时间具体到年、月、日、时、分钟。

(5)认真修改：病历书写完成后，本人及上级医师可修改，但应保持原记录清楚、可辨，不得涂改。本人修改应当用双线划在错字上，正确的字写在其下方；上级医师审查修改下级医师书写的病历，注明修改日期，并在修改处签名。

(6)按时完成：病历应在规定的时间内完成(包括上级医师修改)。

(二)门(急)诊病历

1.门诊病历

(1)是用于门诊就诊、由患者自己保管的门诊简要病历本，包括门诊病历首页(门诊手册封面)、病历记录、化验单(检验报告)、医学影像检查资料等。

(2)门诊病历是患者在门诊就诊时由接诊医师及时完成。

(3)门诊病历要填全患者姓名、性别、年龄、职业、住址等诸项内容，患者每次就诊时均应写明科别、年、月、日，内容简明扼要，重点突出。

(4)初诊病历内容包括就诊时间、科别、病史、体征、实验室和辅助检查结果、诊治意见和医师签名等。暂时难以确诊者，可写某症待查，如"发热待查"。

(5)复诊病历重点记录病情、体征变化及治疗效果，实验室及辅助检查结果，初步诊断及继续诊疗意见，签名。

(6)辅助检查报告及实验室检查结果出具后归入病历。

(7)诊断证明、病假证明、特别交代有关事项均应记录在病历上。

(8)抢救危重患者时,应当书写抢救记录。

2.急诊病历

书写要求及内容除与门诊病历相同外,还应注意以下几点。

(1)就诊时间、每项诊疗处理时间记录到分钟。

(2)记录主要病史、体格检查(体温、脉搏、呼吸、血压、神志等有关生命体征,主要阳性体征及有鉴别意义的阴性体征)、初步诊断、诊疗意见、签名。

(3)危重疑难的病例应体现首诊负责制,应记录有关专业医师会诊或转接等内容。抢救危重患者时,应当书写抢救记录。

(4)对神志不清者应注明病情陈述者与患者关系及对病情的了解程度。

3.急诊观察室病历

急诊观察室患者要求建立大病历。各项记录内容的具体要求参照住院病历。出急诊观察室时必须有出室小结(或转科记录),格式同住院病历中的出院记录,要说明患者出室去向(入院、转院、回家)及注意事项。

(三)住院病历

住院病历包括客观性病历资料(住院病案首页、住院志、体温单、医嘱单、检验报告单、医学影像资料、特殊检查同意书、特殊治疗同意书、手术同意书、麻醉记录单、相关手术及手术护理记录单、病理资料、护理记录、出院记录等);主观性病历资料(病程记录、上级医师查房记录、疑难病例讨论记录、会诊意见、抢救记录、死亡病例讨论记录等),是患者入院后,通过问诊、查体、辅助检查获得有关资料,并对这些资料归纳分析书写而成的医疗文书。

1.完整住院病历

完整住院病历格式规范、内容完整,要求在患者入院24小时内由实习医师或住院医师完成。

(1)一般项目:科别、病区、床号、门诊号、住院号、姓名、性别、年龄、婚姻状况、民族、籍贯、职业、工作单位、住址、邮编、病史采集日期、记录日期、病史陈述者、可靠程度等。

(2)病史部分:①主诉,患者就诊的主要症状(或体征)+持续时间。简明扼要,高度概括,不超过20个字。不能用诊断或检查结果代替主诉。时间尽量准确,起病短者以小时记述;主诉多于1项者,应按发生的先后顺序分别列出。②现病史,是病史中的主体部分,记述患者患病后的全过程,即患者本次疾病的发生、发展、演变和诊治等方面的详细情况,应按时间顺序书写。③既往史。④系统回顾。⑤个人史、月经婚育史、家族史。

(3)体格检查:体温、心率、呼吸、血压、一般情况、皮肤、黏膜、全身浅表淋巴结、头部及其器官、颈部、胸部(胸廓、肺脏、心脏、血管)、腹部(肝、脾等)、肛门直肠、外生殖器、脊柱、四肢、神经系统等;记录阳性体征和有鉴别意义的阴性体征,表述要具体、准确;不能写为"淋巴结无肿大""生理反射存在"等。专科检查,如外科检查、眼科检查、妇科检查等。

(4)实验室及其他检查:应记录与诊断有关的实验室及其他检查结果。

(5)摘要:将病史、体格检查、实验室检查及其他检查的主要资料摘要综合,提示诊断的根据,使其他医师或会诊医师通过摘要内容能了解基本的病情。

(6)初步诊断:根据患者入院时相关资料,综合分析,作出诊断。如初步诊断为多个,应当主次分明。对入院时诊断不明确或诊断不全面者,随着病情演变,逐渐明朗,必须在病程记录中记录修正诊断或补充诊断,并在患者出院时据实填写病案首页上的确诊时间、入院诊断、出院诊断等。

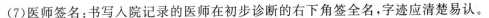

（7）医师签名：书写入院记录的医师在初步诊断的右下角签全名,字迹应清楚易认。

2.表格式住院病历

内容和格式与上述完整病历相同,采用表格式记录,简便、省时,有利于资料贮存和规范化管理。仅限于住院医师及以上职称的医师。初学者应在熟练书写完整病历后,再使用表格式住院病历。

3.入院记录

入院记录为完整住院病历的简要形式,要求重点突出、简明扼要;在入院 24 小时内接诊医师完成。其主诉、现病史与完整住院病历相同,既往史、个人史、月经生育史、家族史和体格检查可以简要记录,免去摘要。

4.病程记录

是患者在住院期间病情发展变化和诊疗过程的全面记录,内容包括:患者一般情况、症状、体征等变化;重要辅助检查结果及临床意义;上级医师查房意见、会诊意见、医师分析讨论意见;所采取的诊疗措施及效果;医嘱更改及理由;向患者及亲属告知的重要事项等。

（1）首次病程记录:即入院后第一次病程记录,必须在患者入院当日（夜）接诊医师下班前完成,包含入院记录大部分内容。其内容、格式与一般病程记录不同。具体要求如下:记录患者姓名、性别、年龄、主诉及主要症状、体征及辅助检查结果,应简明扼要,突出重点;初步分析,提出最可能诊断、鉴别诊断及其依据;为证实诊断和鉴别诊断还应进行哪些检查及理由;根据患者情况制订的诊疗措施及诊疗计划等。

（2）上级医师查房记录:对病危患者,上级医师应在当日首次查房,至少每天一次;对病重患者,上级医师应在次日首次查房,每天或隔天一次,最长小于 3 天;对一般患者,上级医师应在48 小时内查房,每周 1～2 次。查房记录内容包括补充的病史和体征、诊断依据与鉴别诊断的分析及诊疗计划等。上级医师应有选择的审查、修改下级医师书写的上级医师查房记录并签名。

（3）转科记录:患者住院期间出现他科病情,而本科疾病和治疗已告一段落,或他科疾病比本科疾病更为紧急,需要转科诊疗。转科要经过转入科室医师会诊并同意接收。除特殊情况外,转出记录由转出科室医师在患者转出科室前书写完成;转入记录在患者转入后 24 小时内完成。内容包括患者姓名、性别、年龄、入院日期、转出（入）日期、主诉、入院情况、入院诊断、诊疗经过、目前情况、目前诊断、转科目的及注意事项或转入诊疗计划、医师签名等。

（4）阶段小结:患者住院时间较长,经治医师应写阶段小结,即病情及诊疗情况的总结,每月1 次。内容包括入院日期、小结日期,患者姓名、性别、年龄、主诉、入院情况及诊断、诊疗经过、目前情况及诊断、诊疗计划、医师签名等。重点记录本阶段小结前患者的演变、诊疗过程,目前治疗措施及今后准备实施的诊疗方案。交（接）班记录、转科记录可代替阶段小结。

（5）出院记录:患者出院时,由住院医师或进修医师（主治医师审查签名）书写出院记录内容包括:一般项目,如姓名、性别、年龄、入院日期、入院诊断、出院日期、出院诊断、住院天数;入院时主要症状和体征;主要检查结果;各种特殊检查及重要会诊;住院诊疗过程（注明手术名称、日期、输血量及抢救情况等）;出院情况;出院医嘱（出院后治疗计划及具体药品）;医师签名。

（四）医疗知情同意书

认真落实患者知情同意权,是医务人员的责任和义务。知情:指患者对病情、诊疗措施、医疗风险、费用开支等真实情况的了解、被告知的权利。同意:指患者在知情的情况下有选择、接受或拒绝的权利（自主医疗权）。知情并不等于同意,同意必须以知情为前提。医疗知情同意的范围:

各类手术、有创检查或治疗;术中冰冻切片快速病理检查;输血及血液制品;实施麻醉;开展新业务、新技术、临床实验性治疗;对患者实施化学治疗(简称化疗)、放射治疗(简称放疗)、抗结核治疗等;使用贵重药品及用品等、医保患者使用自费药品及材料等;急诊或病情危重,患方或亲属要求终止治疗、出院、转院;拒绝特殊检查、治疗等,特殊患者(如精神异常患者)特别告知;尸检(同意、拒绝)。

(商艳红)

第二章

内科疾病的常见症状

第一节　呼 吸 困 难

正常人平静呼吸时,其呼吸运动无须费力,也不易察觉。呼吸困难尚无公认的明确定义,通常是指伴随呼吸运动所出现的主观不适感,如感到空气不足、呼吸费劲等。体格检查时可见患者用力呼吸,辅助呼吸肌参加呼吸运动,如张口抬肩,并可出现呼吸频率、深度和节律的改变。严重呼吸困难时,可出现鼻翼翕动、发绀,患者被迫采取端坐位。许多疾病可引起呼吸困难,如呼吸系统疾病、心血管疾病、神经肌肉疾病、肾脏疾病、内分泌疾病(包括妊娠)、血液系统疾病、类风湿疾病以及精神情绪改变等。正常人运动量大时也会出现呼吸困难。

一、呼吸困难的临床类型

(一)肺源性呼吸困难

肺源性呼吸困难的两个主要原因是肺或胸壁顺应性降低引起的限制性缺陷和气流阻力增加引起的阻塞性缺陷。限制性呼吸困难的患者(如肺纤维化或胸廓变形)在休息时可无呼吸困难,但当活动使肺通气接近其最大受限的呼吸能力时,就有明显的呼吸困难。阻塞性呼吸困难的患者(如阻塞性肺气肿或哮喘),即使在休息时,也可因努力增加通气而致呼吸困难.且呼吸费力而缓慢,尤其是在呼气时。尽管详细询问呼吸困难感觉的特性和类型有助于鉴别限制性呼吸困难和阻塞性呼吸困难,然而这些肺功能缺陷常是混合的,呼吸困难可显示出混合和过渡的特征。体格检查和肺功能测定可补充得之于病史的详细信息。体格检查有助于显示某些限制性呼吸困难的原因(如胸腔积液、气胸),肺气肿和哮喘的体征有助于确定其基础的阻塞性肺病的性质和严重程度。肺功能检查可提供限制性或气流阻塞存在的数据,可与正常值或同一患者不同时期的数据做比较。

(二)心源性呼吸困难

在心力衰竭早期,心排血量不能满足活动期间的代谢增加,因而组织和大脑酸中毒使呼吸运动大大增强,患者过度通气。各种反射因素包括肺内牵张感受器,也可促成过度通气,患者气短,常伴有乏力、窒息感或胸骨压迫感。其特征是"劳力性呼吸困难",即在体力运动时发生或加重,休息或安静状态时缓解或减轻。

在心力衰竭后期,肺充血水肿,僵硬的肺脏通气量降低,通气用力增加。反射因素特别是肺泡-毛细血管间隔内毛细血管旁感受器,有助于肺通气的过度增加。心力衰竭时,循环缓慢是主要原因,呼吸中枢酸中毒和低氧起重要作用。端坐呼吸是在患者卧位时发生的呼吸不舒畅,迫使患者取坐位。其原因是卧位时回流入左心的静脉血增加,而衰竭的左心不能承受这种增加的前负荷,其次是卧位时呼吸用力增加。端坐呼吸有时发生于其他心血管疾病,如心包积液。急性左心功能不全,患者常表现为阵发性呼吸困难。其特点是多发生在夜间熟睡时,因呼吸困难而突然憋醒,胸部有压迫感,被迫坐起,用力呼吸。轻者短时间后症状消失,称为夜间阵发性呼吸困难。病情严重者,除端坐呼吸外,尚可有冷汗、发绀、咳嗽、咳粉红色泡沫样痰,心率加快,两肺出现哮鸣音、湿啰音,称为心源性哮喘。它是由于各种心脏病发生急性左心功能不全,导致急性肺水肿所致。

(三)中毒性呼吸困难

糖尿病酸中毒产生一种特殊的深大呼吸类型,然而,由于呼吸能力储存完好,故患者很少主诉呼吸困难。尿毒症患者由于酸中毒、心力衰竭、肺水肿和贫血联合作用造成严重气喘,患者可主诉呼吸困难。急性感染时呼吸加快,是由体温增高及血中毒性代谢产物刺激呼吸中枢引起的。吗啡、巴比妥类药物急性中毒时,呼吸中枢受抑制,使呼吸缓慢,严重时出现潮式呼吸或间停呼吸。

(四)血源性呼吸困难

由于红细胞携氧量减少,血含氧量减低,引起呼吸加快,常伴有心率加快。发生于大出血时的急性呼吸困难是一个需立即输血的严重指征。呼吸困难也可发生于慢性贫血,除非极度贫血,否则呼吸困难仅发生于活动期间。

(五)中枢性呼吸困难

颅脑疾病或损伤时,呼吸中枢受到压迫或供血减少,功能降低,可出现呼吸频率和节律的改变。如病损位于间脑及中脑上部时出现潮式呼吸;中脑下部与脑桥上部受累时出现深快均匀的中枢型呼吸;脑桥下部与延髓上部病损时出现间停呼吸;累及延髓时出现缓慢不规则的延髓型呼吸,这是中枢呼吸功能不全的晚期表现;叹气样呼吸或抽泣样呼吸常为呼吸停止的先兆。

(六)精神性呼吸困难

癔症发作时,其呼吸困难主要特征为呼吸浅表频速,患者常因过度通气而发生胸痛、呼吸性碱中毒。易出现手足搐搦症。

二、呼吸困难的诊断思维

根据呼吸困难多种多样的临床表现可引导出对某些疾病的诊断思维。以下可供参考。

(一)呼吸频率

每分钟呼吸超过 24 次称为呼吸频率加快,见于呼吸系统疾病、心血管病、贫血、发热等。每分钟呼吸少于 10 次称为呼吸频率减慢,是呼吸中枢受抑制的表现,见于麻醉安眠药物中毒、颅内压增高、尿毒症、肝性脑病等。

(二)呼吸深度

呼吸加深见于糖尿病及尿毒症酸中毒;呼吸变浅见于肺气肿、呼吸肌麻痹及镇静剂过量。

(三)呼吸节律

潮式呼吸和间停呼吸见于中枢神经系统疾病和脑部血液循环障碍,如颅内压增高、脑炎、脑膜炎、颅脑损伤、尿毒症、糖尿病昏迷、心力衰竭、高山病等。

（四）年龄性别

儿童呼吸困难应多注意呼吸道异物、先天性疾病、急性感染等;青壮年则应想到胸膜疾病、风湿性心脏病、结核;老年人应多考虑冠心病、肺气肿、肿瘤等。癔症性呼吸困难较多见于年轻女性。

（五）呼吸时限

吸气性呼吸困难多见于上呼吸道不完全阻塞如异物、喉水肿、喉癌等,也见于肺顺应性降低的疾病如肺间质纤维化、广泛炎症、肺水肿等。呼气性呼吸困难多见于下呼吸道不完全阻塞,如慢性支气管炎、支气管哮喘、肺气肿等。大量胸腔积液、大量气胸、呼吸肌麻痹、胸廓限制性疾病则呼气、吸气均感困难。

（六）起病缓急

呼吸困难缓起者包括心肺慢性疾病,如肺结核、尘肺、肺气肿、肺肿瘤、肺纤维化、冠心病、先心病等。呼吸困难发生较急者有肺水肿、肺不张、呼吸系统急性感染、迅速增长的大量胸腔积液等。突然发生严重呼吸困难者有呼吸道异物、张力性气胸、大块肺梗死、成人呼吸窘迫综合征等。

（七）患者姿势

端坐呼吸见于充血性心力衰竭患者;一侧大量胸腔积液患者常喜卧向患侧;重度肺气肿患者常静坐而缓缓吹气;心肌梗死患者常叩胸呈痛苦貌。

（八）劳力活动

劳力性呼吸困难是左心衰竭的早期症状,肺尘埃沉着病、肺气肿、肺间质纤维化、先天性心脏病往往也以劳力性呼吸困难为早期表现。

（九）职业环境

接触各类粉尘的职业是诊断肺尘埃沉着病的基础;饲鸽者、种蘑菇者发生呼吸困难时应考虑外源性过敏性肺泡炎。

（十）伴随症状

伴咳嗽、发热者考虑支气管-肺部感染;伴神经系统症状者注意脑及脑膜疾病或转移性肿瘤;伴霍纳综合征者考虑肺尖瘤;伴上腔静脉综合征者考虑纵隔肿块;触及颈部皮下气肿时立即想到纵隔气肿。

（徐　凤）

第二节　咳嗽与咳痰

咳嗽是一种保护性反射动作,借此将呼吸道的异物或分泌物排出。但长期、频繁、剧烈的咳嗽将影响工作与休息,则失去了其保护性意义,属于病理现象。咳痰是凭借咳嗽动作将呼吸道的病理性分泌物或渗出物排出口腔外的病态现象。

一、咳嗽常见病因

主要为呼吸道与胸膜疾病。

（一）呼吸道疾病

从鼻咽部到小支气管整个呼吸道黏膜受到刺激时均可引起咳嗽,而刺激效应以喉部杓间区和气管分叉部的黏膜最为敏感。呼吸道各部位受到刺激性气体、烟雾、粉尘、异物、炎症、出血、肿瘤等刺激时均可引起咳嗽。

（二）胸膜疾病

胸膜炎、胸膜间皮瘤、胸膜受到损伤或刺激(如自发性或外伤性气胸、血胸、胸膜腔穿刺)等均可引起咳嗽。

（三）心血管疾病

如二尖瓣狭窄或其他原因所致左心功能不全引起的肺淤血与肺水肿,或因右心或体循环静脉栓子脱落引起肺栓塞时,肺泡及支气管内有漏出物或渗出物,刺激肺泡壁及支气管黏膜,出现咳嗽。

（四）胃食管反流病

胃反流物对食管黏膜的刺激和损伤,少数患者以咳嗽与哮喘为首发或主要症状。

（五）神经精神因素

呼吸系统以外器官的刺激经迷走、舌咽和三叉神经与皮肤的感觉神经纤维传入,经喉下、膈神经与脊神经分别传到咽、声门、膈等,引起咳嗽;神经官能症,如习惯性咳嗽、癔症等。

二、咳痰的常见病因

主要见于呼吸系统疾病。如急慢性支气管炎、支气管哮喘、支气管肺癌、支气管扩张、肺部感染(包括肺炎、肺脓肿等)、肺结核、过敏性肺炎等。另外,心功能不全所致肺淤血、肺水肿以及白血病、风湿热等所致的肺浸润等。

三、咳嗽的临床表现

为判断其临床意义,应注意详细了解下述内容。

（一）咳嗽的性质

咳嗽无痰或痰量甚少,称为干性咳嗽,常见于急性咽喉炎、支气管炎的初期、胸膜炎、轻症结核等。咳嗽伴有痰液时,称为湿性咳嗽,常见于肺炎、慢性支气管炎、支气管扩张、肺脓肿及空洞型肺结核等疾病。

（二）咳嗽出现的时间与规律

突然出现的发作性咳嗽,常见于吸入刺激性气体所致急性咽喉炎与气管-支气管炎、气管与支气管异物、百日咳、支气管内膜结核、气管或气管分叉部受压迫刺激等。长期慢性咳嗽,多见于呼吸道慢性病,如慢性支气管炎、支气管扩张、肺脓肿和肺结核等。

周期性咳嗽可见于慢性支气管炎或支气管扩张,且往往于清晨起床或夜晚卧下时(体位改变时)咳嗽加剧;卧位咳嗽比较明显的可见于慢性左心功能不全,肺结核患者常有夜间咳嗽。

（三）咳嗽的音色

音色指咳嗽声音的性质和特点。

(1)咳嗽声音嘶哑:多见于喉炎、喉结核、喉癌和喉返神经麻痹等。

(2)金属音调咳嗽:见于纵隔肿瘤、主动脉瘤或支气管癌、淋巴瘤、结节病压迫气管等。

(3)阵发性连续剧咳伴有高调吸气回声(犬吠样咳嗽):见于百日咳、会厌和喉部疾病,以及气管受压等。

（4）咳嗽无声或声音低微：可见于极度衰弱的患者或声带麻痹。

四、痰的性状及临床意义

痰的性质可分为黏液性、浆液性、脓性、黏液脓性、血性等。急性呼吸道炎症时痰量较少，多呈黏液性或黏液脓性；慢性阻塞性肺疾病时，多为黏液泡沫痰，当痰量增多且转为脓性，常提示急性加重；支气管扩张、肺脓肿、支气管胸膜瘘时痰量较多，清晨与晚睡前增多，且排痰与体位有关，痰量多时静置后出现分层现象：上层为泡沫、中层为浆液性或浆液脓性、底层为坏死组织碎屑；肺炎链球菌肺炎可咳铁锈色痰；肺厌氧菌感染，脓痰有恶臭味；阿米巴性肺脓肿咳巧克力色痰；肺水肿为咳粉红色泡沫痰；肺结核、肺癌常咳血痰；黄绿色或翠绿色痰，提示铜绿假单胞菌（绿脓杆菌）感染；痰白黏稠、牵拉成丝难以咳出，提示有白色念珠菌感染。

五、咳嗽与咳痰的伴随症状

（1）咳嗽伴发热：见于呼吸道（上、下呼吸道）感染、胸膜炎、肺结核等。

（2）咳嗽伴胸痛：多见于肺炎、胸膜炎、自发性气胸、肺梗死和支气管肺癌。

（3）咳嗽伴呼吸困难：见于喉炎、喉水肿、喉肿瘤、支气管哮喘、重度慢性阻塞性肺疾病、重症肺炎和肺结核、大量胸腔积液、气胸、肺淤血、肺水肿、气管与支气管异物等。呼吸困难严重时可引起动脉血氧分压降低（缺氧）而出现发绀。

（4）咳嗽伴大量脓痰：见于支气管扩张症、肺脓肿、肺囊肿合并感染和支气管胸膜瘘等。

（5）咳嗽伴咯血：多见于肺结核、支气管扩张、支气管肺癌、二尖瓣狭窄、肺含铁血黄素沉着症、肺出血肾炎综合征等。

（6）慢性咳嗽伴杵状指（趾）：主要见于支气管扩张、肺脓肿、支气管肺癌和脓胸等。

（7）咳嗽伴哮鸣音：见于支气管哮喘、慢性支气管炎喘息型、弥漫性支气管炎、心源性哮喘、气管与支气管异物、支气管肺癌引起气管与大气管不完全阻塞等。

（8）咳嗽伴剑突下烧灼感、反酸、饭后咳嗽明显：提示为胃-食管反流性咳嗽。

（陈　军）

第三节　心　悸

一、概述

心悸是人们主观感觉心跳或心慌，患者主诉心脏像擂鼓样，心脏停搏，心慌不稳等，常伴心前区不适，是由心率过快或过缓、心律不齐、心肌收缩力增加或神经敏感性增高等因素引起。一般健康人仅在剧烈运动、神经过度紧张或高度兴奋时才会有心悸的感觉，神经官能症或处于焦虑状态的患者即使没有心律失常或器质性心脏病，也常以心悸为主诉而就诊，而某些患器质性心脏病者或出现频发性期前收缩，甚至心房颤动而并不感觉心悸。

二、诊断

(一)临床表现

由心律失常引起的心悸,在检查患者的当时心律失常不一定存在,因此务必让患者详细陈述发病的缓急、病程的长短;发生心悸当时的主观症状,如有无心脏活动过强、过快、过慢、不规则的感觉;持续性或阵发性;是否伴有意识改变;周围循环状态如四肢发冷、面色苍白以及发作持续时间等;有无多食、怕热、易出汗、消瘦等;心悸发作的诱因与体位、体力活动、精神状态以及麻黄碱、胰岛素等药物的关系。体检重点检查有无心脏疾病的体征,如心脏杂音、心脏扩大及心律改变,有无血压增高、脉压增宽、动脉枪击音、水冲脉等高动力循环的表现,注意甲状腺是否肿大、有无突眼、有无震颤及杂音以及有无贫血的体征。

(二)辅助检查

为明确有无心律失常存在及其性质应做心电图检查,如常规心电图未发现异常,可根据患者情况予以适当运动(如仰卧起坐、蹲踞活动)或 24 小时动态心电图检查,怀疑冠心病、心肌炎者给予运动负荷试验,阳性检出率较高,如高度怀疑有恶性室性心律失常者,应做连续心电图监测。如怀疑有甲状腺功能亢进、低血糖或嗜铬细胞瘤时可进行相关的实验室检查。

三、鉴别诊断

心悸的鉴别需明确其为心脏原发性节律紊乱引起还是继发循环系统以外的疾病所致,进一步需确定其为功能性还是器质性疾病导致的心悸。

(一)心律失常

1.期前收缩

期前收缩为心悸最常见的病因。不少正常人可因期前收缩的发生而以心悸就诊,心突然"悬空""下沉"或"停顿"感是期前收缩的特征。此种感觉不但与代偿间歇的长短有关,且往往与期前收缩后的心搏出量有关。心脏病患者发生期前收缩的机会更多,心肌梗死患者如期前收缩发生在前一心搏的 T 波上,特别容易引起室性心动过速或心室颤动,应及时处理。听诊可发现心跳不规则,第一心音增强,第二心音减弱或消失,以后有一较长的代偿间歇,桡动脉搏动减弱,甚或消失,形成脉搏短细。

2.阵发性心动过速

阵发性心动过速是一种阵发性规则而快速的异位心律,具有突发突止的特点,发作时间长短不一,心率在160～220 次/分,大多数阵发性室上性心动过速是由折返机制引起,多无器质性心脏病,心动过速发作可由情绪激动、突然用力、疲劳或饱餐所致,亦可无明显诱因出现心悸、心前区不适、精神不安等,严重者可出现血压下降、头晕、乏力甚至心绞痛。室性心动过速最常发生于冠心病,尤其是发生过心肌梗死有室壁瘤的患者及心功能较差者;也可见于其他心脏病甚至无心脏病的患者。阵发性室上性心动过速和室性心动过速心电图不难鉴别,但宽 QRS 波室上性心动过速有时与室速难以区分,必要时可做心脏电生理检查。

3.心房颤动

心房颤动亦为常见心悸原因之一,特别是初发又未经治疗而心率快速者。多发生在器质性心脏病基础上。由于心房活动不协调,失去有效收缩力,加以快而不规则心室节律使心室舒张期缩短,心室充盈不足,因而心排血量不足,常可诱发心力衰竭。体征主要是心律完全不规则,输出量甚少的心搏可引起脉搏短细,心率越快,脉搏短细越显著。心电图检查示窦性 P 波消失,出现细小而形态不一的心房颤动波,心室率绝对不齐则可明确诊断。

(二)心外因素性心悸

1.贫血

常见病因和诱因有钩虫病、溃疡病、痔、月经过多、产后出血、外伤出血等。心悸因心率代偿性增快所致,头晕、眼花、乏力、皮肤黏膜苍白,为贫血疾病的共性,贫血纠正,心悸好转。各种贫血有其特有的临床表现:可有皮肤黏膜出血,上腹部压痛,消瘦,产后出血等。血常规、血小板计数、网织红细胞计数、血细胞比容、外周血及骨髓涂片、粪检寄生虫卵等可资鉴别。

2.甲状腺功能亢进症

以 20~40 岁女性多见。甲状腺激素分泌过多,兴奋和刺激心脏,心悸因代谢亢进心率增快引起,稍活动,心悸明显加剧,伴手震颤、怕热、多汗、失眠、易激动、食欲亢进、消瘦;甲状腺弥漫性肿大;有细震颤和血管杂音;眼球突出,持续性心动过速。实验室检查甲状腺摄碘率升高,甲状腺抑制试验阴性,血总 T_3、T_4 升高,基础代谢率升高等。

3.休克

由于全身组织灌注不足,微循环血流减少,致使心率增快,出现心悸。典型临床症状为皮肤苍白,四肢皮肤湿冷,意识模糊,脉快而弱,血压明显下降,脉压小,尿量减少,二氧化碳结合力和血 pH 有不同程度的降低,收缩压下降至 10.7 kPa(80 mmHg)以下,脉压 < 2.7 kPa(20 mmHg),原有高血压者收缩压较原有水平下降30%以上。

4.高原病

多见于初入高原者,由于在海拔 3 000 m 以上,大气压和氧分压降低,引起人体缺氧,心率代偿性增快而出现心悸,伴头痛、头晕、眩晕、恶心、呕吐、失眠、疲倦、气喘、胸闷、胸痛、咳嗽、咯血色泡沫痰、呼吸困难等,严重者可出现高原性肺脑水肿。X 线检查:肺动脉段隆凸,右心室肥大,心电图见右心室肥厚及肺性P波等;血液检查:红细胞计数增多,如红细胞数>6.5×10^{12}/L,血红蛋白>18.5 g/L 等。

5.发热性疾病

由病毒、细菌、支原体、立克次体、寄生虫等感染引起。心悸常与发热有明显关系,热退,则心悸缓解。根据原发病不同,有其不同临床体征,血、尿、粪常规检查及 X 线检查,超声检查等可明确诊断。药物作用所致的心悸:肾上腺素、阿托品、甲状腺素等药物使用后心率加快,出现心悸。停药后心悸逐渐消失。临床表现除原有疾病的症状外,尚有心前区不适、面色潮红、烦躁不安、心动过速等,详细询问用药史及停药后症状消失可资鉴别。

(三)妊娠期心动过速

由于胎儿生长需要,血流量增加,流速加快,心率加快而致心悸。多见于妊娠后期,有妊娠期的变化:如子宫增大、乳房增大、呼吸困难等症状,下肢水肿、心动过速、腹部随妊娠月龄的增加而膨大,可伴有高血压,尿妊娠试验、黄体酮试验、超声检查等鉴别不难。

(四)围绝经期综合征

主要与卵巢功能衰退,性激素分泌失调有关。多发生于 45~55 岁,激素分泌紊乱、自主神经功能异常而引起心悸。主要特征为月经紊乱,全身不适,面部皮肤阵阵发红,忽冷,忽热,出汗,情绪易激动,失眠、耳鸣、腰背酸痛,性功能减退等。血、尿中的雌激素及催乳素减少。尿促卵泡生成素(FSH)与促黄体生成激素(LH)增高为诊断依据。

(五)心脏神经官能症

主要由于中枢神经功能失调,影响自主神经功能,造成心脏血管功能异常。患者群多为青壮年(20～40岁)女性,心悸与精神状态、失眠有明显关系,主诉较多。如呼吸困难、心前区疼痛、易激动、易疲劳、失眠、多梦、头晕、头痛、记忆力差、注意力涣散、多汗、手足冷、腹胀、尿频等。X线检查、心电图、超声心动图等检查正常。

(王 艳)

第四节 恶心与呕吐

恶心与呕吐是临床常见症状,恶心为上腹部不适、紧迫,欲吐伴以迷走神经兴奋的一系列症状如苍白、冷汗、流涎、心动过缓等;呕吐则是胃内容物甚至部分小肠内容物经食管至口腔再排出体外的症状。恶心多为呕吐的先兆,二者均为一复杂的反射动作,且由多种原因引起。多数为消化系统疾病所致,少数由全身疾病引起,须全面、系统问诊、查体方能做出诊断。反复持续的呕吐尚可引起严重并发症,故应予重视。

一、病因及分类

由于发病机制不完全清楚,恶心、呕吐尚无满意分类,一般分为反射性和中枢性两类。

(一)反射性呕吐

1.咽部受到刺激

如吸烟、剧咳、鼻咽部炎症或溢脓等。

2.胃、十二指肠疾病

急慢性胃肠炎、消化性溃疡、急性胃扩张或幽门梗阻、十二指肠淤滞等。

3.肠道疾病

急性阑尾炎、各型肠梗阻、急性出血坏死性肠炎、腹型过敏性紫癜。

4.肝胆胰疾病

急性肝炎、肝硬化、肝淤血、急慢性胆囊炎或胰腺炎。

5.全身性疾病

如肾输尿管结石、急性肾盂肾炎、急性盆腔炎、异位妊娠破裂等。心肌梗死、内耳迷路病变、青光眼、屈光不正等亦可出现恶心、呕吐。

(二)中枢性呕吐

(1)颅内感染、各种脑炎、脑膜炎。

(2)脑血管疾病:如脑出血、脑栓塞、脑血栓形成、高血压脑病及偏头痛等。

(3)颅脑损伤:脑挫裂伤或颅内血肿。

(4)癫痫:特别是持续状态。

(5)全身疾病:可能因尿毒症、肝昏迷、糖尿病酸中毒或低血糖累及脑水肿、颅压改变等而致。

(6)药物:某些药物可因兴奋呕吐中枢而致呕吐。

二、诊断方法

(一)病史

1.呕吐的特点

先有恶心继而呕吐多为反射性呕吐,由消化系统疾病、药物、中毒等引起;恶心缺如或很轻,呕吐剧烈呈喷射状为中枢性呕吐的特征,多由于颅内高压引起,患者常有头痛、脉缓;精神性呕吐,恶心轻微,呕吐不费力。

2.呕吐的时间

晨起恶心、呕吐见于早孕、尿毒症、乙醇中毒及鼻窦炎;晚上呕吐则见于幽门梗阻,呈朝食暮吐特征;餐后即吐、群体发病多为食物中毒;餐后或数餐之后呕吐见于胃潴留、胃轻瘫。

3.呕吐物性质

含隔顿、隔夜食物者提示幽门梗阻,一般不含胆汁;含大量胆汁则梗阻平面多在十二指肠乳头以下或空肠梗阻,量大带粪臭提示低位肠梗阻或胃、小肠结肠瘘;呕吐大量酸性胃液见于活动期溃疡或胃泌素瘤。

4.呕吐伴随症状

伴头痛、眩晕应考虑到颅内高压、青光眼、偏头痛等,伴眩晕者应考虑迷路病变,如迷路炎或氨基糖苷类药物的毒性;伴腹痛者多为消化系统疾病所致,溃疡病、胃炎、肠梗阻等于呕吐后腹痛减轻,而胆囊炎、胰腺炎呕吐后不能缓解;伴腹泻者多为急性胃肠炎或各种原因的急性中毒;伴黄疸、发热及右上腹痛者多为胆道感染所致。

5.其他病史

有神经衰弱症状一般情况尚好者注意精神性呕吐,有腹部手术史者应考虑粘连、梗阻之可能,因其他疾病用药者(抗生素、抗肿瘤药、性激素类等)应考虑到药物的毒副作用,有其他消化道症状如厌食、厌油等应注意病毒性肝炎的黄疸前期。

(二)体征

应注意患者精神面貌、神志状态,疑有中枢性原因者应常规检查眼底有否视盘水肿,有否脑膜刺激征,另外应注意异常的呼吸气味,如肝臭、尿味、丙酮味等,注意有否充血性心力衰竭体征。腹部检查注意有否肝大、脾大、上腹压痛、肠型、蠕动波、振水声以及肠鸣改变。

(三)实验室检查和特殊检查

根据上述资料的分析进行有选择性的、有的放矢的辅助检查,如对颅内压升高者涉及头颅CT、血压等检查;对疑有肝炎者的肝功能检查;早孕的妊娠试验等。

呕吐物的检查应注意量、性状,有否胆汁、血液等,必要时做细菌培养、毒物分析,可能提供重要的病原学诊断依据。

三、鉴别诊断

恶心与呕吐鉴别涉及全身各系统许多疾病鉴别,根据其各自临床特点应无困难,兹不一一赘述。但临床实践中应特别注意器质性呕吐与神经性呕吐的鉴别(表 2-1),前者又应注意中枢性呕吐与反射性呕吐的鉴别(表 2-2)。

表 2-1　器质性呕吐与神经性呕吐的鉴别

鉴别点	器质性呕吐	神经、呕吐
基本病变	存在	缺乏
精神因素	无	常伴怠倦、失眠、神经过敏、忧郁、焦虑等症状
恶心、干呕	一般较明显	缺乏
呕吐运动	较剧烈、费力	较轻,不费力
与进食的关系	不定	餐后即吐
呕吐量	多	少
食欲	减退	正常
全身情况	差	尚好或稍差

表 2-2　中枢性呕吐与反射性呕吐的鉴别

鉴别点	中枢性呕吐	反射性呕吐
基本病变	神经系统疾病	消化系统疾病,药物、毒物等
举例	颅内肿瘤	幽门梗阻
发作因素	咳嗽、弯腰等颅压升高因素	溃疡或肿瘤病变加重
恶心、干呕	不明显	明显
呕吐特点	喷射性,量不定	反射性,量偏大或潴留性
伴随症状体征	头痛或眩晕、脉缓,视盘水肿或神经系统异常	腹痛、腹胀胃、肠型或振水声等

四、处理原则

(一)病因治疗

初步判断神经性、器质性疾病的可能性,予以病因治疗。

(二)注意水盐平衡和营养支持

输液、输血,必要时全肠外营养(TPN)或胃造瘘、胃肠营养等。

(三)止吐药

1.抗胆碱能药

本药可阻断迷走神经冲动传入呕吐中枢,可用阿托品、普鲁苯辛或山莨菪碱等。

2.抗组织胺类药物

本药可作用于迷路和化学受体促发带,或抑制 5-羟色胺(5-HT)活性,可用苯海拉明、异丙嗪或赛庚啶等。

3.吩噻嗪类药物

本药主要作用于呕吐中枢,可用氯丙嗪、奋乃静等药。

4.多巴胺受体阻滞剂

本药可使迷走神经兴奋性相对加强而促进胃排空,可用甲氧氯普胺、吗丁啉。

5.西沙必利

本药选择性地作用于胃肠道肌间神经促进胆碱能神经递质传递,促进胃肠蠕动,防止恶心、呕吐,应用时应防心律失常。

6.高选择性 5-HT 受体拮抗剂

康泉、恩丹西酮,多用于肿瘤的化疗前或治疗中静脉推注或滴注,亦有片剂用于长期罹病的慢性恶心、呕吐患者。

(赵　芳)

第五节　眩　晕

一、概述

眩晕是一种空间定向感觉的错觉。眩晕分为前庭中枢性眩晕和周围性眩晕。

(一)病因

病因很多,见表 2-3。

表 2-3　周围性眩晕和中枢性眩晕的鉴别

鉴别点	周围性眩晕	中枢性眩晕
病因	前庭、前庭神经脑外段的炎症和肿瘤、梅尼埃病、迷路炎、中耳炎、乳突炎、耳石器脱位等	前庭神经核及其联络纤维、小脑投射纤维、内侧纵束的炎症、肿瘤、脱髓鞘疾病、椎基底动脉供血不足或闭塞、四脑室底部肿瘤或寄生虫、颞叶癫痫等
眩晕位向	旋转或向上、下、左、右摇晃	旋转感或物件向一侧倾倒感
持续时间	发作性,数分钟到数天	持续性,数天到数月
严重度	严重	较轻
倾倒	常有,向眼震慢向侧	有,方向不定
眼震	水平和(或)旋转性	同左,但有垂直性。中脑病变以上损害无眼震
伴恶心、呕吐	明显	不明显
前庭功能试验	无反应或减弱	正常反应
中枢神经损害体征	无	常有

(二)发病机制

与身体位向有关的神经结构有视觉、触觉、深感觉和前庭(包括前庭中枢和前庭神经核)。视觉通路发现和传导外周事物与躯体的相互距离和位置关系;触觉和深感觉觉察和传导躯体关节和体轴姿势;前庭系统感知和传导躯体位向和运动方向。正常时三者协调使人们感知平衡和位置。前庭系统是主要的结构。眩晕的产生,前庭系统功能障碍是主要的。

二、临床表现

通常突然发生环境或自身晃动或旋转,地面下沉感等,患者常需抓住物件,以防止不稳而跌倒。每次发作长短不等,数十分钟、数小时或数十天。有时急性发作时有恶心、呕吐和(或)面色苍白、血压下降等。其他表现详见表 2-3。

三、诊断与鉴别诊断

有上述病史者不难诊断。要鉴别中枢性眩晕还是周围性眩晕,见表2-3。

四、治疗

病因治疗为主。对症治疗为辅。

(郝　磊)

第六节　瘫　痪

一、概述

上运动神经元瘫痪也称痉挛型瘫痪,是锥体束损害造成的肢体瘫痪。它是由于大脑皮质运动区沿锥体束到脑干运动核和脊髓前角的运动传导纤维受损所致。

下运动神经元性瘫痪又称弛缓性瘫痪,指脊髓前角的运动神经元以及它们的轴突组成的前根、神经丛及其周围神经受损所致。脑干运动神经核及其轴突组成的脑神经运动纤维损伤也可造成迟缓性瘫痪。

二、临床表现

(一)上运动神经元瘫痪

1.肌力减弱

一侧上运动神经元受损所致瘫痪可表现为一侧上肢或下肢的瘫痪,称为单瘫;也可表现为一侧肢体的上下肢瘫痪,称为偏瘫。双侧上运动神经元受损时表现为双下肢瘫痪,称为截瘫;也可表现为四肢瘫。上述由上运动神经元受损导致的瘫痪一般只表现在受单侧上运动神经元支配的肢体,而一些双侧支配的运动可不受影响,如眼、下颌、咽喉、颈、胸和腹部等处的运动。该类型瘫痪还有一些特点:瘫痪时肢体远端肌肉受累较重,尤其是手、指和面部等,而肢体近端症状较轻,这是由于肢体近端的肌肉多由双侧支配而远端多由单侧支配;上肢伸肌群比屈肌群瘫痪程度重,外旋肌群比内收肌群重,手的屈肌比伸肌重,而下肢恰好与上肢相反,屈肌群比伸肌群重。

2.肌张力增高

上运动神经元性瘫痪时,患侧肢体肌张力增高,可呈现特殊的偏瘫姿势,如上肢呈屈曲旋前,下肢则伸直内收。由于肌张力的增高,患肢被外力牵拉伸展时,开始时出现抵抗,当牵拉持续到一定程度时,抵抗突然消失,患肢被迅速牵拉伸展,称之为"折刀"现象。

3.腱反射活跃或亢进

上运动神经元性瘫痪时,腱反射可活跃甚至亢进。还可有反射扩散,如敲击桡骨膜不仅可引出肱桡肌收缩,还可引出肱二头肌或指屈肌反射。此外,腱反射过度亢进时还可有阵挛,表现为当牵拉刺激持续存在,可诱发节律性的肌肉收缩,如髌阵挛、踝阵挛等。

4.浅反射的减退或消失

浅反射通路经过皮质,并通过锥体束下传,因此,上运动神经元瘫痪时,损伤可导致浅反射的减退和消失,包括腹壁反射、提睾反射及跖反射等。

5.病理反射

正常情况下锥体束对病理反射有抑制作用,当上运动神经元瘫痪时,锥体束受损,病理反射就被释放出来,包括 Babinski 征、Oppenheim 征、Gordon 征、Chaddock 征等。

6.无明显的肌萎缩

上运动神经元性瘫痪时,下运动神经元对肌肉的营养作用仍然存在,因此,肌肉无明显的萎缩。当长期瘫痪时,由于肌肉缺少运动,可表现为失用性肌萎缩。

(二)下运动神经元瘫痪

(1)受损的下运动神经元支配的肌力减退。

(2)肌张力减低或消失,肌肉松弛,外力牵拉时无阻力,与上运动神经元瘫痪时"折刀"现象有明显不同。

(3)腱反射减弱或消失。

(4)肌肉萎缩明显。

三、诊断与鉴别诊断

(一)上运动神经元瘫痪与下运动神经元瘫痪的鉴别诊断

上运动神经元瘫痪与下运动神经元瘫痪的鉴别诊断如表 2-4 所示。

表 2-4 上运动神经元瘫痪与下运动神经元瘫痪的鉴别

鉴别点	上运动神经元瘫痪	下运动神经元瘫痪
分布	一个以上肢体(单瘫、偏瘫、截瘫)	个别或几个肌群受累
肌萎缩	无(可有轻微失用性萎缩)	明显
肌张力	增强,瘫痪肌呈痉挛性瘫痪(硬瘫)	降低,瘫痪肌呈弛缓性瘫痪(软瘫)
腱反射	亢进	减弱或消失
病理反射	Babinski 征阳性	无
肌束性颤动	无	有
肌电图	神经传导正常,无失神经支配电位	有神经传导异常,有失神经支配电位(肌纤维颤动,肌束性颤动,正相尖波)

(二)上运动神经元瘫痪的定位诊断

1.皮质

因皮质运动区呈一条长带,局限性的病变易损伤其一部分,故多表现为对侧上肢、下肢或面部瘫痪称偏瘫,其中一部分瘫痪称单瘫。当病变为刺激性时,对侧躯干相应的部位出现局限性的阵发性抽搐,抽搐可按皮质运动区代表区的排列次序进行扩散,称杰克逊(Jackson)癫痫,口角、拇指及示指、拇趾常为始发部位,因这些部位的皮质代表区的范围较大及兴奋阈较低。

2.内囊

因均有传导对侧肢体和视野的锥体束、丘脑皮质束、视放射,引起对侧偏身感觉减退及对侧同向偏盲,称"三偏"征,临床上偏瘫及偏身感觉障碍比"三偏"更多见。

3.脑干

一侧脑干病变既损伤同侧该平面的脑神经运动核,又可累及尚未交叉至对侧的皮质脊髓束及皮质脑干束,故引起交叉性瘫痪,即该侧本平面的脑神经周围性麻痹及对侧肢体的上运动神经元瘫痪。

4.脊髓

脊髓颈膨大以上病变引起中枢性四肢瘫痪;颈膨大($C_5 \sim T_1$)病变可引起上肢下运动神经元瘫痪和下肢中枢性瘫痪;胸段脊髓病变可引起双下肢上运动神经元瘫痪;腰膨大($L_1 \sim S_2$)病变可引起双下肢下运动神经元瘫痪。脊髓半切损害时产生病变侧肢体的上运动神经元瘫痪及深感觉障碍以及对侧肢体的痛温觉障碍。

(三)下运动神经元瘫痪的定位诊断

1.脊髓前角细胞

局限于前角的病变引起弛缓性瘫痪,而无感觉障碍,瘫痪分布呈节段型,如 $C_8 \sim T_1$ 损伤引起手部肌肉的萎缩。慢性起病者因部分未死亡前角细胞受到病变刺激可见肌束性颤动和肌纤维颤动。

2.前根

瘫痪分布亦呈节段型,不伴感觉障碍。

3.神经丛

损害常引起一个肢体的多数周围神经的瘫痪和感觉障碍以及自主神经功能障碍。

4.周围神经

瘫痪及感觉障碍的分布与每个周围神经的支配关系一致。发生外周神经损害的多发性神经炎时出现对称性四肢远端肌肉瘫痪和萎缩,并伴手套-袜套型感觉障碍。

四、治疗

按病因诊断针对导致随意运动障碍的原发病进行治疗。必要时,可进行肢体运动功能康复训练。

（郝　磊）

第三章

呼吸内科疾病

第一节 重 症 肺 炎

肺炎根据发生环境不同分为社区获得性肺炎和医院获得性肺炎。社区获得性肺炎是指在医院外罹患的感染性肺实质炎症,包括具有明确潜伏期的病原体感染而在入院后平均潜伏期内发病的肺炎。而医院获得性肺炎则指患者入院时不存在,入院后48小时后发生的,由各种病原体引起的肺实质炎症。

重症肺炎是近年来提出的概念,是为了区别于普通肺炎,强调了患者病情的严重性及积极治疗的迫切性。重症肺炎目前仍没有明确的定义,目前认为因病情严重而需要进入重症医学科监护、治疗的肺炎为重症肺炎。重症肺炎分为重症社区获得性肺炎和重症医院获得性肺炎。

一、病因

正常的呼吸道防御机制使气管隆凸以下的呼吸道无菌。免疫功能受损或进入下呼吸道的病原体毒力较强或数量较多时,则易发生肺炎。细菌入侵方式主要为口咽部定植菌吸入和带菌气溶胶吸入,前者是肺炎最重要的发病机制。细菌直接种植、邻近部位感染扩散或其他部位感染经血道弥散者少见。

(一)社区获得性肺炎

社区获得性肺炎简称社区肺炎。社区肺炎是相对于医院肺炎而言,故需除外在医院内感染而出院后发病的肺炎,但包括在医院外受到感染,尚在潜伏期,因其他原因住院后始发病者;也包括敬老院、疗养院等一些特殊场所发生的肺炎。常见病原体为肺炎链球菌、流感嗜血杆菌、化脓性链球菌、军团菌、厌氧菌及病毒、支原体和衣原体等。

(二)医院获得性肺炎

患者入院时不存在,也不处于潜伏期,而于入院48小时后发生的肺炎。常见病原体以铜绿假单胞菌与其他假单胞菌、肺炎杆菌、大肠埃希菌、阴沟与产气肠杆菌、变形杆菌、不动杆菌以及葡萄球菌和真菌等。

(三)重症肺炎的易患因素

易患因素包括:①年龄>65岁;②长期服用糖皮质激素;③恶性肿瘤、白血病患者及其放、化疗后;④久住重症监护病房的患者;⑤接受气管插管、气管切开及机械通气者;⑥胸腹部手术者;

⑦慢性病如脑血管病、糖尿病、肝及肾功能不全患者；⑧脓毒症患者；⑨长期使用广谱抗生素者；⑩烧伤。

二、发病机制

(一)微循环功能障碍

休克型肺炎基本的病理生理改变为微循环功能障碍。细菌的毒素及细菌的代谢产物除直接损害机体组织细胞外，还激活人体某些潜在体液和细胞介导反应系统(包括补体系统、交感-肾上腺髓质系统、激肽系统、血凝与纤溶系统等)，造成广泛细胞损害，影响器官功能；周围血液分布显著失常，广泛的微血管容积改变，且有血浆成分渗漏，使循环血量减少；微血管动静脉分流增加，动脉-静脉血氧含量差缩小，组织细胞供氧减少，影响细胞正常代谢；血浆外渗血液浓缩、黏稠及血凝系统被激活，血液常呈高凝状态，容易发生弥散性血管内凝血，更加重循环功能障碍。临床分"暖休克"与"冷休克"两种类型，早期表现为暖休克，进展阶段出现冷休克，是一个连续过程的两个阶段。暖休克又称高排低阻型休克，高排是为了适应感染、发热、心率加快等高耗氧的需要，也与仅受体兴奋有关；周围血管阻力降低则是某些血管活性物质(激肽、色胺、组胺等)大量释放的效应。冷休克又称低排高阻型休克，低排的原因为循环血量降低，回心血量不足，低血压使冠状血管灌流不足，毒素、心肌抑制因子及严重酸中毒等，影响心肌功能；周围血管阻力增高则是α受体兴奋、儿茶酚胺大量释放的效应。最后呈低排低阻(临终失代偿)。

(二)细胞损伤的脏器功能损害

细菌毒素直接作用、微循环灌流不足、组织缺血缺氧、弥散性血管内凝血，是导致细胞损害及多系统、器官功能损害最终致衰竭的根本原因。休克时重要脏器改变如下。

1.肾

肾皮质血管痉挛，肾小管因缺血、缺氧发生坏死、间质水肿，肾小球滤过率降低。晚期毛细血管内广泛微血栓形成及持续肾血管痉挛，引起急性肾小管坏死、肾功能障碍，最后导致急性肾衰竭。

2.肺

除肺部本身炎症改变外，休克致肺微血管收缩、阻力增加，动-静脉短路开放肺分流量增加；毛细血管灌流不足，组织细胞缺血缺氧，肺泡表面活性物质分泌减少，肺顺应性降低，肺泡萎陷、不张，肺泡上皮和毛细血管内皮细胞肿胀，加大了空气-血液屏障，造成通气/血流比例失调和氧弥散功能障碍，PaO_2下降，全身缺氧；肺泡毛细血管渗透性增加，血浆外渗，致间质水肿和透明膜形成；肺泡毛细血管广泛微血栓形成，更加重了肺实质损害，最终导致急性呼吸窘迫综合征。

3.心

当舒张压降至5.3 kPa(40 mmHg)以下时，出现冠状动脉血流减少，心肌内微循环灌流不足，心肌缺血缺氧、代谢紊乱、酸中毒、高血钾，致心肌细胞变性、坏死和断裂、间质水肿，小血管微血栓形成，在心肌抑制因子参与作用下，心肌功能明显受损以至心力衰竭。

4.肝

肝内血管收缩，血流减少，肝血管窦和中心静脉内血液瘀滞及微血栓阻塞，致肝细胞损害，肝小叶中心坏死，导致肝功能障碍乃至衰竭。

5.脑

脑细胞是贮糖量最低、需氧量最高的器官，完全有赖于血流灌注。休克早期，由于儿茶酚胺影响,脑供血不受或少受影响。当血压下降至 8.0 kPa(60 mmHg)以下时,脑灌流量即受到影响,血流量减少,组织缺氧,脑细胞受损,出现弥散性血管内凝血,则影响更为明显。

毛细血管通透性增加,血浆外渗,引起脑水肿,颅内压增高,最后造成不可逆性脑损害。

6.胃肠道

胃肠道小血管痉挛,血流量减少,引起胃肠道缺血,继而发生淤血,黏膜局灶性或弥散性水肿、出血、梗死、上皮剥脱及浅表性胃、肠黏膜溃疡或糜烂,有弥散性血管内凝血时,可发生大出血。

三、病理

(一)肺炎链球菌肺炎

常呈大叶或肺段、亚段的肺炎。早期主要为水肿液和浆液析出;中期为红细胞渗出;后期有大量白细胞和吞噬细胞集积,肺组织突变;最后为肺炎吸收消散。整个病变过程中没有肺泡壁和其他肺结构的破坏或坏死,肺炎消散后肺组织可完全恢复正常而不遗留纤维化或肺气肿。

(二)其他细菌性肺炎

有上述类似病理过程,似多数伴有不同程度的肺泡囊破坏。如金黄色葡萄球菌肺炎病变消散时可形成肺气肿。革兰阴性杆菌肺炎多为双侧小叶性肺炎,常有多发坏死性空洞或脓肿。

(三)支原体肺炎

肺部病变呈片状或融合性支气管肺炎或间质性肺炎,肺泡内可含少量渗出液。支气管黏膜细胞可有坏死和脱落,并有中性粒细胞浸润。胸膜可有纤维蛋白渗出和少量渗液。

(四)病毒性肺炎

常呈细支气管及其周围炎和肺间质炎症,肺泡腔可有渗出、肺泡间隔大量单核细胞浸润、肺泡水肿、透明膜形成。肺炎病灶可为局灶性或弥散性,病变吸收后可遗留肺纤维化。

四、临床表现

(一)重症社区获得性肺炎

1.全身表现

肺炎患者大多出现发热,一般为急性发热,热型可为稽留热或弛张热,伴或不伴畏寒、寒战;部分身体衰弱患者可仅表现为低热或不发热。其他的表现有全身不适、头痛、肌肉酸痛、食欲缺乏、恶心、呕吐等,病情严重者可出现意识障碍或精神异常。

2.呼吸系统表现

肺炎所致的典型临床表现以咳嗽、咳痰为主要症状,常咳黄脓痰或白黏痰,部分患者咯铁锈色痰或血痰;胸痛也是肺炎的常见表现之一,一般在深吸气或剧烈咳嗽时出现;病情严重时可有气促、呼吸困难表现,伴有唇、甲发绀等缺氧体征。重症社区获得性肺炎者由于双肺出现弥散性损害,导致进行性低氧血症,出现进行性呼吸困难、窘迫等急性呼吸窘迫综合征的临床表现。

咳嗽、咳痰、咯血、胸痛、呼吸困难被认为是典型肺炎患者的五大症状。某些病原体感染所致肺炎的临床表现可不典型,仅表现为干咳、少痰、气促等,但重症者也出现进行性呼吸困难及严重缺氧的急性呼吸窘迫综合征表现。

早期肺部体征表现为局部的异常体征,如局部叩诊呈浊音至实音、触觉语颤增强、听诊可闻及肺泡呼吸音减弱、局部湿啰音等。随着病情发展至病变弥散的重症社区获得性肺炎时,表现为呼吸急促、窘迫,可有鼻翼翕动,而且出现发绀等明显缺氧表现,肺部体征为广泛的肺实变征,肺泡呼吸音明显减弱,而湿啰音改变多不明显。

3.肺外表现

重症社区获得性肺炎患者病情进展迅速,除呼吸系统损害外,常引起身体其他脏器损害。严重肺炎时,可出现机体炎症反应异常,从而引起全身炎症反应综合征(SIRS)、败血症、多器官功能障碍综合征(MODS)等的一系列病理生理过程。除了肺是最常受累的器官,随着病情的进展,其他脏器可相继出现不同程度的功能损害。

循环系统功能的损害较为常见,表现为顽固性休克、低血压、组织低灌注表现,一般液体复苏治疗难以纠正,须应用血管活性药物才能改善。临床研究表明,肺炎患者需进入 ICU 的原因主要是需机械辅助通气和因严重休克而需循环支持治疗。循环功能的损害可影响其他器官的血流灌注,促进其功能损害的发生。

肾也是较常受损的器官,表现为少尿、无尿,血尿、肌酐呈进行性升高。肾功能损害的发生可导致病情进一步加重,并可影响治疗方案的实施,致使预后更差。

其他脏器可序贯地出现不同程度的损害,如消化系统、血液系统、神经系统、内分泌系统等,出现相应的功能不全表现。

(二)重症医院获得性肺炎

医院获得性肺炎起病隐匿,临床表现初期可不典型,病情进展至重症医院获得性肺炎时,肺炎症状可较明显,包括咳嗽、咳痰、呼吸困难等。患者若有基础病则一般有不同程度加重,如合并慢性阻塞性肺疾病者出现严重呼吸衰竭等。随着病情的进展,炎症反应也进行性加重,可导致其他器官功能的损害,包括感染性休克、急性肾衰竭等。感染性休克是重症医院获得性肺炎患者较常出现的临床征象,也是患者需进入 ICU 监护的常见原因之一;同时因为循环功能的不稳定,致使其他器官的灌注受影响,出现不同程度的功能损害,导致 MODS 的发生。

五、辅助检查

(一)实验室检查

应常规检测血常规、C 反应蛋白、降钙素原、血气分析、生化全项、BNP、凝血功能等检查。血常规检查白细胞计数可升高,尤其是中性粒细胞比例升高,也可正常或降低。动脉血分气析可出现动脉血氧分压下降、二氧化碳分压下降,甚至代谢性酸中毒,高乳酸血症(>3 mmol/L),乳酸增高常反应组织灌注不足,低血压休克。合并慢性或急性肺疾病患者可出现二氧化碳分压升高。部分患者可出现肝、肾功能异常、低钾、低钠血症、心肌酶增高、凝血功能异常、心功能不全等肺外表现。

(二)胸部 X 线片检查

直接了解肺部的变化,是诊断肺炎的重要手段,胸部 CT 对肺内及胸膜病变及不典型的胸部 X 线片具诊断和评估价值。①典型的细菌性肺炎表现为边缘模糊的片状或斑片状明影,可有支气管充气征,可分布于大叶或段、亚段;可单侧或双肺;②革兰阴性杆菌常呈下叶支气管肺炎改变;③老年人的吸入性肺炎易出现在上叶后段或下叶背段,右肺多见;④病毒性肺炎多表现为两肺多发、多肺段的肺实质和间质病变,表现为网格样或毛玻璃样改变,严重时为两肺弥散性毛玻璃样改变。

(三)病原学检查

1.诊断方法

包括血培养、痰革兰染色和培养、血清学检查、胸腔积液培养、支气管吸出物培养或肺炎链球菌和军团菌抗原的快速诊断技术。此外,可以考虑侵入性检查,包括经皮肺穿刺活检、经过防污染毛刷(经过支气管镜检查或支气管肺泡灌洗)。

(1)血培养:重症肺炎患者均应行血培养,对指导抗生素的应用有很高的价值。一般在发热初期采集,如已用抗菌药物治疗,则在下次用药前采集。采样以无菌法静脉穿刺,以防污染;成年人每次 10～20 mL,婴儿和儿童 0.5～5.0 mL。血液置于无菌培养瓶中送检。24 小时内采血标本 3 次,并在不同部位采集可提高血培养的阳性率。

(2)痰液细菌培养:嘱患者先行漱口,并指导或辅助患者深咳嗽,留取脓性痰送检。约 40% 患者无痰,可经气管吸引术或支气管镜吸引获得标本。标本收集在无菌容器中。痰量的要求为普通细菌≥1 mL、真菌和寄生虫 3～5 mL、分枝杆菌 5～10 mL。标本要尽快送检,不得超过 2 小时,延迟将减少葡萄球菌、肺炎链球菌及革兰阴性杆菌的检出率。在培养前必须先挑出脓性部分涂片作革兰染色,低倍镜下观察,判断标本是否合格,镜检鳞状上皮>10 个,低倍视野就判断为不合格痰,即标本很可能来自口咽部而非下呼吸道。多核细胞数量对判断痰液标本是否合格意义不大,但是纤毛柱状上皮和肺泡巨噬细胞的出现提示来自下呼吸道的可能性大。

在气管插管后立即采取的标本不考虑细菌定植痰液培养结果阴性也并不意味着无意义,合格的痰标本分离不出金黄色葡萄球菌或革兰阴性杆菌就是排除这些病原菌感染的强有力的证据。革兰染色阴性和培养阴性应停止针对金黄色葡萄球菌感染的治疗。

(3)痰涂片染色:可根据痰液涂片革兰染色的结果选用针对革兰阳性或阴性细菌的抗生素;涂片细菌阳性时常常预示着痰培养阳性;涂片细菌与培养出的细菌一致时,可证实随后的痰培养出的细菌为致病菌。结核感染时抗酸染色阳性。真菌感染时痰涂片可多次查到霉菌或菌丝。痰液涂片在油镜检查时见到典型的肺炎链球菌或流感嗜血杆菌有诊断价值。

(4)其他:在军团菌病的流行地区或有近期 2 周旅行的患者,除常规的培养外,需要用缓冲碳酵母浸膏作军团菌的培养尿抗原检查,可用于肺炎链球菌和军团菌的检测,不受抗生素使用的影响。对于军团菌的检测,在发病的第一天就可阳性,并持续数周,但血清型 1 以外的血清型引起的感染常被漏诊。快速流感病毒抗原检测阳性可考虑抗病毒治疗。肺活检组织细菌培养、病理及特殊染色是诊断肺炎的"金标准"。

2.细菌学检查结果诊断意义的判定

(1)确定:①血或胸液培养出病原菌。②经纤维支气管镜或人工气道吸引的标本培养到病原菌浓度≥10^5 cfu/mL(半定量培养＋＋),支气管肺泡灌洗液标本≥10^4 cfu/mL(半定量培养＋～＋＋),防污染毛刷或防污染支气管肺泡灌洗标本 10^3 cfu/mL(半定量培养＋)。③呼吸道标本培养到肺炎支原体或血清抗体滴度呈 4 倍以上升高。④血清肺炎衣原体抗体滴度呈 4 倍或 4 倍以上升高。⑤血清中军团菌直接荧光抗体阳性且抗体滴度 4 倍升高,或尿中抗原检测为阳性可诊断军团菌感染。⑥从诱生痰液或支气管肺泡灌洗液中发现肺孢子虫。⑦血清或尿的肺炎链球菌抗原测定阳性。⑧痰中分离出结核分枝杆菌。

(2)有意义:①合格痰标本培养优势菌中度以上生长(>＋＋＋)。②合格痰标本少量生长,但与涂片镜检结果一致。③入院 3 天内多次培养到相同细菌。④血清肺炎衣原体抗体滴度≥1∶32。⑤血清中嗜肺军团菌试管凝聚试验抗体滴度一次高达 1∶320 或间接荧光试验多 1∶320 或 4 倍增高达 1∶128。

(3)无意义:①痰培养有上呼吸道正常菌群的细菌(如草绿色链球菌、表皮葡萄球菌、非致病奈瑟菌、类白喉杆菌等)。②痰培养为多种病原菌少量生长。

(四)生物标志物检测

C反应蛋白和降钙素原是近年来临床上常用的判断感染的生物学指标。

六、诊断

首先需明确肺炎的诊断,社区获得性肺炎是指在医院外罹患的感染性肺实质(含肺泡壁即广义上的肺间质)炎症,包括具有明确潜伏期的病原体感染而在入院后平均潜伏期内发病的肺炎,简单地讲,是住院48小时以内及住院前出现的肺部炎症。社区获得性肺炎临床诊断依据包括:①新近出现的咳嗽、咳痰,或原有呼吸道疾病症状加重,并出现脓性痰,伴或不伴胸痛;②发热;③肺实变体征和(或)湿啰音;④白细胞计数$>10\times10^9$/L 或$<4\times10^9$/L,伴或不伴核左移;⑤胸部X线检查示片状、斑片状浸润性阴影或间质性改变,伴或不伴胸腔积液。以上1~4项中任何一项加第5项,并除外肺结核、肺部肿瘤、非感染性肺间质性疾病、肺水肿、肺不张、肺栓塞、肺嗜酸性粒细胞浸润症、肺血管炎等,即可建立临床诊断。

关于重症肺炎尚未有公认的定义。在中华医学会呼吸病学分会公布的《社区获得性肺炎诊断和治疗指南》中,将肺炎患者出现下列情况列为重症肺炎的表现:①意识障碍;②呼吸频率>30次/分;③$PaO_2<8.0$ kPa(60 mmHg),氧合指数(PaO_2/FiO_2)<300,需行机械通气治疗;④血压$<90/8.0$ kPa(60 mmHg);⑤胸部X线片显示双侧或多肺叶受累,或入院48小时内病变扩大$>50\%$;⑥少尿:尿量<20 mL/h,或<80 mL/4 h小时,或急性肾衰竭需要透析治疗。医院获得性肺炎中晚发性发病(入院>5天、机械通气>4天)和存在高危因素者,即使不完全符合重症肺炎规定标准,亦视为重症。

美国胸科学会和美国感染病学会制定了新的《社区获得性肺炎治疗指南》,对重症社区获得性肺炎的诊断标准进行了新的修正。主要标准:①需要创伤性机械通气;②需要应用升压药物的脓毒性血症休克。

次要标准包括:①呼吸频率>30次/分;②氧合指数(PaO_2/FiO_2)<250;③多肺叶受累;④意识障碍;⑤尿毒症[BUN>7.1 mmol/L(20 mg/dL)];⑥白细胞减少症(白细胞计数$<4\times10^9$/L);⑦血小板减少症(血小板$<100\times10^9$/L);⑧体温降低(中心体温<36 ℃);⑨低血压需要液体复苏。符合1条主要标准,或至少3项次要标准即可诊断。

重症医院获得性肺炎的定义与重症社区获得性肺炎相近。ATS和IDSA制定了《成人医院获得性肺炎、呼吸机相关性肺炎、重症社区获得性肺炎处理指南》。《指南》中界定了重症社区获得性肺炎的范围:在90天内因急性感染曾住院多2天;居住在医疗护理机构;最近接受过静脉抗生素治疗、化疗或者30天内有感染伤口治疗;住过一家医院或进行过透析治疗。因为重症社区获得性肺炎患者往往需要应用针对多重耐药(MDR)病原菌的抗菌药物治疗,故将其列入医院获得性肺炎和呼吸机相关性肺炎的范畴内。

七、鉴别诊断

重症肺炎可以表现不典型,而许多非肺炎疾病的表现可类似典型肺炎,鉴别诊断具有重要意义。

(一)表现不典型的重症肺炎的鉴别

1.脑炎或脑膜炎

老年人的重症肺炎可无典型的肺炎表现,可无咳嗽,甚至无发热,仅表现为意识障碍,如谵妄、淡漠或昏迷,易被误诊为脑炎或脑膜脑炎。胸部 X 线片应作为常规检查,以明确是否肺炎、是否有肺部并发症。早期的粟粒性肺结核、部分肺孢子虫肺炎胸部 X 线片可正常,应提高警惕,仔细除外。脑 CT、脑脊液检查也是必需的,出现异常支持脑炎、脑膜炎的诊断,但结核性脑膜炎常有肺结核存在,脑隐球菌感染常有肺部隐球菌感染,应引起注意。患者有头痛、呕吐时也可误诊为脑血管病,脑 CT 检查可助鉴别。

2.急腹症

肺炎累及膈胸膜可引起上腹痛,易被误诊为急性胆囊炎、急性胰腺炎、消化性溃疡等。病情重时才就诊检查可出现淀粉酶升高、肝功损害、黄疸、麻痹性肠梗阻等,使鉴别更困难。对于多系统损害患者应警惕重症肺炎,胸部 X 线片检查必不可少。

(二)与肺炎表现相似疾病的鉴别

1.肺栓塞

有发热的肺栓塞因有胸痛、多发肺部阴影、呼吸困难、低氧血症、白细胞计数增高等很容易误诊为重症肺炎。诊断要点关键在于对有肺栓塞高危因素的患者提高警惕,对有下肢深静脉血栓形成、卧床、手术后患者应行心脏超声肺动脉压估测、CT 肺动脉造影、肺通气、灌注扫描等明确诊断。

2.风湿性疾病引起的肺病变

如皮肌炎、系统性红斑狼疮、类风湿关节炎、血管炎等,有时全身表现不明显,影像表现同肺炎不能区别。有关抗体检测或活组织病理检查有助于鉴别。

3.肿瘤

肺肿瘤、淋巴瘤、白血病肺浸润等都可表现为发热、肺浸润影,必要时行病理、骨髓细胞学等检查。

4.过敏性肺炎

急性患者在吸入大量抗原 4 小时后出现胸闷、呼吸困难和干咳,并伴有发热、寒战、乏力、头痛和躯体痛等全身症状。双肺可闻及湿啰音,部分可有哮鸣音和发绀。X 线检查双肺可见小结节影或者斑片状浸润影。血气分析可有低氧血症。吸入激发试验有助于诊断。抗原接触史对诊断具有重要意义。

八、治疗

(一)重症社区获得性肺炎

β 内酰胺类(头孢噻肟、头孢曲松或氨苄西林/舒巴坦)联合阿奇霉素或喹诺酮类。铜绿假单胞菌感染选用具有抗假单胞菌活性的 β 内酰胺炎(哌拉西林/他唑巴坦、头孢吡肟、亚胺培南或美罗培南)联合以下 3 项之一:①环丙沙星或左氧氟沙星(750 mg);②一种氨基糖苷类药加阿奇霉素;③一种氨基糖苷类药加一种抗肺炎链球喹诺酮类药。耐甲氧西林金黄色葡萄球菌感染,加万古霉素、替考拉宁或利奈唑胺。一旦病原微生物明确即应直接针对其进行治疗。

(二)重症医院获得性肺炎的抗菌治疗

1.经验性治疗

(1)轻、中症医院获得性肺炎:常见病原体:肠杆菌科细菌、流感嗜血杆菌、肺炎链球菌、甲氧西林敏感金黄色葡萄球菌(MSSA)等。抗菌药物选择:第 2、第 3 代头孢菌素(不必包括具有抗假单胞菌活性者)、β 内酰胺类/β 内酰胺酶抑制剂;青霉素过敏者选用氟喹诺酮类或克林霉素联合大环内酯类。

（2）重症医院获得性肺炎：常见病原体：铜绿假单胞菌、耐甲氧西林金黄色葡萄球菌、不动杆菌、肠杆菌属细菌、厌氧菌。抗菌药物选择：喹诺酮类或氨基糖苷类联合下列药物之一。①抗假单胞菌 β 内酰胺类如头孢他啶、头孢哌酮、哌拉西林、替卡西林、美洛西林等；②广谱 β 内酰胺类/β 内酰胺酶抑制剂（替卡西林/克拉维酸、头孢哌酮/舒巴坦钠、哌拉西林/他佐巴坦）；③碳青霉烯类（如亚胺培南）；④必要时联合万古霉素（针对金黄色葡萄球菌）；⑤当估计真菌感染可能性大时应选用有效抗真菌药物。

2.抗病原微生物治疗

（1）金黄色葡萄球菌：首选苯唑西林或氯唑西林单用或联合利福平、庆大霉素；替代：头孢唑啉或头孢呋辛、克林霉素、复方磺胺甲噁唑、氟喹诺酮类。金黄色葡萄球菌首选：（去甲）万古霉素单用或联合利福平或奈替米星；替代（须经体外药敏试验）氟喹诺酮类、碳青霉烯类或替考拉宁。

（2）肠杆菌科（大肠埃希菌、克雷伯杆菌、变形杆菌、肠杆菌属等）：首选第 2、第 3 代头孢菌素联合氨基糖苷类（参考药敏试验可以单用）。替代：氟喹诺酮类、氨曲南、亚胺培南、β 内酰胺类/β 内酰胺酶抑制剂。

（3）流感嗜血杆菌：首选第 2、第 3 代头孢菌素、新大环内酯类、复方磺胺甲噁唑、氟喹诺酮类。替代：β 内酰胺类/β 内酰胺酶抑制剂（氨苄西林/舒巴坦钠、阿莫西林/克拉维酸）。

（4）铜绿假单胞菌：首选氨基糖苷类、抗假单胞菌 β 内酰胺类（如哌拉西林/他佐巴坦、替卡西林/克拉维酸、美洛西林、头孢他啶、头孢哌酮/舒巴坦钠等）及氟喹诺酮类。替代：氨基糖苷类联合氨曲南、亚胺培南。

（5）不动杆菌：首选亚胺培南或氟喹诺酮类联合阿米卡星或头孢他啶、头孢哌酮/舒巴坦钠。

（6）军团杆菌：首选红霉素或联合利福平、环丙沙星、左氧氟沙星。替代：新大环内酯类联合利福平、多西环素联合利福平、左氧氟沙星。

（7）厌氧菌：首选青霉素联合甲硝唑、克林霉素、β 内酰胺类/β 内酰胺酶抑制剂。替代：替硝唑、氨苄西林、阿莫西林、头孢西丁。

（8）真菌：首选氟康唑，酵母菌（新型隐球菌）、酵母样菌（念珠菌属）和组织胞质菌大多对氟康唑敏感。两性霉素 B 抗菌谱最广，活性最强，但不良反应重，当感染严重或上述药物无效时可选用。替代：5-氟胞嘧啶（念珠菌、隐球菌）、咪康唑（芽生菌属、组织胞质菌属、隐球菌属、部分念珠菌）、伊曲康唑（曲菌、念珠菌、隐球菌等）。

（9）巨细胞病毒：首选更昔洛韦单用或联合静脉用免疫球蛋白（ⅣIG）或巨细胞病毒高免疫球蛋白。替代：膦甲酸钠。

（10）卡氏肺孢子虫：首选复方磺胺甲噁唑，其中 SMZ 100 mg/(kg・d)、TMP20 mg/(kg・d)，口服或静脉滴注，6 小时。替代：喷他脒 2～4 mg/(kg・d)，肌内注射；氨苯砜，100 mg/d 联合 TMP 20 mg/(kg・d)，口服，6 小时。

3.疗程

应个体化。其长短取决于感染的病原体、严重程度、基础疾病及临床治疗反应等。以下是一般的建议疗程。

流感嗜血杆菌 10～14 天，肠杆菌科细菌、不动杆菌 14～21 天，铜绿假单胞菌 21～28 天，金黄色葡萄球菌 21～28 天，其中金黄色葡萄球菌可适当延长疗程。卡氏肺孢子虫 14～21 天，军团菌、支原体及衣原体 14～21 天。

(三)重症肺炎的支持治疗

1.机械通气

重症肺炎累及各脏器功能,在治疗上除营养、液体等一般意义上的支持外,各脏器的功能支持十分重要,重症肺炎患者不同器官功能损害机制各不相同,治疗各异,但核心问题是呼吸功能的支持。通过呼吸支持,有效纠正缺氧和酸中毒,则是防止和治疗心、肾功能损害的基础。重症肺炎需要机械通气支持者从58%增为88%,在有基础疾病、免疫抑制、营养不良、老年人和伴有败血症者,需要机械通气的比例明显升高。导致呼吸衰竭或急性呼吸窘迫综合征的病原体包括肺炎链球菌、军团菌、肠道 G‾杆菌、金黄色葡萄球菌、卡氏肺孢子虫、结核分枝杆菌、流感病毒、呼吸道合胞病毒等。

肺炎并发呼吸衰竭的病理生理特征是肺实变导致通气/血流比例失调,并伴有肺泡毛细血管膜损伤和肺水肿。不同病原体引起的损害可以不同,如病毒多为间质性肺炎,肺泡毛细血管的损伤重于肺实质,而卡氏肺孢子虫肺炎主要是肺泡内大量泡沫状分泌物渗出;但到了后期,肺间质损害反而可能并不突出。无论肺实质与肺间质损害何者为重,肺炎并发呼吸衰竭的生理学改变与急性呼吸窘迫综合征相似,包括顽固性低氧血症、肺内分流、肺顺应性降低等。需要指出,肺炎并发呼吸衰竭或急性呼吸窘迫综合征尽管病变可以是弥散性的,但实际上并不均匀,故有两室(病变肺区和功能正常肺区)或三室(病变肺区、功能正常肺区和功能接近正常肺区)模型之说。机械通气的目标应是使病变肺区萎陷的肺泡重新充氧,而避免功能正常或接近正常的肺泡过度充气和膨胀,既改善气体交换,又能使用于肺泡充盈的压力消耗和气压伤并发症降至最低程度。为实现这一目标,呼吸机应用参数应是低吸气压(低潮气量),适当延长吸气时间和适当使用呼气末正压,呼气末正压调节的原则为在确保 $FiO_2 < 0.5$,$PaO_2 > 8.0$ kPa(60 mmHg)的情况下,使用最低的呼气末正压。在广泛单侧肺炎导致呼吸衰竭患者,有人建议单侧通气,以免既未能充分改善患侧通气反使健侧通气大量增加而恶化通气,血流比例失调。但单侧通气需要双腔气管插管,实践上颇有困难。我们采用健侧卧位机械通气的方法,颇为有效。原有慢阻肺并出现 CO_2 潴留者,机械呼吸应注意改善通气,纠正呼吸性酸中毒,但也并不要求 PCO_2 降至正常,重在纠正低氧血症和减轻呼吸肌劳累。

机械通气的衔接可凭借面罩和人工气道(气管插管与切开)两种方式。一般认为衔接方式的选择重点应参考患者意识状态、呼吸道分泌物多少及呼吸肌劳累程度等,对于意识欠清、不能自主排痰和呼吸肌疲劳的患者应当采用气管插管。在已经接受抗生素治疗无效,而病原学诊断不明者尤应尽早气管插管,一方面行呼吸支持为抢救患者争取时间,另一方面以便直接从下呼吸道采样,进一步作病原学检查。

2.营养等支持治疗

重症肺炎因炎症、发热、低氧血症、呼吸功增加及交感神经系统兴奋等因素可使患者处于高代谢状态,故治疗初即应予以营养支持。

(1)营养支持的方案:①采用高蛋白、高脂肪、低糖类的胃肠外营养液。②蛋白质、脂肪、糖类的热量比分别为 20%、20%~30% 和 50%。③每天的蛋白质摄入量为 1.5~2.0 g/kg,卡氮比为 628~753 kJ(150~180)kcal∶1 g,危重患者可高达 837~1 255.2 kJ(200~300)kcal∶1 g。④每天适量补充各种维生素及微量元素。依据临床情况调整电解质用量,尤其注意补充影响呼吸功能的钾、镁、磷等元素。

(2)营养支持的途径和方法:①肠道内营养又可分部分肠内营养和全肠道内营养。重症肺炎一般采用全肠道内营养,通过鼻胃插管、胃肠道造瘘的方法给予支持治疗,通常选择对患者较易接受的鼻胃插管。肠道内营养为营养支持的最佳途径,因为它符合肠道生理过程;降低呼吸衰竭患者的上消化道出血的发生率;避免营养液对患者肝实质的影响(肝脂肪变性),操作技术、护理要求相对简便;可避免肠道外营养过程中易出现的可怕的并发症。②部分肠道内和肠道外营养。③肠道外营养又可分部分肠外营养和全肠外营养。通过外周静脉营养和深静脉营养予以治疗,具体选择取决于营养液的剂型、成分、渗透浓度及外周静脉条件。

(四)重型肺炎的具体治疗方案

1.氧气吸入

休克时组织普遍缺氧,故即使无明显发绀,给氧仍属必要。可经鼻导管输入。输入氧浓度以40%为宜,氧流量为 $5\sim8$ L/min。

2.抢救休克

(1)补充血容量:如患者无心功能不全,快速输入有效血容量是首要的措施。首次输入1 000 mL,于1小时内输完最理想。开始补液时宜同时建立两条静脉通路:一条快速扩容,补充胶体液;另一条静脉滴注晶体液。输液的程序原则为"晶胶结合、先胶后晶、胶一晶三、胶不过千",输液速度为"先快后慢、先多后少",力争在数小时内逆转休克,尤其最初 $1\sim2$ 小时措施是否有力乃是成功的关键。抗休克扩容中没有一种液体是完善的,需要各种液体合理组合,才能保持细胞内、外环境的相对稳定。

胶体液:常用药物为右旋糖酐-40,其作用为提高血浆胶体渗透压,每克右旋糖酐-40可吸入细胞外液 $20\sim50$ mL,静脉注射后 $2\sim3$ 小时作用达高峰,4小时后消失,故需快速滴入。同时,它还有降低血液黏稠度,疏通微循环的作用。用法及用量: $500\sim1\,000$ mL/d,静脉滴注。或输入血定安、聚明胶肽(菲克雪浓)、万纹及新鲜血浆。

晶体液:常用的平衡盐溶液有乳酸钠林格液或2:1溶液,平衡盐溶液的组成成分与细胞外液近似,应用后可按比例分布于血管内的细胞外液中,故具有提高功能性细胞外液容量的作用。代谢后又可供给部分碳酸氢钠,对纠正酸中毒有一定功效。

各种浓度葡萄糖液:5%、10%葡萄糖液主要供给水分和能量,减少消耗,不能维持血容量;25%~50%葡萄糖则可提高血管内渗透压,具有短暂扩容及渗透性利尿作用,故临床上也可作为非首选的扩容药应用。

(2)纠正酸中毒:休克时都有酸中毒。组织的低灌流状态是酸中毒的基本原因,及时纠正酸中毒,可提高心肌收缩力,降低毛细血管通透性,提高血管对血管活性药物的效应,改善微循环并防止弥散性血管内凝血的发生。5%碳酸氢钠最为安全有效,宜首选。它具有以下优点:解离度大,作用快,能迅速中和酸根;为高渗透性液体,兼有扩容作用,可使 $2\sim3$ 倍的组织液进入血管内。补碱公式:所需补碱量=(目标 CO_2CP -实测 CO_2CP)×3 体重(kg)。目标 CO_2CP 一般定位 20 mmol/L。估算法:欲提高血浆 CO_2 结合力 1 mmol/L,可给 5%碳酸氢钠约 0.5 mL/kg。

(3)血管活性药物:血管活性药物必须在扩容、纠酸的基础上应用。

血管收缩药物:此类药物可使灌注适当增高,从而改善休克。但是如果使用不当,则使血管强烈收缩,外周阻力增加,心排血量下降,反而减少组织灌注,使休克向不可逆方向发展,加重病情。血管收缩药适用于休克早期,在血容量未补足之前、尿量>25 mL/h,短暂使用可以增加静脉回流和心搏血量,保证重要器官的血液流量,有利于代偿功能的发挥。常用的缩血管药有去甲肾上腺素和间羟胺(阿拉明)。①去甲肾上腺素 $2\sim6$ mg 加入 500 mL 液体中以每分钟 30 滴的速度静脉滴注,使收缩压维持在 12～13.3 kPa,随时调整滴速及药物浓度,血压稳定 30 分钟后逐渐减量,可与酚妥拉明合用,后者浓度为 2～4 mg/mL,每分钟滴速为 20～40 滴。②间羟胺 10～20 mg 加入 5％～10％葡萄糖液中静脉滴注。该药不良反应小,血压上升比去甲肾上腺素平稳。

血管扩张剂:近年来认识到休克的关键不在血压而在血流。由于微循环障碍的病理基础是小血管痉挛,故目前多认为应用血管扩张药物较应用缩血管药物更为合理和重要。但应在补充血容量的基础上给予。

多巴胺:小剂量对周围血管有轻度收缩作用,但对内脏血管则有扩张作用,用后可使心肌收缩力增强,心排血量增加,肾血流量和尿量增加,动脉压轻度增高,并有抗心律失常作用。大剂量则主要起兴奋 α 受体作用,而产生不良后果。用法和用量:10～20 mg 加入葡萄糖溶液 500 mL 中,以每分钟 20～40 滴速度静脉滴注。

异丙肾上腺素:能扩张血管,增强心肌收缩力和加快心率,降低外周总阻力和中心静脉压。1 mg 加入葡萄糖 500 mL 中,每分钟 40～60 滴。

酚妥拉明:为 α 受体阻滞剂,药理作用以扩张小动脉为主,也能轻度扩张小静脉。

近年来,研究认为此药对 β 受体也有轻度兴奋作用,可增加心肌收缩力,加强扩张血管作用,明显降低心脏不良反应,而不增加心肌氧耗,并具有一定的抗心律失常作用,但缺点是增加心率。此药排泄迅速,给药后 2 分钟起效,维持时间短暂。

停药 30 分钟后消失,由肾脏排出。用法:抗感染性休克时酚妥拉明通常采用静脉滴注给药。以 10 mg 酚妥拉明稀释于 5％葡萄糖液 100 mL,开始时用 0.1 mg/min 的速度静脉滴注,逐渐增加剂量,最高可达 2 mg/min,同时严密监测血压、心率,调整静脉滴注速度,务求取得满意疗效。其不良反应主要有鼻塞、眩晕、虚弱、恶心、呕吐、腹泻、血压下降、心动过速。肾功能减退者慎用。

山莨菪碱:山莨菪碱是胆碱能受体阻滞剂,能直接松弛痉挛血管,兴奋呼吸中枢,抑制腺体分泌,且其散瞳作用较阿托品弱,无蓄积作用,半衰期为 40 分钟,毒性低,故为相当适用的血管扩张剂。山莨菪碱的一般用量,因休克程度不同、并发症不同、病程早晚、个体情况而有差异。早期休克用量小,中、晚期休克用量大。一般由 10～20 mg 静脉注射开始,每隔 5～30 分钟逐渐加量,可达每次 40 mg 左右,直至血压回升、面色潮红、四肢转暖。可减量维持。山莨菪碱治疗的禁忌证:过高热(39 ℃以上),但降温后仍可应用;烦躁不安或抽搐者,用镇静剂控制后仍可应用;血容量不足,须在补足有效血容量的基础上使用;青光眼、前列腺肥大。

3.抗生素的应用

在获得痰、尿及其他体液培养结果以前,开始治疗时只能凭经验估计病原菌。选用强有力的广谱杀菌剂,待致病菌明确后再行调整。剂量宜大,最好选用 2～3 种联合应用。抗生素应用的原则是"足量、联合、静脉、集中"最好选用对肾脏无毒或毒性较低的抗生素。

低肺炎链球菌耐药发生率时(<5％),首选头孢或青霉素/β-内酰胺酶抑制剂加红霉素;高肺炎链球菌耐药发生率时(>5％)或居住养老院的老年患者:首选第 3 代头孢加大环内酯类。替代:第 4 代头孢加大环内酯类,亚胺培南/西司他丁(泰能)加大环内酯类,环丙沙星或新喹诺酮类。

如伴有慢性阻塞性肺疾病或支气管扩张而疑有铜绿假单胞菌感染时,首选头孢他啶加氨基糖苷类,也可加用大环内酯类或环丙沙星。

对有厌氧菌感染可能的卧床患者或伴有系统疾病者,首选氨基青霉素/β-内酰胺酶抑制剂加克林霉素或亚胺培南/西司他丁。

目前常用的抗生素有如下几类。

(1)青霉素类。

青霉素:对大多数革兰阳性球菌、杆菌,革兰阴性球菌,均有强大的杀菌作用,但对革兰阴性杆菌作用弱。目前,青霉素主要大剂量用于敏感的革兰阳性球菌感染,在感染性休克时超大剂量静脉滴注。金葡菌感染时应做药敏监测。大剂量青霉素静脉滴注由于它是钾盐或钠盐,疗程中需随时监测血清钾、钠。感染性休克时用量至少用至(800～960)×10⁴ U/d,分次静脉滴注。

半合成青霉素。①苯唑西林(苯唑青霉素,新青霉素Ⅱ):本品对耐药金葡菌疗效好,4～6 g/d,分次静脉滴注。②氨苄西林:主要用于伤寒、副伤寒、革兰阴性杆菌败血症等。成人用量为3～6 g/d,分次静脉滴注或肌内注射。③羧苄西林:治疗铜绿假单胞菌败血症,成人10～20 g/d,分次静脉滴注或肌内注射。

青霉素与β内酰胺类抑制剂的复合制剂:阿莫西林一克拉维酸钾:用于耐药菌引起的上呼吸道、下呼吸道感染,皮肤软组织感染,术后感染和尿道感染等。成人每次1片(0.375 mg),每天3次,口服;严重感染时每次2片,每天3次。

氨苄西林一舒巴坦钠:对大部分革兰阳性菌、革兰阴性菌及厌氧菌有抗菌作用。成人每天1.5～12 g,分3次静脉注射,或每天2～4次,口服。

(2)头孢菌素类:本类抗生素具有抗菌谱广、杀菌力强,对胃酸及β-内酰胺酶稳定,变态反应少等优点。

第1代头孢菌素:本组抗生素特点为对革兰阳性菌的抗菌力较第2、第3代强,故主要用于耐药金葡菌感染,对革兰阴性菌作用差;对肾脏有一定毒性,且较第2、第3代严重。①头孢唑啉:成人2～4 g/d,肌内注射或静脉滴注。②头孢拉定:成人2～4 g/d,静脉滴注,每天用量不超过8 g。

第2代头孢菌素:本组抗生素的特点为对革兰阳性菌作用与第1代相仿或略差;对多数革兰阴性菌作用增强,常用于大肠埃希菌属感染;部分对厌氧菌高效;肾脏毒性小。①头孢孟多:治疗重症感染,成人用至8～12 g/d,静脉注射或静脉滴注。②头孢呋辛:治疗重症感染,成人用至4.5～8 g/d,分次静脉注射或肌内注射。

第3代头孢菌素:本组抗生素的特点为对革兰阳性菌有相当的抗菌作用,但不及第1、2代;对革兰阴性菌包括肠杆菌、铜绿假单胞菌及厌氧菌(如脆弱类杆菌)有较强的作用;其血浆半衰期长,有一定量渗入脑脊液;对肾脏基本无毒性。①头孢他啶:临床上用于单种的敏感细菌感染,以及两种或两种以上混合细菌感染。成人用量1.5～6 g/d,分次肌内注射或静脉滴注。②头孢曲松(罗氏芬):成人1 g/d,分次肌内注射或静脉滴注。③头孢哌酮:成人6～8 g/d,分次肌内注射或静脉滴注。

(3)氨基糖苷类抗生素:本类抗生素对革兰阴性菌有强大的抗菌作用,且在碱性环境中增强。其中卡那霉素、庆大霉素、妥布霉素、阿米卡星等对各种需氧革兰阴性杆菌具有高度的抗菌作用。厌氧菌对本类抗生素不敏感。本类抗生素应用时须注意老年人应慎用;休克时肾血流减少,用量不要过大,还要注意复查肾功能;尿路感染时应碱化尿液;与呋塞米、依他尼酸、甘露醇等药联用时增强其耳毒性。

庆大霉素:成人(16～24)×10⁴ U/d,分次肌内注射或静脉滴注。忌与青霉素混合静脉滴注。

硫酸卡那霉素:成人1.0～1.5 g/d,分2～3次肌内注射或静脉滴注,疗程不超过10～14天。

硫酸妥布霉素:成人每天1.5 mg/kg,每8小时1次,分3次肌内注射或静脉滴注。

(4)大环内酯类抗生素:大环内酯类抗生素作用于细菌细胞核糖体 50S 亚单位,阻碍细菌蛋白质的合成,属于生长期抑菌药。本品主要用于治疗耐青霉素的金葡菌感染和青霉素过敏的金葡菌感染。近年来常用阿奇霉素。阿奇霉素:成人 500 mg,每天 1 次口服,或 0.25～0.5 g 加入糖或盐水中静脉滴注。

(5)喹诺酮类抗生素:喹诺酮类抗生素以细菌的脱氧核糖核酸为靶,阻碍 DNA 回旋酶合成,使细菌细胞不再分裂。喹诺酮按发明的先后及抗菌性能不同,为 1、2、3 代。第 1 代喹诺酮只对大肠埃希菌,痢疾杆菌、克雷伯杆菌及少部分变形杆菌有抗菌作用。具体品种有萘啶酸和吡咯酸,因疗效不佳现已少用。第 2 代喹诺酮在抗菌谱方面有所扩大,对肠杆菌属、枸橼酸杆菌属、铜绿假单胞菌、沙雷杆菌也有一定抗菌作用。主要有吡哌酸。第 3 代喹诺酮的抗菌谱进一步扩大,对葡萄球菌等革兰阳性菌也有抗菌作用。目前临床主要应用第 3 代喹诺酮。其主要不良反应有胃肠道反应,中枢反应如头痛、头晕、睡眠不良等;可致癫痫发作;可影响软骨发育,孕妇及儿童慎用。

(6)万古霉素:用于耐甲氧西林的葡萄球菌。成人每天 1～2 g,分 2～3 次静脉滴注。

4.非抗微生物治疗

非抗微生物治疗领域,有 3 种方法最有希望,急性呼吸衰竭时的无创通气,低氧血症的治疗和免疫调节。

(1)无创通气:持续气道正压(持续气道正压通气)用于卡氏肺孢子虫肺炎的辅助治疗。在重症社区获得性肺炎,用无创通气后似乎吸收及康复更快。将来的研究应弄清无创通气能在多大程度上避免气管插管,对疾病结果到底有无影响。

(2)治疗低氧血症:需机械通气治疗的重症肺炎患者低氧血症的病理生理机制是肺内分流和低通气区肺组织的通气-血流比例失调。

(3)免疫调节治疗。①粒细胞集落刺激因子:延长中性粒细胞(DMN)体外存活时间,扩大中性粒细胞的吞噬活力,增强呼吸暴发。促进 PMN 的成熟和肺内流。重组粒细胞集落刺激因子在非粒细胞减少的肺炎球菌和假单胞菌肺炎动物使用显示可增加外周血支气管肺泡灌洗液中白细胞数量,增强细菌的清除和动物成活率。②IFN-γ:促进巨噬效应细胞的功能,包括刺激呼吸暴发,抗原递呈,启动巨噬细胞起源的 TNF 释放,增强巨噬细胞体外吞噬和抗微生物活力。对 PMN 有类似作用。在体内,IFN-γ 缺乏可造成肺对细胞内病原体的清除障碍。③CD40L:促进 T 细胞和 B 细胞、树突状细胞(DCs)细胞的有效作用,直接刺激 B 细胞。在清除细胞内细菌的细胞免疫反应和清除细胞外细菌的体液免疫反应中起作用。动物试验显示有增强肺清除呼吸道合胞病毒(RSV)和防止卡氏肺孢子虫肺炎发展的作用。④CpG 二核苷酸:选择性增强 NK 细胞活力,激活抗原递呈细胞,上调 CD40,启动 Ⅰ 型细胞因子反应,对外来抗原产生细胞毒性 T 细胞(CTL)。

5.激素的使用

皮质激素有广泛的抗感染作用:预防补体活化、减少 NO 的合成、抑制白细胞的黏附和聚集、减少血小板活化因子、TNF-α、IL-1 和前列腺素对不同刺激时的产生。大样本的、随机的研究和荟萃分析显示大剂量、短疗程的激素治疗不能降低 SEPTIC 患者的病死率。一项 38 个患者的随机对照、双盲研究,使用氢化可的松(50 mg 静脉滴注,6 小时 1 次)或氟氢可的松(50 mg,口服,每天 1 次)7 天。肾上腺功能不全者,28 天存活率要显著高于安慰剂对照组。在肾上腺功能无法测试或出结果前,对升压药依赖、有败血性休克的机械通气和有其他器官功能障碍者,使用激素可能合理。

九、预防控制策略及展望

重症社区获得性肺炎的预防控制措施目前尚无定论,但随着分子生物学的发展,使得各种肺部感染常见病原体如肺炎链球菌疫苗的研制有了明显的进步,为肺部感染的防治开辟了一条新的途径。肺炎球菌疫苗为 23 价多糖荚膜疫苗,可覆盖 90% 以上的侵袭性肺炎球菌,在免疫功能正常的成人中总有效率达 75%。尽管如此,对疫苗的有效性仍有争议,应用尚不广泛。目前新的肺炎球菌疫苗的研制主要向结合疫苗发展,将多糖与载体蛋白共价结合,增加多糖的免疫原性。而降低重症医院获得性肺炎高发病率、高病死率和高医疗资源消耗关键在于预防。在国际上被证明能有效降低医院获得性肺炎发病率的措施:医护人员洗手避免交叉污染;置患者于半卧位减少口咽部分泌物吸入;采用硫糖铝替代 H_2 受体阻滞剂、抗酸剂,以防治应急性消化道溃疡等经济而简便的措施,我国临床工学者应对此引起足够的重视和深入的研究。

目前备受关注的预防措施或研究还有以下几点。

(1)声门下可吸引气管导管和防定植导管,避免气囊上方分泌物潴留与吸入及减少细菌在导管壁的黏附与定植。

(2)气路设计湿热交换器以防止冷凝水形成和反流进入气道,因为冷凝水是一个很危险的"细菌库"。

(3)呼吸道湿化提倡采用加温湿化器,而不用雾化器。前者颗粒大,不易进入肺泡,且经加温能杀灭多数病原菌,后者则不然。

(4)选择性消化道脱污染。基于对消化道革兰阴性杆菌易位和内源性感染机制的认识,20 世纪 80 年代初就提出选择性消化道脱污染预防医院获得性肺炎,即设计一种预防性抗生素应用方案(主要包括胃肠道不吸收的多黏菌素 E 和两性霉素 B),清除胃肠道和口咽部需氧革兰阴性杆菌和真菌,避免其移行和易位。多数学者认为选择性消化道脱污染能有效降低医院获得性肺炎发生率,但能否降低病死率不能肯定。选择性消化道脱污染作为一个重要技术措施,需进一步深入研究其适应证、方案标准化、防止耐药等。

(杨明燕)

第二节 重 症 哮 喘

重症哮喘是指哮喘患者经吸入糖皮质激素($\leqslant 1\ 000\ \mu g/d$)和应用长效 β 受体激动剂或茶碱类药物治疗后,哮喘症状仍然持续存在或继续恶化;或哮喘呈暴发性发作,发作后短时间内进入危重状态;也称为难治性急性重症哮喘。患者可迅速发展至呼吸衰竭并出现一系列并发症,既往称为哮喘持续状态。在病理生理机制中,支气管黏膜水肿和黏液栓塞比支气管痉挛起了更为重要的作用,因而其哮喘症状难以缓解且对支气管扩张剂反应欠佳。常因患者病情重且不稳定可能危及生命,故需要加强监护治疗。

一、病因及发病机制

哮喘发病的危险因素仍主要分为宿主因素(遗传因素)和环境因素。

导致重症哮喘的原因,常为感染未能有效地控制,变应原持续作用,黏液痰块阻塞气道,严重脱水,缺氧,物理、化学、生物学等变应原的经常性刺激,复合性酸中毒,对平喘药物耐药或治疗措施不力,突然停用激素及神经精神因素等原因单独或综合存在。国外也有文献指出,虽然重症哮喘的准确机制还不十分清楚,但可以肯定这里面牵涉的因素包括炎症、气道重塑和β受体向下调节,关于环境因素对发生致死性哮喘的作用说法不一,多数研究认为遗传的多态性与重症哮喘有关,类固醇应答性缺乏也与重症哮喘的发生有关。近2年来,大量研究致力于促进与哮喘有关研究的标准化的有效性比较。过敏和免疫学研究对于明确环境与哮喘发病的关系非常重要。把研究环境因素成果从应用于患者过渡到改变现实环境。近年来多个研究结果表明,吸烟、空气质量差、贫穷(污染,住宅环境差,食品缺乏,交通不便利)、室内真菌接触等均与哮喘的发病有关。哮喘是一种具有遗传倾向的疾病,受多基因调控,如HLA基因多态性、染色体5q的多种细胞因子基因、IgE受体、β_2受体及激素受体等基因多态性皆与哮喘发病及治疗反应相关。可以推测,重症哮喘也可能存在遗传易感性,许多哮喘遗传因素也是难治性哮喘的重要危险因素之一。目前对重症哮喘的遗传因素研究不多,多认为与受体基因突变及基因多态性有关。

慢性阻塞性肺疾病与哮喘:虽然均是呼吸道慢性炎症导致气道堵塞,治疗反应不同。慢性阻塞性肺疾病组织学研究主要涉及末梢气道(细支气管炎)和肺实质,而哮喘涉及所有气道炎症(主要大气道),但并未累及肺实质。有细支气管阻塞伴纤维化和巨噬细胞和T淋巴细胞浸润,有肺实质的破坏和巨噬细胞与T细胞数的增加,$CD8^+$较$CD4^+$细胞明显增加。在严重慢性阻塞性肺疾病患者,支气管活检也显示类似变化。支气管肺泡灌洗液和痰证实有明显巨噬细胞和中性粒细胞增加。而在哮喘,嗜伊红细胞是主要的。重症哮喘按照炎症机制分为嗜酸性粒细胞型、中性粒细胞型和少炎症细胞型。痰液的嗜酸性粒细胞与中性粒细胞被认为与哮喘的控制不佳有关。

在急性哮喘加重期,起始吸气不受影响,但呼气障碍,呼气变为主动过程,因此增加了呼吸做功。如果气道阻塞非常严重,则呼气被下一次吸气终止。此时呼气末肺容量增加,促使功能残气量(FRC)增加。这受潮气量、呼气流速限制和气道阻力因素的影响。在哮喘病中呼气阻力增加源于气道缩窄,这是由于呼气时胸腔内压力增高,气管痉挛、炎症或气道重塑及呼气性喉部缩窄等动力性的萎陷。其中呼气流速受限尤为重要,因为这会使肺弹性回缩力降低及呼气肌肉的持续运动造成外部胸壁高度的弹性回缩。此外,吸气肌群机械负荷随着呼气末肺容量的增加而进行性增加,由于容量-压力曲线关系随之前移,继而顺应性下降。随着呼吸的对抗性和弹性做功的增加,吸气肌群必须更加用力来释放呼气末压力,而下一次的吸气开始时FRC还未能回到原来水平,吸入的气量伴随着等压点内移而使肺内气体增加,此现象称为内源性呼气末正压通气。如前所提到,此过程是极为不平衡的分布,哮喘的肺表现为少部分肺严重的过度充气,所以,一般观察到有时有很高的潮气量,但更多是肺泡萎陷的低通气区域。

二、病理生理学

(一)病理学

大体标本可见肺组织过度膨胀,局部不张,支气管壁增厚,黏膜充血水肿形成皱襞,管腔明显狭窄,气道广泛黏液栓塞。镜下所见血浆蛋白渗出,黏膜和黏膜下层水肿,支气管平滑肌和微血管肥大增生,上皮脱落,上皮下胶原层增厚、玻璃样变,黏膜下分泌腺增生,纤毛细胞减少。大中小气道中充满炎症细胞,以嗜酸性粒细胞为主,淋巴细胞次之,其他包括嗜碱性粒细胞、中性粒细胞和浆细胞等。

(二)生理学

哮喘急性发作时支气管平滑肌痉挛,支气管管壁炎症细胞浸润和气道黏液分泌明显增多,导致气道阻塞。哮喘危重发作者气道阻塞等相应病理变化更为严重,并随病情进展而越来越严重,引起一系列病理生理变化。

1.气道动力学的改变

由于上述病现变化和肺弹性回缩力降低,导致气道狭窄,表现为气道阻力增加,用力呼气1秒量(FEV_1)、用力呼气1秒率(FEV_1/VC)及最大呼气流速均降低。临床观察还发现部分患者在急性发作时,有大气道及胸外气道狭窄的存在。

2.肺力学特性的改变

急性发作时,在潮气呼吸范围内,各肺容量(包括肺总量)的绝对值均显著增加。哮喘时,由于气道阻力的增加,呼气流速减慢,单位时间内呼出的气体亦相应减少,残留在肺泡内的气体逐渐增多,从而导致肺容量如功能残气量(FRC)的升高。哮喘时由于气道阻塞,致呼气费力、呼气过程延续,呼气活动由被动变为主动,呼气肌活动持续存在,直到下一次吸气开始后,呼气才终止,因而呼气结束后,肺内仍有气体陷闭,产生了内源性呼气末正压通气,肺容量进一步增大,气道直径也相应增加,呼吸动作在较高肺容量下继续进行,部分克服了气道狭窄所引起的作用。但这种代偿作用需要增加吸气肌的用力,肌肉不得不在其静息长度较小的不利条件下开始收缩。在哮喘严重发作时,肺的过度膨胀对减少气道阻力作用不大,总的呼吸功仍然增加,吸气肌负荷可造成患者的严重不适,甚至呼吸肌疲劳。应用持续气道内正压去克服内源性呼气末内压,其原理即在于此。

3.呼吸类型的改变

哮喘重度发作时,最大呼吸流速,尤其是最大呼气流速明显受限,当残气量增加时,要使潮气呼吸过程处于最适当的呼气流速,其潮气呼吸还应处在最大吸气状态,由于VC(肺活量)的降低,呼气流速的受限,因而潮气量必然减少,患者要维持足够的通气,只能增加呼吸频率,因而形成浅快的呼吸形式。

4.通气/血流(V/Q)失衡和气体交换障碍

哮喘时气道病理学的改变也引起了肺泡通气/血流比例失调(在某些肺泡区V/Q比值降低)以及氧的弥散距离增大,导致低氧血症,通气增加,动脉血二氧化碳分压($PaCO_2$)正常,甚至降低。重症哮喘患者常见中度低氧血症,因此种低氧血症易被高流量氧疗所纠正。重症哮喘患者低氧血症的原因并非真性分流所致,而是由于肺的大部分灌注区域V/Q比值失调。重症哮喘死亡病理显示,气道内黏液完全阻塞,但仅有极少部分区域萎陷。哮喘发作进一步加剧时,由于通气代偿性增加,肺泡内/氧分压(PaO_2)也随之增高,$PACO_2$降低,增加了肺泡动脉氧分压差($A-aDO_2$),与此同时,因为心排量的增加,混合静脉血的PO_2才得以维持。这些代偿机制,使得患者仅在气道阻塞极其严重时,由于V/Q失衡,通气不均才出现$PaCO_2$的升高。

5.循环功能障碍

哮喘时由于过度充气,呼吸肌做功增加,胸膜腔内压波动幅度增大,影响了循环系统。胸内负压增高使得静脉血回流增加,右心房压力增大,右心室充盈压显著升高,右心室壁张力增大,久之右心功能受损,且肺动脉压力因肺的过度充气致肺泡壁上的微血管受压血管直径减小而增高,肺动脉压的增高又可增加右心室的后负荷,引起右心每搏输出量减低,从而导致左心室心排血量降低和收缩压下降(收缩压在吸气和呼气末的变化更为明显)。为维持血压,患者自身通过代偿增加心率以提高心排血量。由于胸膜腔内压和右心室后负荷的增加,心搏功耗也增加,心电图可表现为右心室劳损。

6.肺水肿

胸内负压增加和左心室功能障碍引起肺水肿的发生,随着肺间质水肿的出现,气道狭窄和阻力增加越来越严重,形成恶性循环,使肺水肿逐渐加重。

三、临床表现

(一)症状

主要症状为呼吸困难。临床上可以根据讲话情况进行简单判断:如果患者能够不费力地以整句方式说话,表明其呼吸困难不严重;如果说话中间时常有停顿,则为中度呼吸困难;如果只能以单音节说话为重度呼吸困难;完全不能说话则为危重状态。患者休息状态下也存在呼吸困难,端坐呼吸;说话受限,只能说字,不能成句。常有烦躁、焦虑、大汗淋漓,呼吸急促则提示重度病情;若患者不能讲话,嗜睡或意识模糊,呼吸浅快则提示病情危重。

(二)体征

体格检查时,应该注重全身一般状态的观察,如果患者不能平卧、大汗、感觉迟钝;不能讲话和辅助呼吸肌的参与及三凹征均提示疾病处于严重状态。此外,应对呼吸和循环进行重点检查。

1.呼吸系统

(1)哮鸣音:哮喘急性发作时的典型体征为两肺闻及广泛的哮鸣音,临床上常习惯于根据哮鸣音的多少来估计病情的轻重,分析病情的变化。但是单凭哮鸣音的强弱判断哮喘的严重程度是不可靠的;危重型哮喘由于气道平滑肌痉挛、黏膜充血、水肿、黏液堵塞造成气道明显狭窄,特别是由于呼吸肌疲劳,呼吸动力减弱时,呼吸音及哮鸣音可明显降低甚至消失,即所谓的"静息胸"。因此,临床上凡遇到哮喘患者呼吸困难进行性加重,似哮鸣音反应减少者则应高度警惕病情的恶化。

(2)呼吸次数:重症哮喘时,患者要维持足够的通气,只能通过增加呼吸频率,因而形成浅快的呼吸形式。呼吸次数>30次/分,提示病情严重。

(3)辅助呼吸肌的参与:正常情况下吸气是主动的,而呼气是被动的,哮喘严重发作时,呼气流速受限,呼气也转成主动,辅助呼吸肌活动增强,胸锁乳突肌过度收缩,出现三凹征。

2.循环系统

(1)心率:一般表现为心动过速,其原因有机体对缺氧的代偿件反应、外周血管阻力增加、胸腔内波幅增大、静脉回心血量减少及低氧本身对心肌的损害等,治疗药物如β受体激动剂、茶碱等也可使心率加快,除外发热及药物因素,如心率>120次/分是哮喘严重发作的指标之一。但是严重的低氧血症也可损害心肌,反使心率减慢,因此严重哮喘患者如出现心率缓慢则提示预后不良。

(2)血压:哮喘严重发作时血压常升高,这与缺氧及应激状态有关,但当静脉回心血量明显减少,心肌收缩力减低时血压反会下降,因而血压降低是病情严重的指标。

(3)奇脉:在重症哮喘中,由于在呼吸周期中胸膜腔内压的巨大波动,肺过度充气等因素,使得正常的心排血量在吸气相降低现象明显放大,可以出现奇脉。因而奇脉可作为哮喘严重发作的一项指标,但需注意在重症哮喘患者严重衰竭时,不能产生显著的胸膜腔内压波动因而也可不出现奇脉。

四、诊断

(一)支气管哮喘的诊断

1.病史

典型支气管哮喘病例,根据其临床特点不难作出诊断。几乎所有的哮喘患者的喘息发作都有长期性、发作性(周期性)、反复性、自限性、可逆性的特点。近年认为典型哮喘发作 3 次以上,有重要诊断意义。哮喘发作前有部分可以找到诱发原因(如气候变化、变应原接触、饮食及服用某些药物等),发作多于夜间及凌晨明显加重,很多患者自诉喉中有喘鸣声,发作时不能平卧,仔细询问病史有助于此病诊断。不典型哮喘在病史中可有反复咳嗽、咽部发痒,用抗生素及止咳药物无效,接触一些刺激性物质咳嗽更加剧烈。另外,有部分患者可有反酸、呃逆、暖气等消化道症状。

2.体征

两肺以呼气期为主的哮鸣音是诊断哮喘的主要依据,随哮喘发作程度的轻重及病程长短不等,体征有所不同。哮喘缓解期或不典型哮喘,可无明显异常体征。通常哮鸣音的强弱与气道狭窄,气流阻塞的程度呈一致关系,随着哮喘的缓解,哮鸣音逐渐减弱或消失。但应当注意的是,不能仅靠哮鸣音的强弱判断哮喘的严重程度,应结合呼吸频率、心率、脉搏强弱、血压及全身一般状况进行综合判断,呼吸肌的力量也能影响哮鸣音的强弱。

3.实验室检查

(1)变应原皮肤试验:应用多种吸入性抗原或食物抗原提取液所做皮肤试验呈阳性结果,有助于变应性哮喘的诊断。有变应原皮试和血清中特异性 IgE 检测两种方法。但特异性不高,其目的在于给哮喘提供病因学诊断,为防治哮喘发作提供依据。

(2)血液检查:可无异常改变。发作时可有嗜酸性粒细胞增高;并发感染可有白细胞计数和(或)中性粒细胞比例增高,血清 IgG,特异性 IgE,血清嗜酸性粒细胞阳离子蛋白可有不同程度升高。

(3)胸部 X 线片检查:胸部 X 线片检查对哮喘患者的诊断无重要价值,但对鉴别诊断却很有意义,病情轻、病程短的患者胸部 X 线片可无异常发现;在反复发作的哮喘患者,可出现两肺纹理增多、增粗、紊乱,加之发作时肺泡内气体滞留,两肺透亮度增加,含气过度,呈"肺气肿"样改变,有并发症时可出现相应 X 线表现。

(4)血气分析:在哮喘急性发作期,由于过度换气,$PaCO_2$ 降低,导致呼吸性碱中毒,而随着病情进展(重症哮喘),由于呼吸功率加大,VCO_2 增多,通气量下降,$PaCO_2$ 上升,出现呼吸性酸中毒,严重时 $PaCO_2$ 下降,出现 II 型呼吸衰竭,危及患者生命,需行气管插管人工通气治疗。

4.肺功能检查

(1)气道功能的测定:哮喘发作时累及大小气道,但主要病变在小支气管,而且是弥散性的。呼气阻力一般大于吸气阻力,因此第 1 秒用力呼气容积(FEV_1),最大呼气流速(PEF)、用力肺活量(FVC)均明显下降,这些参数的检测较为简易,无创伤性,重复性好,因此在许多医院均可进行检查,通过这些检查可以帮助判断急性哮喘发作的严重程度及平喘药物的治疗效果。采用微型峰流速仪测定最大呼气流速(PEF)方法简便,适用于家庭或医院中随时观察病情。PEF 每天需测两次,清晨起床和 10～12 小时后各测一次(或用支气管扩张剂前后各测一次)计算每天 PEF 变异率,公式如下。

$$PEF\text{ 变异率}=(\text{最高 PEF}-\text{最低 PEF})/\text{最高 PEF}$$

PEF<预计值的 80% 或 PEF 变异率>1580% 表示最近可能哮喘发作,需治疗和继续监测。哮喘患者肺功能检查常用指标是肺活量(VC),临床上更多测定是用力呼吸肺活量 FVC、FEV_1 和 PEF。评价气流阻塞严重度的最佳单一指标是 FEV_1。$FEV_1/FVC\%$ 的比值可区别限制性和阻塞性气道疾病,多用于诊断,它也是观测早期气流阻塞的敏感指标。

(2)支气管激发试验:是检验气道对某种外加刺激因素引起收缩反应的敏感性,并根据其敏感性间接判断是否存在气道高反应性,分特异性气道激发试验和非特异性气道激发试验两类,主要观察指标仍然是 FEV_1 或 PEF。哮喘患者都存在气道高反应性(BHR),无 BHR 可除外哮喘,有 BHR 不能肯定为哮喘,因有些呼吸系统疾病(如肺炎、嗜酸性粒细胞增多症、慢支炎)也可有 BHR。临床上常用的是非特异性气道激发试验,所用药物为组胺和醋甲胆碱,吸入药物浓度以 0.03～0.06 mg/mL 开始成倍递增,每吸入一浓度后测 FEV_1 及 FEV_1 下降 20% 时的药物浓度(Pc20)或药物累积量(Po20)作为判断指标,哮喘患者组胺或醋甲胆碱 Pc20 值<8 mg/mL,气道反应性越高,此值越低,此检查只能在病情缓解期进行。

(3)支气管舒张试验:测定方法为首先给患者测定 FEV_1,然后吸入 β_2 受体激动剂,20 分钟后再测定 FEV_1。FEV_1 增加 15% 以上绝对值增加 200 mL 以上为阳性。是哮喘的重要诊断手段之一,但阴性也不能否认哮喘诊断,有 10% 的慢性阻塞性肺疾病患者的支气管舒张试验可为阳性,另外此试验也是检验患者的支气管平滑肌对 β_2 受体激动剂的效应,可作为治疗过程中选择用药的依据。

5.诊断标准

(1)反复发作喘息、气急、胸闷或咳嗽,发作多与接触变应原、冷空气、物理、化学刺激、病毒性上呼吸道感染、运动等有关。

(2)发作时在双肺闻及散或弥散性以呼气期为主的哮鸣音,呼气相延长。

(3)上述症状可经治疗缓解或自行缓解。

(4)除外其他疾病所引起的喘息、气急、胸闷或咳嗽。

(5)对症状不典型者(如无明显喘息或体征)应至少具备以下一项试验阳性:①支气管舒张试验阳性[1 秒钟用力呼气容积(FEV_1)增加 15% 以上,且 FEV_1 增加绝对值>200 mL];②最大呼气流量(PEF)1 天内变异率或昼夜波动率 220%;③支气管激发试验或运动试验阳性。

(二)重症哮喘的诊断

1.症状

哮喘患者的主要不适为呼吸困难。临床上可根据其程度来评价其严重性。可用简单的方法进行判断:如果患者能够不费力地以整句方式说话,表明其呼吸困难不严重;如果说话中间时常有停顿,则为中度呼吸困难;如果只能以单一音节说话为重度呼吸困难;完全不能说话则为危重状态。

以往曾有需要机械通气支持的濒死性哮喘发作史是预测可能引起死亡的最重要单一指标,这些人的低氧通气敏感性降低。在呼气负荷增加时呼吸困难感觉常常降低,因而由于对呼吸困难或血液气体交换异常的感觉降低常易导致致死性发作。

2.体征

(1)呼吸系统体征。①哮喘音:哮喘患者典型体征为两肺闻及哮鸣音,临床上常习惯于根据哮鸣音的多少来估计病情的轻重,分析病情的变化。但是单凭哮鸣音的强弱判断哮喘的严重程度是不可靠的。②呼吸次数:由于呼吸形式的改变,患者要维持足够的通气,只能增加频率,因而形成浅快呼吸,呼吸次数>30 次/分。③辅助呼吸肌的参与:正常情况下吸气是主动过程,而呼气是被动的;哮喘严重发作时,呼气流速受限,呼气也转成主动,辅助呼吸肌活动增强,胸锁乳突肌过度收缩。④发绀:这是最典型的缺氧症状,但并不一定都有发绀,只有在血氧饱和度低于85%才出现,患者黏膜有无色素沉着和血红蛋白的高低会影响发绀的显露。贫血者不明显;血管扩张者明显;血中有异常血红蛋白存在或严重休克者,即使 PaO_2 正常,也可出现外周发绀。由于口唇或口腔黏膜血流量较大。淤血机会少,即使末梢血管收缩,这些部位血流仍可正常,所以这些部位出现发绀就比较可靠。

(2)循环系统体征。①血压:哮喘严重发作时血压常升高,这与缺氧及应激状态有关,但当静脉回心血量明显减少,心肌收缩力减低时血压反会下降,因而血压降低是病情严重的指标。②奇脉:在呼吸周期中,最大和最小收缩压之差。正常 0.5~1.3 kPa(4~10 mmHg)。在严重气道阻塞时,可高于 2.0 kPa(15 mmHg),它反映了胸膜腔内压的巨大波动。

(3)气流阻塞的测定:PEFR 和 FEV_1 的测定可较客观地反应气流阻塞程度。根据 PEFR 的变化规律,有学者将哮喘分为 3 种类型。①脆弱型:患者吸入支气管扩张剂时 PEFR 可有改善,但维持时间不长,这种患者病情不稳定,需要呼吸监测,病情不易控制,用药量也不易掌握,有突然死亡的危险。②不可逆型:PEFR 经常处于低水平,用支气管扩张剂后,PEFR 改善不明显,预后一般较差。③清晨下降型:白天 PEFR 近于正常水平,夜间至清晨 PEFR 显著下降,呈现明显的昼夜波动,对于有明显昼夜波动的患者应提高警惕。有学者认为,在致命性哮喘或猝死前 PEFR 常出现明显的昼夜波动,夜间到清晨 PEFR 显著下降。因此,对于危重型哮喘患者不仅要加强患者的观察护理,更重要的是必须加强夜间呼吸监护。PEFR 出现明显的昼夜波动,对于预示患者猝死可能是一项很有用的指标。

(4)动脉血气分析:当 FEV_1<1 L 或 PEFR<120 L/min,建议测定动脉血气,以确定低氧血症程度和酸碱紊乱状态。在危重患者早期阶段,表现为低氧血症和呼吸性碱中毒。如呼吸性碱中毒持续数小时或数天,则将出现失代偿。如气流严重阻塞程度进一步加剧,患者全身衰竭、肺泡通气量下降、无效腔增加,可出现 CO_2 潴留,通常见于 FEV_1<25%预计值者。

五、鉴别诊断

对于严重喘息、气短患者,既往无哮喘病史,且对支气管扩张剂和糖皮质激素反应不明显,则应慎重做出"哮喘"诊断,其鉴别诊断包括上气道梗阻、充血性心力衰竭、肺栓塞等。

特别注意除外声带功能异常,可通过以下表现鉴别:患者频繁至急诊室就诊,肺功能测定结果总是很差,患者无论吸气还是呼气都可闻及明显的喘鸣音,喘鸣音源于喉部并非胸部。其他明显的特征包括女性明显、有精神心理因素背景、对标准哮喘治疗反应差。

六、治疗

(一)脱离变应原

对能找到引起哮喘发作的变应原或其他非特异刺激因素的部分患者,立即脱离变应原的接触是防治哮喘最有效的方法。

（二）治疗药物

气道炎症几乎是所有类型哮喘的共同特征，存在于哮喘的所有时段，也是临床症状和气道高反应性的基础。虽然哮喘目前尚不能根治，但以抑制炎症为主的规范治疗能够控制哮喘临床症状。

1.控制性药物

（1）糖皮质激素：糖皮质激素是控制气道炎症最有效的药物之一，它能抑制多种炎性细胞活化和炎症因子合成与释放，减少微血管的渗漏，提高β受体的表达和敏感性，防止或减轻气道重塑，在哮喘治疗中的地位已得到肯定，成为哮喘治疗的基石。有口服、静脉和吸入两种不同剂型。

糖皮质激素是目前被推荐长期抗感染治疗的最常用药物。常用的糖皮质激素有二丙酸倍氯米松、布地奈德、氟替卡松等。在中、低剂量吸入时全身不良反应少，少数患者可有口咽部念珠菌感染、咽喉不适或声音嘶哑等，用后洗漱咽喉可减轻局部反应和胃肠吸收。在较高剂量使用时，要注意全身不良反应，如儿童生长发育、肾上腺皮质功能减退和骨质疏松等。为减少糖皮质激素的用量，可与长效 β_2 受体激动剂、茶碱或白三烯等药联合使用。

根据《GINA 和中华医学会呼吸病分会哮喘诊治指南》推荐，泼尼松、泼尼松龙、甲泼尼龙和琥珀酸氢化可的松为常用的全身用糖皮质激素，多用于糖皮质激素无效或需短期加强治疗（如哮喘急性发作时）。泼尼松和泼尼松的剂量为 30～60 mg/d，分次口服。随症状减轻而递减至 10 mg/d，合并使用糖皮质激素，然后停用口服剂型，继续糖皮质激素维持基础治疗。在重症患者需要静脉用甲泼尼龙和松琥珀酸氢化可的松，前者的剂量通常为 80～160 mg/d。后者为 200～800 mg/d，分次给予。

（2）白细胞三烯药物：白三烯是一种强有力的炎症递质，在哮喘发病机制中起重要作用，而且其合成和释放不受糖皮质激素抑制。研究显示，白三烯调节剂能有效预防和抑制白细胞三烯所导致的血管通透性增加、气道黏膜下嗜酸性粒细胞浸润及支气管痉挛等反应，能够缓解症状并改善肺功能，从而减少恶化。此外，还可以减少中重度哮喘患者糖皮质激素的用量，提高哮喘的控制率。白三烯合成阻断剂主要是 52 脂氧合酶抑制剂，它可以减少白细胞三烯的生成，从而改善哮喘患者气道炎症、水肿、支气管平滑肌收缩及黏液高分泌，能够明显改善肺功能，减少哮喘症状发作。常用的白三烯调节剂有受体拮抗剂（如扎鲁司特和孟鲁司特）和合成抑制剂-5-脂氧化酶抑制剂（齐留通）。扎鲁司特剂量 20 mg，2 次/天；孟鲁司特剂量 10 mg，1 次/天。不良反应少，主要有胃肠道反应、皮疹和转氨酶升高，停药后可恢复正常。目前齐留通在国内尚未上市。

（3）色甘酸钠和奈多罗米钠：这类药物除在吸入时有轻微刺激作用外，无其他毒副作用。根据 FDA 的药物妊娠期毒性分类，色甘酸钠属于 B 类药物，在妊娠期可作为肥大细胞稳定剂应用，全身吸收量不足 10%，并且不通过胎盘，可用于持续哮喘的妊娠患者。NAEPP 也指出，色甘酸钠是妊娠期间可以安全使用的药物。

2.缓解药物

（1）β_2 受体激动剂：β_2 受体激动剂通过对气道平滑肌和肥大细胞等细胞膜表面的 β_2 受体的作用，激活腺苷酸环化酶，使细胞内的环磷酸腺苷（cAMP）含量增加。游离 Ca^{2+} 减少，从而松弛支气管平滑肌，减少肥大细胞和嗜碱性粒细胞脱颗粒和递质的释放、降低微血管的通透性、增加气道上皮纤毛的摆动等，缓解哮喘症状，是控制哮喘急性发作的首选药物。但有研究表明，单独、规律使用 β_2 受体激动剂进行治疗，会使哮喘症状加重和肺功能下降，其机制可能与 β_2 受体激动剂

引起 β_2 受体功能下调,气道反应性增加有关。

β_2 受体激动剂按作用维持时间长短分为短效和长效两类制剂。

常用的短效 β 受体激动剂(SABA)有沙丁胺醇、特布他林和非诺特罗等,多用其吸入剂型。起效迅速,作用时间为 4~6 小时,常被用于缓解症状。沙丁胺醇气雾剂,喷雾吸入,一般 100~200 μg(即 1~2 揿)/次,必要时可每隔 4~8 小时吸入 1 次,但 24 小时内最多不宜超过 8 揿,该药在妊娠期哮喘治疗时,被列为 C 类用药;特布他林气雾剂,250~500 μg(1~2 揿),次,严重患者每次可增至 1 500 μg(6 揿)。必要时可每隔 4~8 小时吸入 1 次,该药在妊娠期哮喘治疗时,被列为 B 类用药。

常用的长效 β_2 受体激动剂有福莫特罗、沙美特罗及丙卡特罗等,作用时间为 10~12 小时,通常用其吸入剂型。长效 β_2 受体激动剂除舒张气道平滑肌外,尚有一定的抗感染症、增强黏液一纤毛运输功能的作用。沙美特罗吸入剂(压力定量气雾剂和干粉吸入剂),给药后 30 分钟起效,推荐剂量 50 微克/次,2 次/天;福莫特罗(干粉吸入剂)。吸入后 1~3 分钟起效,可用于缓解气道痉挛,推荐剂量 4.5 μg,2 次/天。也可酌情增加使用剂量,但任何 1 次都不宜超过 6 吸。每天总量不宜超过 12 吸。因长效 β_2 受体激动剂与糖皮质激素具有协同作用,目前多主张联合使用于哮喘长期维持治疗。

β_2 激动剂的缓释型或控释型制剂疗效维持时间较长,用于防治反复发作性哮喘和夜间哮喘。

(2)茶碱类:茶碱类除能抑制磷酸二酯酶,提高平滑肌细胞内的 cAMP 浓度外,还能拮抗腺苷受体,具有舒张支气管平滑肌作用,并具有强心、利尿、扩张冠状动脉、兴奋呼吸中枢和呼吸肌等作用。有研究资料显示,低浓度茶碱具有抗感染和免疫调节作用。茶碱可通过胎盘屏障,母体和脐带血清中的茶碱浓度无显著差异,易引起严重中毒和其他并发症。《NAEPP 更新指南》中指出,妊娠期给予缓释茶碱(血药浓度在 5~12 $\mu g/mL$)是安全的。

口服给药:包括氨茶碱和控(缓)释型茶碱。用于轻、中度哮喘发作和维持治疗。一般剂量为每天 6~10 mg/kg。口服控(缓)释型茶碱后昼夜血药浓度平稳,平喘作用可维持 12~24 小时,尤适用于夜间哮喘作状的控制。茶碱、激素和抗胆碱药物联合应用具有协同效应。但本品与 β_2 受体激动剂联合应用时,易出现心率增快和心律失常应慎用并适当减少剂量。

静脉给药:对于发作前未用过氨茶碱的患者,可先用负荷剂量 4~6 mg/kg,缓慢静脉注射,或以 ≤0.25 mg(kg·min)静脉滴注,然后以 0.6~0.8 mg(kg·h)速率静脉滴注维持。静脉给药主要应用于重、危症哮喘。由于茶碱的"治疗窗"窄,且存在较大的个体差异,因此在有条件的情况下应监测其血药浓度,及时调整浓度和滴速,其安全、有效血液浓度为 6~15 $\mu g/mL$。主要不良反应为胃肠道症状(恶心、呕吐),心血管症状(心动过速、心律失常、血压下降)及尿多,偶可兴奋呼吸中枢,严重者可引起抽搐乃至死亡。

(3)抗胆碱药物:吸入抗胆碱药物如溴化异丙托品、溴化氧托品和溴化泰乌托品(噻托溴铵)等,通过阻断 M$_3$ 受体,降低迷走神经张力舒张支气管。其舒张支气管的作用比 β_2 受体激动剂弱,起效也较慢,但长期应用不易产生耐药,对老年人的疗效不低于年轻人。经 pMDI 吸入溴化异丙托品气雾剂,常用剂量为 20~40 μg,3~4 次/天;经雾化泵吸入溴化异丙托品溶液的常用剂量为 50~125 μg,3~4 次/天,溴化泰乌托品(噻托溴铵)系新近上市的长效抗胆碱药物,对 M$_1$ 和 M$_3$ 受体具有选择性抑制作用强,不良反应小,半衰期长,仅需 18 μ/d 吸入。本品与 β_2 受体激动剂联合应用具有协同、互补作用。对妊娠早期妇女和患有青光眼或前列腺肥大的患者应慎用。

3.其他治疗方法

(1)细胞因子调节剂:哮喘是由多种细胞及其细胞因子参与的气道慢性、复杂炎症性疾病,其中一些细胞因子在哮喘的发作中起着重要作用。目前已研究出有多种前炎性细胞因子拮抗剂,如抗 IL-4、抗 IL-5、抗 IL-9、抗 IL-13 和抗 TNF 等。动物实验显示,对气道变应性炎症和气道高反应性具有一定的抑制作用,但缺乏足够的临床试验证据。一些抑炎性细胞因子具有抑制哮喘气道炎症的潜能,增加这些其释放或刺激其受体或特殊的信号转导分子有可能成为哮喘治疗的新策略。

(2)基因治疗:哮喘是一种具有多基因遗传倾向的疾病,并已发现了多个与哮喘发病相关的候选基因。基因治疗是指运用 DNA 重组技术设法修复或调节细胞中有缺陷基因,使细胞恢复正常功能,以达到防治疾病的目的,主要包括基因置换、基因修正、基因修饰、基因灭活等方法。研究证实,基因治疗可有效抑制气道炎症,但仍面临较多困难,如基因转染效率低、影响因素复杂等,还处于探索阶段,但随着研究的不断深入,可以预测在未来此项技术将对哮喘的防治起着革命性的作用。

(3)抗 IgE 单抗:近年来的研究证实,过敏性和非过敏性哮喘患者炎性细胞的高亲和性 IgE 受体表达增加。抗 IgE 单抗奥美优单抗可与游离的 IgE 结合,抑制肥大细胞脱颗粒。研究表明,奥美优单抗能明显减少过敏性患者气管黏膜的 IgE＋和 FcεR$_1$＋细胞,下调过敏性鼻炎患者嗜碱性粒细胞 IgE 受体的表达。有临床试验结果显示,按 GINA 方案 4 级治疗仍不能控制的重度过敏性哮喘患者,加用奥美优单抗治疗后,临床发作次数和急症就医次数明显减少,生活质量、呼气峰流速和哮喘评分明显改善。患者的不良反应和耐受性与安慰剂相似。

(4)变应原特异性免疫疗法:又称脱敏疗法(或称减敏疗法),通过皮下给予常见吸入变应原提取液(如尘螨、猫毛、豚草等),作定期反复皮下注射,剂量由低至高,以产生免疫耐受性,使患者脱(减)敏。此外,对于一些季节性发作的哮喘患者(多为天花粉致敏者)可在发病季节前 3～4 个月开始短期免疫治疗,能有效防止哮喘发作。除皮下注射变应原这一经典给药途径外,口服或舌下(变应原)免疫疗法,已引起业界的广泛兴趣,其有效性尚待证实。

(5)支气管热成型治疗:支气管热成型疗法就是经支气管镜导入控温探头,以射频消融技术通过加温减少气道平滑肌量以改善哮喘的症状的一种新兴治疗技术。有研究发现术后持续使用糖皮质激素＋长效 β$_2$ 受体激动剂 3 个月,支气管热成型疗法组平均哮喘轻度发作次数和重度发作次数均较术前明显减少,有统计学意义,但对照组轻度发作次数治疗前后无明显统计学意义,FEV$_1$ 改善率在两组间也无明显差异。有研究表明对于中重度持续性哮喘患者,联合支气管热成型疗法的介入治疗比单纯应用糖皮质激素和长效 β$_2$ 受体激动剂联合治疗能更好地达到哮喘控制,且在停用长效 β$_2$ 受体激动剂后吸入糖皮质激素,仍能维持哮喘控制。但由于该技术应用时间尚短,目前还缺乏足够的循证医学证据,故对其远期疗效尚不能评估,有待深入研究。

(三)急性发作期治疗

治疗的目的:尽快缓解症状、解除气流受限和低氧血症,预防再次急性发作。

轻度和部分中度急性发作首先经鼻导管吸氧或经面罩吸氧。使 PaO$_2$＞8.0 kPa(60 mmHg)。迅速给予速效受体激动剂吸入,在第 1 小时内每 20 分钟吸入 2～4 撇。随后根据治疗反应,轻度急性发作可调整为每 3～4 小时 2～4 撇,中度急性发作每 1～2 小时 6～10 撇。如果对吸入性 β$_2$ 受体激动剂反应良好(呼吸困难显著缓解,PEF＞80％预计值或个人最佳值,且疗效维持 3～4 小时),通常不需要使用其他的药物。如果治疗反应不完全,尤其是在控制性治疗的基础上发生的急性发作,应尽早口服激素(泼尼松龙 0.5～1 mg/kg 或等效剂量的其他激素),必要时到医院就诊。

对于大部分中度和所有重度以上哮喘发作患者均应到医院就医。在首诊第 1 小时内,除吸氧、全身性使用糖皮质激素外,每 20 分钟吸入 SABA 一个剂量或连续雾化吸入沙丁胺醇 7.5～10.0 mg,然后进行评估。如果仍属中度发作,有中等度症状、辅助呼吸肌活动,其 PEF 为预计值或个人最佳值的 60%～80%,除继续氧疗和糖皮质激素治疗外,每小时联合雾化吸入 SABA 和抗胆碱能药物如还属严重发作,症状严重,有三凹征,其 PEF% 预计值或个人最佳值<60%,既往有过高危性哮喘发学者,如因哮喘气管插管和机械通气者,1 年内曾因哮喘而住院或紧急就诊者,目前正在使用或近期停用口服糖皮质激素者,近期没有使用吸入糖皮质激素者,过度依赖于速效吸入型 β₂ 受体激动剂,尤其是那些 1 个月内使用一罐以上沙丁胺醇(或其他等效量)者,有精神或心理疾病,包括使用镇静剂者,对哮喘治疗方案依从性不佳者,除氧疗、全身用糖皮质激素和联合用支气管扩张剂外,可考虑静脉使用氨茶碱或 β₂ 受体激动剂或镁剂。1～2 小时后再次评估病情。如果疗效良好,没有呼吸窘迫,体检正常,PEF>70% 预计值,血氧饱和度>90%,且在末次治疗后疗效维持 60 分钟,患者可以出院,进行维持治疗,在出院的初期可继续服用糖皮质激素,逐渐减量停用。如果对治疗反应不全,有轻、中度体征,PEFG 70% 预计值或个人最佳值,血氧饱和度没有改善,尤其是对那些具有高危险因素的患者,应收住入院治疗。如果疗效差,症状严重,嗜睡、意识模糊,PEF<30% 预计值,PaCO₂>6.0 kPa(45 mmHg),PaO₂<8.0 kPa(60 mmHg),尤其对那些具有高危险因素的患者,应收重症监护病房进行治疗,并做好机械通气治疗的准备。住院后应进一步明确哮喘发作持续的原因,并予以纠正,继续使用上述治疗,危重者可在麻醉医师指导下试用麻醉剂如异氟醚吸入治疗,适时机械通气治疗。在机械通气治疗时,应首先尝试无创通气支持,在病情进一步加重,患者呼吸困难、极度疲劳、意识障碍或烦躁不安,PaO₂<8.0 kPa(60 mmHg)、PaCO₂>7.3 kPa(55 mmHg)、pH<7.2,出现难以纠正的高乳酸血症或气胸时,应行有创机械通气。通气治疗的目的在于改善通气与氧合,避免肺的过度充气。以合适的小潮气量、低呼吸频率和尽可能长的呼气时间作为调整通气参数的原则。

(四)慢性持续期治疗

哮喘是一种与多基因遗传相关的慢性疾病,迄今为止尚无根治办法,因此急性发作过后的慢性持续期仍需长期治疗。根据其控制水平选择适当的治疗方案,既要考虑药物的疗效和安全性,也要考虑患者的实际状况,如经济收入和当地的医疗资源等。要为每一个初诊患者制定合适的哮喘防治计划,定期随访、监测,根据病情变化及时修订治疗方案。

1.降级治疗方法

当以现有治疗级别使哮喘获完全控制,并持续 3 个月以上时可考虑采用以下方法降级:当单独吸入中、高剂量的糖皮质激素时,可减少 50%。如仍能维持完全控制,在 3 个月后可再减量 50%。如此下去。直至一个可被接受的最低有效量,并维持相当一段时间(1 年)后考虑停药观察;当单独吸入低剂量的糖皮质激素时,可每天减少一次给药当糖皮质激素＋长效 β₂ 受体激动剂联合治疗时,首先减少糖皮质激素的 50%,继续以长效 β₂ 受体激动剂联合治疗。每 3 个月调整 1 次糖皮质激素剂量(可减少每次量,或减少给药次数),直至寻找到最低有效量仍获控制,则停用长效 β₂ 受体激动剂,继续单用最低有效量糖皮质激素 1 年。患者如未再发作,可考虑停药观察。当糖皮质激素联合其他非长效 β₂ 受体激动剂控制药治疗时,首先减糖皮质激素的 50%,并继续联合治疗。每 3 个月调整 1 次糖皮质激素剂量,直至寻找到最低有效量时,哮喘仍获控制。

可考虑停用联合治疗,继续单用糖皮质激素1年,患者如未再发作,可考虑停药观察。

2.升级治疗方法

如果选择当前药物治疗方案,哮喘未控制,应升级治疗直至达到哮喘控制;选择当前药物治疗方案,哮喘仅得到部分控制,应考虑升级治疗以获得控制(如增加药物剂量或添加治疗药物)。升级方法若有诱因使哮喘症状加重时,可重复使用快速、短效或快速、长效的受体激动剂,直到诱因除去。如此种方法持续2天以上,有必要对患者进行再次检查,酌情增加控制药物剂量。采用糖皮质激素+长效 β_2 受体激动剂联合治疗时,如果当前治疗级别在3~4个月未能使哮喘完全控制,可升级治疗,并分析其疗效不佳的原因,糖皮质激素联合快速、长效 β_2 受体激动剂(福莫特罗)作为控制+缓解治疗,在维持高水平控制、减少需全身性使用糖皮质激素或住院患者比例方面已得到证实,因此推荐在维持治疗的基础上,按需使用这一联合制剂以缓解哮喘症状。

其他缓解治疗包括吸入性抗胆碱能类药物、口服短效 β_2 受体激动剂、某些长效 β_2 受体激动剂和短效茶碱等。不建议规则使用短效和长效 β_2 受体激动剂,除非和吸入性糖皮质激素规则使用一起治疗。

对于我国贫困地区或低经济收入的哮喘患者,视其病情严重程度不同,可推荐使用:①吸入低剂量激素;②口服缓释茶碱;③吸入激素联合口服缓释茶碱;④口服激素和缓释茶碱等作为长期治疗方案。这些治疗方案的疗效与安全性需要进一步临床研究,尤其要监测长期口服激素可能引起的全身不良反应。

(五)哮喘的长期管理

尽管哮喘尚不能根治,但通过有效管理,通常可以实现哮喘控制。建立医患之间的合作关系是实现有效哮喘管理的首要措施。其目的是指导患者自我管理,对治疗目标达成共识,制定个体化的书面管理计划,包括自我监测、对治疗方案和哮喘控制水平周期性评估,在症状和(或)PEF提示控制水平变化时,应针对控制水平及时调整治疗方案以达到并维持哮喘控制。其中对患者进行哮喘教育是最基本的环节。越来越多的证据表明,患者的自我管理和吸入技术需要医务人员经常进行强化。只有规律地随访到患者,才能决定治疗的增减。常规间期的复诊时,应检查患者吸入器的使用方法,用药计划的执行程度和环境的控制情况等,并检查患者日记中所记录的症状,以及家庭PEF的记录。

(杨明燕)

第三节　急性呼吸衰竭

呼吸衰竭指各种原因引起的肺通气伴(或不伴)换气功能障碍,致静息状态下不能维持足够的气体交换,引起低氧血症伴(或不伴)高碳酸血症,进而引起一系列病理生理改变及相关临床表现的综合征。按发病急缓分为急性呼吸衰竭(ARF)和慢性呼吸衰竭(CRF),本节主要介绍急性呼吸衰竭。它是指没有基础呼吸系统疾病的患者在某些突发因素(如严重肺疾病、创伤、休克、急性气道阻塞等)作用下引起的肺通气和(或)换气功能短时间内出现严重障碍,而引起的呼吸衰竭。因机体不能快速代偿,若不及时抢救,会危及患者生命。

一、病因

呼吸系统疾病,如严重呼吸系统感染、急性呼吸道阻塞性病变、重度或危重哮喘、各种原因引起的急性肺水肿、肺血管疾病、胸廓畸形、外伤或手术损伤、自发性气胸和急剧增加的胸腔积液导致肺通气和(或)换气障碍；急性颅内感染、颅脑外伤、脑血管病变(脑出血、脑梗死)等直接或间接抑制呼吸中枢；脊髓灰质炎、重症肌无力、有机磷中毒及颈椎外伤等可损伤神经—肌肉传导系统，引起通气不足。上述各种原因均可造成急性呼吸衰竭。

二、发病机制

目前主要有以下几个方面。

(一)通气不足

肺泡通气量下降可由呼吸泵功能损害或肺部病变所致的无效腔增大引起。正常成人在静息状态下有效肺泡通气量约为 4 L/min，才能维持正常的肺泡氧分压和二氧化碳分压。肺泡通气量减少会引起肺泡氧分压下降和二氧化碳分压上升，从而引起缺氧和二氧化碳潴留。

(二)通气/血流(V/Q)比例失调

正常情况下，肺部总的 V/Q 值为 0.8，肺组织通气(肺不张或实变等)或血液灌注(肺栓塞等)异常时，均可导致 V/Q 失调。通气异常时，V/Q<0.8，导致肺动脉的混合静脉血未经充分氧合便进入肺静脉，形成肺动静脉分流；血流灌注异常时，V/Q>0.8，使肺泡通气不能得到有效利用，增加无效腔量。V/Q 失调主要引起缺氧，一般无二氧化碳潴留。其主要原因：①混合静脉血与动脉的氧分压差为 7.9 kPa(59 mmHg)，比二氧化碳分压差大 10 倍；②由于血红蛋白的氧解离曲线特性，正常的肺泡毛细血管血氧饱和度已处于平坦阶段，即使通气量增加，虽然能够使肺泡氧分压增大，但血氧饱和度上升很少，难以代偿因肺部病变通气不足而导致的缺氧。

(三)肺内分流

肺血管异常通路大量开放或肺动静脉瘘导致血液未经气体交换而回到左心房，形成右向左分流。另外，肺泡萎缩、肺不张、肺水肿及实变等疾病时，静脉血没有接触肺泡进行气体交换而直接回流，引起肺动静脉分流增加，此时提高吸氧浓度并不能有效提高动脉血氧分压。分流量越大，通过吸氧提高动脉氧分压的效果越差。

(四)弥散功能障碍

气体弥散的速度取决于肺泡膜两侧气体分压差、气体弥散系数、肺泡膜的弥散面积、厚度和通透性，同时气体弥散量还受血液和肺泡接触时间及心排血量、血红蛋白含量、通气/血流比例的影响。

(五)氧耗量增加

氧耗量增加是加重缺氧的原因之一。发热、寒战、呼吸困难和抽搐均增加氧耗量。严重哮喘时，随着呼吸功的增加，用于呼吸的氧耗量可达到正常的十几倍。正常人在运动等耗氧增加时，通过增加通气量来提高氧分压以避免缺氧。而通气功能障碍的患者，氧耗量增加时会出现严重的低氧血症。

上述发病机制均可导致气体交换功能障碍，肺泡低通气可引起低氧血症，严重时可导致 CO_2 潴留。通气/血流比例失调是引起呼吸衰竭的主要机制，也是低氧血症的主要原因。

三、病理生理

呼吸衰竭时除呼吸系统异常外，缺氧和 CO_2 潴留也会影响到各个系统，出现多个器官功能减退，酸碱平衡失调和电解质紊乱。

（一）缺氧

供氧不足时组织细胞通过增强氧的利用能力和增强无氧酵解过程以获取能量,同时造成乳酸堆积导致代谢性酸中毒。PaO_2低于 4.0 kPa(30 mmHg)时细胞膜、线粒体和溶酶体受损伤,引起一系列复杂的代谢变化和机体组织的进一步损伤。缺氧时间过长导致氧自由基合成增加,清除自由基的超氧化物歧化酶(SOD)则减少。

1.缺氧对脑的影响

大脑占人体重量的 2.0%～2.5%,而氧耗量则占全身的 20%～25%,儿童高达 40%。脑组织的有氧代谢又占全部代谢的 85%～95%。因此,脑组织对缺氧非常敏感,大脑皮质尤甚。缺氧时脑细胞代谢立即发生障碍,ATP 无法合成,钠钾泵失去动力,造成细胞内水肿和细胞外液钾离子浓度过高,从而引发一系列电生理变化,不能形成电活动,神经细胞失去产生和传导神经冲动的功能。短暂缺氧可引起毛细血管通透性增加和脑水肿。脑含水量增加 2.5%则颅内压增加 4 倍。停止供氧则可发生不可逆损伤。轻、中度缺氧可引起中枢激惹,兴奋性增强。重度缺氧则抑制中枢,以至昏迷。

2.缺氧对循环系统的影响

心脏耗氧量也较大,约 10 mL/(100 g·min),其中 2/3 用于心脏收缩,1/3 用于代谢功能。急性缺氧使心排血量增加,心脑血管扩张(受局部代谢产物的影响),其他内脏血管收缩(交感神经兴奋)。心肌对缺氧十分敏感,早期轻度缺氧即可有心电图的异常表现。缺氧时间过长则引起心肌不可逆损伤,如脂肪性变、小灶性坏死及出血等,心排血量下降。缺氧同样引起心肌及传导细胞内外钠、钾、钙离子分布紊乱,导致心律失常发生。缺氧时还可发生某些递质释放增多,如组胺、5-羟色胺、血管紧张素Ⅱ、前列腺素类(包括白三烯)、血小板活化因子、心房肽、血栓素等。其总效应可引起肺血管的收缩,加上缺氧时肺血管自身调节性痉挛、血管平滑肌的增生、内源性内皮细胞松弛因子的减少等综合因素导致肺动脉高压和肺心病。

3.缺氧对呼吸系统的影响

PaO_2低于 8.0 kPa(60 mmHg)刺激颈动脉窦和主动脉弓化学感受器反射性兴奋呼吸、加强通气,具有代偿意义。长期缺氧化学感受器敏感性降低,反射性兴奋呼吸中枢的作用变得迟钝。肺通气量减少。缺氧对呼吸中枢的直接作用是抑制作用,当氧分压小于 4.0 kPa(30 mmHg)时,此作用可大于反射性兴奋作用而使呼吸抑制。

4.缺氧对肾脏的影响

缺氧可引起肾功能减退,出现少尿、氮质血症与水、电解质失调。随着缺氧的改善,肾功能可以完全恢复。

5.缺氧对血液系统的影响

短暂缺氧对血液系统影响不大,长期缺氧可刺激肾脏产生肾脏红细胞生长因子,再作用肝脏合成的促红细胞生成素原转变为促红细胞生成素,促进骨髓造血功能。使红细胞增多,增强氧的运输能力。但红细胞过多,加上缺氧时红细胞体积增大,变形能力差,脆性增加,血小板聚集性增强及缺氧时血管内皮细胞损伤等,可使血液黏滞性增强,易发生血栓,严重者导致弥散性血管内凝血。

6.缺氧对肝脏、消化系统的影响

轻度缺氧可使血清升高,多为功能性改变,缺氧纠正后肝功能可恢复正常。严重缺氧可发生肝小叶中心肝细胞变性、坏死,甚至大块坏死。严重缺氧胃壁血管收缩,胃黏膜屏障作用降低,胃酸分泌增多,胃黏膜由于缺血及胃酸的作用发生糜烂、坏死、出血与溃疡。

7.缺氧对呼吸肌功能的影响

缺氧对呼吸肌的影响主要是膈肌。呼吸衰竭时膈肌负担加重,供氧又不足,加上酸中毒,气道阻力增加,营养不良,很易产生膈肌疲劳。膈肌疲劳后肺通气进一步降低,形成恶性循环。动物试验发现缺氧可使膈肌的琥珀酸脱氢酶(SDH)活性降低,Ⅰ类纤维减少,Ⅱb类纤维增加,线粒体肿胀变性,膈肌运动终板胆碱酯酶活性降低,乙酰胆碱不能有效水解,而使冲动有规律终止,最终因持续兴奋而疲。

(二)二氧化碳潴留(高碳酸血症)

CO_2潴留对机体的影响,不仅取决于体内CO_2过剩的量,而且取决于CO_2潴留发生的速度。快速发生的CO_2潴留可致全身器官功能紊乱,而O_2缓慢上升,机体可发挥代偿功能。

1.CO_2潴留对中枢神经系统的影响

正常时脑脊液的pH、碳酸氢盐(HCCV)低于动脉血,CO_2却高于动脉血。这是因为脑脊液中碳酸酐酶含量极少,不易形成HCO_3^-。CO_2脂溶性强,易透过血-脑屏障使脑脊液CO_2浓度升高,pH下降,引起脑细胞功能和代谢紊乱,出现神经精神症状,临床上称为"肺性脑病"。其实CO_2潴留引起的血管扩张、酸中毒及缺氧共同所致脑水肿也参与"肺性脑病"的发病。

2.CO_2潴留对循环系统的影响

CO_2升高时心率加快,心排血量增加,血压上升。这与CO_2刺激交感神经及过度通气增加静脉回流有关。但是CO_2潴留使H^+浓度增高,毛细血管前括约肌对儿茶酚胺的反应性降低而松弛,毛细血管床开放,又使回心血量减少,从而降低血压。H^+竞争性地抑制Ca^{2+}与肌钙蛋白结合亚单位结合,又使心肌收缩力下降。当pH在7.40~7.20时,酸中毒对循环系统的抑制作用与CO_2刺激交感神经的升压作用相抵消,心功能变化不大。当pH小于7.20时,心肌收缩力减弱,心排血量下降,综合结果是,血压下降,严重者出现休克或心力衰竭。所以pH小于7.20时,就应采取措施予以纠正。

3.CO_2潴留对呼吸系统的影响

CO_2是呼吸中枢的兴奋剂,轻度CO_2潴留可使肺通气量明显增加。当$PaCO_2$大于10.7 kPa(80 mmHg)且持续时间较长时,化学感受器敏感性和反应性降低,出现呼吸抑制。

4.CO_2潴留对酸碱平衡的影响

碳酸(H_2CO_3)和HCO_3^-是人体重要的缓冲系统。$H_2CO_3=0.03 \cdot PaCO_2$,0.03为$CO_2$的溶解系数。$CO_2$对酸碱度的影响可用H-H公式表示。

$$pH=PK+lg(HCO_3^-/0.03 \cdot PaCO_2)$$

$PaCO_2$升高,pH则降低,出现呼吸性酸中毒。

5.CO_2潴留对电解质的影响

呼吸性酸中毒时,细胞外液H^+增高,H^+进入细胞内与K^+交换,一般3个H^+可置换2个Na^+和1个K^+导致高钾血症。急性CO_2潴留时,肾脏尚未产生HCO_3^-来代偿,Cl^-可无明显变化。长期CO_2潴留,HCO_3^-代偿性升高,由于Cl^-与HCO_3^-是细胞外液的主要阴离子,两者之和是一常数,HCO_3^-的增高必导致低Cl^-血症。

四、临床类型与表现

根据病理生理学改变及血气分析可分为Ⅰ型呼吸衰竭和Ⅱ型呼吸衰竭两种类型。

（一）Ⅰ型呼吸衰竭

Ⅰ型呼吸衰竭（也称低氧血症型呼吸衰竭）主要是换气功能障碍所致的低氧血症，不伴有 CO_2 潴留，血气分析特点是 $PaO_2 < 8.0$ kPa（60 mmHg），PCO_2 降低或正常。该类型的呼吸衰竭临床表现是动脉低氧血症和组织缺氧共同作用的结果。动脉低氧血症通过刺激颈动脉窦化学感受器增加通气，引起呼吸困难、呼吸急促及过度通气等表现，患者出现肢体末梢、口唇黏膜发绀，发绀程度取决于血红蛋白浓度及患者灌注状态。严重时精神状态明显改变，表现为嗜睡、昏迷、抽搐，甚至永久性低氧性脑损害。低氧时交感神经兴奋，引起心动过速、出汗、血压升高。而重度低氧血症时可出现血乳酸明显升高、心动过缓、低血压、心肌缺血、心律失常等表现。

（二）Ⅱ型呼吸衰竭

Ⅱ型呼吸衰竭（也称高碳酸血症型呼吸衰竭）是肺泡通气不足引起的低氧血症，合并有 CO_2 潴留，血气分析特点是 $PaO_2 < 8.0$ kPa（60 mmHg），伴 $PaCO_2 > 50$ mmHg。急性高碳酸血症影响中枢神经系统功能，动脉血中 CO_2 急性升高将导致脑脊液中 pH 降低，抑制中枢神经系统功能。而慢性高碳酸血症中枢抑制状态及临床表现与 $PaCO_2$ 无明显关系，而与低 pH 相关。可出现幻觉、昏睡、躁动、言语不清、视盘水肿等表现。

严重呼吸衰竭对肝、肾功能都有影响，部分病例可出现丙氨酸氨基转移酶与血尿素氮升高。也可导致胃肠道黏膜屏障功能损伤，肠道黏膜充血水肿、糜烂渗血或应激性溃疡，引起上消化道出血。

五、诊断

根据患者急、慢性呼吸衰竭基础病的病史，加上缺氧或伴有高碳酸血症的临床表现，结合有关体征，诊断并不难。动脉血气分析能客观反映呼吸衰竭的性质及其程度，并在指导氧疗、呼吸兴奋剂和机械通气各种参数的调节，以及纠正酸碱失衡和电解质紊乱均有重要价值，动脉血气分析为必备检测项目。

急性呼吸衰竭患者，只要动脉血气分析证实 $PaO_2 < 8.0$ kPa（60 mmHg），常伴 $PaCO_2$ 正常或偏低 < 4.67 kPa（35 mmHg），则诊断为Ⅰ型呼吸衰竭，若伴 $PaCO_2 > 6.67$ kPa（50 mmHg）即可诊断为Ⅱ型呼吸衰竭。若缺氧程度超过肺泡通气不足所致的高碳酸血症，则为混合型或Ⅲ型（Ⅰ型＋Ⅱ型）呼吸衰竭，但需排除解剖性右至左的静脉血分流性缺氧和因代谢性碱中毒致低通气引起的高碳酸血症。

要重视对原因不明气急患者做动脉血气分析，如 $PaO_2 < 8.0$ kPa（60 mmHg）、$PaCO_2 < 4.7$ kPa（35 mmHg）、pH > 7.45，则要重复动脉血气分析。

六、治疗

急性呼吸衰竭由于病情轻重不一，并发症多少各异，十分复杂。有人认为治疗呼吸衰竭比治疗其他器官的衰竭要困难得多。它的治疗是一门"艺术"。不但应当知道其治疗原则，还应熟悉其治疗机制、各种仪器的操作方法、各类治疗之间如何配合，并监测好患者对治疗的反应，随时纠正治疗方案，做到迅速、果断、正确。

（一）保持呼吸道通畅

对于任何类型的呼吸衰竭，保持呼吸道通畅是最基本、最重要的治疗措施。方法如下。

（1）患者昏迷时，仰卧位，头后仰，托起下颌并将口打开。

（2）清除气道内分泌物。

（3）若以上方法不奏效时应建立人工气道。若患者有支气管痉挛,需积极使用支气管扩张药物。

（二）氧疗

吸氧的目的是提高 PaO_2,进而提高 PaO_2,是治疗呼吸必要的手段,而且简捷、快速、有效。氧疗也是一种治疗用药,应遵循正确的治疗原则和方法。急性呼吸衰竭严重缺氧时可引起死亡,应立即给高浓度吸氧,然而紧急情况稳定后必须将吸氧浓度调节到纠正缺氧的最低水平,因为长时间吸入高浓度(FIO_2 60%超过24小时)可引起氧中毒,且可抑制巨噬细胞功能和黏液纤毛清除功能。慢性Ⅱ型呼吸衰竭伴有 CO_2 潴留,高浓度吸氧使 PaO_2 明显升高,可使低 O_2 对化学感受器的刺激减弱,通气量降低,导致 $PaCO_2$ 进一步升高。故应以低浓度给氧($FiO_2=0.25\sim0.30$)使 SaO_2 达90%即可。一时性 $PaCO_2$ 升高不一定有碍病情好转,CO_2 潴留的症状往往是可逆的。严重缺氧则可致不可逆损伤。所以在给氧纠正缺氧与 CO_2 潴留加重矛盾时,应首先纠正缺氧。对 PaO_2 仅低度升高就使 $PaCO_2$ 显上升的病例,可考虑应用其他措施,如呼吸兴奋剂、消除呼吸道分泌物、建立人工气道实施机械通气、保持气道通畅、支气管扩张剂等,不可以降低 PaO_2 来换取 $PaCO_2$ 的降低。

低浓度氧疗及伴有 CO_2 潴留者,可用鼻塞、双鼻孔细管给氧。不影响进食和谈活。不伴有 CO_2 潴留及需高浓度氧疗者则以通气面罩,注意Ⅱ型呼吸衰竭者不宜用面罩给氧,因面罩增加残腔量,呼出的 CO_2 部分又重新吸入,导致 PaO_2 和 $PaCO_2$ 升高。建立人工气道者给氧,可将头皮针塑胶细管(外径2 mm)插入导管内,不可用粗鼻导管插入,这样可堵塞人工气道,增加通气阻力,导致通气不足及增加呼吸功。

（三）支气管扩张剂的应用

呼吸衰竭常有支气管痉挛、气道分泌物增多、气道水肿,所以在呼吸衰竭的治疗中,常规应用支气管扩张剂。常用药物种类有 β_2 受体兴奋剂、糖皮质激素、氨茶碱、M受体阻断剂等。

（四）保持呼吸道通畅

呼吸道分泌物较多时,应及时采取措施消除,如湿化痰液(湿化空气、雾化吸入祛痰剂)、体位引流、机械拍击、吸痰等。上述方法不奏效时,也可采用纤维支气管镜深部吸引或建立人工气道充分湿化后再行吸引。

（五）呼吸兴奋剂的应用

轻度呼吸衰竭患者应用呼吸兴奋剂可改善通气状况,重症患者往往分泌物堵塞、气道炎性水肿、支气管痉挛,此时应用呼吸兴奋剂只增加呼吸肌做功和氧耗,并不能提高肺泡通气量。急性呼吸衰竭呼吸中枢兴奋性较强,更不宜使用。故呼吸兴奋剂的应用应根据临床实际,权衡利弊,灵活掌握,大多不作为常规用药。

（六）建立人工气道和机械通气

经上述紧急处理病情不缓解或突然意识丧失、呼吸微弱,估计经药物治疗短时间内不能纠正严重缺氧和 CO_2 潴留,有生命危险或影响预后以及气道分泌物较多,一时难以消除者应考虑立即建立人工气道。

1.口咽导管治疗

对麻醉过深、镇静过量或中毒、脑血管意外等昏迷的患者,由于咽、软腭及舌后部肌肉失去张力致舌根后坠、堵塞上呼吸道,可插入口咽导管以暂时改善通气。因导管细短,不能有效清除分

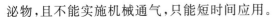

泌物,且不能实施机械通气,只能短时间应用。

2.气管插管治疗

气管插管是人工气道最常用的方法,有经口、经鼻两种途径。经口插管操作较简便、快速,成功率高,但患者不易耐受,口腔分泌物不易消除,且保留时间短,多不超过 10 天,适用于病情危重,随时有呼吸心跳停止或已经停止的患者。经鼻可盲插或借助喉镜、纤维支气管镜的引导沿后鼻道插入,操作上较有难度、费时,成功率低,管腔内径较细,不利于吸痰,但导管易固定,患者易耐受,可维持较长时间是其优点。适用于病情相对较轻,有足够的时间进行操作,以及带管时间长的患者。插入后要检查两肺是否等同通气,过深可进入右侧主支气管,造成左侧肺无通气,过浅则气囊不能有效堵塞气管而使机械通气时漏气或气体进入消化道,而且容易脱管,理想的位置是管端在隆突上 2～5 cm 处。

3.气管切开治疗

气管切开是人工气道的最终手段,可重复操作性低,且有感染、出血、气管损伤等并发症。因此,对气管切开应持慎重态度。其适应证:①需建立较长期(大于 3 周)的人工气道;②有大量分泌物生成聚积,经气管插管难以吸出;③上呼吸道梗阻,如咽喉创伤或灼伤;④患者不耐受插管或插管失败。气管切开置管残腔小,便于吸痰,可长期留置,固定容易。

建立人工气道后,失去了鼻咽部对吸入气的加温、湿化、净化功能。所以患者的吸入气要人工净化、加温及湿化,应用呼吸机者可调节呼吸机相关参数以达到类似鼻咽部的效果。人工气道口开放者要注意患者周围空气的消毒、净化、加温及加湿,必要时经人工气道口向气管滴入生理盐水,100～200 mL/d。湿化好的标志为气道通畅,痰液稀薄而易于吸出。

4.机械通气治疗

机械通气的目的是维持必需的肺泡通气量和纠正低氧血症或严重的 CO_2 潴留,它能在最短的时间内改善患者的通气和氧合状态,使患者尽快脱离致死的血气环境,在外界力量的帮助下机体恢复到呼吸衰竭前的氧合通气状态,使各器官功能正常维持。为治疗原发病提供时间保证。近 20 年来呼吸机的性能日益完善,人们对呼吸生理和机械通气理论的认识不断加深。操作水平不断提高,各种多功能呼吸机和通气模式增加了临床医师结合病情进行选择的机会,也显示了良好的临床效果。总的看来,通气模式分全部通气支持(FVS)和部分通气支持(PVS)。前者含容量控制(VC)和压力控制(PC)等,由呼吸机提供所需通气量,患者不需自己做功。后者有间歇指令同步通气和压力支持通气等模式。一般的上机后 12～24 小时宜采用 FVS,让患者充分休息,待血气改善,原发病好转,呼吸功能趋于恢复时,实施 PVS,锻炼自主呼吸功能,最后撤离呼吸机,完成机械通气的使命。

5.抗感染治疗

呼吸衰竭常因感染引起或继发感染,故应常规给抗感染治疗。理论上应根据微生物培养和药物敏感实验选用抗生素,但一则时间不能等待,二则由于技术原因培养结果仍需结合临床资料做出合理的判断。痰革兰染色检查快速、简单,虽不能确定细菌种类,但大致上可判断是哪类细菌感染。另外尚可根据患者临床表现、痰色、痰量、气味、发病季节、医院内、医院外感染、病史长短、治疗经过等资料来初步估计感染的病原体。如院外感染以肺炎球菌、流感嗜血杆菌、大肠埃希菌为主,长期应用广谱抗生素治疗,感染仍严重者可能是产生 β 内酰胺酶的耐药细菌或继发真菌感染。根据临床估计的可能病原体,选择 1～2 种具有协同作用的敏感抗生素给予治疗。治疗2～3 天无效者及时调整。

6.病因治疗及对症治疗

病因治疗是呼吸衰竭治疗的根本。除抗感染外,如合并心力衰竭、心律失常、休克、肝肾功能障碍、酸碱平衡失调都应认真及时纠正。药物中毒、神经肌肉病变、支气管哮喘、气胸等引起急性呼吸衰竭的病因不消除,其治疗呼吸衰竭将毫无结果。所以,对于急性呼吸衰竭在紧急纠正缺氧和 CO_2 潴留等危及生命因素的同时,认真检查寻找引发急性呼吸衰竭的病因和影响呼吸衰竭转归的并发症、伴发症,予以祛除。

(杨明燕)

第四节　慢性呼吸衰竭

慢性呼吸衰竭为一些慢性疾病诱发的呼吸功能障碍,其中以慢性阻塞性肺疾病最常见,随着呼吸功能损害的逐渐加重,经过较长时间发展为呼吸衰竭。早期生理功能障碍和代谢紊乱较轻,机体可通过代偿适应保持一定的生活和活动能力。但是在此基础上,患者可因为呼吸系统感染、气道痉挛或并发气胸等情况使病情急性加重,在短时间内出现 PaO_2 显著下降和 $PaCO_2$ 显著升高,称为慢性呼吸衰竭急性加重,其病理生理学改变和临床表现可兼有急性呼吸衰竭的特点。了解和发现病因,熟悉临床表现和治疗原则是成功救治慢性呼吸衰竭的关键。在治疗中应着重去除诱发因素,同时改善缺氧和二氧化碳潴留,纠正水、电解质、二氧化碳失衡和酸碱紊乱。

一、病因

常见病因为支气管-肺疾病,如慢性阻塞性肺疾病、严重肺结核、肺间质纤维化、尘肺等。胸廓和神经肌肉病变(如胸部手术、外伤、广泛胸膜增厚、胸廓畸形、脊髓侧索硬化症等),也可导致慢性呼吸衰竭。

二、发病机制

(一)通气功能障碍

1.限制性通气功能障碍

正常呼吸运动有赖于呼吸中枢发放冲动、神经的传导、呼吸肌的收缩、胸廓的完整性及胸廓与肺的弹性,上述任何一个环节受损,都将导致限制性通气功能障碍。

颅脑细菌和病毒等感染,侵犯呼吸中枢;颅内压升高压迫呼吸中枢;镇静剂、麻醉剂等药物抑制呼吸中枢。循环衰竭及外周性呼吸衰竭可以进一步引起中枢抑制,从而加重中枢性呼吸衰竭。

脊髓灰质炎、多发性神经炎、重症肌无力及低血钾等均可引起呼吸肌收缩力减弱或丧失。严重的胸廓畸形、脊柱异常弯曲、胸壁皮肤硬化(如烧伤瘢痕)及胸膜纤维化均可引起胸廓弹性阻力增加;肺纤维化、肺间质水肿等使肺组织硬变,肺泡表面活性物质的减少导致肺泡表面张力增加,均可使肺的弹性阻力增加,顺应性下降,导致限制性通气功能障碍。

近年来,呼吸肌疲劳在呼吸衰竭发病中的作用受到了重视。呼吸肌疲劳往往是急性呼吸衰竭和慢性呼吸衰竭急性期通气功能障碍的重要发病机制。呼吸肌疲劳使呼吸肌的负荷增加所导致的收缩力和(或)收缩速度减低,因而不能产生足以维持足够肺泡通气量所需的压力,但在休息后可恢复的状况。它与肌肉无力有本质的区别,后者在呼吸肌负荷正常时发生收缩无力。引起呼吸肌疲劳的原因:①神经刺激受抑制;②兴奋不能传导至神经肌肉接头处;③收缩用力过强,时间过长;④肌肉供血不足;⑤肌肉兴奋收缩耦联失调;⑥肌肉能量供应不足;⑦电解质紊乱。在慢性阻塞性肺疾病患者由于上述诸多因素,易发生呼吸肌疲劳,促进和加重呼吸衰竭。

2.阻塞性通气功能障碍

由于呼吸道狭窄或阻塞,使气道阻力增加所引起的通气不足,称为阻塞性通气功能障碍。气道阻力是指气体流动时气流内部分子间和气流与呼吸道内壁产生摩擦所造成的阻力。

气道阻力(kPa S/L)＝气道两端压力差(kPa)/气流速度(S/L)

健康成人气道阻力为 0.10～0.30 kPa S/L,呼气相略高于吸气相。其中 80％的气道阻力来自气道和直径＞2 mm 的支气管,20％以下来自直径＜2 mm 的外周小气道。

影响气道阻力的因素有气道内径、长度、形态、气流速度与方式(层流、湍流)等,其中最重要的是气道内径。气道内外压力的改变、管壁痉挛、肿胀、纤维化、黏液、渗出物、异物或肿瘤等阻塞管腔,肺组织弹性阻力降低以致对气道管壁的牵引力减弱等,均可使气道内径变窄或变形,从而增加气道阻力,导致阻塞性通气不足。

气道阻塞可分为中央性及外周性:①中央性气道阻塞,指气管隆嵴以上的气道阻塞。阻塞若位于胸外(如声带麻痹、炎症、水肿等),吸气时气体流经病灶引起压力降低,可使气道内压明显低于大气压,导致气道狭窄加重;而呼气时相反,故患者表现为吸气性呼吸困难。如阻塞位于中央气道的胸内部分,吸气时胸膜腔内压降低,气道内压大于胸膜腔内压,故阻塞减轻,而用力呼气时相反,患者主要表现为呼气性呼吸困难。②外周性气道阻塞,生理情况下内径＜2 mm 的细支气管壁薄无软骨支持,与周围弹性组织紧密相连。因此,吸气相和呼气相所致的跨壁压的改变,将引起小气道内径扩大或减小。吸气时随着肺泡的扩张及压力下降,小气道延长口径变大;呼气时相反,小气道缩短变窄。慢性支气管炎、肺气肿因细支气管狭窄变形,肺组织因破坏弹性减弱而对细支气管的牵拉扩张作用减弱,所以气道阻力增大,是呼气时气流通过狭窄的气道,压力迅速下降。加上肺泡弹性回缩力减小使肺泡内压减小,气道内压随之降低,导致等压点向小气道移动。结果,在用力呼气肺容量还比较大时(如＞75％肺活量),小气道就已被压缩甚至闭合,为阻塞性通气功能障碍的主要原因。

(二)弥散功能障碍

气体弥散能力及速度取决于呼吸膜两侧的气体分压差、呼吸膜的面积与厚度、肺血流量及气体的弥散常数。CO_2 在水中的溶解系数较 O_2 大 20 倍,肺泡膜几乎不存在对 CO_2 阻挡的作用,因此,弥散功能障碍通常是指氧的弥散障碍。导致氧弥散功能障碍的主要机制包括以下几个方面。

1.呼吸膜面积减少和厚度增加

正常成人的呼吸膜面积为 80～100 m^2,平均厚度为 0.6 μm,气体交换非常迅速、充分。但当弥散面积减少至正常的 1/4～1/3 时,会导致气体交换明显受阻。肺间质液体增多或胶原纤维增生可使呼吸膜增厚引起弥散障碍,前者见于严重肺水肿,后者见于肺间质纤维化。

2.肺毛细血管血流过快或不均匀

正常静息时血从肺泡毛细血管动脉端流向静脉端,途径 1/3 的距离时 PO_2 即从 5.3 kPa(40 mmHg)升至 13.9 kPa(104 mmHg),因此即使呼吸膜增厚弥散速度减慢,血液到达静脉端时仍可充分氧合,但在体力活动增加时,因血流加快而影响血红蛋白的氧合,就可导致低氧血症。此外,正常静息状态下,血液通过肺毛细血管的时间平均为 0.75 秒左右,但快慢并不一致,有的仅 0.1 秒,有的可大于 0.8 秒,血流最快者的血液将不能充分氧合,而血流最慢者的血流结合氧量也不能代偿性地增加,因为弥散时间达到 0.25 秒时,血流 PO_2 已与肺泡气 PO_2 平衡,时间再长不能增加血氧饱和度。故血流不均衡性将减少弥散量。

3.肺泡毛细血管血量不足与氧合反应速度减慢

肺气肿和弥散性肺纤维化可导致肺泡毛细血管减少,使肺毛细血管血量减少。贫血、稀血症、碳氧血红蛋白、变性血红蛋白血症等可减少有效的血红蛋白结合氧,使血液的氧合反应速率降低。此时即使毛细血管血 PO_2 可与肺泡气平衡,但动脉血氧含量仍降低。

(三)通气/血流比失调

正常每分钟肺泡通气量为 4 L,肺毛细血管总血流量为 5 L,通气/血流比约为 0.8,但因重力的影响肺尖通气,血流比大而肺底最小,其离散度为 0.6~3.0。肺部病变时虽然经过代偿,肺泡通气总量和血流量仍可正常,但由于通气,血流比失调,不能有效地换气,仍可发生呼吸衰竭。这是肺部疾病引起低氧血症最常见的机制。通气,血流比失调有两种基本形式。

1.部分肺泡通气/血流比降低

部分肺阻塞性或限制性通气障碍可导致通气/血流比降低。该部分肺泡的血流不能得到充分氧合,形成肺动静样分流。一般通过增强肺泡通气可部分代偿,引起的呼吸衰竭常为Ⅰ型呼吸衰竭。

2.部分肺泡通气/血流比增高

肺栓塞、部分肺血管收缩受压扭曲、肺毛细血管床广泛破坏,均可能导致部分肺泡灌注减少甚至缺失,使通气/血流比增高,形成无效腔样通气,其结果是通气的浪费,其他部位的肺泡则血流增多而通气相对不足,出现程度不同的通气/血流比降低。通过呼吸增强可增加肺泡通气,使一部分肺泡的通气/血流比增加,有部分代偿作用。该类患者如发生呼吸衰竭一般为Ⅰ型呼吸衰竭,如代偿性通气增加不足则 $PaCO_2$ 增高。无效腔样通气较肺动静样分流易发生 PCO_2 增高,因为前者代偿性通气增加也会增加无效腔样通气,故有效肺泡通气量增加较少。

通气/血流比失调通常仅产生缺氧,而无二氧化碳潴留。原因:①动脉与混合静脉血的氧分压差为 7.9 kPa(59 mmHg),比二氧化碳分压差 0.8 kPa(5.9 mmHg)大 10 倍;②氧解离曲线呈 S 形,正常肺泡毛细血管血氧饱和度已处于曲线的平台,无法携带更多的氧以代偿低 PaO_2 区的血氧含量下降。而二氧化碳解离曲线在生理范围内呈直线,有利于通气良好区对通气不足区的代偿,排出足够的 CO_2,而不出现 CO_2 潴留。仅在严重的通气/血流比失调时,才出现 CO_2 潴留。

(四)解剖分流增加

解剖分流增加又称肺内短路增加或直性静脉血掺杂,正常占心排血量的 2%~3%。支气管扩张症、肺癌患者支气管循环血管扩张;肺小血管收缩或栓塞、肺动脉压增高,导致肺动静脉吻合支开放,使静脉血未在肺泡进行气体交换即流入动脉;慢性阻塞性肺疾病时,支气管周围炎性肉芽组织内肺静脉与支气管静脉间形成许多炎性吻合支,如并发肺心病右心衰竭,由于右房压力增高,支气管静脉回流受阻,静脉血通过吻合支流入肺静脉增加等,都可增加解剖分流量,导致呼吸衰竭。肺不张、肺实变而完全不通气所造成的通气,血流比严重失调虽然不是解剖分流,也是炎性静脉血掺杂,临床较为常见。因此,提高吸氧浓度并不能提高动脉血氧分压。分流量越大,吸氧后提高动脉血的氧分压效果越差,如分流量超过 30%,吸氧对氧分压的影响有限。

(五)氧耗量增加

氧耗量增加是加重缺氧的原因之一。发热、寒战、呼吸困难和抽搐均增加氧耗量。寒战耗氧量可达 500 mL/min;严重哮喘,随着呼吸功的增加,用于呼吸的氧耗量可为正常的十几倍,氧耗量增加,肺泡氧分压下降,正常人通过增加通气量以防止缺氧。当氧耗量增加的患者,如同时伴有通气功能障碍,会出现严重的低氧血症。

三、缺氧、CO_2 潴留对机体的影响

(一)对中枢神经的影响

中枢神经系统对缺氧最敏感,当 $PaO_2 < 8.0$ kPa(60 mmHg)时,可出现智力和视力轻度减退。如迅速降至 $5.3 \sim 6.7$ kPa(40～50 mmHg),就会引起一系列神经精神症状,如头痛、不安、定向与记忆障碍、精神错乱、嗜睡,以致惊厥和昏迷。慢性呼吸衰竭患者 PaO_2 低达 2.7 kPa(20 mmHg)时,意识仍可清醒,而急性呼吸衰竭患者 PaO_2 达 3.6 kPa(27 mmHg)即可昏迷。

CO_2 潴留使脑脊液 H^+ 浓度增加,影响脑细胞代谢,降低脑细胞兴奋性,抑制皮质活动;但轻度 CO_2 增加,对皮质下层刺激加强,引起皮质兴奋;有失眠、精神兴奋、烦躁不安等症状。若 CO_2 持续升高,皮质下层受抑制,使中枢神经处于麻痹状态,可导致反应迟钝,嗜睡乃至昏迷。

缺氧和 CO_2 潴留均会使脑血管扩张,血流阻力减小,血流量增加。严重缺氧和 CO_2 潴留会发生脑细胞内水肿,血管通透性增加,引起脑间质水肿,导致颅内压增高,挤压脑组织,压迫血管,进而加重脑组织缺氧,形成恶性循环。

(二)对心脏、循环系统的影响

缺氧可刺激心脏,使心率加快和心排血量增加,血压上升。冠状动脉血流量在缺氧时明显增加。冠状动脉血流量在缺氧时明显增加,心脏的血流量可超过脑和其他脏器。心肌对缺氧十分敏感,早期轻度缺氧时即可在心电图上显示,急性严重缺氧可导致心室颤动心搏骤停。长期慢性缺氧可导致心肌纤维化、心肌硬化。缺氧和 CO_2 潴留均能引起肺小血管收缩而增加肺循环阻力,导致肺动脉高压和增加右心负担,最终导致肺源性心脏病。

CO_2 潴留使心率增快,脑、冠状动脉舒张,皮下浅表毛细血管和静脉扩张,而皮肤和肌肉的血管收缩,进一步增加心排血量,使血压升高。

(三)对酸碱平衡及电解质的影响

一般而言,在呼吸障碍时会因合并肾功能障碍、感染、休克及某些治疗措施不当等引起不同类型的酸碱平衡紊乱。故呼吸衰竭时常发生混合性酸碱平衡紊乱,其中以呼吸性酸中毒合并代谢性酸中毒最常见。

1.代谢性酸中毒

由于严重缺氧时无氧代谢加强,乳酸等酸性产物增多。若出现功能性肾功能不全,使肾小管排酸保碱功能降低,或引起呼吸衰竭的原发疾病有感染、休克等也可参与其发生。

酸中毒可使细胞内钾离子外移及肾小管排钾离子减少,引起高钾血症。HCO_3^- 降低,可使肾排氯离子减少,引起高氯血症。

2.呼吸性酸中毒

由于二氧化碳排出受阻。高碳酸血症使红细胞中 HCO_3^- 生成增多,后者与细胞外氯离子交换使氯离子转移入细胞;酸中毒时肾小管上皮细胞产生 NH_3 增多,$NaHCO_3$ 重吸收增多,尿中 NH_4Cl 和 $NaCl$ 的排出增加,均使血清氯离子降低。

3.代谢性碱中毒

Ⅱ型呼吸衰竭患者在治疗过程中,过多过快地排出二氧化碳(如人工呼吸机使用不当),血浆

中碳酸浓度被迅速纠正,而体内代偿性增加的 HCO_3^- 来不及被排出。

此外,纠酸过度,以及由于钾摄入不足、应用排钾利尿剂所致的低钾血症,也是常见原因。

4.呼吸性碱中毒

Ⅰ型呼吸衰竭患者缺氧引起肺过度通气,二氧化碳排出过多,可发生呼吸性碱中毒。此时血钾浓度可降低,血氯浓度则可升高。

(四)对呼吸系统的影响

PaO_2 降低[<8.0 kPa(60 mmHg)]可反射性增强呼吸运动,呼吸加深、加快[PaO_2 为 4.0 kPa(30 mmHg)时,肺通气最大];但当 $PaO_2<4.0$ kPa(30 mmHg)时,呼吸抑制。同样,一定程度 $PaCO_2$ 增高[>6.7 kPa(50 mmHg)]是导致呼吸兴奋的重要因素,但当 $PaCO_2>10.7$ kPa(80 mmHg)时,则抑制呼吸中枢(CO_2 麻醉)。此时,如果进行氧疗只能吸入 $24\%\sim30\%$ 的 O_2,以免缺氧完全纠正后反而引起呼吸抑制,加重高碳酸血症而使病情更加恶化。

不同原因引起的呼吸衰竭,其呼吸运动形式的变化也不同,如呼吸中枢功能障碍引起的呼吸衰竭,呼吸可表现出浅而慢和节律异常,如潮式呼吸、间歇呼吸、抽泣样呼吸、叹气样呼吸。而由肺顺应性降低引起的限制性通气障碍,常表现为呼吸变浅、变快。阻塞性通气障碍时,由于气流阻力增大,患者呼吸深而慢。

(五)对肝、肾功能和造血系统的影响

缺氧可直接或间接损害肝细胞使谷氨酸氨基转移丙转氨酶上升,但随着缺氧的纠正,肝功能逐渐恢复正常。

呼气衰竭患者常合并肾功能障碍。轻者,尿中出现蛋白、红细胞、白细胞及管型等;重者,发生急性肾衰竭,出现少尿、氮质血症和代谢性酸中毒。肾结构无明显改变,是由于缺氧与高碳酸血症使肾血流量减少所致,为功能性肾衰竭。只要外呼吸功能好转,肾功能就可较快地恢复正常。若患者合并有心力衰竭、弥散性血管内凝血或休克,则肾的血液循环和功能障碍更严重。

组织低氧分压可增加红细胞生成素促使红细胞增生。肾脏和肝脏产生一种酶,将血液中非活性红细胞生成素的前身物质激活成生成素,刺激骨髓引起继发性红细胞增多。有利于增加血液携氧量,但也增加血液黏稠度,当血细胞比容超过 0.55 时,会加重肺循环和右心负担。

(六)对消化系统的影响

严重缺氧使胃黏膜屏障作用降低;CO_2 潴留可增强胃壁细胞碳酸酐酶活性,胃酸分泌增多,出现胃肠道黏膜糜烂、坏死、出血与溃疡形成等,故呼吸衰竭晚期患者常伴有上消化道出血,甚至成为死亡原因。

四、临床表现

呼吸衰竭的临床表现因原发病的影响而有很大差异,但均以缺氧和(或)CO_2 潴留为基本表现,出现典型的症状和体征。

(一)呼吸困难

呼吸困难是呼吸衰竭的早期重要症状。患者主观感到空气不足,客观表现为呼吸用力,伴有呼吸频率、深度与节律的改变。呼吸衰竭并不一定有呼吸困难,如镇静药中毒,可出现呼吸匀缓、表情淡漠或昏睡。

(二)发绀

发绀是缺氧的典型体征,表现为耳垂、口唇、口腔黏膜、指甲呈现青紫色的现象。因发绀是由

血液中还原血红蛋白的绝对值增多引起,故重度贫血患者即使有缺氧并不一定有发绀。

(三)神经精神症状

急性严重缺氧可出现谵妄、抽搐、昏迷。慢性者则可有注意力不集中、智力或定向功能障碍。CO_2潴留出现头痛、肌肉不自主的抽动或扑翼样震颤,以及中枢抑制之前的兴奋症状如失眠、睡眠习惯的改变、烦躁等,后者常是呼吸衰竭的早期表现。

(四)循环系统症状

缺氧和CO_2潴留均可导致心率增快、血压升高。严重缺氧可出现各种类型的心律失常,甚至心脏停搏。CO_2潴留可引起表浅毛细血管和静脉扩张,表现为多汗、球结膜充血和水肿、颈静脉充盈等。长期缺氧引起肺动脉高压、慢性肺心病、右心衰竭,出现相应体征。

(五)其他脏器的功能障碍

严重缺氧和CO_2潴留可导致肝肾功能障碍。临床出现黄疸、肝功能异常、上消化道出血;血尿素氮、肌酐增高,尿中出现蛋白、管型等。

(六)酸碱失衡和水、电解质紊乱

CO_2潴留则表现为呼吸性酸中毒。严重缺氧多伴有代谢性酸中毒及电解质紊乱。

五、诊断

(一)判断呼吸功能

动脉血气分析是判断呼吸衰竭最客观的指标,根据动脉血气分析可以将呼吸衰竭分为I型和II型。I型呼吸衰竭的标准为海平面平静呼吸空气的条件下$PaCO_2$正常或下降,$PaO_2 < 8.0$ kPa(60 mmHg)。II型呼吸衰竭的标准为海平面平静呼吸空气的条件下$PaCO_2 > 6.7$ kPa(50 mmHg),$PaO_2 < 8.0$ kPa(60 mmHg)。在吸O_2条件下,需计算氧合指数,氧合指数:$PaCO_2/FiO_2 < 40.0$ kPa(300 mmHg),提示存在呼吸衰竭。

(二)判断酸碱失衡

常用的考核酸碱失衡的指标有以下几点。

1.pH

动脉血pH正常值为$7.35 \sim 7.45$,平均值7.40。pH< 7.35时为酸血症;pH> 7.45时为碱血症。

2.PCO_2

动脉血PCO_2正常值为$4.7 \sim 6.0$ kPa($35 \sim 45$ mmHg),平均值5.3 kPa(40 mmHg)。静脉血较动脉血高$0.7 \sim 0.9$ kPa($5 \sim 7$ mmHg)。它是酸碱平衡呼吸因素的唯一指标。当$PCO_2 > 6.0$ kPa(45 mmHg)时,应考虑为呼吸性酸中毒或代谢性碱中毒的呼吸代偿;当$PCO_2 < 4.7$ kPa(35 mmHg)时,应考虑为呼吸性碱中毒或代谢性酸中毒的呼吸代偿。

3.HCO_3^-

HCO_3^-即实际碳酸氢盐,正常值$22 \sim 27$ mmol/L,平均值24 mol/L,动、静脉血HCO_3^-大致相等。它是反映酸碱平衡代谢因素的指标。$HCO_3^- < 22$ mmol/L,可见于代谢性酸中毒或呼吸性碱中毒代偿;$HCO_3^- > 27$ mmol/L,可见于代谢性碱中毒或呼吸性酸中毒代偿。另外,标准碳酸氢盐、缓冲减、碱剩余、总CO_2量和二氧化碳结合力等指标在判断酸碱失衡时可供参考。

六、治疗

(一)纠正缺氧

可通过鼻导管或面罩氧疗纠正慢性呼吸衰竭患者的低氧血症。鼻导管主要优点为简单、方便,不影响患者咳痰、进食。其缺点为氧浓度不恒定,易受患者呼吸的影响。高流量时可刺激局部黏膜,氧流量不能大于 $7L/min$。面罩主要包括简单面罩、带储气囊无重复呼吸面罩和文丘里面罩,其优点为吸氧浓度相对稳定,可按需调节,对于鼻黏膜刺激小,缺点为在一定程度上影响患者咳痰、进食。

如果基础疾病为慢性阻塞性肺疾病或哮喘,经鼻导管低流量给氧即可改善缺氧。如基础疾病为肺间质纤维化,常需面罩高流量给氧。氧疗过程中应密切监测症状和无创动脉血氧饱和度(SpO_2)。为避免缺氧影响重要脏器的功能,应调整吸氧流量保持 SpO_2 在 $90\%\sim95\%$。治疗慢性呼吸衰竭,尤其是慢性阻塞性肺疾病引起的低氧血症,纠正缺氧并不困难,但较难纠正其二氧化碳潴留。特别是严重二氧化碳潴留者,呼吸中枢对二氧化碳潴留已不敏感,主要靠低氧维持呼吸中枢驱动。给予高浓度氧疗使 PaO_2 高到不再刺激呼吸中枢时,反会进一步降低肺泡通气量和加重二氧化碳潴留。所以应密切监测患者动脉血氧合,使 SpO_2 在 $90\%\sim95\%$ 即可。此外,因为其中大部分患者存在影响通气和气体交换的器质性病变和呼吸肌疲劳,需要机械通气。

(二)抗感染治疗

抗感染治疗在呼吸衰竭治疗中占有重要位置,因为我国慢性呼吸衰竭急性发作的诱发因素很多为感染,而且非感染因素诱发的呼吸衰竭也常继发感染。感染可引起细支气管黏膜充血、水肿、分泌增加、肺泡内渗出物滞留,增加肺泡毛细血管膜距离、加重气道阻塞和肺不张,影响气体交换功能,同时由于气道阻力增加也易诱发呼吸肌疲劳,减少肺泡通气量出现二氧化碳潴留。

治疗时应参考既往抗生素使用史、病情轻重和感染类型(社区或院内感染)选药。社区感染可首选青霉素(或第 1 代头孢菌素)联合一种氨基糖苷类抗生素。院内感染可首选第 3 代头孢菌素和(或)喹诺酮类抗生素。给药前即应收集痰液,分离培养病原菌和进行药敏试验,以便选择敏感抗生素,或根据治疗反应调换抗生素。但应避免滥用抗生素,以预防菌群失调和真菌感染。同时应加强呼吸道卫生,如有效地进行呼吸道湿化、物理排痰和鼓励患者咳嗽等均有助于控制感染。对于已建立人工气道的患者,应注意呼吸道护理,定期和按需吸引分泌物,翻身叩背,加强清洁和隔离措施,切断院内感染途径。

(三)机械通气

当机体出现严重的通气和(或)换气功能障碍时,以人工辅助通气装置(呼吸机)来改善通气和(或)换气功能,即为机械通气。

无创正压通气不需建立人工气道,简便易行,并可降低机械通气相关并发症。可通过面罩进行无创正压通气,目的为增加肺泡通气量、减轻或纠正二氧化碳潴留,适合于呼吸兴奋药无效的患者。应用时可存在漏气、胃食管胀气,通气量易变等问题,应密切监测病情变化和治疗反应。如果 1 天后仍无效,或短时间内病情急剧恶化,二氧化碳逐渐潴留使 $pH<7.25$,应考虑建立人工气道进行有创机械通气。

经人工气道机械通气可保证通气量、避免胃肠胀气、减少医护人员工作量,以及可应用多种新型通气模式进行呼吸支持。但其缺点是有创、对患者的血流动力学影响较大,易产生气压伤,以及形成呼吸肌失用性萎缩和呼吸机依赖。在设定呼吸机通气模式时应注意以下两点:①如果患者有一定自主呼吸能力,应选用部分通气模式,如同步间歇指令通气(同步间歇指令通气)或压力支持通气;②参考患者基础通气量设定较低的肺泡通气量,只要pH维持在正常范围内即可,而不追求将$PaCO_2$降至正常范围。这一策略有利于停机及经济地利用现存的肺功能进行日常生活。

(四)减轻通气负荷

影响动脉血二氧化碳分压主要为2个因素,二氧化碳产生量和肺泡通气量。影响后者的因素主要为呼吸力学,即肺顺应性和气道阻力。然而,在慢性呼吸衰竭时可减轻通气负荷,有明显疗效的策略主要为降低气道阻力和减少二氧化碳产生量。慢性气道疾病呼吸衰竭患者多有明显气道黏膜水肿、支气管痉挛和分泌物增多,进而引起气道阻力增高和诱发呼吸肌疲劳。因此,解除支气管痉挛、减轻黏膜水肿和消除气道分泌物会有助于减轻呼吸困难和消除呼吸肌疲劳。

为解除支气管痉挛可雾化吸入β_2受体激动剂和(或)抗胆碱能药物。由于呼吸衰竭患者呼吸急促,常无法应用定量吸入剂,可选用择受体激动剂溶液(如1.0~2.5 mg特布他林,沙丁胺醇等)雾化吸入。哮喘患者单用(β_2受体激动剂即可取得很好疗效。慢性阻塞性肺疾病患者可同时应用β_2受体激动剂和抗胆碱能药物。临床上也可联合应用氨茶碱静脉滴注,但其治疗窗较窄(10~20 $\mu g/mL$)致使有效与治疗血浓度很接近。应用前应了解用药史,已服用氨茶碱者应缓慢少量静脉滴注,同时监测血茶碱浓度,避免中毒。也有学者建议同时静脉应用甲泼尼龙40~80 mg,每8小时左右1次,症状缓解后减量再改为吸入治疗。但主要对哮喘患者有效,而且由于糖皮质激素可抑制免疫功能,加重或诱发肺部感染和消化道出血等,使用时应格外慎重并应注意监测和防治并发症。

慢性阻塞性肺疾病患者不但存在黏液纤毛功能障碍致使气道分泌物增多,而且可因营养不良和呼吸肌疲劳诱发咳嗽无力,加重分泌物潴留,进而增加呼吸功能和诱发肺部感染。为此,可口服或静脉应用化痰药(如盐酸氨溴环己胺醇)帮助排出分泌物。痰液黏稠者,可考虑雾化吸入蒸馏水和痰液溶解药。此外,物理治疗,如叩背或训练有效地咳嗽,也有助于加强呼吸道卫生,清除分泌物。

(五)纠正水、电解质失衡

慢性呼吸衰竭可有多种电解质紊乱,如低氯、低钾、高钾、低钠、高钠、低镁等。低氯与二氧化碳潴留后代偿性HCO_3^-增高和应用利尿药有关,可导致低氯性碱中毒,应补充氯化钾或其他含氯药物。高氯少见,常为高氯性代谢性酸中毒,纠正代谢性酸中毒后可纠正。低钾多与饮食少钾或胃肠淤血影响吸收,以及应用利尿药和糖皮质激素有关。治疗时应注意去除病因同时补钾。高钾与严重呼吸性酸中毒、脱水、输库存血和肾功能障碍有关,治疗主要为去除病因。低钠血症多见于肺心病患者,进食少、应用利尿药、多汗及心源性肝硬化导致抗利尿激素分泌,补钠可取得明显疗效。高钠少见,可见于哮喘重度发作致使呼吸道丧失水分较多,可补液纠正。低镁常见原因为摄入不足,吸收不良和排泄过多,可补充硫酸镁($MgSO_4$)纠正。

(六)纠正酸碱紊乱

慢性呼吸衰竭发生的酸碱失衡主要为呼吸性酸中毒、代谢酸中毒、呼吸性碱中毒和代谢性碱中毒,当然也存在多重酸碱紊乱。由于呼吸性酸中毒的直接原因是二氧化碳潴留,因此治疗上应着重改善肺泡通气,而不是应用碱性药物。

代谢性酸中毒的原因可能与缺氧、心血管功能或肾功能障碍有关,应首先追查病因进而选择针对性治疗,同时可应用碱性药物,如碳酸氢钠($NaHCO_3$),或3-羟甲基氨基甲烷(THAM)。呼吸性碱中毒常为人工通气过度所致,减小潮气量和(或)减少呼吸频率后即可纠正。同样,代谢性碱中毒也不是呼吸衰竭本身原发的过程,主要与快速利尿、输入碱性药物、人工机械通气过度有关。通常去除诱因后即可纠正,如 pH 过高影响呼吸和血红蛋白氧释放时,可采取相应的治疗措施。如以低氯为主的代谢性碱中毒可输入氯化钠,氯化钙精氨酸等含氯药物,或补充氯化铵,以便加速 HCO_3^- 排出。

(七)呼吸兴奋药

可给患者静脉注射或静脉滴注尼可刹米,但疗效通常不如急性呼吸衰竭明显。因为慢性呼吸衰竭,尤其是基础疾病为慢性阻塞性肺疾病时,气道阻力增高是引起呼吸肌疲劳的主要原因,在没去除原因前应用呼吸兴奋药,其增加通气的有益作用会被增加代谢的不良反应抵消,结果不一定降低 $PaCO_2$,反而可合并 PaO_2 降低。应用前必须保持气道通畅并预先应用支气管舒张药纠正可逆转的支气管痉挛,否则会促发呼吸肌疲劳,并进而加重二氧化碳潴留。主要适用于以中枢抑制为主、通气量不足引起的呼吸衰竭,对于以肺换气功能障碍为主的呼吸衰竭患者不宜使用。脑缺氧、水肿未纠正而出现频繁抽搐者慎用。近年来,尼可刹米和洛贝林两种药物在西方国家已很少使用,取而代之的有多沙普仑。该药对于镇静催眠药过量引起的呼吸抑制和慢性阻塞性肺疾病并发急性呼吸衰竭者呼吸兴奋效果较明显。应用呼吸兴奋药后要密切监测治疗反应,无效时,应及时启用人工机械通气。

(杨明燕)

第五节 急性呼吸窘迫综合征

一、病因

临床上可将急性呼吸窘迫综合征(ARDS)相关危险因素分为 9 类,见表 3-1。其中部分诱因易持续存在或者很难控制,是引起治疗效果不好,甚至患者死亡的重要原因。严重感染、弥散性血管内凝血(DIC)、胰腺炎等是难治性 ARDS 的常见原因。

表 3-1　ARDS 的相关危险因素

1.感染	秋水仙碱
细菌(多为革兰阴性需氧菌和金黄色葡萄球菌)	三环类抗抑郁药
真菌和肺孢子菌	5.弥散性血管内凝血(DIC)
病毒	血栓性血小板减少性紫癜(TTP)
分枝杆菌	溶血性尿毒症综合征
立克次体	其他血管炎性综合征
2.误吸	热射病
胃酸	6.胰腺炎
溺水	7.吸入
碳氢化合物和腐蚀性液体	来自易燃物的烟雾

3.创伤(通常伴有休克或多次输血)	气体(NO₂、NH₃、Cl₂、镉、光气、氧气)
软组织撕裂	8.代谢性疾病
烧伤	酮症酸中毒
头部创伤	尿毒症
肺挫伤	9.其他
脂肪栓塞	羊水栓塞
4.药物和化学品	妊娠物滞留体内
阿片制剂	子痫
水杨酸盐	蛛网膜或颅内出血
百草枯(除草剂)	白细胞凝集反应
三聚乙醛(副醛,催眠药)	反复输血
氯乙基戊烯炔醇(镇静药)	心肺分流

二、发病机制

(一)炎症细胞、炎症介质及其作用

1.中性粒细胞

中性粒细胞是 ARDS 发病过程中重要的效应细胞,其在肺泡内大量募集是发病早期的组织学特征。中性粒细胞可通过许多机制介导肺损伤,包括释放活性氮、活性氧、细胞因子、生长因子等放大炎症反应。此外中性粒细胞还能大量释放蛋白水解酶,尤其是弹性蛋白酶,损伤肺组织。其他升高的蛋白酶包括胶原酶和明胶酶 A、B,同时也可检测到高水平的内源性金属酶抑制剂,如 TIMP,说明蛋白酶/抗蛋白酶平衡在中性粒细胞诱发的蛋白溶解性损伤中具有重要作用。

2.细胞因子

ARDS 患者体液中有多种细胞因子的水平升高,并有研究发现细胞因子之间的平衡是炎症反应程度和持续时间的决定因素。患者体内的细胞因子反应相当复杂,包括促炎因子、抗炎因子以及促炎因子内源性抑制剂等相互作用。在 ARDS 患者 BALF 中,炎症因子(如 IL-Iβ、TNF-α)在肺损伤发生前后均有升高,但相关的内源性抑制剂如 IL-Iβ 受体拮抗剂及可溶性 TNF-α 受体升高更为显著,提示在 ARDS 发病早期既有显著的抗炎反应。

虽然一些临床研究提示 ARDS 患者 BALF 中细胞群 NF-κB 的活性升高,但是后者的活化水平似乎与 BALF 中性粒细胞数量、IL-8 水平及病死率等临床指标并无相关性。而另一项对15 例败血症患者外周血单核细胞核提取物中 NF-κB 活性的研究表明,NF-κB 的结合活性与 APACHE-Ⅱ 评分类似,可以作为评价 ARDS 预后的精确指标。虽然该试验结果提示总 NF-κB 活性水平可能是决定 ARDS 预后的指标,但仍需要大量的研究证实。

3.氧化/抗氧化平衡

ARDS 患者肺部的氧气和抗氧化反应严重失衡。正常情况下,活性氧、活性氮被复杂的抗氧化系统拮抗,如抗氧化酶(超氧化物歧化酶、过氧化氢酶)、低分子清除剂(维生素 E、维生素 C 和谷酰胺),清除或修复氧化损伤的分子(多种 DNA 的蛋白质分子)。研究发现,ARDS 患者体内氧化剂增加和抗氧化剂降低几乎同时发生。

内源性抗氧化剂水平改变会影响 ARDS 的患病风险,如慢性饮酒者在遭受刺激事件如严重创伤、胃内容物误吸后易诱发 ARDS。但易患 ARDS 风险增加的内在机制尚不明确。近来有研究报道慢性饮酒者 BALF 中谷胱甘肽水平约比健康正常人低 7 倍而氧化谷酰胺比例增高,提示体内抗氧化剂如谷胱甘肽水平发生改变的个体可能在特定临床条件下更易发生 ARDS。

4.凝血机制

ARDS 患者凝血因子异常导致凝血与抗凝失衡,最终造成肺泡内纤维蛋白沉积。ARDS 的高危人群及 ARDS 患者 BALF 中凝血活性增强,组织因子(外源性凝血途径中血栓形成的启动因子)水平显著升高。ARDS 发生 3 天后凝血活性达到高峰,之后开始下降,同时伴随抗凝活性下降。ARDS 患者 BALF 中促进纤维蛋白溶解的纤溶酶原抑制剂-1 水平降低。败血症患者中内源性抗凝剂如抗凝血酶Ⅲ和蛋白 C 含量降低,其低水平与较差的预后相关。

恢复凝血/抗凝平衡可能对 ARDS 有一定的治疗作用。给予严重败血症患者活化蛋白 C,其病死率从 30.8% 下降至 24.7%,其主要不良反应是出血。活化蛋白 C 还能使 ARDS 患者血浆 IL-6 水平降低,说明它除了抗凝效果外还具有抗炎效应。但活性蛋白 C 是否对各种原因引起的 ARDS 均有效尚待进一步研究。

(二)肺泡毛细血管膜损害

1.肺毛细血管内皮细胞

肺毛细血管内皮细胞损伤是 ARDS 发病过程中的一个重要环节,对其超微结构的变化特征也早有研究。同时测量肺泡渗出液及血浆中的蛋白含量能够反映毛细血管通透性增高的程度,早期 ARDS 中水肿液/血浆蛋白比>0.75,相反压力性肺水肿患者的水肿液/血浆蛋白比<0.65。ARDS 患者肺毛细血管的通透性较压力性肺水肿患者高,并且上皮细胞间形成了可逆的细胞间隙。

2.肺泡上皮细胞

肺泡上皮细胞损伤在 ARDS 的形成过程中发挥了重要作用。正常肺组织中,肺泡上皮细胞是防止肺水肿的屏障。ARDS 发病早期,由于上皮细胞自身的受损、坏死及由其损伤造成的肺间质压力增高可破坏该屏障。肺泡Ⅱ型上皮细胞可产生合成表面活性物质的蛋白和脂质成分。ARDS 患者表面活性物质减少、成分改变及其功能抑制将导致肺泡萎陷及低氧血症。肺泡Ⅱ型上皮细胞的损伤造成表面活性物质生成减少及细胞代谢障碍。此外,肺泡渗出液中存在的蛋白酶和血浆蛋白通过破坏肺泡腔中的表面活性物质使其失活。

肺泡上皮细胞在肺水肿时有主动转运肺泡腔中水、盐的作用。肺泡Ⅱ型上皮细胞通过 Na^+ 的主动运输来驱动液体的转运。大多数早期 ARDS 患者肺泡液体主动清除能力下降,且与预后呈负相关。在肺移植后肺再灌注损伤患者中也存在类似的现象。虽然 ARDS 患者肺泡液主动清除能力下降的确切机制尚不明了,但推测其可能与肺泡上皮细胞间紧密连接或肺泡Ⅱ型上皮细胞受损的程度有关。

三、诊断

Ashbaugh 等首次报告 ARDS,北美呼吸病-欧洲危重病学会专家联席评审会议发表了 ARDS 的诊断标准(AECC 标准),但其可靠性和准确性备受争议。后来修订的 ARDS 诊断标准(柏林标准)将 ARDS 定义为:①7 天内起病,出现高危肺损伤、新发或加重的呼吸系统症状。②胸部 X 线片或 CT 示双肺透亮度下降且难以完全由胸腔积液、肺(叶)不张或结节解释。③肺水肿原因难以完全由心力衰竭或容量过负荷来解释,如果不存在危险因素,则需要进行客观评估(如超声心动图),以排除静水压增高型水肿。④依据至少 0.49 kPa 呼气末正压机械通气(positive end expiratory pressure,PEEP)下的氧合指数对 ARDS 进行分级,即轻度(氧合指数为 200~300)、中度(氧合指数为 100~200)和重度(氧合指数为≤100)。

中华医学会呼吸病分会也提出了类似的急性肺损伤(ALI/ARDS)的诊断标准(草案)。

(1)有发病的高危因素。

(2)急性起病、呼吸频数和/或呼吸窘迫。

(3)低氧血症,ALI 时动脉血氧分压(PaO_2)/吸氧浓度(FiO_2)≤40.0 kPa(300 mmHg);ARDS 时 PaO_2/FiO_2≤26.7 kPa(200 mmHg)。

(4)胸部 X 线检查两肺浸润阴影。

(5)肺毛细血管楔压(PCWP)≤2.4 kPa(18 mmHg)或临床上能除外心源性肺水肿。

凡符合以上五项可以诊断为 ALI 或 ARDS。

四、治疗的基本原则

ARDS 治疗的关键在于控制原发病及其病因,如处理各种创伤,尽早找到感染灶,针对病原菌应用敏感的抗生素,制止严重反应进一步对肺的损伤;更紧迫的是要及时改善患者的严重缺氧,避免发生或加重多脏器功能损害。

五、治疗策略

(一)原发病治疗

全身性感染、创伤、休克、烧伤、急性重症胰腺炎等是导致 ALI/ARDS 的常见病因。严重感染患者有 25%~50% 发生 ALI/ARDS,而且在感染、创伤等导致的多器官功能障碍综合征(MODS)中,肺往往也是最早发生衰竭的器官。目前认为,感染、创伤后的全身炎症反应是导致 ARDS 的根本原因。控制原发病,遏制其诱导的全身失控性炎症反应,是预防和治疗 ALI/ARDS 的必要措施。

推荐意见 1:积极控制原发病是遏制 ALI/ARDS 发展的必要措施(推荐级别:E 级)。

(二)呼吸支持治疗

1.氧疗

ALI/ARDS 患者吸氧治疗的目的是改善低氧血症,使动脉血氧分压(PaO_2)达到 8.0~10.7 kPa(60~80 mmHg)。可根据低氧血症改善的程度和治疗反应调整氧疗方式,首先使用鼻导管,当需要较高的吸氧浓度时,可采用可调节吸氧浓度的文丘里面罩或带贮氧袋的非重吸式氧气面罩。ARDS 患者往往低氧血症严重,大多数患者一旦诊断明确,常规的氧疗常常难以奏效,机械通气仍然是最主要的呼吸支持手段。

推荐意见 2:氧疗是纠正 ALI/ARDS 患者低氧血症的基本手段(推荐级别:E 级)。

2.无创机械通气

无创机械通气(NIV)可以避免气管插管和气管切开引起的并发症,近年来得到了广泛的推广应用。尽管随机对照试验(RCT)证实 NIV 治疗 COPD 和心源性肺水肿导致的急性呼吸衰竭的疗效肯定,但是 NIV 在急性低氧性呼吸衰竭中的应用却存在很多争议。迄今为止,尚无足够的资料显示 NIV 可以作为 ALI/ARDS 导致的急性低氧性呼吸衰竭的常规治疗方法。

不同研究中 NIV 对急性低氧性呼吸衰竭的治疗效果差异较大,可能与导致低氧性呼吸衰竭的病因不同有关。曾经一项荟萃分析显示,在不包括 COPD 和心源性肺水肿的急性低氧性呼吸衰竭患者中,与标准氧疗相比,NIV 可明显降低气管插管率,并有降低 ICU 住院时间及住院病死率的趋势。但分层分析显示 NIV 对 ALI/ARDS 的疗效并不明确。最近 NIV 治疗 54 例 ALI/ARDS 患者的临床研究显示,70% 的患者应用 NIV 治疗无效。逐步回归分析显示,休克、严重低氧血症和代谢性酸中毒是 ARDS 患者 NIV 治疗失败的预测指标。一项 RCT 研究显示,与标准氧疗比较,NIV 虽然在应用第 1 小时明显改善 ALI/ARDS 患者的氧合,但不能降低气管插管率,也不改善患者预后。可见,ALI/ARDS 患者应慎用 NIV。

推荐意见 3:预计病情能够短期缓解的早期 ALI/ARDS 患者可考虑应用无创机械通气(推荐级别:C 级)。

推荐意见 4:合并免疫功能低下的 ALI/ARDS 患者早期可首先试用无创机械通气(推荐级别:C 级)。

推荐意见 5:应用无创机械通气治疗 ALI/ARDS 应严密监测患者的生命体征及治疗反应。神志不清、休克、气道自洁能力障碍的 ALI/ARDS 患者不宜应用无创机械通气(推荐级别:C 级)。

3.有创机械通气

(1)机械通气的时机选择:ARDS 患者经高浓度吸氧仍不能改善低氧血症时,应气管插管进行有创机械通气。ARDS 患者呼吸功明显增加,表现为严重的呼吸困难,早期气管插管机械通气可降低呼吸功,改善呼吸困难。虽然目前缺乏 RCT 研究评估早期气管插管对 ARDS 的治疗意义,但一般认为,气管插管和有创机械通气能更有效地改善低氧血症,降低呼吸功,缓解呼吸窘迫,并能够更有效地改善全身缺氧,防止肺外器官功能损害。

推荐意见 6:ARDS 患者应积极进行机械通气治疗(推荐级别:E 级)。

(2)肺保护性通气:由于 ARDS 患者大量肺泡塌陷,肺容积明显减少,常规或大潮气量通气易导致肺泡过度膨胀和气道平台压过高,加重肺及肺外器官的损伤。

推荐意见 7:对 ARDS 患者实施机械通气时应采用肺保护性通气策略,气道平台压不应超过 $30\sim35$ cmH_2O(推荐级别:B 级)。

(3)肺复张:充分复张 ARDS 塌陷肺泡是纠正低氧血症和保证 PEEP 效应的重要手段。为限制气道平台压而被迫采取的小潮气量通气往往不利于 ARDS 塌陷肺泡的膨胀,而 PEEP 维持肺复张的效应依赖于吸气期肺泡的膨胀程度。目前临床常用的肺复张手法包括控制性肺膨胀、PEEP 递增法及压力控制法(PCV 法)。其中实施控制性肺膨胀采用恒压通气方式,推荐吸气压为 $30\sim45$ cmH_2O,持续时间为 $30\sim40$ 秒。

推荐意见 8:可采用肺复张手法促进 ARDS 患者的塌陷肺泡复张,改善氧合(推荐级别:E 级)。

(4)PEEP 的选择:ARDS 广泛肺泡塌陷不但可导致顽固的低氧血症,而且部分可复张的肺泡周期性塌陷开放而产生剪切力,会导致或加重呼吸机相关性肺损伤。充分复张塌陷肺泡后应用适当水平的 PEEP 防止呼气末肺泡塌陷,改善低氧血症,并避免剪切力,防治呼吸机相关性肺损伤。因此,ARDS 应采用能防止肺泡塌陷的最低 PEEP。

推荐意见 9:应使用能防止肺泡塌陷的最低 PEEP,有条件的情况下,应根据静态 P-V 曲线低位转折点压力 $+2$ cmH_2O 来确定 PEEP(推荐级别:C 级)。

（5）自主呼吸：自主呼吸过程中膈肌主动收缩可增加 ARDS 患者肺重力依赖区的通气，改善通气血流比例失调，改善氧合。一项前瞻对照研究显示，与控制通气相比，保留自主呼吸的患者镇静剂使用量、机械通气时间和 ICU 住院时间均明显减少。因此，在循环功能稳定、人机协调性较好的情况下，ARDS 患者机械通气时有必要保留自主呼吸。

推荐意见 10：ARDS 患者机械通气时应尽量保留自主呼吸（推荐级别：C 级）。

（6）半卧位：ARDS 患者合并 VAP 往往使肺损伤进一步恶化，预防 VAP 具有重要的临床意义。机械通气患者平卧位易发生 VAP。研究表明，由于气管插管或气管切开导致声门的关闭功能丧失，机械通气患者胃肠内容物易反流误吸进入下呼吸道，导致 VAP。＜30°的平卧位是院内获得性肺炎的独立危险因素。

推荐意见 11：若无禁忌证，机械通气的 ARDS 患者应采用 30°～45°半卧位（推荐级别：B 级）。

（7）俯卧位通气：俯卧位通气通过降低胸腔内压力梯度、促进分泌物引流和促进肺内液体移动，明显改善氧合。

推荐意见 12：常规机械通气治疗无效的重度 ARDS 患者，若无禁忌证，可考虑采用俯卧位通气（推荐级别：D 级）。

（8）镇静镇痛与肌松：机械通气患者应考虑使用镇静镇痛剂，以缓解焦虑、躁动、疼痛，减少过度的氧耗。合适的镇静状态、适当的镇痛是保证患者安全和舒适的基本环节。

推荐意见 13：对机械通气的 ARDS 患者，应制订镇静方案（镇静目标和评估）（推荐级别：B 级）。

推荐意见 14：对机械通气的 ARDS 患者，不推荐常规使用肌松剂（推荐级别：E 级）。

4.液体通气

部分液体通气是在常规机械通气的基础上经气管插管向肺内注入相当于功能残气量的全氟碳化合物，以降低肺泡表面张力，促进肺重力依赖区塌陷肺泡复张。

5.体外膜氧合技术（ECMO）

建立体外循环后可减轻肺负担，有利于肺功能恢复。

（三）ALI/ARDS 药物治疗

1.液体管理

高通透性肺水肿是 ALI/ARDS 的病理生理特征，肺水肿的程度与 ALI/ARDS 的预后呈正相关。因此，通过积极的液体管理，改善 ALI/ARDS 患者的肺水肿具有重要的临床意义。

研究显示，液体负平衡与感染性休克患者病死率的降低显著相关，且对于创伤导致的 ALI/ARDS 患者，液体正平衡使患者的病死率明显增加。应用利尿药减轻肺水肿可能改善肺部病理情况，缩短机械通气时间，进而减少呼吸机相关性肺炎等并发症的发生。但是利尿减轻肺水肿的过程可能会导致心排血量下降，器官灌注不足。因此，ALI/ARDS 患者的液体管理必须考虑两者的平衡，必须在保证脏器灌注的前提下进行。

推荐意见 15：在保证组织器官灌注的前提下，应实施限制性的液体管理，有助于改善 ALI/ARDS 患者的氧合和肺损伤（推荐级别：B 级）。

推荐意见 16：存在低蛋白血症的 ARDS 患者，可通过补充清蛋白等胶体溶液和应用利尿药，有助于实现液体负平衡，并改善氧合（推荐级别：C 级）。

2.糖皮质激素

全身和局部的炎症反应是 ALI/ARDS 发生和发展的重要机制，研究显示血浆和肺泡灌洗液中的炎症因子浓度升高与 ARDS 的病死率呈正相关。长期以来,大量的研究试图应用糖皮质激素控制炎症反应,预防和治疗 ARDS。早期的三项多中心 RCT 研究观察了大剂量糖皮质激素对 ARDS 的预防和早期治疗作用,结果糖皮质激素既不能预防 ARDS 的发生,对早期 ARDS 也没有治疗作用。但对于变应原因导致的 ARDS 患者,早期应用糖皮质激素经验性治疗可能有效。此外感染性休克并发 ARDS 的患者,如合并有肾上腺皮质功能不全,可考虑应用替代剂量的糖皮质激素。

推荐意见 17:不推荐常规应用糖皮质激素预防和治疗 ARDS(推荐级别:B 级)。

3.一氧化氮(NO)吸入

NO 吸入可选择性地扩张肺血管,而且 NO 分布于肺内通气良好的区域,可扩张该区域的肺血管,显著降低肺动脉压,减少肺内分流,改善通气血流比例失调,并且可减少肺水肿形成。临床研究显示,NO 吸入可使约 60% 的 ARDS 患者氧合改善,同时肺动脉压、肺内分流明显下降,但对平均动脉压和心排血量无明显影响。但是氧合改善效果也仅限于开始 NO 吸入治疗的 24～48 小时。两个 RCT 研究证实 NO 吸入并不能改善 ARDS 的病死率。因此,吸入 NO 不宜作为 ARDS 的常规治疗手段,仅在一般治疗无效的严重低氧血症时可考虑应用。

推荐意见 18:不推荐吸入 NO 作为 ARDS 的常规治疗(推荐级别:A 级)。

4.肺泡表面活性物质

ARDS 患者存在肺泡表面活性物质减少或功能丧失,易引起肺泡塌陷。肺泡表面活性物质能降低肺泡表面张力,减轻肺炎症反应,阻止氧自由基对细胞膜的氧化损伤。目前肺泡表面活性物质的应用仍存在许多尚未解决的问题,如最佳用药剂量、具体给药时间、给药间隔和药物来源等。因此,尽管早期补充肺表面活性物质有助于改善氧合,还不能将其作为 ARDS 的常规治疗手段。有必要进一步研究,明确其对 ARDS 预后的影响。

5.前列腺素 E_1

前列腺素 E_1(PGE_1)不仅是血管活性药物,还具有免疫调节作用,可抑制巨噬细胞和中性粒细胞的活性,发挥抗炎作用。但是 PGE_1 没有组织特异性,静脉注射 PGE_1 会引起全身血管舒张,导致低血压。静脉注射 PGE_1 用于治疗 ALI/ARDS 目前已经完成了多个 RCT 研究,但无论是持续静脉注射 PGE_1,还是间断静脉注射脂质体 PGE_1,与安慰剂组相比,PGE_1 组在 28 天的病死率、机械通气时间和氧合等方面并无益处。有研究报道吸入型 PGE_1 可以改善氧合,但这需要进一步的 RCT 来研究证实。因此,只有在 ALI/ARDS 患者低氧血症难以纠正时,可以考虑吸入 PGE_1 治疗。

6.N-乙酰半胱氨酸和丙半胱氨酸

抗氧化剂 N-乙酰半胱氨酸(NAC)和丙半胱氨酸通过提供合成谷胱甘肽(GSH)的前体物质半胱氨酸,提高细胞内 GSH 水平,依靠 GSH 氧化还原反应来清除体内氧自由基,从而减轻肺损伤。静脉注射 NAC 对 ALI 患者可以显著改善全身氧合和缩短机械通气时间。而近期在 ARDS 患者中进行的Ⅱ临床试验证实,NAC 有缩短肺损伤病程和阻止肺外器官衰竭的趋势,不能减少机械通气时间和降低病死率。丙半胱氨酸的Ⅱ、Ⅲ期临床试验也证实不能改善 ARDS 患者预后。因此,尚无足够证据支持 NAC 等抗氧化剂用于治疗 ARDS。

7.环氧化酶抑制剂

布洛芬等环氧化酶抑制剂可抑制 ALI/ARDS 患者血栓素 A_2 的合成,对炎症反应有强烈的抑制作用。小规模临床研究发现布洛芬可改善全身性感染患者的氧合与呼吸力学。对严重感染的临床研究也发现布洛芬可以降低体温、减慢心率和减轻酸中毒,但是亚组分析(ARDS 患者 130 例)显示,布洛芬既不能降低危重 ARDS 患者的患病率,也不能改善 ARDS 患者的 30 天生存率。因此,布洛芬等环氧化酶抑制剂尚不能用于 ALI/ARDS 的常规治疗。

8.细胞因子单克隆抗体或拮抗剂

炎症性细胞因子在 ALI/ARDS 发病中具有重要作用。动物试验应用单克隆抗体或拮抗剂中和肿瘤坏死因子(TNF)、白细胞介素(IL)-1 和 IL-8 等细胞因子可明显减轻肺损伤,但多数临床试验获得阴性结果。细胞因子单克隆抗体或拮抗剂是否能够用于 ALI/ARDS 的治疗,目前尚缺乏临床研究证据。因此,不推荐抗细胞因子单克隆抗体或拮抗剂用于 ARDS 治疗。

9.己酮可可碱及其衍化物利索茶碱

己酮可可碱及其衍化物利索茶碱均可抑制中性粒细胞的趋化和激活,减少促炎因子 TNFA、IL-1 和 IL-6 等释放,利索茶碱还可抑制氧自由基释放。但目前尚无 RCT 试验证实己酮可可碱对 ALI/ARDS 的疗效。因此,己酮可可碱或利索茶碱不推荐用于 ARDS 的治疗。

10.重组人活化蛋白 C

重组人活化蛋白 C(rhAPC)具有抗血栓、抗炎和纤溶特性,已被试用于治疗严重感染。Ⅲ期临床试验证实,持续静脉注射 rhAPC 24 μg/(kg·h)×96 小时可以显著改善重度严重感染患者(APACHE Ⅱ>25)的预后。基于 ARDS 的本质是全身性炎症反应,且凝血功能障碍在 ARDS 发生中具有重要地位,rhAPC 有可能成为 ARDS 的治疗手段。但目前尚无证据表明 rhAPC 可用于 ARDS 治疗,当然在严重感染导致的重度 ARDS 患者,如果没有禁忌证,可考虑应用 rhAPC。rhAPC 高昂的治疗费用也限制了它的临床应用。

11.酮康唑

酮康唑是一种抗真菌药,但可抑制白三烯和血栓素 A_2 合成,同时还可抑制肺泡巨噬细胞释放促炎因子,有可能用于 ARDS 的治疗。但是目前没有证据支持酮康唑可用于 ARDS 的常规治疗,同时为避免耐药,对于酮康唑的预防性应用也应慎重。

12.鱼油

鱼油富含 ω-3 脂肪酸,如二十二碳六烯酸(DHA)、二十碳五烯酸(EPA)等,也具有免疫调节作用,可抑制二十烷花生酸样促炎因子释放,并促进 PGE_1 生成。研究显示,通过肠道为 ARDS 患者补充 EPA、γ-亚油酸和抗氧化剂,可使患者肺泡灌洗液内中性粒细胞减少,IL-8 释放受到抑制,病死率降低。对机械通气的 ALI 患者的研究也显示,肠内补充 EPA 和 γ-亚油酸可以显著改善氧合和肺顺应性,明显缩短机械通气时间,但对生存率没有影响。

推荐意见 19:补充 EPA 和 γ-亚油酸有助于改善 ALI/ARDS 患者氧合,缩短机械通气时间(推荐级别:C 级)。

(杨明燕)

第四章

心内科疾病

第一节　原发性高血压

　　原发性高血压是以体循环动脉压升高为主要临床表现的心血管综合征,通常简称为高血压。高血压常与其他心血管病危险因素共存,是重要的心脑血管疾病危险因素,可损伤重要脏器,如心、脑、肾的结构和功能,最终导致这些器官的功能衰竭。

　　血压与心血管、肾脏不良事件连续相关,不太容易用一个切点来分区正常血压和高血压。但根据临床及流行病学资料,临床已广泛用一个切点来界定高血压,这种方法既能简化诊断,也便于指导治疗。在未使用降压药物的情况下,一般将诊室收缩压≥18.7 kPa(140 mmHg)和(或)舒张压≥12.0 kPa(90 mmHg)定义为高血压。

一、发病机制

(一)危险因素

　　我国大多数高血压患者发病的危险因素包括高钠、低钾膳食、超重、肥胖、过量饮酒、精神紧张及其他。

　　1.高钠、低钾膳食

　　钠盐(氯化钠)摄入量与血压水平和高血压患病率呈正相关,而钾盐摄入量与血压水平呈负相关。膳食钠/钾与血压的相关性更强。我国 14 组人群研究表明,膳食钠盐摄入量平均增加 2 g/d,收缩压和舒张压分别增高 0.3 kPa(2.0 mmHg)和 0.2 kPa(1.2 mmHg)。

　　2.超重和肥胖

　　身体脂肪含量与血压水平呈正相关。人群中体重指数(bodymassindex,BMI)与血压水平呈正相关,BMI 每增加 3 kg/m²,4 年内发生高血压的风险男性增加 50%,女性增加 57%。我国 24 万成人随访资料的汇总分析显示,BMI≥24 kg/m²者发生高血压的风险是 BMI 正常者的 3～4 倍。身体脂肪的分布与高血压发生也有关,腹部脂肪聚集越多,血压水平就越高。腰围≥90 cm(男性)或≥85 cm(女),发生高血压的风险是腰围正常者的 4 倍以上。

　　3.过量饮酒

　　过量饮酒也是高血压发病的危险因素,人群高血压患病率随饮酒量增加而升高。虽然少量饮酒后短时间内血压会有所下降,但长期少量饮酒可使血压轻度升高;过量饮酒则使血压明显升高。如果每天平均饮酒>3个标准杯(1个标准杯相当于12 g酒精),收缩压与舒张压分别平均升高0.4 kPa(3.5 mmHg)与0.3 kPa(2.1 mmHg),且血压上升幅度随着饮酒量增加而增大。

4.精神紧张及其他

长期精神过度紧张也是高血压发病的危险因素,长期从事高度精神紧张工作的人群高血压患病率增加。此外,高血压的其他危险因素还包括吸烟、年龄、高血压家族史和缺乏体力活动等。

(二)病理机制

高血压的病因和发病机制至今未明,参与血压调节的机制很多,有中枢神经和周围反射的整合作用,有肾脏作用,有神经活性因子的作用,还有体液和血管因素的影响。因此,血压水平维持是一个复杂过程,目前认为本病是多种因素综合作用的结果。

1.神经机制

各种原因使大脑皮质下神经中枢功能发生变化,各种神经递质浓度与活性异常,包括去甲肾上腺素、肾上腺素、多巴胺、神经肽Y、5-羟色胺、血管升压素、脑啡肽、脑钠肽和中枢肾素-血管紧张素系统,最终使交感神经系统活性亢进,血浆儿茶酚胺浓度升高,阻力小动脉收缩增强而导致血压增高。

2.肾脏机制

各种原因引起肾性水、钠潴留,增加心排血量,通过全身血流自身调节使外周血管阻力和血压升高,启动压力-利尿钠机制再将潴留的水、钠排泄出去。也可能通过排钠激素分泌释放增加,例如内源性类洋地黄物质,在排泄水、钠同时使外周血管阻力增高而使血压增高。这个学说的理论意义在于将血压升高作为维持体内水、钠平衡的一种代偿方式。现代高盐饮食的生活方式加上遗传性或获得性肾脏排钠能力的下降是许多高血压患者的基本病理生理异常。

3.激素机制

肾素-血管紧张素-醛固酮系统(RAAS)激活,经典的RAAS包括:肾小球入球动脉的球旁细胞分泌肾素,激活从肝脏产生的血管紧张素原(AGT),生成血管紧张素Ⅰ(ATⅠ),然后经肺循环的转换酶(ACE)生成血管紧张素Ⅱ(ATⅡ)。ATⅡ是RAAS的主要效应物质,作用于血管紧张素Ⅱ受体(AT1),使小动脉平滑肌收缩,刺激肾上腺皮质球状带分泌醛固酮,通过交感神经末梢突触前膜的正反馈使去甲肾上腺素分泌增加,这些作用均可使血压升高。近年来发现很多组织,例如血管壁、心脏、中枢神经、肾脏及肾上腺,也有RAAS各种组成成分。

4.血管机制

大动脉和小动脉结构和功能的变化在高血压发病中发挥重要作用。覆盖在血管壁内表面的内皮细胞能生成、激活和释放各种血管活性物质,例如一氧化氮(NO)、前列腺素(PGI$_2$)、内皮素(ET-1)、内皮依赖性血管收缩因子(EDCF)等,调节心血管功能。年龄增长以及各种心血管危险因素,例如血脂异常、血糖升高、吸烟、高同型半胱氨酸血症等,导致血管内皮细胞功能异常,使氧自由基产生增加,NO灭活增强,血管炎症,氧化应激反应等影响动脉弹性功能和结构。

5.胰岛素抵抗

胰岛素抵抗(insulinresistance,IR)是指必须以高于正常的血胰岛素释放水平来维持正常的糖耐量,表示机体组织对胰岛素处理葡萄糖的能力减退。约50%原发性高血压患者存在不同程度的IR,在肥胖、血甘油三酯升高、高血压与糖耐量减退同时并存的四联症患者中最为明显。近年来认为IR是2型糖尿病和高血压发生的共同病理生理基础,但IR是如何导致血压升高,尚未获得肯定解释。多数认为是IR造成继发性高胰岛素血症引起的,继发性高胰岛素血症使肾脏水、钠重吸收增强,交感神经系统活性亢进,动脉弹性减退,从而血压升高。在一定意义上,胰岛素抵抗所致交感活性亢进使机体产热增加,是对肥胖的一种负反馈调节,这种调节以血压升高和血脂代谢障碍为代价。

二、临床表现

(一)一般症状

大多数原发性高血压见于中老年,起病隐匿,进展缓慢,病程长达十多年至数十年,初期很少有症状,约半数患者因体检或因其他疾病就医时测量血压后,才偶然发现血压增高,不少患者一旦知道患有高血压后,反而会产生各种各样神经症样症状,诸如头晕、头胀、失眠、健忘、耳鸣、乏力、多梦、易激动等,1/3～1/2 高血压患者因头痛、头胀或心悸而就医,也有不少患者直到出现高血压的严重并发症和靶器官功能性或器质性损害,出现相应临床表现才就医。

(二)靶器官损害症状

1.心脏

高血压病的心脏损害症状主要与血压持续升高有关,后者可加重左心室后负荷,导致心肌肥厚,继之引起心腔扩大和反复心力衰竭发作,此外,高血压是冠心病主要危险因子,常合并冠心病可出现心绞痛、心肌梗死等症状,高血压早期左室多无肥厚,且收缩功能正常,随病情进展可出现左室向心性肥厚,此时其收缩功能仍多属正常,随着高血压性心脏病变和病情加重,可出现心功能不全的症状,诸如心悸,劳力性呼吸困难,若血压和病情未能及时控制,可发生夜间阵发性呼吸困难、端坐呼吸、咳粉红色泡沫样痰,肺底出现水泡音等急性左心衰和肺水肿的征象,心力衰竭反复发作,左室可产生离心性肥厚,心腔扩大,此时,左室收缩舒张功能均明显损害,甚至可发生全心衰竭。

高血压性心脏病变心脏检查可表现为心尖冲动增强,呈抬举性并向左下移位,心浊音界向左下扩大,心尖部可有收缩期杂音(1/6～2/6 级),若并发左室扩大或乳头肌缺血和功能不全,则可出现二尖瓣关闭不全的征象,此时收缩期杂音可增强至 3/6～4/6 级,当心功能不全时心尖部常有第 3 心音奔马律或出现病理性第 4 心音,主动脉瓣区第 2 心音亢进,并主动脉硬化时可呈金属音,因主动脉扩张可出现收缩期杂音,甚至由于主动脉瓣相对性关闭不全产生轻度主动脉瓣关闭不全的舒张期杂音,此外,高血压性心脏病变也可产生各种心律失常,如频发期前收缩,阵发性室上性或室性心动过速,房颤等,可出现相应的临床表现。

2.肾脏

原发性高血压肾损害主要与肾小动脉硬化有关,此外,与肾脏自身调节紊乱也有关,早期无泌尿系统症状,随病情进展可出现夜尿增多伴尿电解质排泄增加,表明肾脏浓缩功能已开始减退,继之可出现尿液检查异常,如出现蛋白尿、管型、红细胞,肾功能明显减退时尿相对密度(比重)常固定在 1.010 左右,由于肾小管受损使尿内 β_2 微球蛋白增多。

高血压有严重肾损害时可出现慢性肾衰竭症状,患者可出现恶心、呕吐、厌食,代谢性酸中毒和电解质紊乱的症状,由于氮质潴留和尿毒症,患者常有贫血和神经系统症状,严重者可嗜睡、谵妄、昏迷、抽搐、口臭尿味,严重消化道出血等,但高血压患者死于尿毒症者在我国仅占高血压死亡病例的 1.5%～5.0%,且多见于急进型高血压。

3.脑

高血压可导致脑小动脉痉挛,产生头痛、眩晕、头胀、眼花等症状,当血压突然显著升高时可产生高血压脑病,出现剧烈头痛、呕、视力减退、抽搐、昏迷等脑水肿和颅内高压症状,若不及时抢救可以致死。高血压脑部最主要并发症是脑出血和脑梗死,持续性高血压可使脑小动脉硬化,微动脉瘤形成,常因血压波动,情绪激动,用力等情况下突然破裂出血,部分病例可在无先兆的情况下破裂出血。脑出血一旦发生,患者常表现为突然晕倒,呕吐和出现意识障碍,根据出血部位不同可出现偏瘫、口角歪斜、中枢性发热、瞳孔大小不等,若血液破入蛛网膜下腔时可出现颈项强直等脑膜刺激征象。高血压引起脑梗死多见于 60 岁以上伴有脑动脉硬化的老人,常在安静或睡眠时发生,部分患者脑梗死发生前可有短暂性脑缺血发作,表现为一过性肢体麻木,无力,轻瘫和感觉障碍。

4.视网膜

可造成视盘水肿、渗血等。

三、辅助检查

(一)体格检查

仔细的体格检查有助于发现继发性高血压线索和靶器官损害情况,体格检查包括:正确测量血压和心率,必要时测定立卧位血压和四肢血压;测量体重指数(BMI)、腰围及臀围;观察有无库欣面容、神经纤维瘤性皮肤斑、甲状腺功能亢进性突眼征或下肢水肿;听诊颈动脉、胸主动脉、腹部动脉和股动脉有无杂音;触诊甲状腺;全面的心肺检查;检查腹部有无肾脏增大(多囊肾)或肿块,检查四肢动脉搏动和神经系统体征。

(二)实验室检查

1.基本项目

血生化(钾、空腹血糖、血清总胆固醇、甘油三酯、高密度脂蛋白胆固醇、低密度脂蛋白胆固醇和尿酸、肌酐);全血细胞计数、血红蛋白和血细胞比容;尿液分析(尿蛋白、糖和尿沉渣镜检);心电图。

2.推荐项目

24 小时动态血压监测(ABPM)、超声心动图、颈动脉超声、餐后血糖(当空腹血糖≥6.1 mmol时测定)、同型半胱氨酸、尿白蛋白定量(糖尿病患者必查项目)、尿蛋白定量(用于尿常规检查蛋白阳性者)、眼底检查、胸部 X 线片、脉搏波传导速度(PWV)以及踝肱血压指数(ABI)等。

3.选择项目

对怀疑继发性高血压患者,根据需要可以分别选择以下检查项目:血浆肾素活性、血和尿醛固酮、血和尿皮质醇、血游离甲氧基肾上腺素(MN)及甲氧基去甲肾上腺素(NMN)、血和尿儿茶酚胺、动脉造影、肾和肾上腺超声、CT 或 MRI、睡眠呼吸监测等。对有并发症的高血压患者,进行相应的脑功能、心功能和肾功能检查。

四、诊断与鉴别诊断

(一)诊断

对高血压患者需进行诊断性评估,内容包括以下三方面:①确定血压水平及其他心血管危险因素;②判断高血压的原因,明确有无继发性高血压;③寻找靶器官损害以及相关临床情况。血压水平的定义和分类见表 4-1。

表 4-1 血压水平的定义和分类

分类	收缩压(mmHg)		舒张压(mmHg)
正常血压	<120	和	<80
正常高值	120~139	和(或)	80~89
1级高血压(轻度)	140~159	和(或)	90~99
2级高血压(中度)	160~179	和(或)	100~109
3级高血压(重度)	≥180	和(或)	≥110
单纯收缩期高血压	≥140	和	<90

注:当收缩压和舒张压分属不同级别时,以较高的分级为准。

(二)鉴别诊断

1.慢性肾脏疾病

慢性肾脏病早期均有明显的肾脏病变的临床表现,在病程的中后期出现高血压。肾穿刺病理检查有助于诊断慢性肾小球肾炎;多次尿细菌培养和静脉肾盂造影对诊断慢性肾盂肾炎有价值。糖尿病肾病者则有多年糖尿病病史。

2.肾血管疾病

肾动脉狭窄是继发性高血压的常见原因之一。高血压特点为病程短,为进展性或难治性高血压,舒张压升高明显[常>14.7 kPa(110 mmHg)],腹部或肋脊角连续性或收缩期杂音,血浆肾素活性增高,两侧肾脏大小不等(长径相差>1.5 cm)。可行超声检查,静脉肾盂造影,血浆肾素活性测定,放射性核素肾显像,肾动脉造影等以明确。

3.嗜铬细胞瘤

高血压呈阵发性或持续性。典型病例常表现为血压的不稳定和阵发性发作。发作时除血压骤然升高外,还有头痛、恶心、多汗、四肢冰冷和麻木感、视力减退、上腹或胸骨后疼痛等。典型的发作可由于情绪改变如兴奋、恐惧、发怒而诱发。血和尿儿茶酚胺及其代谢产物的测定、胰高糖素激发试验、酚妥拉明试验、可乐定试验等药物试验有助于做出诊断。

4.原发性醛固酮增多症

原发性醛固酮增多症典型的症状和体征有:①轻至中度高血压;②多尿尤其夜尿增多、口渴、尿比重偏低;③发作性肌无力或瘫痪、肌痛、搐搦或手足麻木感等。凡高血压者合并上述 3 项临床表现,并有低钾血症、高血钠而无其他原因可解释的,应考虑本病可能。实验室检查可见血和尿醛固酮升高,PRA 降低。

5.皮质醇增多症

垂体瘤、肾上腺皮质增生或肿瘤所致,表现为满月脸、多毛、皮肤细薄,血糖增高,24 小时尿游离皮质醇和 17 羟或 17 酮类固醇增高,肾上腺超声可以有占位性病变。

6.主动脉缩窄

多表现为上肢高血压、下肢低血压。如患者血压异常升高,或伴胸部收缩期杂音,应怀疑本症存在。CT 和 MRI 有助于明确诊断,主动脉造影可明确狭窄段范围及周围有无动脉瘤形成。

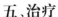

五、治疗

(一)治疗目标

1.标准目标

对检出的高血压患者,在非药物治疗的基础上,使用起始与维持治疗的抗高血压药物,特别是每天给药1次能控制2小时血压并使血压达到治疗目标的药物。同时,控制其他的可逆性危险因素,并对检出的亚临床靶器官损害和临床疾病进行有效干预。

2.基本目标

对检出的高血压患者,在非药物治疗的基础上,使用国家食品与药品监督管理局审核批准的任何安全有效的抗高血压药物,包括每天给药2~3次的短、中效药物,使血压达到治疗目标。同时,尽可能控制其他的可逆性危险因素,并对检出的亚临床靶器官损害和临床疾病进行有效干预。

对高血压患者实施降压药物治疗的目的是,通过降低血压,有效预防或延迟脑卒中、心肌梗死、心力衰竭、肾功能不全等并发症发生;有效控制高血压的疾病进程,预防高血压急症、亚急症等重症高血压发生。较早进行的以舒张压[≥12.0 kPa(90 mmHg)]为入选标准的降压治疗试验显示,舒张压每降低0.7 kPa(5 mmHg)[收缩压降低1.3 kPa(10 mmHg)]可使脑卒中和缺血性心脏病的风险分别降低40%和14%;稍后进行的单纯收缩期高血压[收缩压≥21.3 kPa(160 mmHg),舒张压<12.0 kPa(90 mmHg)]降压治疗试验显示,收缩压降低1.3 kPa(10 mmHg),舒张压降低0.5 kPa(4 mmHg)可使脑卒中和缺血性心脏病的风险分别降低30%和23%。

(二)降压达标方式

将血压降低到目标水平可以明显降低心脑血管并发症的风险。但在达到上述治疗目标后,进一步降低血压是否仍能获益尚不确定。有研究显示,冠心病患者的舒张压<8.0 kPa(60 mmHg)时,心血管事件的风险可能会增加。应及时将血压降低到上述目标血压水平,但并非越快越好。大多数高血压患者,应根据病情在数周至数月内将血压逐渐降至目标水平。年轻、病程较短的高血压患者,可较快达标。但老年人、病程较长或已有靶器官损害或并发症的患者,降压速度宜适度缓慢。

(三)降压治疗时机

高危、很高危或3级高血压患者,应立即开始降压药物治疗。确诊的2级高血压患者,应考虑开始药物治疗;1级高血压患者,可在生活方式干预数周后,如血压仍≥18.7/12.0 kPa(140/90 mmHg),再开始降压药物治疗。

(四)降压药物应用的基本原则

降压治疗药物应用应遵循以下4项原则,即小剂量开始,优先选择长效制剂,联合用药及个体化。①小剂量:初始治疗时通常应采用较小的有效治疗剂量,并根据需要,逐步增加剂量。②优先应用长效制剂:尽可能使用给药1次/天,而有持续24小时降压作用的长效药物,以有效控制夜间血压与晨峰血压,更有效预防心脑血管并发症发生。如使用中、短效制剂,则需给药2~3次/天,以达到平稳控制血压。③联合用药:可增加降压效果又不增加不良反应,在低剂量单药治疗疗效不满意时,可以采用2种或多种降压药物联合治疗。事实上,2级以上高血压为达到目标血压常需联合治疗。对血压≥21.3/13.3 kPa(160/100 mmHg)、高于目标血压2.7/1.3 kPa(20/10 mmHg)或高危及以上患者,起始即可采用小剂量2种药物联合治疗,或用固定配比复方制剂。④个体化：根据患者具体情况和耐受性及个人意愿或长期承受能力，选择适合患者的降压药物。

（五）常用降压药物的种类和作用特点

常用降压药物包括钙通道阻滞剂、ACEI、ARB、利尿剂和β受体阻滞剂5类，以及由上述药物组成的固定配比复方制剂。此外，α受体阻滞剂或其他种类降压药有时亦可应用于某些高血压人群。其他还包括新型降压药物，如直接肾素抑制剂等。建议5大类降压药物均可作为初始和维持用药，应根据患者的危险因素、亚临床靶器官损害以及合并临床疾病情况，合理使用药物。优先选择某类降压药物，有时又可将这些临床情况称为适应证。

1.钙通道阻滞剂

主要通过阻断血管平滑肌细胞上的钙离子通道发挥扩张血管降低血压的作用。包括二氢吡啶类钙通道阻滞剂和非二氢吡啶类钙通道阻滞剂。我国以往完成的较大样本的降压治疗临床试验多以二氢吡啶类钙通道阻滞剂为研究用药，并证实以二氢吡啶类钙通道阻滞剂为基础的降压治疗方案可明显降低高血压患者脑卒中风险。此类药物可与其他4类药联合应用，尤其适用于老年高血压、单纯收缩期高血压、伴稳定型心绞痛、冠状动脉或颈动脉粥样硬化及周围血管病患者。常见不良反应包括反射性交感神经激活导致心跳加快、面部潮红、脚踝部水肿、牙龈增生等。二氢吡啶类钙通道阻滞剂没有绝对禁忌证，但心动过速与心力衰竭患者应慎用。急性冠状动脉综合征患者一般不推荐使用短效硝苯地平。

临床上常用的非二氢吡啶类钙通道阻滞剂，也可用于降压治疗，常见不良反应包括抑制心脏收缩功能和传导功能，有时也会出现牙龈增生。二度或三度房室传导阻滞、心力衰竭患者禁忌使用。因此，在使用非二氢吡啶类钙通道阻滞剂前应详细询问病史，应进行心电图检查，并在用药2～6周复查。

2.ACEI

作用机制是抑制血管紧张素转换酶阻断肾素血管紧张素系统发挥降压作用。在欧美国家人群中进行了大量的大规模临床试验，结果显示此类药物对于高血压患者具有良好的靶器官保护和心血管终点事件预防作用。ACEI降压作用明确，对糖代谢、脂代谢无不良影响。限盐或加用利尿剂可增加ACEI的降压效应。尤其适用于伴慢性心力衰竭、心肌梗死后伴心功能不全、心房颤动预防、糖尿病肾病、非糖尿病肾病、代谢综合征、蛋白尿或微量白蛋白尿患者。最常见不良反应为持续性干咳，多见于用药初期，症状较轻者可坚持服药，不能耐受者可改用ARB。其他不良反应有低血压、皮疹，偶见血管神经性水肿及味觉障碍。长期应用有可能导致血钾升高，应定期监测血钾和血肌酐水平。禁忌证为双侧肾动脉狭窄、高钾血症及妊娠妇女。

3.ARB

作用机制是阻断血管紧张素Ⅱ1型受体发挥降压作用。在欧美国家进行了大量较大规模的临床试验研究，结果显示，ARB可降低有心血管病史（冠心病、脑卒中、外周动脉病）的患者心血管并发症的发生率和高血压患者心血管事件危险；降低糖尿病或肾病患者的蛋白尿及微量白蛋白尿。尤其适用于伴左心室肥厚、心力衰竭、心房颤动预防、糖尿病肾病、冠心病、代谢综合征、微量白蛋白尿或蛋白尿患者，以及不能耐受ACEI的患者。不良反应少见，偶有腹泻，长期应用可升高血钾，应注意监测血钾及肌酐水平变化。双侧肾动脉狭窄、妊娠妇女、高钾血症者禁用。

4.利尿剂

主要通过利钠排尿、降低高血容量负荷发挥降压作用。用于控制血压的利尿剂主要是噻嗪类利尿剂。在我国,常用的噻嗪类利尿剂主要是氢氯噻嗪和吲达帕胺。PATS证实吲达帕胺治疗可明显减少脑卒中再发危险。小剂量噻嗪类利尿剂(如氢氯噻嗪6.25～25.00 mg)对代谢影响很小,与其他降压药(尤其ACEI或ARB)合用可明显增加后者的降压作用。此类药物尤其适用于老年和高龄老年高血压、单纯收缩期高血压或伴心力衰竭患者,也是难治性高血压的基础药物之一。其不良反应与剂量密切相关,故通常应采用小剂量。噻嗪类利尿剂可引起低血钾,长期应用者应定期监测血钾,并适量补钾,痛风患者禁用。对高尿酸血症,以及明显肾功能不全者慎用,后者如需使用利尿剂,应使用祥利尿剂,如呋塞米等。保钾利尿剂(如阿米洛利)、醛固酮受体拮抗剂(如螺内酯等)有时也可用于控制血压。在利钠排尿的同时不增加钾的排出,在与其他具有保钾作用的降压药如ACEI或ARB合用时需注意发生高钾血症的危险。螺内酯长期应用有可能导致男性乳房发育等不良反应。

5.β受体阻滞剂

主要通过抑制过度激活的交感神经活性、抑制心肌收缩力、减慢心率发挥降压作用。高选择性β₁受体阻滞剂对β₁受体有较高选择性,因阻断β₂受体而产生的不良反应较少,既可降低血压,也可保护靶器官、降低心血管事件风险。β受体阻滞剂尤其适用于伴快速性心律失常、冠心病、慢性心力衰竭、交感神经活性增高以及高动力状态的高血压患者。常见的不良反应有疲乏、肢体冷感、激动不安、胃肠不适等,还可能影响糖、脂代谢。Ⅱ度或Ⅲ度心脏传导阻滞、哮喘患者禁用。慢性阻塞性肺病、运动员、周围血管病或糖耐量异常者慎用。糖脂代谢异常时一般不首选β受体阻滞剂,必要时也可慎重选用高选择性β受体阻滞剂。长期应用者突然停药可发生反跳现象,即原有的症状加重或出现新的表现,较常见有血压反跳性升高,伴头痛、焦虑等,称之为撤药综合征。

6.α受体阻滞剂

不作为一般高血压治疗的首选药,适用于高血压伴前列腺增生患者,也用于难治性高血压患者的治疗。开始给药应在入睡前,以预防直立性低血压发生,使用中注意测量坐、立位血压,最好使用控释制剂。直立性低血压者禁用。心力衰竭者慎用。

7.肾素抑制剂

肾素抑制剂为一类新型降压药,可明显降低高血压患者的血压水平,但对心脑血管事件的影响尚待大规模临床试验的评估。

(六)降压药的联合应用

联合应用降压药物已成为降压治疗的基本方法。为了达到目标血压水平,许多高血压患者需要应用≥2种降压药物。

1.联合用药的适应证

2级高血压、高于目标血压2.7/1.3 kPa(20/10 mmHg)和(或)伴有多种危险因素、靶器官损害或临床疾病的高危人群,往往初始治疗即需要应用2种小剂量降压药物,如仍不能达到目标血压,可在原药基础上加量或可能需要3种,甚至4种以上降压药物。

2.联合用药的方法

两药联合时,降压作用机制应具有互补性,同时具有相加的降压作用,并可互相抵消或减轻不良反应。例如,在应用ACEI或ARB基础上加用小剂量噻嗪类利尿剂,降压效果可以达到甚至超过将原有的ACEI或ARB剂量倍增的降压幅度。同样,加用二氢吡啶类钙通道阻滞剂也有相似效果。

3.联合用药方案

（1）ACEI或ARB＋噻嗪类利尿剂：ACEI和ARB可使血钾水平略有上升，能拮抗噻嗪类利尿剂长期应用所致的低血钾等不良反应。ACEI或ARB＋噻嗪类利尿剂合用有协同作用，有利于改善降压效果。

（2）二氢吡啶类钙通道阻滞剂＋ACEI或ARB：钙通道阻滞剂具有直接扩张动脉的作用，ACEI或ARB既扩张动脉又扩张静脉，故两药合用有协同降压作用。二氢吡啶类钙通道阻滞剂常见的不良反应为踝部水肿，可被ACEI或ARB抵消。CHIEF研究表明，小剂量长效二氢吡啶类钙通道阻滞剂＋ARB初始治疗高血压患者，可明显提高血压控制率。此外，ACEI或ARB也可部分阻断钙通道阻滞剂所致反射性交感神经张力增加和心率加快的不良反应。

（3）钙通道阻滞剂＋噻嗪类利尿剂：FEVER研究证实，二氢吡啶类钙通道阻滞剂＋噻嗪类利尿剂治疗，可降低高血压患者脑卒中发生的风险。

（4）二氢吡啶类钙通道阻滞剂＋β受体阻滞剂：钙通道阻滞剂具有的扩张血管和轻度增加心率的作用，恰好抵消β受体阻滞剂的缩血管及减慢心率的作用。两药联合可使不良反应减轻。

我国临床主要推荐应用优化联合治疗方案：二氢吡啶类钙通道阻滞剂＋ARB；二氢吡啶类钙通道阻滞剂＋ACEI；ARB＋噻嗪类利尿剂；ACEI＋噻嗪类利尿剂；二氢吡啶类钙通道阻滞剂＋噻嗪类利尿剂；二氢吡啶类钙通道阻滞剂＋β受体阻滞剂。次要推荐使用的联合治疗方案：利尿剂＋β受体阻滞剂；α受体阻滞剂＋β受体阻滞剂；二氢吡啶类钙通道阻滞剂＋保钾利尿剂；噻嗪类利尿剂＋保钾利尿剂。不常规推荐的但必要时可慎用的联合治疗方案：ACEI＋β受体阻滞剂；ARB＋β受体阻滞剂；ACEI＋ARB；中枢作用药＋β受体阻滞剂。多种药物的合用：①三药联合的方案。在上述各种两药联合方式中加上另一种降压药物便构成三药联合方案，其中二氢吡啶类钙通道阻滞剂＋ACEI（或ARB）＋噻嗪类利尿剂组成的联合方案最为常用。②4种药联合的方案。主要适用于难治性高血压患者，可以在上述3药联合基础上加用第4种药物如β受体阻滞剂、螺内酯、可乐定或α受体阻滞剂等。

（5）固定配比复方制剂：固定配比复方制剂是常用的一组高血压联合治疗药物。通常由不同作用机制的两种降压药组成，也称为单片固定复方制剂。与随机组方的降压联合治疗相比，其优点是使用方便，可改善治疗的依从性及疗效，是联合治疗的新趋势。对2级或3级高血压或某些高危患者可作为初始治疗的选择药物之一。应用时注意其相应组成成分的禁忌证或可能的不良反应。

我国传统的固定配比复方制剂：包括复方利血平（复方降压片）、复方利血平氨苯蝶啶片（降压0号）、珍菊降压片等。以当时常用的利血平、氢氯噻嗪、盐酸双屈嗪或可乐定为主要成分，此类复方制剂组成的合理性虽有争议，但仍在基层广泛使用。

新型的固定配比复方制剂：一般由不同作用机制的两种药物组成，多数每天口服1次，使用方便，改善依从性。目前我国上市的新型的固定配比复方制剂主要包括：ACEI＋噻嗪类利尿剂，ARB＋噻嗪类利尿剂，二氢吡啶类钙通道阻滞剂＋ARB，二氢吡啶类钙通道阻滞剂＋β受体阻滞剂，噻嗪类利尿剂＋保钾利尿剂等。降压药与其他心血管治疗药物组成的固定配比复方制剂：有二氢吡啶类钙通道阻滞剂＋他汀，ACEI＋叶酸；此类复方制剂使用应基于患者合并的危险因素或临床疾病，需掌握降压药和相应非降压药治疗的适应证及禁忌证。

（七）高血压危象和治疗

高血压急症和高血压亚急症曾被称为高血压危象。高血压急症是指原发性或继发性高血压

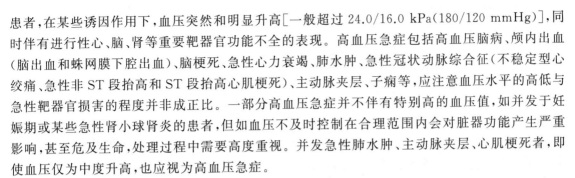

患者,在某些诱因作用下,血压突然和明显升高[一般超过 24.0/16.0 kPa(180/120 mmHg)],同时伴有进行性心、脑、肾等重要靶器官功能不全的表现。高血压急症包括高血压脑病、颅内出血(脑出血和蛛网膜下腔出血)、脑梗死、急性心力衰竭、肺水肿、急性冠状动脉综合征(不稳定型心绞痛、急性非 ST 段抬高和 ST 段抬高心肌梗死)、主动脉夹层、子痫等,应注意血压水平的高低与急性靶器官损害的程度并非成正比。一部分高血压急症并不伴有特别高的血压值,如并发于妊娠期或某些急性肾小球肾炎的患者,但如血压不及时控制在合理范围内会对脏器功能产生严重影响,甚至危及生命,处理过程中需要高度重视。并发急性肺水肿、主动脉夹层、心肌梗死者,即使血压仅为中度升高,也应视为高血压急症。

血压升高的程度不是区别高血压急症与高血压亚急症的标准,区别两者的唯一标准是有无新近发生的急性进行性的严重靶器官损害。

当怀疑高血压急症时,应进行详尽的病史收集、体检和实验室检查,评价靶器官功能受累情况,以尽快明确是否为高血压急症。但初始治疗不要因为对患者整体评价过程而延迟。高血压急症的患者应进入急诊抢救室或加强监护室,持续监测血压;尽快应用适合的降压药;酌情使用有效的镇静药以消除患者恐惧心理;并针对不同的靶器官损害给予相应的处理。

高血压急症需立即进行降压治疗以阻止靶器官进一步损害。在治疗前要明确用药种类、用药途径、血压目标水平和降压速度等。在临床应用时需考虑到药物的药理学和药代动力学作用对心排血量、全身血管阻力和靶器官灌注等血流动力学的影响,以及可能发生的不良反应。理想的药物应能预期降压的强度和速度。

在严密监测血压、尿量和生命体征的情况下,应视临床情况的不同使用短效静脉降压药物。降压过程中要严密观察靶器官功能状况,如神经系统症状和体征的变化,胸痛是否加重等。由于已经存在靶器官的损害,过快或过度降压容易导致组织灌注压降低,诱发缺血事件。所以起始的降压目标并非使血压正常,而是渐进地将血压调控至不太高的水平,最大限度地防止或减轻心、脑、肾等靶器官损害。

一般情况下,初始阶段(数分钟到 1 小时)血压控制的目标为平均动脉压的降低幅度不超过治疗前水平的 25%。在随后的 2～6 小时将血压降至较安全水平,一般为 21.3/13.3 kPa(160/100 mmHg)左右,如果可耐受这样的血压水平,临床情况稳定,在以后 24～48 小时逐步降低血压达到正常水平。降压时需充分考虑患者的年龄、病程、血压升高的程度、靶器官损害和合并的临床状况,因人而异地制订具体的方案。如果患者为急性冠状动脉综合征或以前没有高血压病史的高血压脑病(如急性肾小球肾炎、子痫所致等),初始目标血压水平可适当降低。若为主动脉夹层,在患者可以耐受的情况下,降压的目标应该低至收缩压 13.3～14.7 kPa(100～110 mmHg),一般需要联合使用降压药,并要给予足量 β 受体阻滞剂。降压的目标还要考虑靶器官特殊治疗的要求,如溶栓治疗等。一旦达到初始靶目标血压,可以开始口服药物,静脉用药逐渐减量至停用。

在处理高血压急症时,要根据患者具体临床情况做其他相应处理,争取最大限度保护靶器官,并针对已经出现的靶器官损害进行治疗。

(王学峰)

第二节　继发性高血压

继发性高血压是病因明确的高血压,当查出病因并有效去除或控制病因后,作为继发症状的高血压可被治愈或明显缓解。其在高血压人群中占 5％～10％。临床常见病因为肾性、内分泌性、主动脉缩窄、阻塞性睡眠呼吸暂停低通气综合征及药物性等,由于精神心理问题而引发的高血压也时常可以见到。提高对继发性高血压的认识,及时明确病因并积极针对病因治疗将会大大降低因高血压及并发症造成的高致死及致残率。

一、肾性高血压

(一)肾实质性

肾实质性疾病是继发性高血压常见的病因,占 2％～5％。由于慢性肾小球肾炎已不太常见,高血压性肾硬化和糖尿病肾病已成为慢性肾病中最常见的原因。病因为原发或继发性肾脏实质病变,是最常见的继发性高血压之一。常见的肾脏实质性疾病包括急慢性肾小球肾炎、多囊肾、慢性肾小管间质病变、痛风性肾病、糖尿病肾病及狼疮性肾炎等;也少见于遗传性肾脏疾病(Liddle 综合征)、肾脏肿瘤等。

临床有时鉴别肾实质性高血压与高血压引起的肾脏损害较为困难。一般情况下,前者肾脏病变的发生常先于高血压或与其同时出现,血压水平较高且较难控制,易进展为恶性高血压,蛋白尿/血尿发生早、程度重、肾脏功能受损明显。常用的实验室检查:血尿常规、血电解质、肌酐、尿酸、血糖、血脂的测定,24 小时尿蛋白定量或尿白蛋白/肌酐比值、12 小时尿沉渣检查,肾脏B 超:了解肾脏大小、形态及有无肿瘤,如发现肾脏体积及形态异常,或发现肿物,则需进一步做肾脏计算机断层/磁共振以确诊并查病因;必要时应在有条件的医院行肾脏穿刺及病理学检查,这是诊断肾实质性疾病的“金标准”。

肾实质性高血压应低盐饮食(<6 g/d);大量蛋白尿及肾功能不全者,宜选择摄入高生物效价蛋白;在针对原发病进行有效的治疗同时,积极控制血压在<18.7/12.0 kPa(140/90 mmHg),有蛋白尿的患者应首选 ACEI 或 ARB 作为降压药物,必要时联合其他药物。透析及肾移植用于终末期肾病。

(二)肾血管性

肾血管性高血压是继发性高血压最常见的病因。引起肾动脉狭窄的主要原因包括动脉粥样硬化(90％),主要是出现了其他系统性动脉硬化相关临床症状的老年患者;肌纤维发育不良(不到 10％)(图 4-1),主要是健康状况较好的年轻女性,常有吸烟史;还有比较少见的多发性大动脉炎。单侧肾动脉狭窄时,患侧肾分泌肾素,激活 RAAS,导致水钠潴留。另外,健侧肾高灌注,产生压力性利尿,进一步导致 RAAS 激活,形成肾素依赖性高血压的恶性循环。双侧肾动脉狭窄时,同样存在 RAAS 激活,但无压力性利尿,因而血容量扩张使得肾素分泌抑制,因此产生容量依赖性高血压。当血容量减少时,容量依赖性高血压可再转变为肾素依赖性高血压,比如使用利尿剂治疗后容量减少,肾素再次分泌增多,可导致利尿剂抵抗性高血压。

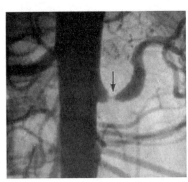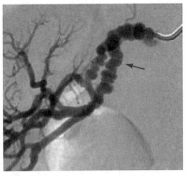

图 4-1　肾血管狭窄

左侧为动脉粥样硬化(箭头所示);右侧为肌纤维发育不良(箭头所示)

以下临床证据有助于肾血管性高血压的诊断:所有需要住院治疗的急性高血压;反复发作的"瞬时"肺水肿;腹部或肋脊角处闻及血管杂音;血压长期控制良好的高血压患者病情在近期加重;年轻患者或 50 岁以后出现的恶性高血压;不明原因低钾血症;使用 ACEI 或 ARB 类药物后产生的急进性肾衰竭;左右肾脏大小不等;全身性动脉粥样硬化疾病。

彩色多普勒超声检查是一种无创检查,为诊断肾动脉狭窄的首选方法。造影剂增强性计算机断层 X 线照相术(CTA)及磁共振血管造影(MRA)亦常用于肾动脉狭窄的检查。肌纤维发育异常产生的肾动脉狭窄往往会在肾动脉中部形成一个"串珠样"改变;而动脉硬化导致的肾动脉狭窄其病变一般在动脉近端,且不连续。侵入性肾血管造影是肾动脉狭窄诊断的金标准。

治疗方法包括药物治疗、介入治疗和手术治疗,应根据病因来选择。肌纤维发育不良性肾动脉狭窄常选用球囊血管成形术(PTCA),总体来说预后较好。对于动脉硬化性肾动脉狭窄来说,控制血压及相关动脉硬化危险因素是首选治疗手段,推荐 AECI/ARB 作为首选,但双侧肾动脉狭窄,肾功能已受损或非狭窄侧肾功能较差者禁用,此外 CCB、β 受体阻滞剂及噻嗪类利尿剂等也能用于治疗。目前,进行球囊血管成形术的指征仅包括真性药物抵抗性高血压及进行性肾衰竭(缺血性肾病)。大多数动脉硬化造成的肾血管损伤并不会导致高血压或进行性肾衰竭,而肾脏血运重建(球囊血管成形术或支架术)对于多数患者来说并无益处,反而存在一些潜在的并发症风险。

二、内分泌性高血压

内分泌组织增生或肿瘤所致的多种内分泌疾病,由于其相应激素如醛固酮、儿茶酚胺及皮质醇等分泌过度增多,导致机体血流动力学改变而使血压升高。这种由内分泌激素分泌增多而致的高血压称为内分泌性高血压,也是较常见的继发性高血压,如能切除肿瘤,去除病因,高血压可被治愈或缓解。临床常见继发性高血压如下(表 4-2)。

表 4-2　常见内分泌性高血压鉴别

病因	病史	查体	实验室检查	筛查	确诊试验
库欣综合征	快速的体重增加,多尿、多饮、心理障碍	典型的身体特征:向心性肥胖、满月脸、水牛背、多毛症、紫纹	高胆固醇血症、高血糖	24 小时尿游离皮质醇	小剂量地塞米松抑制试验

续表

病因	病史	查体	实验室检查	筛查	确诊试验
嗜铬细胞瘤	阵发性高血压或持续性高血压,头痛、出汗、心悸和面色苍白,嗜铬细胞瘤的阳性家族史	多发性纤维瘤可出现皮肤红斑	偶然发现肾上腺肿块	尿分离测量肾上腺素类物质或血浆游离肾上腺类物质	腹、盆部 CT 和 MRI,[123] I 标记的间碘苄胍,突变基因筛查
原发性醛固酮增多症	肌无力,有早发性高血压和早发脑血管事件(<40 岁)的家族史	心律失常(严重低钾血症时发生)	低钾血症(自发或利尿剂引起),偶然发现的肾上腺肿块	醛固酮/肾素比(纠正低钾血症、停用影像 RAA 系统的药物)	定性试验(盐负荷试验、地塞米松抑制试验)肾上腺 CT,肾上腺静脉取血

(一)原发性醛固酮增多症

原发性醛固酮增多症(PHA),通常简称原醛症,是由于肾上腺自主分泌过多醛固酮,而导致水钠潴留、高血压、低血钾和血浆肾素活性受抑制的临床综合征,常见原因是肾上腺腺瘤、单侧或双侧肾上腺增生,少见原因为腺癌和糖皮质激素可调节性醛固酮增多症。近年的报告显示该病在高血压中占 5%～15%,在难治性高血压中接近 20%。

诊断原发性醛固酮增多症的步骤分 3 步:筛查、盐负荷试验及肾上腺静脉取血(图 4-2)。筛查包括测量血浆肾素和醛固酮水平。尽管用醛固酮/肾素比率测定法来筛选所有高血压患者的前景乐观,但这种方法的应用还是有很多局限性,比率升高完全可能仅由低肾素引起。阳性结果应该基于血浆醛固酮水平升高(>15 ng/dL)和被抑制的低肾素水平。因此,筛查仅被推荐用于以下高度可能患有原发性醛固酮增多症的高血压患者:①没有原因的难以解释的低血钾;②由利尿剂引发的严重的低钾血症,但对保钾药有抵抗;③有原发性醛固酮增多症的家族史;④对合适的治疗有抵抗,而这种抵抗又难以解释;⑤高血压患者中偶然发现的肾上腺腺瘤。

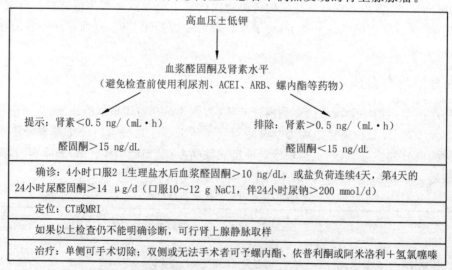

图 4-2 原发性醛固酮增多症患者的诊断及治疗流程

如果需检测血浆醛固酮和肾素水平的话,无论是口服还是静脉都应进行盐抑制试验以明确自主性醛固酮增多症。如果存在,则应行肾上腺静脉取样,区分单侧性的腺瘤和双侧增生,并确定需经腹腔镜手术切除的腺体。CT 或 MRI 影像学可以帮助鉴别肾上腺腺瘤和双侧肾上腺增生症(图 4-3)。

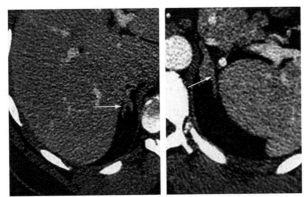

图 4-3 CT 提示的肾上腺肿块

CT 显示的左肾上腺肿块(右侧图片箭头处)与右侧肾上腺对比(左侧图片箭头处)

一旦诊断原发性醛固酮增多症并确立病理类型,治疗方法的选择就相当明确:单发腺瘤应通过腹腔镜行肿瘤切除术;双侧肾上腺增生的患者可予以醛固酮受体拮抗剂治疗,螺内酯或依普利酮,必要时还可给予噻嗪类利尿剂和其他降压药。腺瘤切除后,约有半数患者血压会恢复正常,而另一些尽管有所改善但仍是高血压状态,这可能与原来就存在的原发性高血压或长期继发性高血压损害引起的肾脏有关。

(二)库欣综合征

库欣综合征又称皮质醇增多症,是由于多种病因引起肾上腺皮质长期分泌过量皮质醇所产生的一组综合征(表 4-3)。80%的库欣综合征患者均有高血压,如不治疗,可引起左心室肥厚和充血性心力衰竭等,其存在时间越长,即使病因去除后血压恢复正常的可能性也越小。

表 4-3 库欣综合征的病因分类及相对患病率

病因分类	患病率
一、内源性库欣综合征	
1.ACTH 依赖性库欣综合征	
垂体性库欣综合征(库欣病)	60%~70%
异位 ACTH 综合征	15%~20%
异位 CRH 综合征	罕见
2.ACTH 非依赖性库欣综合征	
肾上腺皮质腺瘤	10%~20%
肾上腺皮质腺癌	2%~3%
ACTH 非依赖性大结节增生	2%~3%
原发性色素结节性肾上腺病	罕见
二、外源性库欣综合征	
1.假库欣综合征	
大量饮酒	
抑郁症	

续表

病因分类	患病率
肥胖症	
2.药物源性库欣综合征	

ACTH:促肾上腺皮质激素;CRH:促皮质素释放激素。

推荐对以下人群进行库欣综合征的筛查:①年轻患者出现骨质疏松、高血压等与年龄不相称的临床表现;②具有库欣综合征的临床表现,且进行性加重,特别是有典型的症状如肌病、多血质、紫纹、瘀斑和皮肤变薄的患者;③体重增加而身高百分位下降,生长停滞的肥胖儿童;④肾上腺意外瘤患者。如果临床特点符合,则通过测定24小时尿游离皮质醇或血清皮质醇昼夜节律检测进行筛查。当初步检测结果异常时,则应行小剂量地塞米松抑制试验进行确诊。当存在有异常筛查结果时,多数学者建议行另一项额外的大剂量地塞米松抑制试验,即每6小时口服2 mg地塞米松共服2天,然后测定尿液中游离皮质醇和血浆皮质醇水平。如果库欣综合征是由垂体ACTH过度分泌所致双侧肾上腺增生,那么尿游离皮质醇与对照组2 mg剂量相对比将被抑制到50%以下,而异位ACTH综合征对此负反馈机制不敏感。血浆ACTH测定有助于区分ACTH依赖性和ACTH非依赖性库欣综合征。肾上腺影像学包括B超、CT、MRI检查。推荐首选双侧肾上腺CT薄层(2~3 mm)增强扫描。对促皮质激素释放激素的反应及下颞骨岩下窦取样可用来确定库欣综合征的垂体病因。治疗主要采用手术、放疗及药物方法治疗基础疾病,降压治疗可采用利尿剂或与其他降压药物联用。

(三)嗜铬细胞瘤

嗜铬细胞瘤是一种少见的由肾上腺嗜铬细胞组成的分泌儿茶酚胺的肿瘤,副神经节瘤是更加罕见的发生于交感神经和迷走神经神经节细胞的一种肾上腺外肿瘤。在临床上,嗜铬细胞瘤泛指分泌儿茶酚胺的肿瘤,包括了肾上腺嗜铬细胞瘤和功能性的肾上腺外的副神经节瘤。嗜铬细胞瘤大部分是良性肿瘤。嗜铬细胞瘤可发生在所有年龄段,主要沿交感神经链分布,较少发生在迷走区域。约15%的嗜铬细胞瘤是肾上腺外的,即副神经节瘤。

剧烈的血压波动及发作性的临床症状,常提示嗜铬细胞瘤的可能。然而在50%的患者中,高血压可能是持续性的。高血压可能合并头痛、出汗、心悸等症状。在以分泌肾上腺素为主的嗜铬细胞瘤患者中,由于血容量的下降和交感反射减弱易发生直立性低血压。如果在弯腰、运动、腹部触诊、吸烟或深吸气时引起血压反复骤升并在数分钟内骤降,应高度怀疑嗜铬细胞瘤。在发作期间可测定血或尿儿茶酚胺或血、尿间羟肾上腺素类似物,主要包括血浆甲氧基肾上腺素、血浆甲氧基去甲肾上腺素和尿甲氧基肾上腺素、尿甲氧基去甲肾上腺素。应用CT或MRI进行肿瘤定位。

嗜铬细胞瘤多数为良性肿瘤,约10%的嗜铬细胞瘤为恶性。手术切除效果较好,手术前应使用α受体阻滞剂,手术后血压多能恢复正常。手术前或恶性病变已多处转移无法手术者,可选用α和β受体阻滞剂联合治疗。

三、主动脉缩窄

主动脉缩窄多数为先天性,少数由多发性大动脉炎所致。先天性主动脉缩窄可发生在胸主动脉或腹主动脉,常起源于左锁骨下动脉起始段远端或动脉导管韧带的远端。主动脉缩窄的典型特征有上臂高血压、股动脉搏动微弱或消失、背部有响亮杂音。二维超声可检测到病变,诊断需依靠主动脉造影(图 4-4)。治疗主要为介入扩张支架置入或血管手术。病变纠正后患者可能仍然有高血压,应该仔细监测并治疗。

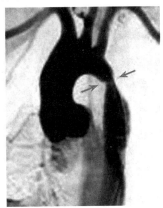

图 4-4　主动脉造影提示降主动脉缩窄

降主动脉缩窄(箭头示)

四、妊娠期高血压

妊娠合并高血压的患病率占孕妇的 5%～10%,妊娠合并高血压分为慢性高血压、妊娠期高血压和先兆子痫/子痫 3 类。慢性高血压指的是妊娠前即证实存在或在妊娠的前 20 周即出现的高血压;妊娠期高血压为妊娠 20 周以后发生的高血压,不伴有明显蛋白尿,妊娠结束后血压可以恢复正常;先兆子痫定义为发生在妊娠 20 周后首次出现高血压和蛋白尿,常伴有水肿与高尿酸血症,可分为轻、重度,如出现抽搐可诊断为子痫。对于妊娠高血压,非药物措施(限盐、富钾饮食、适当活动、情绪放松)是安全有效的,应作为药物治疗的基础。由于所有降压药物对胎儿的安全性均缺乏严格的临床验证,而且动物试验中发现一些药物具有致畸作用,因此,药物选择和应用受到限制。妊娠期间的降压用药不宜过于积极,治疗的主要目的是保证母子安全和妊娠的顺利进行。必要时谨慎使用降压药,常用的静脉降压药物有甲基多巴、拉贝洛尔和硫酸镁等;口服药物包括 β 受体阻滞剂或钙通道阻滞剂。妊娠期间禁用 ACEI 或 ARB。

五、神经源性高血压

神经系统与血压调控密切相关。多种中枢和周围神经系统病变可以导致高血压。其机制主要与颅内压增高使血管舒缩中心的交感神经系统冲动增加及自主神经功能障碍有关。当今世界,社会压力大,精神心理疾病患病率大大提高,而精神心理异常可通过多种渠道导致血压升高,成为双心医学探讨的主要内容。

(一)颅内压增高与高血压

正常成人颅腔是由颅底骨和颅盖骨组成的腔体,有容纳和保护其内容物的作用。除了出入颅腔的血管系统(特别是颈静脉)及颅底孔(特别是枕骨大孔)与颅外相通外,可以把颅腔看作一个完全密闭的容器,而且由于组成颅腔的颅骨坚硬而不能扩张,所以每个人的颅腔容积是恒定的。

1.病因

(1)脑血管疾病:包括脑出血、蛛网膜下腔出血、大面积脑血栓形成、脑栓塞和颅内静脉窦血栓形成等。

(2)颅内感染性疾病:如病毒、细菌、结核、真菌等引起的脑膜炎、脑炎、脑脓肿等。

(3)颅脑损伤:如脑挫裂伤、颅内血肿、手术创伤、广泛性颅骨骨折、颅脑火器伤、外伤性蛛网膜下腔出血等。

(4)颅内占位性病变:包括各种癌瘤、脓肿、血肿、肉芽肿、囊肿、脑寄生虫等。

(5)各种原因引起的交通性和非交通性脑积水。

(6)各种原因引起的缺血缺氧代谢性脑病:如呼吸道梗阻、窒息、心搏骤停、肝性脑病、酸中毒、一氧化碳中毒、铅中毒、急性水中毒和低血糖等。

(7)未得到有效控制的癫痫持续状态。

(8)良性颅内压增高。

(9)先天性异常:如导水管的发育畸形、颅底凹陷和先天性小脑扁桃体下疝畸形等,可以造成脑脊液回流受阻,从而继发脑积水和颅内压增高狭颅症,由于颅腔狭小,限制了脑的正常发育,也常发生颅内压增高。

2.临床表现

(1)头痛:是因为颅内有痛觉的组织(如脑膜、血管和神经)受到压力的牵张所引起。颅内压增高引起的头痛的特点如下。头痛常是持续性的,伴有阵发性的加剧,常因咳嗽或打喷嚏等用力动作而加重。头痛的部位以额、颞、枕部明显;头痛的性质呈胀痛或搏动性疼痛;急性颅内压增高的患者,头痛常非常剧烈,伴烦躁不安,并常进入昏迷状态。儿童及老年人的头痛相对较成年人为少。

(2)呕吐:呕吐是头痛的伴发症状,典型表现为喷射性呕吐,一般与饮食无关,但较易发生于进食后,因此患者常常拒食,可导致失水和体重锐减。也可见非喷射性呕吐。恶心、呕吐可因肿瘤直接压迫迷走神经核或第四脑室底部而引起。有人认为是因为迷走神经核团或其神经根受到刺激所引起。脑干肿瘤起源于迷走神经核团附近者,呕吐有时是其早期唯一的症状,可造成诊断上的困难,有时可误诊为"功能性呕吐"。

(3)视盘水肿:视盘水肿是颅内压增高的特征性体征之一。它是因颅内压增高使眼底静脉回流受阻所致。与颅内压增高发生发展的时间、速度和程度有关。颅内压增高早期或急性颅内压增高时,视盘水肿可不明显,对视力影响不大。而慢性颅内压增高的患者,70%以上均有视盘水肿,如视盘边界模糊,生理凹陷不清,静脉充盈、迂曲,视盘周围火焰状出血等。此时,视力减退。随着视盘水肿的加重,可继发视神经萎缩,常伴不可逆视力减退甚至失明。

(4)意识障碍:意识障碍的病理解剖学基础是颅内压增高导致的全脑严重缺血缺氧和脑干网状结构功能受累。患者可呈谵妄、呆木、昏沉甚至昏迷。

(5)库欣反应:是指在严重颅内压增高时出现的血压上升、心率缓慢和呼吸减慢等现象。其结果是确保一定的脑灌注压,使肺泡氧和二氧化碳充分交换,增加脑供氧,是机体总动员和积极代偿的表现。

(6)复视:因展神经在颅底走行较长,极易受到颅内压增高的损伤,出现单侧或双侧展神经麻痹,早期表现为复视。颅内压增高持续较久的病例,眼球外展受限,甚至使眼球完全内斜。

(7)抽搐及去大脑强直:抽搐及去大脑强直多系脑干受压所致,表现为突然意识丧失、四肢强

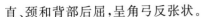

直、颈和背部后屈,呈角弓反张状。

(8)视野缺损:系后颅窝病变引起的脑室积水,第三脑室扩大压迫视交叉后部并引起蝶鞍的扩大所致。常可误诊为垂体瘤。

(9)脑疝的表现:颅内压升高到一定程度,部分脑组织发生移位,挤入硬脑膜的裂隙或枕骨大孔,压迫附近的神经、血管和脑干,产生一系列症状和体征。幕上的脑组织(颞叶的海马回、钩回)通过小脑幕切迹被挤向幕下,称为小脑幕切迹疝或颞叶钩回疝或海马沟回疝。幕下的小脑扁桃体及延髓经枕骨大孔被挤向椎管内,称为枕骨大孔疝或小脑扁桃体疝。一侧大脑半球的扣带回经镰下孔被挤入对侧分腔,称为大脑镰下疝或扣带回疝。

小脑幕切迹疝(颞叶钩回疝)。同侧动眼神经麻痹,表现为眼睑下垂,瞳孔扩大,对光反射迟钝或消失,不同程度的意识障碍,生命体征变化,对侧肢体瘫痪和出现病理反射。小脑幕切迹疝的临床表现如下。①颅内压增高:表现为头痛加重,呕吐频繁,躁动不安,提示病情加重。②意识障碍:患者逐渐出现意识障碍,由嗜睡、蒙眬到浅昏迷、昏迷,对外界的刺激反应迟钝或消失,系脑干网状结构上行激活系统受累的结果。③瞳孔变化:最初可有时间短暂的患侧瞳孔缩小,但多不易被发现。以后该侧瞳孔逐渐散大,对光发射迟钝、消失,说明动眼神经背侧部的副交感神经纤维已受损。晚期则双侧瞳孔散大,对光反射消失,眼球固定不动。④锥体束征:由于患侧大脑脚受压,出现对侧肢体力弱或瘫痪,肌张力增高,腱反射亢进,病理反射阳性。有时由于脑干被推向对侧,使对侧大脑脚与小脑幕游离缘相挤,造成脑疝同侧的锥体束征,需注意分析,以免导致病变定侧的错误。⑤生命体征改变:表现为血压升高,脉缓有力,呼吸深慢,体温上升。到晚期,生命中枢逐渐衰竭,出现潮式或叹息样呼吸,脉频弱,血压和体温下降;最后呼吸停止,继而心跳亦停止。

枕骨大孔疝(小脑扁桃体疝)。①枕下疼痛、项强或强迫头位:疝出组织压迫颈上部神经根,或因枕骨大孔区脑膜或血管壁的敏感神经末梢受牵拉,可引起枕下疼痛。为避免延髓受压加重,机体发生保护性或反射性颈肌痉挛,患者头部维持在适当位置。②颅内压增高:表现为头痛剧烈,呕吐频繁,慢性脑疝患者多有视盘水肿。③后组脑神经受累:由于脑干下移,后组脑神经受牵拉,或因脑干受压,出现眩晕、听力减退等症状。④生命体征改变:慢性疝出者生命体征变化不明显;急性疝出者生命体征改变显著,迅速发生呼吸和循环障碍,先呼吸减慢,脉搏细速,血压下降,很快出现潮式呼吸和呼吸停止,如不采取措施,不久心跳也停止。与小脑幕切迹疝相比枕骨大孔疝患者生命体征变化出现较早,瞳孔改变和意识障碍出现较晚。

大脑镰下疝:引起病侧大脑半球内侧面受压部的脑组织软化坏死,出现对侧下肢轻瘫、排尿障碍等症状。一般活体不易诊断。

(10)与颅内原发病变相关的症状体征:主要是与病变部位相关的神经功能刺激症状或局灶体征,如癫痫、失语、智能障碍、运动障碍、感觉障碍和自主神经功能障碍等。

(11)心血管舒缩中枢障碍症状体征:可表现为血压忽高忽低,最高可在 29.3/18.7 kPa(220/140 mmHg)以上,最低在 12.0/8.0 kPa(90/60 mmHg)以下;伴心动过速、心动过缓或心律不齐。心率或心律、血压具有波动幅度大、不稳定及对药物干预敏感等特点。

(12)与血压增高相关的症状体征:头痛、头晕、心悸、气短、耳鸣、乏力等,甚至出现高血压所致的心、脑、肾、眼等靶器官损害的表现。

3.治疗

颅内原发疾病的治疗是解除颅内压增高所致高血压的根本,而降低颅内压治疗是降低血压的直接手段,如手术清除颅内血肿、脓肿、肉芽肿、肿瘤等颅内占位病变;脑室穿刺引流或脑脊液分流,改善脑脊液循环;脑静脉血栓局部溶栓,促进脑静脉回流等。多数情况下,随着颅内压的下降,血压恢复或接近正常。所以对血压的调控应持谨慎的态度,不能盲目地予以降压药物干预。降颅内压治疗应当是一个平衡的、逐步的过程。从简单的措施开始,降颅内压治疗需同步监测颅内压和血压,以维持脑灌注压＞9.3 kPa(70 mmHg)。具体措施如下。

(1)抬高头位:床头抬高 30°,可减少脑血流容积,增加颈静脉回流,降低脑静脉压和颅内压,且安全有效。理想的头位角度应依据患者 ICP 监测的个体反应而定,枕部过高或颈部过紧可导致 ICP 增加,应予以避免。

(2)止痛和镇静:当颅内压顺应性降低时,躁动、对抗束缚、行气管插管或其他侵入性操作等均可使胸腔内压和颈静脉压增高,颅内压增高;另焦虑或恐惧使交感神经系统功能亢进,导致心动过速,血压增高,脑代谢率增高,脑血流增加,颅内压增高。因此,积极进行镇静治疗尤为重要。胃肠外镇静剂有呼吸抑制和血压降低的危险,所以必须先行气管插管和动脉血压监测,然后再用药。异丙酚是一种理想的静脉注射镇静药,其半衰期很短,且不影响患者的神经系统临床评估,还有抗癫痫及清除自由基作用,通常剂量为 0.3～4.0 mg/(kg·h)。应避免使用麻痹性神经肌肉阻滞剂,因其影响神经系统功能的正确评估。

(3)补液:颅内压增高患者只能输注等渗液如 0.9％生理盐水,禁用低渗液如 5％右旋糖酐或 0.45％盐水。应积极纠正机体低渗状态(＜280 mOsm/L),轻度高渗状态(＞300 mOsm/L)对病情是有利的。CPP 降低可使 ICP 反射性增加,可输注等渗液纠正低血容量。不应使用 5％或 10％葡萄糖溶液,禁忌使用 50％高渗葡萄糖溶液。因为会增加脑组织内乳酸堆积,加重脑水肿和神经元损害。当然,临床医师应根据患者血糖和血浆电解质含量动态监测及时调整补液种类和补液量。

(4)降颅内压。①渗透性利尿剂:如甘露醇、甘油、高渗盐水等;②人血清蛋白:应用人血清蛋白可明显地增加血浆胶体渗透压,使组织间水分向血管中转移,从而减轻脑水肿,降低颅内压,尤其适用于血容量不足、低蛋白血症的颅内高压、脑水肿患者;③髓袢利尿剂:主要为呋塞米,作用于髓袢升支髓质部腔面的细胞膜,抑制 Na^+ 和 Cl^- 重吸收;④糖皮质激素:主要是利用糖皮质激素具有稳定膜结构的作用减少了因自由基引发的脂质过氧化反应,从而降低脑血管通透性、恢复血管屏障功能、增加损伤区血流量及改善 Na^+-K^+-ATP 酶的功能,使脑水肿得到改善。

(5)巴比妥类药物:巴比妥类药物具有收缩脑血管、降低脑代谢率、抑制脑脊液分泌、减低脑耗氧量和脑血流量及抑制自由基介导的脂质过氧化作用。大剂量巴比妥可使颅内压降低。临床试验证实,输入戊巴比妥负荷剂量 5～20 mg/kg,维持量 1～4 mg/(kg·h),可改善难治性颅内压增高。美国和欧洲脑卒中治疗指南推荐可用大剂量巴比妥类药物治疗顽固性高颅内压,但心血管疾病患者不宜使用。

(6)过度通气:过度换气可使肺泡和血中的二氧化碳分压降低,导致低碳酸血症,低碳酸血症使脑阻力血管收缩和脑血流减少,从而缩小脑容积和降低颅内压。也有认为是增加呼吸的负压使中心静脉压下降,脑静脉血易于回流至心脏。因而使脑血容量减少。但当 $PaCO_2$ 低于 4.0 kPa (30 mmHg)时,会引起脑血管痉挛,导致脑缺血缺氧,加重颅内高压。以往认为采用短时程 (＜24 小时)轻度过度通气[$PaCO_2$ 4.0～4.7 kPa(30～35 mmHg)],这样不但可以降低颅内压,而且不会导致和加重脑缺血。近年来随着脑组织氧含量直接测定技术的问世,研究发现短时程轻度过度通气亦不能提高脑组织氧含量,相反会降低脑组织氧含量。所以,国内外学者已不主张

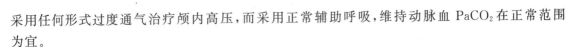

采用任何形式过度通气治疗颅内高压,而采用正常辅助呼吸,维持动脉血 $PaCO_2$ 在正常范围为宜。

(7)亚低温治疗:动物试验证实,温度升高使脑的氧代谢率增加,脑血流量增加,颅内压增高,尤其是缺血缺氧性损伤恶化。通常每降低 1 ℃,脑耗氧量与血流量即下降 6.7%,有资料表明当体温降至 30 ℃时,脑耗氧量为正常时的 50%～55%,脑脊液压力较降温前低 56%。因此,首先应对体温增高的患者进行降温治疗(应用对乙酰氨基酚、降温毯、吲哚美辛等)。近年来,随着现代重症监护技术的发展,亚低温降颅内压治疗的研究发展很快。无论是一般性颅内压增高还是难治性颅内压增高,亚低温治疗都是有效的,且全身降温比孤立的头部降温更有效。降温深度依病情而定,以 32～34 ℃为宜,过高达不到降温目的,过低有发生心室颤动的危险。降温过程中切忌发生寒战、冻伤及水与电解质失调,一般持续 3～5 天即可停止物理降温,使患者自然复温,逐渐减少用药乃至停药。在欧洲、美国、日本等国家已推广使用。但由于亚低温治疗需要使用肌松剂和持续使用呼吸机,目前国内中小医院尚难以开展此项技术。

(8)减少脑脊液,以迅速降低颅内压,缓解病情,也是常用的颅脑手术前的辅助性抢救措施之一。①脑脊液外引流:是抢救脑疝危象患者的重要措施。控制性持续性闭式脑室引流,既可使脑脊液缓慢流出以将颅内压控制在正常范围,从而避免突然压力下降而导致脑室塌陷、小脑上疝、脑充血、脑水肿加重或颅内压动力学平衡的紊乱,而且有利于保持引流的通畅。关闭式引流有利于预防感染。②脑脊液分流术:不论何种原因引起的阻塞性或交通性脑积水,凡不能除去病因者均可行脑脊液分流术。根据阻塞的不同部位,可使脑脊液绕过阻塞处到达大脑表面,再经过蛛网膜颗粒吸收,以达到降低颅内压的目的。或将脑脊液引流到右心房或腹腔等部位而被吸收。若分流术成功,效果是比较肯定的。常用的脑脊液分流方法有侧脑室-枕大池分流术、侧脑室-右心房分流术、侧脑室-腹腔引流术、腰椎蛛网膜下腔-腹腔分流术。目前临床最常用的是侧脑室-腹腔引流术。③乙酰唑胺:一种碳酸酐酶抑制剂,它能使脑脊液产生减少 50%,从而降低颅内压。常用剂量是每次 0.25 g,每天 3 次。

(9)颅内占位病变:如肿瘤、脑脓肿等颅内占位性病变应手术切除,若不能切除可考虑脑室引流或行颅骨切开去骨瓣减压,可迅速降低颅内压。有学者认为,通过各种降颅压措施,如脱水、过度换气、巴比妥昏迷、亚低温等治疗不能控制的颅内高压,应考虑标准大骨瓣开颅术。

(10)去大骨瓣减压术:能使脑组织向减压窗方向膨出,减轻颅内高压对重要脑结构的压迫,尤其是脑干和下丘脑,以挽救患者生命。但越来越多的临床实践证明去大骨瓣减压术不但没有降低重型颅脑伤患者死残率,而且可能增加重型颅脑伤患者病死率,原因如下。①去大骨瓣减压术会导致膨出的脑组织在减压窗处嵌顿、嵌出的脑组织静脉回流受阻、脑组织缺血水肿坏死,久之形成脑穿通畸形;②去大骨瓣减压术不缝合硬脑膜会增加术后癫痫发作;③去大骨瓣减压术会导致脑室脑脊液向减压窗方向流动,形成间质性脑水肿;④去骨瓣减压术不缝合硬脑膜,使手术创面渗血进入脑池和脑室系统,容易引起脑积水;⑤去大骨瓣减压术不缝合硬脑膜会导致脑在颅腔内不稳定,会引起再损伤;⑥去大骨瓣减压术不缝合硬脑膜会增加颅内感染、切口裂开机会等。

(11)预防性抗癫痫治疗:越来越多的临床研究表明使用预防性抗癫痫药不但不会降低颅脑损伤后癫痫发生率,而且会加重脑损害和引起严重毒副作用。严重脑挫裂伤脑内血肿清除术后是否常规服用预防性抗癫痫治疗仍有争议,也无任何大规模临床研究证据。国外学者不提倡预防性抗癫痫治疗。但若颅脑损伤患者一旦发生癫痫,则应该正规使用抗癫痫药。

(12)高压氧治疗:当动脉二氧化碳分压正常而氧分压增高时,也可使脑血管收缩,脑体积缩小,从而达到降颅内压的目的。在两个大气压下吸氧,可使动脉氧分压增加到133.3 kPa(1 000 mmHg)以上,使增高的颅内压下降30%,然而这种治疗作用只是在氧分压维持时才存在。如血管已处于麻痹状态,高压氧则不能起作用。有文献报道高压氧吸入后因肺泡与肺静脉氧分压差的增大,血氧弥散量可增加近20倍,从而大大提高组织氧含量,可中断因为脑缺血缺氧导致的脑水肿,可促进昏迷患者的觉醒,减少住院天数,能显著改善脑损伤患者的认知功能障碍,有利于机体功能的恢复,对抢救生命和提高生存质量有较好的疗效。绝对禁忌证为未经处理的气胸、纵隔气肿,肺大疱,活动性内出血及出血性疾病,结核性空洞形成并咯血,心脏二度以上房室传导阻滞。相对禁忌证为重症上呼吸道感染,重症肺气肿,支气管扩张症,重度鼻窦炎,血压高于21.3/13.3 kPa(160/100 mmHg),心动过缓<50次/分,未做处理的恶性肿瘤,视网膜脱离,早期妊娠(3个月内)。

(13)调控血压:调控血压时应考虑系统动脉血压与颅内压和脑灌注压的关系。尤其是脑卒中急性期的血压管理,脑卒中急性期降压治疗目前仍无定论。由于病灶周边脑组织的充分血液供应对挽救缺血半暗带区濒危脑细胞至关重要,而这时CBF自我调节机制受损,CPP严重依赖MAP,但血压过高也会引起血-脑屏障破坏及其他相关脏器功能损伤。大量研究结果表明,75%以上的脑卒中患者急性期血压升高,尤其是那些既往有高血压病史的患者。在脑卒中发生后的1周内、血压有自行下降的趋势、有些患者数小时内即可看到血压明显降低。因此,对脑卒中急性期的血压,要持慎重的态度,而非简单的降低血压。

(二)自主神经功能障碍与高血压

自主神经主要分布于内脏、心血管和腺体。由于内脏反射通常是不能随意控制,故名自主神经。自主神经系统的功能在于调节心肌、平滑肌和腺体的活动,交感和副交感神经对内脏的调节具有对立统一作用。血管运动中枢位于脑干,它通过胸腰段交感神经元及第Ⅸ、Ⅹ对脑神经(副交感神经)对主动脉弓、窦房结、颈动脉压力感受器的控制,调节和维持交感神经和副交感神经的相对平衡,保持心血管系统的稳定性。因此,凡累及自主神经系统的病变大多可引起血压的变化。

1.脊髓损伤后自主神经反射不良

自主神经反射不良(AD)或称自主神经反射亢进,是指脊髓T_6或以上平面的脊髓损伤(SCI)而引发的以血压阵发性骤然升高为特征的一组临床综合征。常见的SCI的病因有外伤、肿痛、感染等。

2.致死性家族性失眠症

致死性家族性失眠症(FFI)是罕见的家族性人类朊蛋白(PrP)疾病,是常染色体显性遗传性疾病,也是近年来备受关注的人类可传播性海绵样脑病(TSH)之一。意大利Bologna大学医学院Lugaresi等首先报道并详细描述了本病的第一个病例,以进行性睡眠障碍和自主神经失调为主要表现,尸检证实丘脑神经细胞大量脱失,命名为致死性家族性失眠症。随着基因监测技术的发展和对朊蛋白疾病认识的深入,全世界FFI散发病例及家系报道逐渐增多。因FFI是罕见病,目前为止尚无流行病学资料。FFI由于自主神经失调可表现出高血压征象;同时可因严重睡眠障碍导致血压昼夜节律异常。

3.吉兰-巴雷综合征与高血压

吉兰-巴雷综合征(GBS)是一类免疫介导的急性炎性周围神经病。临床特征为急性起病,症状多在2周左右达到高峰,主要表现为多发神经根及周围神经损害,常有脑脊液蛋白-细胞分离现象,多呈单时相自限性病程,静脉注射免疫球蛋白和血浆置换治疗有效。该病还包括急性炎性脱髓鞘性多发神经根神经病(AIDP)、急性运动轴索性神经病(AMAN)、急性运动感觉轴索性神经病(AMSAN)、Miller Fisher综合征(MFS)、急性泛自主神经病(ASN)等亚型。其中AIDP和ASN常损害自主神经,引起包括血压波动在内的诸多自主神经功能障碍的症状体征。国外报道GBS自主神经损害发生率65%,国内有学者报道54%,也有学者报道39.4%,略低于国外。因自主神经的损害与GBS预后直接相关,临床上应引起足够的重视。

4.自主神经性癫痫

自主神经性癫痫又称间脑癫痫、内脏性癫痫等。间脑位于中脑之上,尾状核和内囊的内侧,可分为五个部分,即丘脑、丘脑上部、丘脑底部、丘脑后部、丘脑下部,后者是自主神经中枢。间脑癫痫是指这个部位病变引起的发作性症状,实际上病变并非累及整个间脑。但由于这一名称应用已久,所以至今仍被临床上沿用。Heko报道首例间脑癫痫,Penfield提出了间脑性癫痫的概念。这是一种不同病因引起的下丘脑病变导致的周期性发作性自主神经功能紊乱综合征。同其他自主神经病变一样,此类癫痫可致阵发性血压的升高,临床表现复杂多样,且缺乏特异性,易误诊。

(孙立苹)

第三节 急性心力衰竭

急性心力衰竭(AHF)是临床医师面临的最常见的心脏急症之一。许多国家随着人口老龄化及急性心肌梗死患者存活率的升高,慢性心力衰竭患者的数量快速增长,同时也增加了心功能失代偿患者的数量。AHF 60%～70%是由冠心病所致,尤其是在老年人。在年轻患者,AHF的原因更多见于扩张型心肌病、心律失常、先天性或瓣膜性心脏病、心肌炎等。

AHF患者预后不良。急性心肌梗死伴有严重心力衰竭患者病死率非常高,12个月的病死率30%。据报道,急性肺水肿院内病死率为12%,1年病死率40%。

欧洲心脏病学会更新了急性和慢性心力衰竭指南。中华医学会心血管病分会公布了我国急性心力衰竭诊断和治疗指南。

一、急性心力衰竭的临床表现

AHF是指由于心脏功能异常而出现的急性临床发作。无论既往有无心脏病病史,均可发生。心功能异常可以是收缩功能异常,亦可为舒张功能异常,还可以是心律失常或心脏前负荷和后负荷失调。它通常是致命的,需要紧急治疗。

急性心力衰竭可以在既往没有心功能异常者首次发病,也可以是慢性心力衰竭(CHF)的急性失代偿。急性心力衰竭患者的临床表现如下。

(一)基础心血管疾病的病史和表现

大多数患者有各种心脏病的病史,存在引起急性心力衰竭的各种病因。老年人的主要病因为冠心病、高血压和老年性退行性心脏瓣膜病,而年轻人多由风湿性心脏瓣膜病、扩张型心肌病、急性重症心肌炎等所致。

（二）诱发因素

常见的诱因：①慢性心力衰竭药物治疗缺乏依从性；②心脏容量超负荷；③严重感染，尤其肺炎和败血症；④严重颅脑损害或剧烈的精神心理紧张与波动；⑤大手术后；⑥肾功能减退；⑦急性心律失常如室性心动过速（室速）、心室颤动（室颤）、心房颤动（房颤）或心房扑动（房扑）伴快速心室率、室上性心动过速及严重的心动过缓等；⑧支气管哮喘发作；⑨肺栓塞；⑩高心排血量综合征，如甲状腺功能亢进危象、严重贫血等；⑪应用负性肌力药物如维拉帕米、地尔硫草、β受体阻滞剂等；⑫应用非甾体抗炎药；⑬心肌缺血；⑭老年急性舒张功能减退；⑮吸毒；⑯酗酒；⑰嗜铬细胞瘤。这些诱因使心功能原来尚可代偿的患者骤发心力衰竭，或者使已有心衰的患者病情加重。

（三）早期表现

原来心功能正常的患者出现急性失代偿的心衰（首发或慢性心力衰竭急性失代偿）伴有急性心力衰竭的症状和体征，出现原因不明的疲乏或运动耐力明显降低及心率增加 15～20 次/分，可能是左心功能降低的最早期征兆。继续发展可出现劳力性呼吸困难、夜间阵发性呼吸困难、睡觉需用枕头抬高头部等，检查可发现左心室增大、闻及舒张早期或中期奔马律、肺动脉第二心音亢进、两肺尤其肺底部有细湿啰音，还可有干啰音和哮鸣音，提示已有左心功能障碍。

（四）急性肺水肿

起病急骤，病情可迅速发展至危重状态。突发的严重呼吸困难、端坐呼吸、喘息不止、烦躁不安并有恐惧感，呼吸频率可达 30～50 次/分；频繁咳嗽并咯出大量粉红色泡沫样血痰；听诊心率快，心尖部常可闻及奔马律；双肺满布湿啰音和哮鸣音。

（五）心源性休克

主要表现如下。

（1）持续低血压，收缩压降至 12.0 kPa（90 mmHg）以下，或原有高血压的患者收缩压降幅≥8.0 kPa（60 mmHg），且持续 30 分钟以上。

（2）组织低灌注状态，可有：①皮肤湿冷、苍白和发绀，出现紫色条纹；②心动过速＞110 次/分；③尿量显著减少（＜20 mL/h），甚至无尿；④意识障碍，常有烦躁不安、激动焦虑、恐惧和濒死感；收缩压低于 9.3 kPa（70 mmHg），可出现抑制症状如神志恍惚、表情淡漠、反应迟钝，逐渐发展至意识模糊甚至昏迷。

（3）血流动力学障碍：肺毛细血管楔压（PCWP）≥2.4 kPa（18 mmHg），心排血指数（CI）≤36.7 mL/(s·m²)[≤2.2 L/(min·m²)]。

（4）低氧血症和代谢性酸中毒。

二、急性心力衰竭严重程度分级

主要分级有 Killip 法（表 4-4）、Forrester 法（表 4-5）和临床程度分级（表 4-6）3 种。Killip 法主要用于急性心肌梗死患者，分级依据临床表现和胸部 X 线的结果。

表 4-4 急性心肌梗死的 Killip 法分级

分级	症状与体征
Ⅰ级	无心力衰竭
Ⅱ级	有心力衰竭，两肺中下部有湿啰音，占肺野下 1/2，可闻及奔马律。胸部 X 线片显示有肺淤血
Ⅲ级	严重心力衰竭，有肺水肿，细湿啰音遍布两肺（超过肺野下 1/2）
Ⅳ级	心源性休克、低血压[收缩压＜12.0 kPa（90 mmHg）]、发绀、出汗、少尿

注：1 mmHg＝0.133 kPa。

表 4-5 急性心力衰竭的 Forrester 法分级

分级	PCWP(mmHg)	CI[mL/(s·m²)]	组织灌注状态
Ⅰ级	≤18	>36.7	无肺淤血,无组织灌注不良
Ⅱ级	>18	>36.7	有肺淤血
Ⅲ级	<18	≤36.7	无肺淤血,有组织灌注不良
Ⅳ级	>18	≤36.7	有肺淤血,有组织灌注不良

注:PCWP,肺毛细血管楔压;CI,心排血指数,其法定单位[mL/(s·m²)]与旧制单位[L/(min·m²)]的换算因数为 16.67。1 mmHg=0.133 kPa。

表 4-6 急性心力衰竭的临床程度分级

分级	皮肤	肺部啰音
Ⅰ级	干、暖	无
Ⅱ级	湿、暖	有
Ⅲ级	干、冷	无/有
Ⅳ级	湿、冷	有

Forrester 分级依据临床表现和血流动力学指标,可用于急性心肌梗死后 AHF,最适用于首次发作的急性心力衰竭。临床程度的分类法适用于心肌病患者,它主要依据临床发现,最适用于慢性失代偿性心力衰竭。

三、急性心力衰竭的诊断

AHF 的诊断主要依据症状和临床表现,同时辅以相应的实验室检查,如心电图(ECG)、胸部 X 线片、生化、多普勒超声心动图等,诊断的流程如图 4-5 所示。

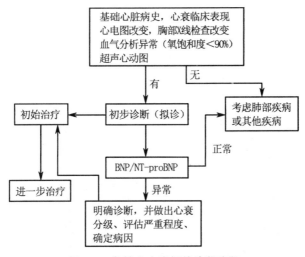

图 4-5 急性心力衰竭的诊断流程

在急性心力衰竭患者,需要系统地评估外周循环、静脉充盈、肢端体温。

在心力衰竭失代偿时,右心室充盈压通常可通过中心静脉压评估。AHF 时中心静脉压升高应谨慎分析,因为在静脉顺应性下降合并右心室顺应性下降时,即便右心室充盈压很低也会出现中心静脉压的升高。

左心室充盈压可通过肺部听诊评估,肺部存在湿啰音常提示左心室充盈压升高。进一步的确诊、严重程度的分级及随后可出现的肺淤血、胸腔积液应进行胸部 X 线片检查。左心室充盈压的临床评估常被迅速变化的临床征象所误导。应进行心脏的触诊和听诊,了解有无室性和房性奔马律(S_3、S_4)。

四、实验室检查及辅助检查

(一)心电图(ECG)检查

急性心力衰竭时 ECG 多有异常改变。ECG 可以辨别节律,可以帮助确定 AHF 的病因及了解心室的负荷情况。这在急性冠脉综合征中尤为重要。ECG 还可了解左右心室/心房的劳损情况、有无心包炎及既往存在的病变如左右心室的肥大。心律失常时应分析 12 导联心电图,同时应进行连续的 ECG 监测。

(二)胸部 X 线片及影像学检查

对于所有 AHF 的患者,胸部 X 线片和其他影像学检查宜尽早完成,以便及时评估已经存在的肺部和心脏病变(心脏的大小及形状)及肺淤血的程度。它不但可以用于明确诊断,还可用于了解随后的治疗效果。胸部 X 线片还可用作左心衰竭的鉴别诊断,除外肺部炎症或感染性疾病。胸部 CT 或放射性核素扫描可用于判断肺部疾病和诊断大的肺栓塞。CT、经食管超声心动图可用于诊断主动脉夹层。

(三)实验室检查

AHF 时应进行一些实验室检查。动脉血气分析可以评估氧合情况(氧分压 PaO_2)、通气情况(二氧化碳分压 $PaCO_2$)、酸碱平衡(pH)和碱缺失,在所有严重 AHF 患者应进行此项检查。脉搏血氧测定及潮气末 CO_2 测定等无创性检测方法可以替代动脉血气分析,但不适用于低心排血量及血管收缩性休克状态。静脉血氧饱和度(如颈静脉内)的测定对于评价全身的氧供需平衡很有价值。

血浆脑钠尿肽(B 型钠尿肽,BNP)是在心室室壁张力增加和容量负荷过重时由心室释放的,现在已用于急诊室呼吸困难的患者作为排除或确立心力衰竭诊断的指标。BNP 对于排除心力衰竭有着很高的阴性预测价值。如果心力衰竭的诊断已经明确,升高的血浆 BNP 和 N 末端脑钠尿肽前体(NT-proBNP)可以预测预后。

(四)超声心动图检查

超声心动图对于评价基础心脏病变及与 AHF 相关的心脏结构和功能改变是极其重要的,同时对急性冠脉综合征也有重要的评估值。

多普勒超声心动图应用于评估左右心室的局部或全心功能改变、瓣膜结构和功能、心包病变、急性心肌梗死的机械性并发症和比较少见的占位性病变。通过多普勒超声心动图测定主动脉或肺动脉的血流时速曲线可以估测心排血量。多普勒超声心动图还可估计肺动脉压力(三尖瓣反流射速),同时可监测左心室前负荷。

(五)其他检查

在涉及与冠状动脉相关的病变,如不稳定型心绞痛或心肌梗死时,血管造影是非常重要的,现已明确血运重建能够改善预后。

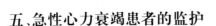

五、急性心力衰竭患者的监护

急性心力衰竭患者应在进入急诊室后就尽快地开始监护,同时给予相应的诊断性检查以明确基础病因。

（一）无创性监护

在所有的危重患者,必须监测的项目有血压、体温、心率、呼吸、心电图。有些实验室检查应重复做,例如,电解质、肌酐、血糖及有关感染和代谢障碍的指标。必须纠正低钾或高钾血症。如果患者情况恶化,这些指标的监测频率也应增加。

1.心电监测

在急性失代偿阶段 ECG 的监测是必需的（监测心律失常和 ST 段变化）,尤其是心肌缺血或心律失常是导致急性心力衰竭的主要原因时。

2.血压监测

开始治疗时维持正常的血压很重要,其后也应定时测量（如每 5 分钟测量 1 次）,直到血管活性药、利尿药、正性肌力药剂量稳定时。在并无强烈的血管收缩和不伴有极快心率时,无创性自动袖带血压测量是可靠的。

3.血氧饱和度监测

脉搏血氧计是测量动脉氧与血红蛋白结合饱和度的无创性装置（SaO_2）。通常从联合血氧计测得的 SaO_2 的误差在 2％之内,除非患者处于心源性休克状态。

4.心排血量和前负荷

可应用多普勒超声的方法监测。

（二）有创性监测

1.动脉置管

置入动脉导管的指征是因血流动力学不稳定需要连续监测动脉血压或需进行多次动脉血气分析。

2.中心静脉置管

中心静脉置管联通了中心静脉循环,所以可用于输注液体和药物,也可监测中心静脉压（CVP）及静脉氧饱和度（SvO_2）（上腔静脉或右心房处）,后者用以评估氧的运输情况。

在分析右房压力时应谨慎,避免过分注重右心房压力,因为右心房压力几乎与左心房压力无关,因此也与 AHF 时的左心室充盈压无关。CVP 也会受到重度三尖瓣关闭不全及呼气末正压通气（PEEP）的影响。

3.肺动脉导管

肺动脉导管（PAC）是一种漂浮导管,用于测量上腔静脉（SVC）、右心房、右心室、肺动脉压力、肺毛细血管楔压及心排血量。现代导管能够半连续性地测量心排血量及混合静脉血氧饱和度、右心室舒张末容积和射血分数。

虽然置入肺动脉导管用于急性左心衰竭的诊断通常不是必需的,但对于伴发有复杂心肺疾病的患者,它可以用来鉴别是心源性机制还是非心源性机制。对于二尖瓣狭窄、主动脉瓣关闭不全、高气道压或左心室僵硬（如左心室肥厚、糖尿病、纤维化、使用正性肌力药、肥胖、缺血）的患者,肺毛细血管楔压并不能真实反映左心室舒张末压。

建议 PAC 用于对传统治疗未产生预期疗效的血流动力学不稳定的患者,以及合并淤血和低灌注的患者。在这些情况下,置入肺动脉导管以保证左心室最恰当的液体负荷量,并指导血管活性药物和正性肌力药的使用。

六、急性心力衰竭的治疗

(一)临床评估

对患者均应根据上述各种检查方法及病情变化做出临床评估,包括:①基础心血管疾病;②急性心力衰竭发生的诱因;③病情的严重程度和分级,并估计预后;④治疗的效果。此种评估应多次和动态进行,以调整治疗方案。

(二)治疗目标

(1)控制基础病因和矫治引起心力衰竭的诱因:应用静脉和(或)口服降压药物以控制高血压;选择有效抗生素控制感染;积极治疗各种影响血流动力学的快速性或缓慢性心律失常;应用硝酸酯类药物改善心肌缺血。糖尿病伴血糖升高者应有效控制血糖水平,又要防止出现低血糖。对血红蛋白含量＜60 g/L 的严重贫血者,可输注浓缩红细胞悬液或全血。

(2)缓解各种严重症状:①低氧血症和呼吸困难,采用不同方式的吸氧,包括鼻导管吸氧、面罩吸氧及无创或气管插管的呼吸机辅助通气治疗。②胸痛和焦虑,应用吗啡。③呼吸道痉挛,应用支气管解痉药物。④淤血症状,利尿药有助于减轻肺淤血和肺水肿,也可缓解呼吸困难。

(3)稳定血流动力学状态,维持收缩压≥12.0 kPa(90 mmHg),纠正和防止低血压可应用各种正性肌力药物。血压过高者的降压治疗可选择血管扩张药物。

(4)纠正水、电解质紊乱和维持酸碱平衡。

(5)保护重要脏器(如肺、肾、肝和大脑),防止功能损害。

(6)降低死亡危险,改善近期和远期预后。

(三)急性心力衰竭的处理流程

急性心力衰竭确诊后,即按图 4-6 的流程处理。初始治疗后症状未获明显改善或病情严重者应行进一步治疗。

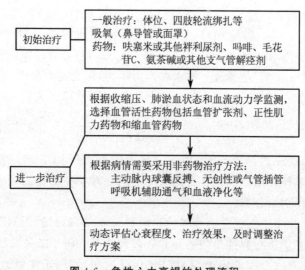

图 4-6 急性心力衰竭的处理流程

1.急性心力衰竭的一般处理

(1)体位:静息时明显呼吸困难者应半卧位或端坐位,双腿下垂以减少回心血量,降低心脏前负荷。

(2)四肢交换加压:四肢轮流绑扎止血带或血压计袖带,通常同一时间只绑扎三肢,每隔15～20分钟轮流放松一肢。血压计袖带的充气压力应较舒张压低 1.3 kPa(10 mmHg),使动脉血流仍可顺利通过,而静脉血回流受阻。此法可降低前负荷,减轻肺淤血和肺水肿。

(3)吸氧,适用于低氧血症和呼吸困难明显(尤其指端血氧饱和度<90%)的患者。应尽早采用,使患者 $SaO_2 \geqslant 95\%$(伴 COPD 者 $SaO_2 > 90\%$),可采用不同的方式。①鼻导管吸氧:低氧流量(1～2 L/min)开始,如仅为低氧血症,动脉血气分析未见 CO_2 潴留,可采用高流量给氧 6～8 L/min。酒精吸氧可使肺泡内的泡沫表面张力降低而破裂,改善肺泡的通气。方法是在氧气通过的湿化瓶中加 50%～70%乙醇或有机硅消泡剂,用于肺水肿患者。②面罩吸氧:适用于伴呼吸性碱中毒患者。必要时还可采用无创性或气管插管呼吸机辅助通气治疗。

(4)做好救治的准备工作:至少开放 2 条静脉通道,并保持通畅。必要时可采用深静脉穿刺置管,以随时满足用药的需要。血管活性药物一般应用微量泵泵入,以维持稳定的速度和正确的剂量。固定和维护好漂浮导管、深静脉置管、心电监护的电极和导联线、鼻导管或面罩、导尿管及指端无创血氧仪测定电极等。保持室内适宜的温度、湿度、灯光柔和,环境幽静。

(5)饮食:进易消化食物,避免一次大量进食,在总量控制下,可少量多餐(6～8 次/天)。应用袢利尿药情况下不要过分限制钠盐摄入量,以避免低钠血症,导致低血压。利尿药应用时间较长的患者要补充多种维生素和微量元素。

(6)出入量管理:肺淤血、体循环淤血及水肿明显者应严格限制饮水量和静脉输液速度,对无明显低血容量因素(大出血、严重脱水、大汗淋漓等)者的每天摄入液体量一般宜在 1 500 mL 以内,不要超过2 000 mL。保持每天水出入量负平衡约 500 mL/d,严重肺水肿者的水负平衡为1 000～2 000 mL/d,甚至可达 3 000～5 000 mL/d,以减少水钠潴留和缓解症状。3～5 天后,如淤血、水肿明显消退,应减少水负平衡量,逐渐过渡到出入水量大体平衡。在水负平衡下应注意防止发生低血容量、低血钾和低血钠等。

2.药物治疗

(1)AHF 时吗啡及其类似物的使用:吗啡一般用于严重 AHF 的早期阶段,特别是患者不安和呼吸困难时。吗啡能够使静脉扩张,也能使动脉轻度扩张,并降低心率。应密切观察疗效和呼吸抑制的不良反应。伴明显和持续低血压、休克、意识障碍、COPD 等患者禁忌使用。老年患者慎用或减量。也可应用哌替啶 50～100 mg 肌内注射。

(2)AHF 治疗中血管扩张药的使用:对大多数 AHF 患者,血管扩张药常作为一线药,它可以用来开放外周循环,降低前及或后负荷。

1)硝酸酯类药物:急性心力衰竭时此类药在不减少每搏心排血量和不增加心肌氧耗情况下能减轻肺淤血,特别适用于急性冠状动脉综合征伴心力衰竭的患者。临床研究已证实,硝酸酯类静脉制剂与呋塞米合用治疗急性心力衰竭有效;应用大剂量硝酸酯类药物联合小剂量呋塞米的疗效优于单纯大剂量的利尿药。静脉应用硝酸酯类药物应十分小心滴定剂量,经常测量血压,防止血压过度下降。硝酸甘油静脉滴注起初剂量 5～10 $\mu g/min$,每5～10 分钟递增 5～10 $\mu g/min$,最大剂量100～200 $\mu g/min$;亦可每 10～15 分钟喷雾一次(400 μg),或舌下含服,每次 0.3～0.6 mg。硝酸异山梨酯静脉滴注剂量 5～10 mg/h,亦可舌下含服,每次2.5 mg。

2)硝普钠(SNP):适用于严重心力衰竭。临床应用宜从小剂量 10 μg/min 开始,可酌情逐渐增加剂量至50～250 μg/min。由于其强效降压作用,应用过程中要密切监测血压,根据血压调整合适的维持剂量。长期使用时其代谢产物(硫代氰化物和氰化物)会产生毒性反应,特别是在严重肝肾功能衰竭的患者应避免使用。减量时,硝普钠应该缓慢减量,并加用口服血管扩张药,以避免反跳。AHF 时硝普钠的使用尚缺乏对照试验,而且在 AMI 时使用,病死率增高。在急性冠脉综合征所致的心力衰竭患者,因为 SNP 可引起冠脉窃血,故在此类患者中硝酸酯类的使用优于硝普钠。

3)奈西立肽:这是一类新的血管扩张药肽类,近期被用以治疗 AHF。它是人脑钠尿肽(BNP)的重组体,是一种内源性激素物质。它能够扩张静脉、动脉、冠状动脉,由此降低前负荷和后负荷,在无直接正性肌力的情况下增加心排血量。慢性心力衰竭患者输注奈西立肽对血流动力学产生有益的作用,可以增加钠排泄,抑制肾素-血管紧张素-醛固酮和交感神经系统。它和静脉使用硝酸甘油相比,能更有效地促进血流动力学改善,并且不良反应更少。该药临床试验的结果尚不一致。近期的两项研究(VMAC 和 PROACTION)表明,该药的应用可以带来临床和血流动力学的改善,推荐应用于急性失代偿性心力衰竭。国内一项Ⅱ期临床研究提示,该药较硝酸甘油静脉制剂能够更显著降低 PCWP,缓解患者的呼吸困难。先给予负荷剂量 1.500 μg/kg,静脉缓慢推注,继以 0.007 5～0.015 0 μg/(kg·min)静脉滴注;也可不用负荷剂量而直接静脉滴注。疗程一般 3 天,不建议超过 7 天。

4)乌拉地尔:该药具有外周和中枢双重扩血管作用,可有效降低血管阻力,降低后负荷,增加心排血量,但不影响心率,从而减少心肌耗氧量。适用于高血压心脏病、缺血性心肌病(包括急性心肌梗死)和扩张型心肌病引起的急性左心衰竭;可用于 CO 降低、PCWP＞2.4 kPa(18 mmHg)的患者。通常静脉滴注 100～400 μg/min,可逐渐增加剂量,并根据血压和临床状况予以调整。伴严重高血压者可缓慢静脉注射12.5～25.0 mg。

应用血管扩张药的注意事项:下列情况下禁用血管扩张药物。①收缩压＜12.0 kPa(90 mmHg),或持续低血压并伴症状尤其有肾功能不全的患者,以避免重要脏器灌注减少;②严重阻塞性心瓣膜疾病患者,例如,主动脉瓣狭窄、二尖瓣狭窄患者,有可能出现显著的低血压,应慎用;③梗阻性肥厚型心肌病。

(3)急性心力衰竭时血管紧张素转化酶抑制剂(ACEI)的使用:ACEI 在急性心力衰竭中的应用仍存在诸多争议。急性心力衰竭的急性期、病情尚未稳定的患者不宜应用。急性心肌梗死后的急性心力衰竭可以试用,但须避免静脉应用,口服起始剂量宜小。在急性期病情稳定 48 小时后逐渐加量,疗程至少 6 周,不能耐受 ACEI 者可以应用 ARB。

在心排血量处于边缘状况时,ACE 抑制剂应谨慎使用,因为它可以明显降低肾小球滤过率。当联合使用非甾体抗炎药,以及出现双侧肾动脉狭窄时,不能耐受 ACE 抑制剂的风险增加。

(4)利尿药使用注意事项如下。

1)适应证:AHF 和失代偿心力衰竭的急性发作,伴有液体潴留的情况是应用利尿药的指征。利尿药缓解症状的益处及其在临床上被广泛认可,无须再进行大规模的随机临床试验来评估。

2)作用效应:静脉使用袢利尿药也有扩张血管效应,在使用早期(5～30 分钟)它降低肺阻抗的同时也降低右房压和肺毛细血管楔压。如果快速静脉注射大剂量(＞1 mg/kg)时,就有反射性血管收缩的可能。它与慢性心力衰竭时使用利尿药不同,在严重失代偿性心力衰竭使用利尿药能使容量负荷恢复正常,可以在短期内减少神经内分泌系统的激活。特别是在急性冠脉综合征的患者,应使用低剂量的利尿药,最好已给予扩血管治疗。

3)实际应用:静脉使用袢利尿药(呋塞米、托拉塞米),它有强效快速的利尿效果,在 AHF 患者优先考虑使用。在入院以前就可安全使用,应根据利尿效果和淤血症状的缓解情况来选择剂量。开始使用负荷剂量,然后继续静脉滴注呋塞米或托拉塞米,静脉滴注比一次性静脉注射更有效。噻嗪类和螺内酯可以联合袢利尿药使用,低剂量联合使用比高剂量使用一种药更有效,而且继发反应也更少。将袢利尿药和多巴酚丁胺、多巴胺或硝酸盐联合使用也是一种治疗方法,它比仅仅增加利尿药更有效,不良反应也更少。

4)不良反应、药物的相互作用:虽然利尿药可安全地用于大多数患者,但它的不良反应也很常见,甚至可威胁生命,包括神经内分泌系统的激活,特别是肾素-血管紧张素-醛固酮系统和交感神经系统的激活;低血钾、低血镁和低氯性碱中毒可能导致严重的心律失常;可以产生肾毒性及加剧肾衰竭。过度利尿可过分降低静脉压、肺毛细血管楔压及舒张期灌注,由此导致每搏输出量和心排血量下降,特别见于严重心力衰竭和以舒张功能不全为主的心力衰竭或缺血所致的右心室功能障碍。

(5)β受体阻滞剂使用注意事项如下。

1)适应证和基本原理:目前尚无应用β受体阻滞剂治疗 AHF,改善症状的研究。相反,在 AHF 时是禁止使用β受体阻滞剂的。急性心肌梗死后早期肺部啰音超过基底部的患者,以及低血压患者均被排除在应用β受体阻滞剂的临床试验之外。急性心肌梗死患者没有明显心力衰竭或低血压,使用β受体阻滞剂能限制心肌梗死范围,减少致命性心律失常,并缓解疼痛。

2)当患者出现缺血性胸痛对阿片制剂无效、反复发生缺血、高血压、心动过速或心律失常时,可考虑静脉使用β受体阻滞剂。在 Gothenburg 美托洛尔研究中,急性心肌梗死后早期静脉使用美托洛尔或安慰剂,接着口服治疗 3 个月。美托洛尔组发展为心力衰竭的患者明显减少。如果患者有肺底部啰音的肺淤血征象,联合使用呋塞米,美托洛尔治疗可产生更好的疗效,降低病死率和并发症。

实际应用:当患者伴有明显急性心力衰竭,肺部啰音超过基底部时,应慎用β受体阻滞剂。对出现进行性心肌缺血和心动过速的患者,可以考虑静脉使用美托洛尔。

但是,对急性心肌梗死伴发急性心力衰竭患者,病情稳定后,应早期使用β受体阻滞剂。对于慢性心力衰竭患者,在急性发作稳定后(通常 4 天后),应早期使用β受体阻滞剂。

在大规模临床试验中,比索洛尔、卡维地洛或美托洛尔的初始剂量很小,然后逐渐缓慢增加到目标剂量。应个体化增加剂量。β受体阻滞剂可能过度降低血压,减慢心率。一般原则是,在服用β受体阻滞剂的患者由于心力衰竭加重而住院,除非必须用正性肌力药物维持,否则应继续服用β受体阻滞剂。但如果疑为β受体阻滞剂剂量过大(如有心动过缓和低血压)时,可减量继续用药。

(6)正性肌力药:此类药物适用于低心排血量综合征,如伴症状性低血压或 CO 降低伴有循环淤血的患者,可缓解组织低灌注所致的症状,保证重要脏器的血液供应。血压较低和对血管扩张药物及利尿药不耐受或反应不佳的患者尤其有效。使用正性肌力药有潜在的危害性,因为它能增加耗氧量、增加钙负荷,所以应谨慎使用。

对于失代偿的慢性心力衰竭患者,其症状、临床过程和预后很大程度上取决于血流动力学。所以,改善血流动力学参数成为治疗的目的。在这种情况下,正性肌力药可能有效,甚至挽救生命。但它改善血流动力学参数的益处,部分被它增加心律失常的危险抵消了。而且在某些病例,由于过度增加能量消耗引起心肌缺血和心力衰竭的慢性进展。但正性肌力药的利弊比率,不同的药并不相同。对于那些兴奋 β_1 受体的药物,可以增加心肌细胞胞内钙的浓度,可能有更高的危险性。有关正性肌力药用于急性心力衰竭治疗的对照试验研究较少,特别对预后的远期效应的评估更少。

1)洋地黄类:此类药物能轻度增加 CO 和降低左心室充盈压;对急性左心衰竭患者的治疗有一定帮助。一般应用毛花苷 C 0.2~0.4 mg 缓慢静脉注射,2~4 小时后可以再用 0.2 mg,伴快速心室率的房颤患者可酌情适当增加剂量。

2)多巴胺:小剂量<2 $\mu g/(kg \cdot min)$ 的多巴胺仅作用于外周多巴胺受体,直接或间接降低外周阻力。在此剂量下,对于肾脏低灌注和肾衰竭的患者,它能增加肾血流量、肾小球滤过率、利尿和增加钠的排泄,并增强对利尿药的反应。大剂量>2 $\mu g/(kg \cdot min)$ 的多巴胺直接或间接刺激 β 受体,增加心肌的收缩力和心排血量。当剂量>5 $\mu g/(kg \cdot min)$ 时,它作用于 α 受体,增加外周血管阻力。此时,虽然它对低血压患者很有效,但它对 AHF 患者可能有害,因为它增加左心室后负荷,增加肺动脉压和肺阻力。

多巴胺可以作为正性肌力药[>2 $\mu g/(kg \cdot min)$]用于 AHF 伴有低血压的患者。当静脉滴注低剂量≤3 $\mu g/(kg \cdot min)$ 时,它可以使失代偿性心力衰竭伴有低血压和尿量减少的患者增加肾血流量,增加尿量。但如果无反应,则应停止使用。

3)多巴酚丁胺:多巴酚丁胺的主要作用在于通过刺激 β_1 受体和 β_2 受体产生剂量依赖性的正性变时、正性变力作用,并反射性地降低交感张力和血管阻力,其最终结果依个体而不同。小剂量时,多巴酚丁胺能产生轻度的血管扩张反应,通过降低后负荷而增加射血量。大剂量时,它可以引起血管收缩。心率通常呈剂量依赖性增加,但增加的程度弱于其他儿茶酚胺类药物。但在房颤的患者,心率可能增加到难以预料的水平,因为它可以加速房室传导。全身收缩压通常轻度增加,但也可能不变或降低。心力衰竭患者静脉滴注多巴酚丁胺后,观察到尿量增多,这可能是它提高心排血量而增加肾血流量的结果。

多巴酚丁胺用于外周低灌注(低血压,肾功能下降)伴或不伴有淤血或肺水肿、使用最佳剂量的利尿药和扩血管剂无效时。

多巴酚丁胺常用来增加心排血量。它的起始静脉滴注速度为 2~3 $\mu g/(kg \cdot min)$,可以逐渐增加到 20 $\mu g/(kg \cdot min)$。无须负荷量。静脉滴注速度根据症状、尿量反应或血流动力学监测结果来调整。它的血流动力学作用和剂量成正比,在静脉滴注停止后,它的清除也很快。

在接受 β 受体阻滞剂治疗的患者,需要增加多巴酚丁胺的剂量,才能恢复它的正性肌力作用。

单从血流动力学看,多巴酚丁胺的正性肌力作用增加了磷酸二酯酶抑制剂(PDEI)作用。PDEI 和多巴酚丁胺的联合使用能产生比单一用药更强的正性肌力作用。

长时间地持续静脉滴注多巴酚丁胺(24~48 小时以上)会出现耐药,部分血流动力学效应消失。长时间应用应逐渐减量。

静脉滴注多巴酚丁胺常伴有心律失常发生率的增加,可来源于心室和心房。这种影响呈剂量依赖性,可能比使用 PDEI 时更明显。在使用利尿药时应及时补钾。心动过速时使用多巴酚丁胺要慎重,多巴酚丁胺静脉滴注可以促发冠心病患者的胸痛。现在还没有关于 AHF 患者使用多巴酚丁胺的对照试验,一些试验显示它增加不利的心血管事件。

4)磷酸二酯酶抑制剂:米力农和依诺昔酮是两种临床上使用的Ⅲ型磷酸二酯酶抑制剂

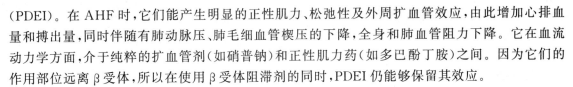

(PDEI)。在 AHF 时,它们能产生明显的正性肌力、松弛性及外周扩血管效应,由此增加心排血量和搏出量,同时伴随有肺动脉压、肺毛细血管楔压的下降,全身和肺血管阻力下降。它在血流动力学方面,介于纯粹的扩血管剂(如硝普钠)和正性肌力药(如多巴酚丁胺)之间。因为它们的作用部位远离 β 受体,所以在使用 β 受体阻滞剂的同时,PDEI 仍能够保留其效应。

Ⅲ 型 PDEI 用于低灌注伴或不伴有淤血,使用最佳剂量的利尿药和扩血管剂无效时应用。

当患者在使用 β 受体阻滞剂时,和(或)对多巴酚丁胺没有足够的反应时,Ⅲ 型 PDEIs 可能优于多巴酚丁胺。

由于其过度的外周扩血管效应可引起的低血压,静脉推注较静脉滴注时更常见。有关 PDEI 治疗对 AHF 患者的远期疗效目前数据尚不充分,但人们已提高了对其安全性的重视,特别是在缺血性心脏病心力衰竭患者。

5)左西孟旦:这是一种钙增敏剂,通过结合于心肌细胞上的肌钙蛋白 C 促进心肌收缩,还通过介导 ATP 敏感的钾通道而发挥血管舒张作用和轻度抑制磷酸二酯酶的效应。其正性肌力作用独立于 β 肾上腺素能刺激,可用于正接受 β 受体阻滞剂治疗的患者。左西孟旦的乙酰化代谢产物,仍然具有药理活性,半衰期约 80 小时,停药后作用可持续 48 小时。

临床研究表明,急性心力衰竭患者应用本药静脉滴注可明显增加 CO 和每搏输出量,降低 PCWP、全身血管阻力和肺血管阻力;冠心病患者不会增加病死率。用法:首剂 $12\sim24\ \mu g/kg$ 静脉注射(>10 分钟),继以 $0.1\ \mu g/(kg \cdot min)$ 静脉滴注,可酌情减半或加倍。对于收缩压 $<13.3\ kPa(100\ mmHg)$ 的患者,不需要负荷剂量,可直接用维持剂量,以防止发生低血压。

在比较左西孟旦和多巴酚丁胺的随机对照试验中,已显示左西孟旦能改善呼吸困难和疲劳等症状,并产生很好的结果。不同于多巴酚丁胺的是,当联合使用 β 受体阻滞剂时,左西孟旦的血流动力学效应不会减弱,甚至会更强。

在大剂量使用左西孟旦静脉滴注时,可能会出现心动过速、低血压,对收缩压 $<11.3\ kPa$ $(85\ mmHg)$ 的患者不推荐使用。在与其他安慰剂或多巴酚丁胺比较的对照试验中显示,左西孟旦并没有增加恶性心律失常的发生率。

3.非药物治疗

(1)IABP:临床研究表明,这是一种有效改善心肌灌注同时又降低心肌耗氧量和增加 CO 的治疗手段。

IABP 的适应证:①急性心肌梗死或严重心肌缺血并发心源性休克,且不能由药物治疗纠正;②伴血流动力学障碍的严重冠心病(如急性心肌梗死伴机械并发症);③心肌缺血伴顽固性肺水肿。

IABP 的禁忌证:①存在严重的外周血管疾病;②主动脉瘤;③主动脉瓣关闭不全;④活动性出血或其他抗凝禁忌证;⑤严重血小板缺乏。

(2)机械通气。急性心力衰竭患者行机械通气的指征:①出现心跳呼吸骤停而进行心肺复苏时;②合并 Ⅰ 型或 Ⅱ 型呼吸衰竭。机械通气的方式有下列两种。

1)无创呼吸机辅助通气:这是一种无须气管插管、经口/鼻面罩给患者供氧、由患者自主呼吸触发的机械通气治疗。分为持续气道正压通气(CPAP)和双相间歇气道正压通气(BiPAP)两种模式。

作用机制:通过气道正压通气可改善患者的通气状况,减轻肺水肿,纠正缺氧和 CO_2 潴留,从而缓解 Ⅰ 型呼吸衰竭或 Ⅱ 型呼吸衰竭。

适用对象：Ⅰ型呼吸衰竭或Ⅱ型呼吸衰竭患者经常规吸氧和药物治疗仍不能纠正时应及早应用。主要用于呼吸频率≤25次/分、能配合呼吸机通气的早期呼吸衰竭患者。在下列情况下应用受限：不能耐受和合作的患者、有严重认知障碍和焦虑的患者、呼吸急促（频率＞25次/分）、呼吸微弱和呼吸道分泌物多的患者。

2）气道插管和人工机械通气：应用指征为心肺复苏时、严重呼吸衰竭经常规治疗不能改善者，尤其是出现明显的呼吸性和代谢性酸中毒并影响到意识状态的患者。

（3）血液净化治疗要点如下。

1）机制：此法不仅可维持水、电解质和酸碱平衡，稳定内环境，还可清除尿毒症毒素（肌酐、尿素、尿酸等）、细胞因子、炎症介质及心脏抑制因子等。治疗中的物质交换可通过血液滤过（超滤）、血液透析、连续血液净化和血液灌流等来完成。

2）适应证：本法对急性心力衰竭有益，但并非常规应用的手段。出现下列情况之一时可以考虑采用。①高容量负荷如肺水肿或严重的外周组织水肿，且对祥利尿药和噻嗪类利尿药抵抗；②低钠血症（血钠＜110 mmol/L）且有相应的临床症状，如神志障碍、肌张力减退、腱反射减弱或消失、呕吐及肺水肿等，在上述两种情况应用单纯血液滤过即可；③肾功能进行性减退，血肌酐＞500 μmol/L或符合急性血液透析指征的其他情况。

3）不良反应和处理：建立体外循环的血液净化均存在与体外循环相关的不良反应，如生物不相容、出血、凝血、血管通路相关并发症、感染、机器相关并发症等。应避免出现新的内环境紊乱，连续血液净化治疗时应注意热量及蛋白的丢失。

（4）心室机械辅助装置：急性心力衰竭经常规药物治疗无明显改善时，有条件的可应用此种技术。此类装置有体外膜式氧合（ECMO）、心室辅助泵（如可置入式电动左心辅助泵、全人工心脏）。根据急性心力衰竭的不同类型，可选择应用心室辅助装置，在积极纠治基础心脏病的前提下，短期辅助心脏功能，可作为心脏移植或心肺移植的过渡。ECMO可以部分或全部代替心肺功能。临床研究表明，短期循环呼吸支持（如应用ECMO）可以明显改善预后。

（徐　凤）

第四节　慢性收缩性心力衰竭

慢性收缩性心力衰竭传统称之为充血性心力衰竭，是指心脏由于收缩和舒张功能严重低下或负荷过重，使泵血明显减少，不能满足全身代谢需要而产生的临床综合征，出现动脉系统供血不足和静脉系统淤血甚至水肿，伴有神经内分泌系统激活的表现。心力衰竭根据其产生机制可分为收缩功能（心室泵血功能）衰竭和舒张功能（心室充盈功能）衰竭两大类；根据病变的解剖部位可分为左心衰竭、右心衰竭和全心衰竭；根据心排血量（CO）高低可分为低心排血量心力衰竭和高心排血量心力衰竭；根据发病情况可分为急性心力衰竭和慢性心力衰竭。临床上为了评价心力衰竭的程度和疗效，将心功能分为4级，即纽约心脏病协会（NYHA）心功能分级如下。

Ⅰ级：体力活动不受限制。日常活动不引起过度乏力、呼吸困难和心悸。

Ⅱ级：体力活动轻度受限。休息时无症状，日常活动即引起乏力、心悸、呼吸困难。

Ⅲ级：体力活动明显受限。休息时无症状，轻于日常活动即可引起上述症状。

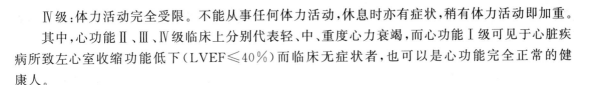

Ⅳ级:体力活动完全受限。不能从事任何体力活动,休息时亦有症状,稍有体力活动即加重。

其中,心功能Ⅱ、Ⅲ、Ⅳ级临床上分别代表轻、中、重度心力衰竭,而心功能Ⅰ级可见于心脏疾病所致左心室收缩功能低下(LVEF≤40%)而临床无症状者,也可以是心功能完全正常的健康人。

一、左心衰竭

左心衰竭是指由于左心室心肌病变或负荷增加引起的心力衰竭。通常是由于大面积心肌急慢性损伤、缺血和(或)梗死产生心室重塑致左心室进行性扩张伴收缩功能进行性(或急性)降低所致,临床以动脉系统供血不足和肺淤血甚至肺水肿为主要表现。心功能代偿时,症状较轻,可慢性起病,急性失代偿时症状明显加重,通常起病急骤,在有(或无)慢性心力衰竭基础上突发急性左心衰竭肺水肿。病理生理和血流动力学特点为每搏输出量(SV)和心排血量(CO)明显降低,肺毛细血管楔压(PCWP)或左心室舒张末压(LVEDP)异常升高[≥3.3 kPa(25 mmHg)],伴交感神经系统和肾素-血管紧张素-醛固酮系统(RAAS)为代表的神经内分泌系统的激活。高心排血量心力衰竭时 SV、CO 不降低。

(一)病因

(1)冠状动脉粥样硬化性心脏病(简称冠心病),大面积心肌缺血、梗死或顿抑,或反复多次小面积缺血、梗死或顿抑,或慢性心肌缺血冬眠时。

(2)高血压心脏病。

(3)中、晚期心肌病。

(4)重症心肌炎。

(5)中、重度心脏瓣膜病如主动脉瓣和(或)二尖瓣的狭窄和(或)关闭不全。

(6)中、大量心室或大动脉水平分流的先天性或后天性心脏病如室间隔缺损、破裂、穿孔、主肺动脉间隔缺损、动脉导管未闭(PDA)和主动脉窦瘤破裂。

(7)高动力性心脏病,如甲亢、贫血、脚气病和动静脉瘘。

(8)急性肾小球肾炎和输液过量等。

(9)大量心包积液心脏压塞时(属"极度"的舒张性心力衰竭范畴)。

(10)严重肺动脉高压或合并急性肺栓塞,右心室压迫左心室致左心室充盈受阻时(也属"极度"舒张性心力衰竭范畴)。

(二)临床表现

1.症状

呼吸困难是左心衰竭的主要症状,是由于肺淤血或肺水肿所致。程度由轻至重表现为:轻度时活动中气短乏力、不能平卧或平卧后咳嗽,咳白色泡沫痰,坐起可减轻或缓解;重度时夜间阵发性呼吸困难、端坐呼吸、心源性哮喘和急性肺水肿。急性肺水肿时多伴咳粉红色泡沫痰或咯血(二尖瓣狭窄时),易致低氧血症和 CO_2 潴留而并发呼衰,同时伴随心悸、头晕、嗜睡(CO_2 潴留时)或烦躁等体循环动脉供血不足的症状,严重时可发生休克、晕厥甚至猝死。

2.体征

轻中度时,高枕卧位。出汗多、面色苍白、呼吸增快、血压升高、心率增快(≥100 次/分)、心脏扩大、第一心音减弱、心尖部可闻及 S_3 奔马律,肺动脉瓣区第二心音亢进,若有瓣膜病变可闻及二尖瓣、主动脉瓣和三尖瓣区的收缩期或舒张期杂音。两肺底或满肺野可闻及细湿啰音或水泡音;吸气时明显,呼气时可伴哮鸣音(心源性哮喘时)。慢性左心衰竭患者可伴有单侧或双侧胸腔积液和双下肢水肿。脉细速,可有交替脉,严重缺氧时肢端可有发绀。严重急性失代偿左心衰竭时端坐呼吸、大汗淋漓、焦虑不安、呼吸急促(>30 次/分);两肺满布粗湿啰音或水泡音(肺水肿时)伴口吐鼻喷粉红色泡沫痰,初起时常伴有哮鸣音,甚至有哮喘(心源性哮喘时)存在。血压升高或降低甚至休克,此时病情非常危重,只有紧急抢救才有望成功。稍有耽搁,患者就可能随时死亡。

(三)实验室检查

1.心电图(ECG)检查

窦性心动过速,可见二尖瓣 P 波、V_1 导联 P 波终末电势增大和左心室肥大劳损等反映左心房、左心室肥厚,扩大及与所患心脏病相应的变化;可有左、右束支传导阻滞和室内传导阻滞;急性、陈旧性梗死或心肌大面积严重缺血,及多种室性或室上性心律失常等表现。少数情况下,上述 ECG 表现可不特异。

2.胸部 X 线片检查

心影增大,心胸比例增加,左心房、左心室或全心扩大,尤其是肺淤血、间质性肺水肿(Kerley B 线、叶间裂积液)和肺泡性肺水肿,是诊断左心衰竭的重要依据。慢性心力衰竭时可有上、下腔静脉影增宽,及胸腔积液等表现。

3.超声多普勒心动图检查

可见左心房、室扩大或全心扩大,或有左心室室壁瘤存在;左心室整体或节段性收缩运动严重低下,左心室射血分数(LVEF)严重降低(≤40%);左心室壁厚度可变薄或增厚。有病因诊断价值;重度心力衰竭时,反映 SV 的主动脉瓣区的血流频谱也降低;也可发现二尖瓣或主动脉瓣严重狭窄或反流,或在心室或大动脉水平的心内分流,或大量心包积液,或严重肺动脉高压巨大右心室压迫左心室等左心衰竭时的解剖和病理生理基础,对左心衰竭有重要的诊断和鉴别诊断价值。

4.血气分析

早期可有低氧血症伴呼吸性碱中毒(过度通气),后期可伴呼吸性酸中毒(CO_2 潴留)。血常规、生化全套和心肌酶学可有明显异常,或正常范围。

(四)诊断和鉴别诊断

依据临床症状、体征、结合胸部 X 线片有典型肺淤血和肺水肿的征象伴心影增大及超声心动图左心室扩大(内径≥55 mm)和 LVEF 降低(<40%)典型改变,诊断慢性左心衰竭和急性左心衰肺水肿并不难;难的是对慢性左心衰竭的病因诊断,特别是对"扩张型"心肌病的病因诊断,需确定原发性、缺血性、高血压性、酒精性、围产期、心动过速性、药物性、应激性、心肌致密化不全和右心室致心律失常性心肌病等病因。通过结合病史、ECG、超声心动图、核素心肌显像、心脏 CT 和磁共振成像(MRI)等影像检查综合分析和判断,多能够鉴别。心内膜心肌活检对此帮助不大。同时,也可确定或除外"肥厚型"和"限制型"心肌病的诊断。

心源性哮喘与肺源性哮喘的鉴别十分重要,不可回避。根据肺内"水"与"气"的差别,可在肺部叩诊、胸部 X 线片和湿啰音"有或无"上充分显现,加上病史不同,可得以鉴别。

(五)治疗

急性左心衰竭通常起病急骤,病情危重而变化迅速,需给予紧急处理。治疗目标是迅速纠正低氧和异常血流动力学状态;消除肺淤血、肺水肿;增加 SV、CO,从而增加动脉系统供血。治疗原则为加压给纯氧、静脉给予吗啡、利尿、扩血管(包括连续舌下含服硝酸甘油 2~3 次)和强心。

经过急救处理,多数患者病情能迅速有效控制,并在半小时左右渐渐平稳,呼吸困难减轻,增快心率渐减慢,升高的血压缓缓降至正常范围,两肺湿啰音渐减少或消失,血气分析恢复正常范围,直到30分钟左右可排尿500～1 000 mL。病情平稳后,治疗诱因,防止反弹,继续维持上述治疗并调整口服药(参照慢性左心衰竭的治疗方案),继续心电、血压和血氧饱和度监测,必要时选用抗生素预防肺部感染。最终应治疗基础心脏病。

慢性左心衰竭的治疗参见全心衰竭治疗。

二、右心衰竭

右心衰竭是由于右心室病变或负荷增加引起的心力衰竭。以肺动脉血流减少和体循环淤血或水肿为表现。大多数右心衰竭是由左侧心力衰竭发展而来,两者共同形成全心衰竭。其病理生理和血流动力学特点为右心室心排血量降低,右心室舒张末压或右心房压异常升高。

(一)病因

(1)各种原因的左心衰竭。

(2)急、慢性肺动脉栓塞。

(3)慢性支气管炎、肺气肿并发慢性肺源性心脏病。

(4)原发性肺动脉高压。

(5)先天性心脏病包括肺动脉瓣狭窄(PS)、法洛四联症、三尖瓣下移畸形、房室间隔缺损和艾森曼格综合征。

(6)右心室扩张型心肌病、肥厚型心肌病和限制型心肌病或闭塞型心肌病。

(7)右心室心肌梗死。

(8)三尖瓣狭窄或关闭不全。

(9)大量心包积液。

(10)缩窄性心包炎。

(二)临床表现

1.症状

主要是由于体循环和腹部脏器淤血引起的症状,如食欲缺乏、恶心、呕吐、腹胀、腹泻、右上腹痛等,伴有心悸、气短、乏力等心脏病和原发病的症状。

2.体检

颈静脉充盈、怒张,肝大伴压痛、肝颈静脉反流征(＋)双下肢或腰骶部水肿、腹水或胸腔积液,可有周围性发绀和黄疸。心率快、可闻及与原发病有关的心脏杂音,P_2可亢进或降低(如肺动脉瓣狭窄或法洛四联症),若不伴左心衰竭和慢性阻塞性肺疾病合并肺部感染时,通常两肺呼吸音清晰或无干、湿啰音。

(三)实验室检查

1.ECG检查

显示P波高尖、电轴右偏、aVR导联R波为主,V_1导联R/S＞1,右束支传导阻滞等右心房与右心室肥厚、扩大,以及与所患心脏病相应的变化,可有多种形式的房、室性心律失常与传导阻滞以及室内传导阻滞,可有QRS波群低电压。有肺气肿时可出现顺钟向转位。

2.胸部X线检查

显示右心房、室扩大和肺动脉段凸(有肺动脉高压时)或凹(如肺动脉瓣狭窄或法洛四联症)

等与所患心脏病相关的形态变化;可见上、下腔静脉增宽和胸腔积液征;若无左心衰竭存在,则无肺淤血或肺水肿征象。

3.超声多普勒心动图检查

可见右心房、室扩大或增厚,肺动脉增宽和高压,心内解剖异常,三尖瓣和肺动脉瓣狭窄或关闭不全及心包积液等与所患心脏病有关的解剖和病理生理的变化。

4.心导管检查

必要时做心导管检查,显示中心静脉压增高($>15\ cmH_2O$)。

(四)诊断与鉴别诊断

依据体循环淤血的临床表现,结合胸部 X 线片肺血正常或减少伴右心房室影增大和超声心动图右心房室扩张或右心室肥厚伴或不伴肺动脉压升高的典型征象,诊断不难。病因诊断的鉴别需要结合临床和多种影像学检查综合判断而定。

(五)治疗

(1)右心衰竭的治疗关键是原发病和基础心脏病的治疗。

(2)抗心力衰竭的治疗参见全心衰竭部分。

三、全心衰竭

全心衰竭是指左、右心衰竭同时存在的心力衰竭,传统被称之为充血性心力衰竭。全心衰竭几乎都是由左心衰竭缓慢发展而来,即先有左心衰竭,然后出现右心衰竭;也不除外极少数情况下是由于左、右心室病变同时或先后导致左、右心衰竭并存之可能。一般来说,全心衰竭的病程多属慢性。其病理生理和血流动力学特点为左心室、右心室心排血量均降低、体、肺循环均淤血或水肿伴神经内分泌系统激活。

(一)病因

(1)同左心衰竭(参见左心衰竭)。

(2)不除外极少数情况下有右心衰竭的病因(参见右心衰竭)并存。

(二)临床表现

1.症状

先有左心衰竭的症状(见左心衰竭),随后逐渐出现右心衰竭的症状(见右心衰竭);由于右心衰竭时,右心排血量下降能减轻肺淤血或肺水肿,故左心衰竭症状可随右心衰竭症状的出现而减轻。

2.体检

既有左心衰竭的体征(见左心衰竭),又有右心衰竭的体征(见右心衰竭)。全心衰竭时,由于右心衰竭存在,左心衰竭的体征可因肺淤血或水肿的减轻而减轻。

(三)检查

1.ECG 检查

显示反映左心房、左心室肥厚扩大为主或左右房室均肥厚扩大(见左、右心衰竭)和所患心脏病的相应变化,及多种形式的房、室性心律失常,房室传导阻滞、束支传导阻滞和室内传导阻滞图形。可有 QRS 波群低电压。

2.胸部 X 线检查

心影普大或以左心房、左心室增大为主及与所患心脏病相关的形态变化;可见肺淤血、肺水肿(左心衰竭),上、下腔静脉增宽和胸腔积液(右心衰竭)。

3.超声多普勒心动图检查

可见左、右心房和心室均增大或以左心房、左心室扩大为主,左心室整体和节段收缩功能低下,LVEF 降低(<40％),并可显示与所患心肌、瓣膜和心包疾病相关的解剖和病理生理的特征性改变。

4.心导管检查(必要时)

肺毛细血管楔压(左心衰竭时)和中心静脉压(右心衰竭)均增高,分别>2.4 kPa(18 mmHg)和>0.1 kPa(15 cmH$_2$O)。

(四)诊断和鉴别诊断

同左心衰竭、右心衰竭。

(五)治疗

和左心衰竭一样,全心衰竭治疗的基本目标是减轻或消除体、肺循环淤血或水肿,增加 SV 和 CO,改善心功能;最终目标不仅要改善症状,提高生活质量,而且要阻止心室重塑和心力衰竭进展,提高生存率。这不仅需要改善心力衰竭的血流动力学,而且也要阻断神经内分泌异常激活不良效应。治疗原则为利尿、扩血管、强心并使用神经内分泌阻滞药。治疗措施如下。

(1)去除心力衰竭诱因。

(2)体力和精神休息。

(3)严格控制静脉和口服液体入量,适当(无须严格)限制钠盐摄入(应用利尿药者可放宽限制),低钠患者还应给予适量咸菜或直接补充氯化钠治疗纠正。

(4)急性失代偿时,给予呼吸机加压吸纯氧和静脉缓慢推注吗啡 3 mg(必要时可重复 1～2 次)。

(5)利尿药:能减轻或消除体、肺循环淤血或水肿,同时可降低心脏前负荷,改善心功能。可选用噻嗪类如氢氯噻嗪 25～50 mg,每天 1 次;袢利尿药,如呋塞米 20～40 mg,每天 1 次;利尿效果不好者可选用布美他尼(丁尿胺)1～2 mg,每天 1 次;或托拉塞米(伊迈格)20～40 mg,每天 1 次;也可选择以上两种利尿药,每两天交替使用,待心力衰竭完全纠正后,可酌情减量并维持。利尿必须补钾,可给缓释钾 1.0 g,每天 2～3 次,与传统保钾利尿药合用,如螺内酯 20～40 mg,每天 1 次;或氨苯蝶啶 25～50 mg,每天 1 次;也应注意低钠低氯血症的预防(不必过分严格限盐),利尿期间仍应严格控制入量直至心力衰竭得到纠正时。螺内酯 20～40 mg,每天 1 次,作为醛固酮拮抗剂,除有上述保钾作用外,更有拮抗肾素-血管紧张素-醛固酮系统(RAS)的心脏毒性和间质增生作用,能作为神经内分泌拮抗剂阻滞心室重塑,延缓心力衰竭进展。RALES 研究显示,螺内酯能使中重度心力衰竭患者的病死率在血管紧张素转化酶抑制剂(ACEI)和 β 受体阻滞剂基础上再降低 27％,因此,已成为心力衰竭治疗的必用药。需特别注意的是,螺内酯若与 ACEI 合用时,潴钾作用较强,为预防高钾血症发生,口服补钾量应酌减或减半,并监测血钾水平和肾功能。螺内酯特有的不良反应是男性乳房发育症,伴有疼痛感,停药后可消失。

(6)血管扩张药:首选血管紧张素转化酶抑制剂(ACEI),除扩血管作用外,还能拮抗心力衰竭时肾素-血管紧张素-醛固酮系统(RAS)激活的心脏毒性作用,从而延缓心室重塑和心力衰竭的进展,降低了心力衰竭患者的病死率 27％,是慢性心力衰竭患者的首选用药,可选用卡托普利、依那普利、贝那普利、赖那普利和雷米普利等,从小剂量开始渐加至目标剂量,如卡托普利 6.25～50 mg,每天 3 次;依那普利 2.5～10 mg,每天2次。不良反应除降低血压外,还有剧烈咳嗽。若因咳嗽不能耐受时,可换用血管紧张素Ⅱ受体(AT$_1$)拮抗剂,如氯沙坦12.5～50.0 mg,每天2次,或缬沙坦40～160 mg,每天1次。若缺血性心力衰竭有心肌缺血发作时,可加用硝酸酯类如亚硝酸异山梨酯10～20 mg,6小时1次,或单硝酸异山梨醇10～20 mg,每天2～3次;若合并高血压和脑卒中史可加用钙通道阻滞剂如氨氯地平2.5～10.0 mg,每天1次。历史上使用的小动脉扩张剂,如肼屈嗪,α$_1$受体阻断药,如哌唑嗪不再用于治疗心力衰竭。服药期间,应密切观察血压变化,并根据血压水平来调整用药剂量。

中、重度心力衰竭时可同时应用硝普钠或酚妥拉明或乌拉地尔静脉滴注(见左心衰竭),心力衰竭好转后停用并酌情增加口服血管扩张药的用量。

(7)正性肌力药:轻度心力衰竭患者,可给予地高辛0.125～0.25 mg,每天1次,口服维持,对中、重度心力衰竭患者,可短期加用正性肌力药物,如静脉内给去乙酰毛花苷注射液、多巴酚丁胺、多巴胺和磷酸二酯酶抑制剂,如氨力农或米力农(见左心衰竭)等。

(8)β受体阻滞剂:能拮抗和阻断心力衰竭时的交感神经系统异常激活的心脏毒性作用,从而延缓心室重塑和心力衰竭的进展。大规模临床试验显示,β受体阻滞剂能使心力衰竭患者的病死率降低35%～65%,故也是治疗心力衰竭的必选,只是应在心力衰竭血流动力学异常得到纠正并稳定后使用,应从小剂量开始,渐渐(每周或每2周加量1次)加量至所能耐受的最大剂量,即目标剂量。可选用卡维地洛3.125～25 mg,每天2次,或美托洛尔6.25～50 mg,每天2次,或比索洛尔1.25～10 mg,每天1次。不良反应有低血压、窦性心动过缓、房室传导阻滞和心功能恶化,故用药期间应密切观察血压、心率、节律和病情变化。

(9)支气管解痉:对伴有支气管痉挛或喘鸣的患者,应用间羟异丙肾上腺素或氨茶碱0.1 g,每天3次。

(10)经过上述治疗一段时间(1～2周)后,临床效果不明显甚至出现恶化者,应按难治性心力衰竭处理。

四、难治性心力衰竭

严重的慢性心力衰竭患者,经上述常规利尿药、血管扩张药、血管紧张素转化酶抑制剂和正性肌力药物积极治疗后,心力衰竭症状和体征无明显改善甚至恶化,称为难治性心力衰竭。其血流动力学特征是严重的肺和体循环的淤血、水肿和SV、CO的降低。难治性心力衰竭的处理重点如下。

(一)纠治引起难治性心力衰竭的原因

(1)重新评价并确定引起心力衰竭的心脏病病因,给予纠治。如甲状腺功能亢进或减退、贫血、脚气病、先天性心脏病、瓣膜病、心内膜炎、风湿热等。可通过特殊的内科或外科治疗而得以纠治。

(2)重新评价并确定引起心力衰竭的病理生理机制,有针对性地治疗。如确定以收缩性心力衰竭抑或舒张性心力衰竭为主,前负荷过重抑或后负荷过重为主,有无严重心律失常等。

(3)寻找使心力衰竭加重或恶化的诱因,并加以纠治。如肺部感染、肺栓塞、泌尿系统感染、电解质平衡失调、药物的不良反应等。

(4)重新评价已用的治疗措施到位与否,给予加强治疗。如洋地黄剂量是否不足或过量;积极利尿和过分限盐引起了低血钾、低血钠和低血氯使利尿更加困难;是否应用了抑制心肌的或使液体潴留的药物;是否患者饮水或入量过多或未按医嘱服药等。极个别患者出现高血钠高血氯,

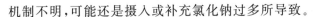

机制不明,可能还是摄入或补充氯化钠过多所导致。

(二)加强治疗措施

1.严格控制液体入量,并加强利尿

24 小时总入量宜控制在<1 500 mL,尿量>1 500 mL,并使 24 小时出、入量呈负平衡(出>入)并维持3～5 天,将体内潴留的钠和水充分排出体外,以逐渐消除严重的肺水肿和组织水肿。每天出、入量负平衡的程度应依据临床和床旁胸部 X 线片所示肺水肿的程度而定,间质性肺水肿应负 500～1 000 mL,肺泡性肺水肿应负 1 000～1 500 mL,极重度肺泡性肺水肿(大白肺)时24 小时负平衡 1 500～2 000 mL 也不为过。经过 3～5 天的加强利尿治疗,临床上肺水肿或组织水肿均能明显地减轻或消失,以床旁胸部 X 线片显示肺水肿渐渐减轻或消退的影像为治疗目标和评价标准。加强利尿期间,尿量多时应补钾,可给缓释钾1.0 g,每天 3 次,也可以 0.3%左右浓度静脉补钾;尤其特别注意低钠和低氯的预防(不必过分限盐)。若出现低钠(<130 mmol/L)和低氯(<90 mmol/L)血症,则利尿效果不好,可使心力衰竭加重,故必须先给予纠正(3%NaCl 100 mL 静脉内缓慢输注),再同时加强利尿,既要纠正低氯和低钠血症,又要排出体内潴留的水和钠。需要强调的是,严格控制液体总入量,比出>入量的负平衡对于难治性心力衰竭患者的心功能保护更重要。因为患者保持负 500 mL 液体平衡不变,若入量严格控制在 24 小时内<1 500 mL(出量>2 000 mL)和控制入量>3 000 mL(出量>3 500 mL)对心功能的容量负荷完全不同,前者可使心脏去前负荷减轻,而后者则会大大加重心脏前负荷。

2.给予合理足量的血管扩张药治疗

以静脉扩张剂(硝酸酯类)和动脉扩张剂(硝普钠、基因重组脑钠尿肽(BNP)、ACEI 和 α 受体阻断药(如酚妥拉明和乌拉地尔)联合应用并给予足量治疗[将血压控制在 13.3～14.7/8.0～9.3 kPa(100～110/60～70 mmHg)],才能充分降低心室前、后负荷,既能大大降低 PCWP 和 LVEDP,又能明显增加 SV 和 CO,达到最佳血流动力学效果。多数患者的心力衰竭会明显好转。

3.加用正性肌力药物

适用于左心室功能严重低下,上述治疗效果差的严重的心力衰竭患者。可使用多巴酚丁胺[5～10 μg/(kg·min)]+硝普钠(10～50 μg/min)或 α 受体阻断药酚妥拉明或乌拉地尔持续静脉滴注,通过正性肌力和降低外周阻力的作用能显著增加 SV 和 CO,同时降低 PCWP 和 LVEDP,明显改善心功能,使心力衰竭明显好转。对于尿量偏少(非低钠和低氯血症所致)或血压偏低[≤12.0/8.0 kPa(90/60 mmHg)]的重症心力衰竭伴心源性休克患者,应改用多巴胺[3～15 μg/(kg·min)]+小剂量硝普钠(5～30 μg/min)或 α 受体阻断药联合持续静脉滴注,除能改善心功能外,还可升压、增加肾血流量并改善组织灌注。

4.血流动力学监测指导治疗

适用上述积极治疗依然反应差的重症心力衰竭患者。依据 PCWP、CO 和外周阻力等重要血流动力学指标调整用药方案。若 PCWP 高[>2.4 kPa(18 mmHg)],应加强利尿并使用静脉扩张剂如硝酸酯类,降低左心室充盈压,减轻肺水肿;若 CO 低(<5.0 L/min)且外周阻力高(>1 400 dyn·s/cm⁵)应用动脉扩张剂,如硝普钠、重组 BNP 或 α 受体阻断药(酚妥拉明或乌拉地尔),降低外周阻力,增加 CO,改善心功能;若 CO 低(<5.0 L/min),而外周阻力正常(1 000～1 200 dyn·s/cm⁵),则应使用正性肌力药物,如多巴酚丁胺或多巴胺,增加心肌收缩力,增加 CO;若 PCWP 高,CO 低,外周阻力高和动脉血压低[<10.7 kPa(80 mmHg)],已是心源性休克

时,则应在多巴胺升压和正性肌力作用的基础上,联合应用动、静脉血管扩张药和利尿药。必要时应考虑插入主动脉内球囊泵(IABP)给予循环支持。

5.纠正低钠、低氯血症

对于严重肺水肿或外周组织水肿而利尿效果不佳者,若是由于严重稀释性低钠血症(<130 mmol/L)和低氯血症(<90 mmol/L)所致,则应在补充氯化钠(每天 3 g 口服或严重时静脉内给予)的基础上应用大剂量的祥利尿药(呋塞米 100~200 mg,布美他尼 1~3 mg)静脉注射或静脉滴注,边纠正稀释性低钠、低氯血症,边加强利尿效果,可望排出过量水潴留,使心力衰竭改善。对出现少尿或无尿伴有急性肾衰竭,药物治疗难以见效者,可考虑用血液超滤或血液透析或腹膜透析治疗。

6.气管插管和呼吸机辅助呼吸

对严重肺水肿伴严重低氧血症[吸氧状态下 PO_2<6.7 kPa(50 mmHg)]和(或)CO_2 潴留[PCO_2>6.7 kPa(50 mmHg)],药物治疗不能纠正者,应尽早使用,既可纠正呼吸衰竭,又有利于肺水肿的治疗与消退。

7.纠正快速心律失常

对伴有快速心律失常如心房颤动、心房扑动心室率快者,可用胺碘酮治疗。

8.左心辅助治疗

对左心室心功能严重低下,心力衰竭反复发作,药物治疗难以好转的患者,有条件可考虑行体外膜式氧合(ECMO)、左心辅助治疗,为心脏移植术做准备。

(徐 凤)

第五节 慢性心肌缺血综合征

慢性心肌缺血综合征主要包括慢性稳定型心绞痛、隐匿型冠心病和缺血性心肌病在内的慢性心肌缺血所致的临床类型。其中最具代表性的是稳定型心绞痛。

一、稳定型心绞痛

心绞痛是因冠状动脉供血不足,心肌发生急剧的、暂时的缺血与缺氧所引起的临床综合征,可伴心功能障碍,但没有心肌坏死。其特点为阵发性的前胸压榨性或窒息样疼痛感觉,主要位于胸骨后,可放射至心前区与左上肢尺侧面,也可放射至右臂和两臂的外侧面或颈与下颌部,持续数分钟,往往经休息或舌下含化硝酸甘油后迅速消失。

(一)分类

Braunwald 根据发作状况和机制将心绞痛分为稳定型心绞痛、不稳定型心绞痛和变异型心绞痛 3 种,而 WHO 根据心绞痛的发作性质进行如下分型。

1.劳力性心绞痛

劳力性心绞痛是由运动或其他心肌需氧量增加情况所诱发的心绞痛,包括 3 种类型。

(1)稳定型劳力性心绞痛,1~3 个月内心绞痛的发作频率、持续时间、诱发胸痛的劳力程度及含服硝酸酯类后症状缓解的时间保持稳定。

(2)初发型劳力性心绞痛,1～2个月内初发。

(3)恶化型劳力性心绞痛,一段时间内心绞痛的发作频率增加,症状持续时间延长,含服硝酸甘油后症状缓解所需时间延长或需要更多的药物,或诱发症状的活动量降低。

2.自发性心绞痛

与劳力性心绞痛相比,疼痛持续时间一般较长,程度较重,且不易为硝酸甘油所缓解,包括4种类型:①卧位型心绞痛;②变异型心绞痛;③中间综合征;④梗死后心绞痛。

3.混合性心绞痛

劳力性和自发性心绞痛同时并存。

一般临床上所指的稳定型心绞痛即指稳定型劳力性心绞痛,常发生于劳力或情绪激动时,持续数分钟,休息或用硝酸酯制剂后消失。本病多见于男性,多数患者在40岁以上,劳力、情绪激动、饱餐、受寒、阴雨天气、急性循环衰竭等为常见诱因。本病多为冠状动脉粥样硬化引起,还可由主动脉瓣狭窄或关闭不全、梅毒性主动脉炎、风湿性冠状动脉炎、肥厚型心肌病、先天性冠状动脉畸形、心肌桥等引起。

(二)发病机制

对心脏予以机械性刺激并不引起疼痛,但心肌缺血、缺氧则引起疼痛。当冠状动脉的供血和供氧与心肌的需氧之间发生矛盾,冠状动脉血流量不能满足心肌代谢的需要,引起心肌急剧的、暂时的缺血缺氧时,即产生心绞痛。

心肌耗氧量的多少由心肌张力、心肌收缩力和心率所决定,故常用"心率×收缩压"(即二重乘积)作为估计心肌耗氧的指标。心肌能量的产生要求大量的氧供,心肌细胞摄取血液氧含量的65%～75%,而身体其他组织则摄取10%～25%。因此心肌平时对血液中氧的摄取比例已接近于最大,需氧量再增大时,只能依靠增加冠状动脉的血流量来提供。在正常情况下,冠状循环有很大的储备力量,其血流量可随身体的生理情况而有显著的变化:在剧烈体力活动时,冠状动脉适当地扩张,血流量可增加到休息时的6～7倍;缺氧时,冠状动脉也扩张,能使血流量增加4～5倍;动脉粥样硬化而致冠状动脉狭窄或部分分支闭塞时,其扩张性能减弱、血流量减少,且对心肌的供血量相对比较固定。心肌的血液供应减低但尚能应付心脏平时的需要,则休息时可无症状。一旦心脏负荷突然增加,如劳力、激动、左心衰竭等,使心肌张力增加(心腔容积增加、心室舒张末期压力增高)、心肌收缩力增加(收缩压增高、心室压力曲线的最大压力随时间变化率增加)和心率增快等致心肌耗氧量增加时,心肌对血液的需求增加;或当冠状动脉发生痉挛(吸烟过度或神经体液调节障碍,如肾上腺素能神经兴奋、TXA_2或内皮素增多)或因暂时性血小板聚集、一过性血栓形成等,使冠状动脉血流量进一步减少或突然发生循环血流量减少(如休克、极度心动过速等),冠状动脉血流灌注量突降,心肌血液供求之间矛盾加深,心肌血液供给不足,遂引起心绞痛。严重贫血的患者,在心肌供血量虽未减少的情况下,可因血液携氧量不足而引起心绞痛。慢性稳定型心绞痛心肌缺血的主要发生机制是在心肌因冠状动脉狭窄而供血固定性减少的情况下发生耗氧量的增加。

在多数情况下,劳力诱发的心绞痛常在同一"心率×收缩压"的水平上发生。产生疼痛感觉的直接因素,可能是在缺血缺氧的情况下,心肌内积聚过多的代谢产物如乳酸、丙酮酸、磷酸等酸性物质,或类似激肽的多肽类物质,刺激心脏内自主神经的传入纤维末梢,经 $T_{1～5}$ 交感神经节和相应的脊髓段,传至大脑,产生疼痛感觉。这种痛觉反映在与自主神经进入水平相同脊髓段的脊神经所分布的区域,即胸骨后及两臂的前内侧与小指,尤其是在左侧,而多不在心脏部位。有人认为,在缺血区内富有神经供应的冠状血管的异常牵拉或收缩,可以直接产生疼痛冲动。

(三)病理和病理生理

一般来说,至少一支冠状动脉狭窄程度＞70%才会导致心肌缺血。稳定型心绞痛的患者,造影显示有1、2或3支冠状动脉狭窄＞70%的病变者,分别各有25%左右、5%～10%有左冠状动脉主干狭窄,其余约15%的患者无显著狭窄,可因微血管功能不全或严重的心肌桥所致的压迫导致心肌缺血。

1.心肌缺血、缺氧时的代谢与心肌改变

(1)对能量产生的影响:缺血引起的心肌代谢异常主要是缺氧的结果。在缺氧状态下,有氧代谢受限,从三磷酸腺苷(ATP)、肌酸磷酸(CP)或无氧糖酵解产生的高能磷酸键减少,导致依赖能源活动的心肌收缩和膜内外离子平衡发生障碍。缺氧时无氧糖酵解增强,除了产生的ATP明显减少外,乳酸和丙酮酸不能进入三羧酸循环进行氧化,生成增加,冠状静脉窦乳酸含量增高;而乳酸在短期内骤增,可限制无氧糖酵解的进行,使心肌能源的产生进一步减少,乳酸及其他酸性代谢产物积聚,可导致乳酸性酸中毒,降低心肌收缩力。

(2)心肌细胞离子转运的改变及其对心肌收缩性的影响:正常心肌细胞受激动而除极时,细胞质内释出钙离子,钙离子与原肌凝蛋白上的肌钙蛋白TnC结合后,解除了对肌钙蛋白TnI的抑制作用,促使肌动蛋白和肌浆球蛋白合成肌动球蛋白,引起心肌收缩,这就是所谓兴奋-收缩耦联作用。当心肌细胞受缺血、缺氧损害时,细胞膜对钠离子的渗透性异常增高,钠离子在细胞内积聚过多;加上酸度(氢离子)的增加,减少钙离子从肌浆网释放,使细胞内钙离子浓度降低并可妨碍钙离子对肌钙蛋白的结合作用,使心肌收缩功能发生障碍,因而心肌缺血后可迅速出现收缩力减退。缺氧也使心肌松弛发生障碍,可能因细胞膜上钠-钙离子交换系统的功能障碍及部分肌浆网钙泵对钙离子的主动摄取减少,室壁变得比较僵硬,左心室顺应性减低,充盈的阻力增加。

(3)心肌电生理的改变:心肌细胞在缺血性损伤时,细胞膜上的钠-钾离子泵功能受影响,钠离子在细胞内积聚而钾离子向细胞外漏出,使细胞膜在静止期处于低极化(或部分除极化)状态,在激动时又不能完全除极,产生所谓损伤电流。在体表心电图(ECG)上表现为ST段的偏移。心室壁内的收缩期压力在靠心内膜的内半层最高,而同时由于冠状动脉的分支从心外膜向心内膜深入,心肌血流量在室壁的内层较外层为低。因此,在血流供不应求的情况下,心内膜下层的心肌容易发生急性缺血。受到急性缺血性损伤的心内膜下心肌,其电位在心室肌静止期较外层为高(低极化),而在心肌除极后其电位则较低(除极受阻)。因此,左心室表面所记录的ECG出现ST段压低。在少数病例,心绞痛发作时急性缺血可累及心外膜下心肌,则ECG上可见相反的ST段抬高。

2.左心室功能及血流动力学改变

由于粥样硬化狭窄性病变在各个冠状动脉分支的分布并不均匀,因此,心肌的缺血性代谢改变及其所引起的收缩功能障碍也常为区域性的。缺血部位心室壁的收缩功能,尤其在心绞痛发作时,可以明显减弱甚至暂时完全丧失,以致呈现收缩期膨出,正常心肌代偿性收缩增强。如涉及范围较大,可影响整个左心室的排血功能,心室充盈阻力也增加。心室的收缩及舒张障碍都可导致左心室舒张期终末压增高,最后出现肺淤血症状。

以上各种心肌代谢和功能障碍常为暂时性和可逆性的,随着血液供应平衡的恢复,可以减轻或者消失。有时严重的暂时性缺血虽不引起心肌坏死,但可造成心肌顿抑,心功能障碍可持续1周以上,心肌收缩、高能磷酸键储备及超微结构均异常。

(四)临床表现

1.症状

心绞痛以发作性胸痛为主要临床表现,疼痛的特点如下。

(1)部位:主要在胸骨体上段或中段之后,可波及心前区,有手掌大小范围,甚至横贯前胸,界限不很清楚。常放射至左肩、左臂内侧达无名指和小指,或至颈、咽或下颌部(图4-7)。

(2)性质:胸痛常为压迫、发闷或紧缩感,也可有烧灼感,但不尖锐,不像针刺或刀扎样痛,偶伴濒死的恐惧感。发作时,患者往往不自觉地停止原来的活动,直至症状缓解。

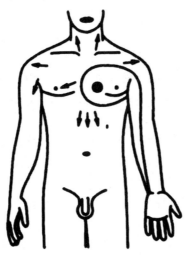

图 4-7 心绞痛发作时的疼痛放射范围

(3)诱因:发作常由体力劳动或情绪激动(如愤怒、焦急、过度兴奋等)所激发,饱食、寒冷、吸烟、心动过速、休克等亦可诱发。疼痛发生于劳力或激动的当时,而不是在一天劳累之后。典型的稳定型心绞痛常在相似的条件下发生。但有时同样的劳力只有在早晨而不是在下午引起心绞痛,提示与晨间痛阈较低有关。

(4)持续时间和缓解方式:疼痛出现后常逐步加重,然后在3~5分钟逐渐消失,一般在停止原来诱发症状的活动后即缓解。舌下含用硝酸甘油也能在几分钟内使之缓解。可数天或数星期发作一次,亦可一天内发作多次。稳定型劳力性心绞痛发作的性质在1~3个月并无改变,即每天和每周疼痛发作次数大致相同,诱发疼痛的劳力和情绪激动程度相同,每次发作疼痛的性质和部位无改变,疼痛时限相仿(3~5分钟),用硝酸甘油后,也在相同时间内缓解。根据心绞痛的严重程度及其对体力活动的影响,加拿大心血管学会(CCS)将稳定型心绞痛分为4级(表4-7)。

表 4-7 稳定型心绞痛的加拿大心血管学会(CCS)分级

分级	心绞痛的严重程度及其对体力活动的影响
Ⅰ	一般体力活动如步行或上楼不引起心绞痛,但可发生于费力或长时间用力后
Ⅱ	体力活动轻度受限。心绞痛发生于快速步行或上楼,或者在寒冷、顶风逆行、情绪激动时。平地行走两个街区(200~400 m),或以常速上相当于3楼以上的高度时,能诱发心绞痛
Ⅲ	日常体力活动明显受限。可发生于平地行走1~2个街区,或以常速上3楼以下
Ⅳ	任何体力活动或休息时均可出现心绞痛

2.体征

胸痛发作间隙期体检通常无特殊异常发现,但仔细体检能提供有用的诊断线索,可排除某些引起心绞痛的非冠状动脉疾病如瓣膜病、心肌病等,并确定患者的冠心病危险因素。胸痛发作期间体检,能帮助发现有无因心肌缺血而产生的暂时性左心室功能障碍,心绞痛发作时常见心率增快、血压升高、表情焦虑、皮肤冷或出汗,有时出现第四心音或第三心音奔马律。缺血发作时,可有暂时性心尖部收缩期杂音,由乳头肌缺血、功能失调引起二尖瓣关闭不全所致;可有第二心音逆分裂或出现交替脉;部分患者可出现肺部啰音。

(五)辅助检查

1.心电图

ECG是发现心肌缺血、诊断心绞痛最常用的检查方法。

(1)静息ECG检查:稳定型心绞痛患者静息ECG一般是正常的,所以静息ECG正常并不能除外严重的冠心病。最常见的ECG异常是ST-T改变,包括ST段压低(水平型或下斜型)、T波低平或倒置,ST段改变更具特异性。少数可伴有陈旧性心肌梗死的表现,可有多种传导障碍,最常见的是左束支传导阻滞和左前分支传导阻滞。不过,静息ECG上ST-T改变在普通人群常见,在Framingham心脏研究中,8.5%的男性和7.7%的女性有ECG上ST-T改变,并且检出率随年龄而增加;在高血压、糖尿病、吸烟者和女性中,ST-T改变的检出率也增加。其他可造成ST-T异常的疾病包括左心室肥大和扩张、电解质异常、神经因素和抗心律失常药物等。然而在冠心病患者中,出现静息ECG的ST-T异常可能与基础心脏病的严重程度有关,包括病变血管的支数和左心室功能障碍。另外,各种心律失常的出现也增加患冠心病的可能。

(2)心绞痛发作时ECG检查:据估计,将近95%的病例心绞痛发作时出现明显的、有相当特征的ECG改变,主要为暂时性心肌缺血所引起的ST段移位。心内膜下心肌容易缺血,故常见ST段压低0.1 mV以上,有时出现T波倒置,症状缓解后ST-T改变可恢复正常,动态变化的ST-T对诊断心绞痛的参考价值较大。静息ECG上ST段压低(水平型或下斜型)或T波倒置的患者,发作时可变为无压低或直立的所谓“假性正常化”,也支持心肌缺血的诊断。T波改变虽然对反映心肌缺血的特异性不如ST段,但如与平时ECG比较有动态变化,也有助于诊断。

(3)ECG负荷试验:ECG负荷试验是对疑有冠心病的患者给心脏增加负荷(运动或药物)而激发心肌缺血的ECG检查。EGG负荷试验的指征为:临床上怀疑冠心病,对有冠心病危险因素患者的筛选,冠状动脉搭桥及心脏介入治疗前后的评价,陈旧性心肌梗死患者对非梗死部位心肌缺血的监测。禁忌证包括急性心肌梗死,急性心肌炎、心包炎,严重高血压,心功能不全,严重主动脉瓣狭窄,肥厚型梗阻性心肌病,静息状态下有严重心律失常,主动脉夹层。静息状态下ECG即有明显ST段改变的患者如完全性左束支或右束支传导阻滞,或心肌肥厚继发ST段压低等也不适合行ECG负荷试验。负荷试验终止的指标:ST-T降低或抬高≥0.2 mV、心绞痛发作、收缩压≥29.3 kPa(220 mmHg)、血压较负荷前下降、室性心律失常(多源性、连续3个室早和持续性室速)。

(4)动态ECG:连续记录24小时或24小时以上的ECG,可从中发现ST-T改变和各种心律失常,可将出现ECG改变的时间与患者的活动和症状相对照。ECG上显示缺血性ST-T改变而当时并无心绞痛症状者,称为无痛性心肌缺血。

2.超声心动图

超声心动图可以观察心腔的大小、心室壁的厚度及心肌舒缩状态。另外,还可以观察到陈旧性心肌梗死时梗死区域的运动消失及室壁瘤形成。稳定型心绞痛患者的静息超声心动图大部分无异常表现,与静息 ECG 一样。负荷超声心动图可以帮助识别心肌缺血的范围和程度,包括药物负荷(多巴酚丁胺常用)、运动负荷、心房调搏负荷及冷加压负荷。

3.放射性核素检查

(1)静息和负荷心肌灌注显像:心肌灌注显像常用^{201}Tl 或^{99m}Tc-MIBI 静脉注射使正常心肌显影而缺血区不显影的"冷点"显像法,结合运动或药物(双嘧达莫、腺苷或多巴酚丁胺)负荷试验,可查出静息时心肌无明显缺血的患者。

(2)放射性核素心腔造影:用放射性核素标记红细胞或清蛋白行心室血池显影有助于了解室壁运动,可测定 LVEF 及显示室壁局部运动障碍。

4.磁共振成像

可同时获得心脏解剖、心肌灌注与代谢、心室功能及冠状动脉成像的信息。

5.心脏 X 线检查

可无异常发现或见主动脉增宽、心影增大、肺淤血等。

6.CT 检查

电子束 CT(EBCT)可用于检测冠状动脉的钙化、预测冠状动脉狭窄的存在。近年发展迅速的多排螺旋 CT 冠状动脉造影,能建立冠状动脉三维成像以显示其主要分支,并可用于显示管壁上的斑块。随硬件设备和软件的进步,诊断的准确性得到很大的提高,已被广泛地用于无创性地诊断冠状动脉病变。

7.左心导管检查

主要包括冠状动脉造影术和左心室造影术,是有创性检查方法。选择性冠状动脉造影术目前仍是诊断冠状动脉病变并指导治疗方案选择尤其是血运重建术方案的最常用方法,常采用穿刺股动脉或桡动脉的方法,选择性地将导管送入左、右冠状动脉口,注射造影剂使冠状动脉主支及其分支显影,可以准确地反映冠状动脉狭窄的程度和部位。而左心室造影术是将导管送入左心室,用高压注射器将 30～40 mL 造影剂以 12～15 mL/s 的速度注入左心室,以评价左心室整体功能及局部室壁运动状况。

8.其他的有创性检查技术

由于冠状动脉造影只是通过造影剂充填的管腔轮廓反映冠状动脉病变,因此在定性和定量判断管壁上的病变方面存在局限性。而 IVUS 成像是将微型超声探头送入冠状动脉,显示血管的横断面,可同时了解管腔的狭窄程度和管壁上的病变情况,根据病变的回声特性了解病变性质。血管内多普勒血流速度测定技术能测定冠状动脉血流速度及血流储备,评价微循环功能。冠状动脉内压力测定技术得到的血流储备分数可评价狭窄病变导致的机械性梗阻程度。上述有创的技术对冠状动脉病变的形态和冠脉循环的功能评价能提供更多有价值的信息。

(六)诊断和鉴别诊断

根据典型的发作特点和体征,休息或含用硝酸甘油后缓解,结合年龄和存在的冠心病危险因素,除外其他疾病所致的心绞痛,即可建立诊断。发作不典型者,诊断要依靠观察硝酸甘油的疗效和发作时 ECG 的变化。未记录到症状发作时 ECG 者,可行 ECG 负荷试验或动态 ECG 监测,如负荷试验出现 ECG 阳性变化或诱发心绞痛时亦有助于诊断。诊断困难者,可行放射性核素检查、冠状动脉 CTA 或选择性冠状动脉造影检查。考虑介入治疗或外科手术者,必须行选择性冠状动脉造影。胸痛患者需考虑多种疾病(表 4-8)。稳定型心绞痛尤其需要与以下疾病进行鉴别。

表 4-8 需与稳定型心绞痛相鉴别的疾病

心源性胸痛	肺部疾病	消化道疾病	神经肌肉疾病	精神性疾病
主动脉夹层	胸膜炎	胃-食管反流	肋间神经痛	焦虑性疾病
心包炎	肺栓塞	食管痉挛	肋骨肋软骨病	情感性疾病(如抑郁症)
心肌病	肺炎	食管失弛缓综合征	带状疱疹	躯体性精神病
重度主动脉瓣狭窄	纵隔肿瘤	食管裂孔疝		思维型精神病
心脏神经症	气胸	消化性溃疡		
心肌梗死		胰腺炎		
		胆囊炎		
		胆囊结石		

1.心脏神经症

本病患者常诉胸痛,但为短暂(几秒钟)的刺痛或持久(几小时)的隐痛,患者常喜欢不时地吸一大口气或做叹息性呼吸。胸痛部位多在左胸乳房下心尖部附近,或经常变动。症状多在疲劳之后出现,而不在疲劳的当时,做轻度体力活动反觉舒适,有时可耐受较重的体力活动而不发生胸痛或胸闷。含用硝酸甘油无效或在 10 多分钟后才"见效",常伴有心悸、疲乏及其他神经衰弱的症状。

2.不稳定型心绞痛和急性心肌梗死

与稳定型劳力性心绞痛不同,不稳定型心绞痛包括初发型心绞痛、恶化型心绞痛及静息型心绞痛,仔细询问病史有助鉴别。急性心肌梗死临床表现更严重,有心肌坏死的证据。

3.其他疾病引起的心绞痛

其他疾病包括主动脉瓣严重狭窄或关闭不全、冠状动脉炎引起的冠状动脉口狭窄或闭塞、肥厚型心肌病、X 综合征等疾病均可引起心绞痛,要根据其他临床表现来鉴别。其中 X 综合征多见于女性,ECG 负荷试验常阳性,但冠状动脉造影阴性且无冠状动脉痉挛,预后良好,与微血管功能不全有关。

4.肋间神经痛

疼痛常累及 1～2 个肋间,但并不一定局限在胸前,为刺痛或灼痛,多为持续性而非发作性,咳嗽、用力呼吸和身体转动可使疼痛加剧,沿神经行经处有压痛,手臂上举活动时局部有牵拉疼痛,故与心绞痛不同。

5.不典型疼痛

还需与包括胃食管反流、食管动力障碍、食管裂孔疝等食管疾病及消化性溃疡、颈椎病等鉴别。

(七)治疗

有两个主要目的:一是预防心肌梗死和猝死,改善预后,延长患者的生存期;二是减少缺血发作和缓解症状,提高生活质量。

1.一般治疗

发作时立刻休息,一般在停止活动后症状即可消除;平时应尽量避免各种已知的诱发因素,如过度的体力活动、情绪激动、饱餐等,冬天注意保暖;调节饮食,一次进食不宜过饱,避免油腻饮食,戒烟限酒;调整日常生活与工作量;减轻精神负担;保持适当的体力活动,以不发生疼痛症状为度;治疗高血压、糖尿病、贫血、甲状腺功能亢进等相关疾病。

2.药物治疗

药物治疗首先考虑预防心肌梗死和死亡,其次是减少缺血、缓解症状及改善生活质量。

(1)抗心绞痛和抗缺血治疗。

1)硝酸酯类药物。能降低心肌需氧,同时增加心肌供氧,从而缓解心绞痛。除扩张冠状动脉、降低阻力、增加冠状循环的血流量外,还通过对周围容量血管的扩张作用,减少静脉回流心脏的血量,降低心室容量、心腔内压和心室壁张力,降低心脏前负荷;对动脉系统有轻度扩张作用,减低心脏后负荷和心脏的需氧。①硝酸甘油:为即刻缓解心绞痛发作,可使用作用较快的硝酸甘油舌下含片,1~2片(0.5~1.0 mg),舌下含化,迅速被唾液所溶解而吸收,1~2分钟即开始起作用,约半小时后作用消失。延迟见效或完全无效者,首先要考虑药物是否过期或未溶解,如属后者可嘱患者轻轻嚼碎后继续含化。服用戊四硝酯片剂,持续而缓慢释放,口服半小时后起作用,持续可达4~8小时,每次2.5 mg。用2%硝酸甘油油膏或橡皮膏贴片涂或贴在胸前或上臂皮肤而缓慢吸收,适用于预防夜间心绞痛发作。②硝酸异山梨酯(消心痛):口服3次/天,每次5~20 mg,服后半小时起作用,持续3~5小时,缓释制剂药效可维持12小时,可用20 mg,2次/天。本药舌下含化后2~5分钟见效,作用维持2~3小时,每次可用5~10 mg。③5-单硝酸异山梨酯:多为长效制剂,每天20~50 mg,1~2次。硝酸酯药物长期应用的主要问题是耐药性,其机制尚未明确,可能与巯基利用度下降、RAAS激活等有关。防止发生耐药的最有效方法是每天保持足够长(8~10小时)的无药期。硝酸酯药物的不良反应有头晕、头胀痛、头部跳动感、面红、心悸等,偶有血压下降。

2)β受体阻滞剂。机制是阻断拟交感胺类对心率和心收缩力的刺激作用,减慢心率、降低血压、减低心肌收缩力和氧耗量,从而缓解心绞痛的发作。此外,还减少运动时血流动力的反应,使同一运动量水平上心肌氧耗量减少;使不缺血的心肌区小动脉(阻力血管)缩小,从而使更多的血液通过极度扩张的侧支循环(输送血管)流入缺血区。不良反应有心室射血时间延长和心脏容积增加,这虽然可能使心肌缺血加重或引起心肌收缩力降低,但其使心肌耗氧量减少的作用远超过其不良反应。常用的制剂是美托洛尔25~100 mg,2~3次/天,其缓释制剂每天仅需口服1次;阿替洛尔12.5~50 mg,1~2次/天;比索洛尔5~10 mg,1次/天。本药常与硝酸酯制剂联合应用,比单独应用效果好。但要注意:①本药与硝酸酯制剂有协同作用,因而剂量应偏小,开始剂量尤其要注意减少,以免引起直立性低血压等不良反应;②停用本药时应逐步减量,如突然停用有诱发心肌梗死的可能;③支气管哮喘及心动过缓、高度房室传导阻滞者不用为宜;④我国多数患者对本药比较敏感,可能难以耐受大剂量。

3)钙通道阻滞剂(CCB)。本类药物抑制钙离子进入心肌内,也抑制心肌细胞兴奋-收缩耦联中钙离子的作用。因而抑制心肌收缩,减少心肌氧耗;扩张冠状动脉,解除冠状动脉痉挛,改善心内膜下心肌的供血;扩张周围血管,降低动脉压,减轻心脏负荷;还降低血液黏度,抗血小板聚集,改善心肌的微循环。常用制剂包括以下几种。①二氢吡啶类:硝苯地平10~20 mg,3次/天,亦可舌下含用,其缓释制剂20~40 mg,1~2次/天。非洛地平、氨氯地平为新一代具有血管选择性的二氢吡啶类。同类制剂有尼群地平、尼索地平、尼卡地平、尼鲁地平、伊拉地平等。②维拉帕米:40~80 mg,3次/天,或缓释剂120~480 mg/d,同类制剂有噻帕米等。③地尔硫草:30~90 mg,3次/天,其缓释制剂45~90 mg,1~2次/天。对于需要长期用药的患者,目前推荐使用控释、缓释或长效剂型。低血压、心功能减退和心力衰竭加重可以发生在长期使用该药期间。该药的不良反应包括周围性水肿和便秘,还有头痛、面色潮红、嗜睡、心动过缓或过速和房室传导阻滞等。CCB 对于减轻心绞痛大体上与 β 受体阻滞剂效果相当。本类药可与硝酸酯联合使用,其中硝苯地平尚可与 β 受体阻滞剂同服,但维拉帕米和地尔硫草与 β 受体阻滞剂合用时则有过度抑制心脏的危险。变异型心绞痛首选 CCB 治疗。

4)代谢类药物。曲美他嗪通过抑制脂肪酸氧化、增加葡萄糖代谢而增加缺氧状态下高能磷酸键的合成,治疗心肌缺血,无血流动力学影响,可与其他药物合用。可作为传统治疗不能耐受或控制不佳时的补充或替代治疗。口服 40～60 mg/d,每次 20 mg,2～3 次/天。

5)窦房结抑制剂——伊伐布雷定。该药是目前唯一的高选择 If 离子通道抑制剂,通过阻断窦房结起搏电流 If 通道、降低心率,发挥抗心绞痛的作用,对房室传导功能无影响。该药适用于对 β 受体阻滞剂和 CCB 不能耐受、无效或禁忌又需要控制心率的患者。

(2)预防心肌梗死和死亡的药物治疗。

1)抗血小板治疗。稳定型心绞痛患者至少需要服用一种抗血小板药物。常用药物如下。①阿司匹林:通过抑制血小板环氧化酶和 TXA_2,抑制血小板在动脉粥样硬化斑块上的聚集,防止血栓形成,同时也通过抑制 TXA_2 导致的血管痉挛,能使稳定型心绞痛的心血管事件的危险性平均降低 33%。在所有急性或慢性缺血性心脏病的患者,无论是否有症状,只要没有禁忌证,就应每天常规应用阿司匹林 75～300 mg。不良反应主要是胃肠道症状,并与剂量有关,使用肠溶剂或缓释剂、抗酸剂可以减少对胃的不良作用。禁忌证包括过敏、严重未经治疗的高血压、活动性消化性溃疡、局部出血和出血体质。②氯吡格雷和噻氯匹定:通过二磷酸腺苷(ADP)受体抑制血小板内 Ca^{2+} 活性,并抑制血小板之间纤维蛋白原桥的形成。氯吡格雷的剂量为 75 mg,每天 1 次;噻氯匹定为 250 mg,1～2 次/天,由于后者胃肠道不适和过敏发生率高,也可以引起白细胞、中性粒细胞(2.4%)和血小板减少,因此要定期做血常规检查,目前已较少使用。前者粒细胞减少的不良反应小并且起效更快,一般不能耐受阿司匹林者可口服氯吡格雷。③其他的抗血小板制剂:西洛他唑是磷酸二酯酶抑制剂,50～100 mg,2 次/天。

2)降脂药物。降脂(或称调脂)药物在治疗冠状动脉粥样硬化中起重要作用,胆固醇的降低与冠心病病死率和总病死率降低有明显关系。他汀类药物可以进一步改善内皮细胞的功能,抑制炎症、稳定斑块,使部分动脉粥样硬化斑块消退,显著延缓病变进展。慢性稳定型心绞痛患者即使只是出现轻到中度 LDL-C 升高,也建议采用他汀类治疗,建议目标是将 LDL-C 水平降到 <1 g/L。

3)血管紧张素转换酶抑制剂(ACEI)。ACEI 并非控制心绞痛的药物,但可降低缺血性事件的发生。ACEI 能逆转左心室肥厚及血管增厚,延缓动脉粥样硬化进展,能减少斑块破裂和血栓形成,另外有利于心肌氧供/氧耗平衡和心脏血流动力学,并降低交感神经活性。可应用于已知冠心病患者的二级预防,尤其是合并有糖尿病者。对收缩压 <12.0 kPa(90 mmHg)、肾衰竭、双侧肾动脉狭窄和过敏者禁用。不良反应主要包括干咳、低血压和罕见的血管性水肿。常用药物包括培哚普利 4～8 mg,1 次/天,福辛普利 10～20 mg,1 次/天,贝那普利 10～20 mg,1 次/天,雷米普利 5～10 mg,1 次/天,赖诺普利 10～20 mg,1 次/天,依那普利 5～10 mg,2 次/天,卡托普利 12.5～25.0 mg,3 次/天。

(3)中医中药治疗:以"活血化瘀"法(常用丹参、红花、川芎、蒲黄、郁金、丹参滴丸或脑心通等)、"芳香温通"法(常用苏合香丸、苏冰滴丸、宽胸丸、保心丸、麝香保心丸等)和"祛痰通络"法(通心络等)最为常用。

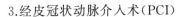

3.经皮冠状动脉介入术(PCI)

PCI已成为冠心病治疗的重要手段,介入治疗的手术数量已超过外科旁路手术,与内科药物保守疗法相比,PCI能使患者的生活质量明显提高(活动耐量增加),但是总体的心肌梗死发生和病死率无显著差异。随着新技术的出现,尤其是新型支架及新型抗血小板药物的应用,PCI不仅可以改善生活质量,而且对存在大面积心肌缺血的高危患者可明显降低其心肌梗死的发生率和病死率。PCI的适应证也从早期的简单单支病变扩展为更复杂的病变,如多支血管病变、慢性完全闭塞病变及左主干病变等。

4.冠状动脉旁路手术(CABG)

使用患者自身的大隐静脉或游离内乳动脉或桡动脉作为旁路移植材料,一端吻合在主动脉,另一端吻合在有病变的冠状动脉段的远端;引主动脉的血流以改善该病变冠状动脉所供肌的血流供应。CABG术在冠心病发病率高的国家已成为最普通的择期性心脏外科手术,对缓解心绞痛和改善患者的生存有较好效果。最近的微创冠状动脉旁路手术,采用心脏不停跳的方式进行冠状动脉旁路手术,并发症少、患者恢复快。

手术适应证:①冠状动脉多支血管病变,尤其是合并糖尿病的患者;②冠状动脉左主干病变;③不适合行介入治疗的患者;④心肌梗死后合并室壁瘤,需要进行室壁瘤切除的患者;⑤闭塞段的远段管腔通畅,血管供应区有存活心肌。

5.运动锻炼疗法

谨慎安排进度适宜的运动锻炼,有助于促进侧支循环的发展,提高体力活动的耐受量而改善症状。

(八)预后

心绞痛患者大多数能生存很多年,但有发生急性心肌梗死或猝死的危险,有室性心律失常或传导阻滞者预后较差,但决定预后的主要因素为冠状动脉病变范围和心功能。左冠状动脉主干病变最为严重,左主干狭窄患者第一年的生存率为70%,三支血管病变及心功能减退患者的生存率与左主干狭窄相同,左前降支近段病变较其他两支的病变严重。患者应积极治疗和预防,二级预防的主要措施可总结为所谓的ABCDE方案:A代表阿司匹林和ACEI;B代表β受体阻滞剂和控制血压;C代表控制胆固醇和吸烟;D代表控制饮食和糖尿病;E代表健康教育和运动。

二、隐匿型冠心病

隐匿型冠心病是无临床症状,但有心肌缺血客观证据(心电活动、心肌血流灌注及心肌代谢等异常)的冠心病,亦称无症状性冠心病。其心肌缺血的ECG表现可见于静息时,或在负荷状态下才出现,常为动态ECG记录所发现,又称为无症状性心肌缺血。这些患者经过冠状动脉造影或尸检,几乎均证实冠状动脉有明显狭窄病变。

(一)临床表现

隐匿型冠心病有3种临床类型:①患者有因冠状动脉狭窄引起心肌缺血的客观证据,但从无心肌缺血的症状。②患者曾患心肌梗死,现有心肌缺血但无心绞痛症状。③患者有心肌缺血发作,但有些有症状,有些则无症状,此类患者临床最多见。

心肌缺血而无症状的发生机制尚不清楚,可能与下列因素有关:①生理情况下,血浆或脑脊液中内源性阿片类物质(内啡肽)水平的变化,可能导致痛阈的改变;②心肌缺血较轻或有较好的侧支循环;③糖尿病性神经病变、冠状动脉旁路移植术后、心肌梗死后感觉传入径路中断所引起的损伤及患者的精神状态等,均可导致痛阈的改变。隐匿型冠心病患者可转为各种有症状的冠心病临床类型,包括心绞痛或心肌梗死,亦可能逐渐演变为缺血性心肌病,个别患者发生猝死。及时发现这类患者,可为他们提供及早治疗的机会。

(二)诊断和鉴别诊断

诊断主要根据静息、动态或负荷试验的 ECG 检查、放射性核素心肌显像,发现患者有心肌缺血的改变,而无其他原因解释,又伴有动脉粥样硬化的危险因素。能确定冠状动脉存在病变的影像学检查(包括多排螺旋 CT 造影、有创性冠状动脉造影或 IVUS 检查),有重要诊断价值。

鉴别诊断要考虑能引起 ST 段和 T 波改变的其他疾病,如各种器质性心脏病,尤其是心肌炎、心肌病、心包病,电解质失调,内分泌病和药物作用等情况,都可引起 ECG 的 ST 段和 T 波改变,诊断时要注意摒除。但根据这些疾病和情况的临床特点,不难作出鉴别。心脏神经症患者可因肾上腺素能 β 受体兴奋性增高而在 ECG 上出现 ST 段和 T 波变化,应予鉴别。

(三)防治

采用防治动脉粥样硬化的各种措施,硝酸酯类、β 受体阻滞剂和 CCB 可减少或消除无症状性心肌缺血的发作,联合用药效果更好。药物治疗后仍持续有心肌缺血发作者,应行冠状动脉造影以明确病变的严重程度,并考虑进行血运重建手术治疗。

(四)预后

与冠状动脉病变的范围、程度相关,而与有无症状无关。总缺血负荷,即有症状与无症状缺血之和,可作为预测冠心病患者预后的指标。

三、缺血性心肌病

缺血性心肌病为冠状动脉粥样硬化病变使心肌缺血、缺氧而导致心肌细胞减少、坏死、心肌纤维化、心肌瘢痕形成的疾病。其临床特点是心脏变得僵硬、逐渐扩大,发生心律失常和心力衰竭。因此也被称为心律失常和心力衰竭型冠心病或心肌硬化型冠心病。

(一)病理解剖和病理生理

缺血性心肌病主要由冠状动脉粥样硬化性狭窄、闭塞、痉挛和毛细血管网的病变所引起。心肌细胞的减少和坏死可以是心肌梗死的直接后果,也可因长期慢性心肌缺血累积而造成。心肌细胞坏死,残存的心肌细胞肥大、纤维化或瘢痕形成及心肌间质胶原沉积增加等均可发生,可导致室壁张力增加及室壁硬度异常、心脏扩大及心力衰竭等。病变主要累及左心室肌和乳头肌,也累及起搏和传导系统。心室壁上既可以有块状的成片坏死区,也可以有非连续性多发的灶性心肌损害。

(二)临床表现

1.心脏增大

患者有心绞痛或心肌梗死的病史,常伴有高血压。心脏逐渐增大,以左心室增大为主,可先肥厚,以后扩大,后期则两侧心脏均扩大。部分患者可无明显的心绞痛或心肌梗死病史,由隐匿型冠心病发展而来。

2.心力衰竭

心力衰竭的表现多逐渐发生,大多先出现左心衰竭。在心肌肥厚阶段,心脏顺应性降低,引起舒张功能不全。随着病情的发展,收缩功能也衰竭。然后右心也发生衰竭,出现相应的症状和体征。

3.心律失常

可出现各种心律失常,这些心律失常一旦出现常持续存在,其中以期前收缩(室性或房性)、房颤、病态窦房结综合征、房室传导阻滞和束支传导阻滞为多见,阵发性心动过速亦时有发现。有些患者在心脏还未明显增大前已发生心律失常。

(三)诊断和鉴别诊断

诊断主要依靠冠状动脉粥样硬化的证据,并且除外可引起心脏扩大、心力衰竭和心律失常的其他器质性心脏病。ECG 检查除可见心律失常外,还可见到冠状动脉供血不足的变化,包括 ST 段压低、T 波平坦或倒置、Q-T 间期延长、QRS 波电压低等;放射性核素检查见心肌缺血;超声心动图可显示室壁的异常运动。如以往有心绞痛或心肌梗死病史,有助于诊断。冠状动脉造影可确立诊断。

鉴别诊断要考虑与心肌病(特别是特发性扩张型心肌病、克山病等)、心肌炎、高血压性心脏病、内分泌病性心脏病等鉴别。

(四)防治

早期的内科防治甚为重要,有助于推迟充血性心力衰竭的发生发展。积极控制冠心病危险因素,治疗各种形式的心肌缺血,对缺血区域有存活心肌者,血运重建术可显著改善心肌功能。治疗心力衰竭以应用利尿剂和 ACEI(或 ARB)为主。β 受体阻滞剂长期应用可改善心功能、降低病死率。能阻滞 β_1 受体、β_2 受体和 α_1 受体的新一代 β 受体阻滞剂卡维地洛 12.5～100 mg/d,效果较好。正性肌力药可作为辅助治疗,但强心宜选用作用和排泄快速的制剂,如毒毛花苷 K、毛花苷 C、地高辛等。曲美他嗪可改善缺血,解除残留的心绞痛症状并减少对其他辅助治疗的需要。对既往有血栓栓塞史、心脏明显扩大、房颤或超声心动图证实有附壁血栓者应给予抗凝治疗。心律失常中的病态窦房结综合征和房室传导阻滞出现阿-斯综合征发作者,宜及早安置永久性人工心脏起搏器;有房颤的患者,如考虑转复窦性心律,应警惕同时存在病态窦房结综合征的可能,避免转复窦性心律后心率极为缓慢,反而对患者不利。晚期患者常是心脏移植手术的主要对象。近年来,新的治疗技术如自体骨髓干细胞移植、血管内皮生长因子(VEGF)基因治疗已试用于临床,为缺血性心肌病治疗带来了新的希望。

(五)预后

本病预后不佳,5 年病死率为 50%～84%。心脏显著扩大特别是进行性心脏增大、严重心律失常和射血分数明显降低,为预后不佳的预测因素。死亡原因主要是进行性充血性心力衰竭、心肌梗死和严重心律失常。

(王学峰)

第六节 急性冠状动脉综合征

急性冠状动脉综合征(ACS)指心血管疾病中急性发病的临床类型,包括 ST 段抬高型心肌梗死(STEMI)、非 ST 段抬高型心肌梗死(NSTEMI)和不稳定型心绞痛(UA)。近年又将前者称为 ST 段抬高型 ACS,约占 1/4(包括小部分变异型心绞痛),后两者合称为非 ST 段抬高型 ACS,约占 3/4。它们主要涵盖了以往分类中的 Q 波型急性心肌梗死(AMI)、非 Q 波型 AMI 和不稳定型心绞痛。

一、不稳定型心绞痛和非 ST 段抬高型心肌梗死

UA 指介于稳定型心绞痛和急性心肌梗死之间的临床状态,包括了除稳定型劳力性心绞痛以外的初发型、恶化型劳力性心绞痛和各型自发性心绞痛。它是在粥样硬化病变的基础上,发生了冠状动脉内膜下出血、斑块破裂、破损处血小板与纤维蛋白凝集形成血栓、冠状动脉痉挛及远端小血管栓塞引起的急性或亚急性心肌供氧减少所致。它是 ACS 中的常见类型。若 UA 伴有血清心肌坏死标志物明显升高,此时可确立 NSTEMI 的诊断。

(一)发病机制

ACS 有着共同的病理生理学基础,即在冠状动脉粥样硬化的基础上,粥样斑块松动、裂纹或破裂,使斑块内高度致血栓形成的物质暴露于血流中,引起血小板在受损表面黏附、活化、聚集,形成血栓,导致病变血管完全性或非完全性闭塞。冠状动脉病变的严重程度,主要取决于斑块的稳定性,与斑块的大小无直接关系。不稳定斑块具有如下特征:脂质核较大,纤维帽较薄,含大量的巨噬细胞和 T 淋巴细胞,血管平滑肌细胞含量较少。UA/NSTEMI 的特征是心肌供氧和需氧之间平衡失调,目前发现其最常见病因是心肌血流灌注减少,这是由于粥样硬化斑块破裂发生的非阻塞性血栓导致冠状动脉狭窄所致。血小板聚集和破裂斑块碎片导致的微血管栓塞,使得许多患者的心肌标志物释放。其他原因包括动力性阻塞(冠状动脉痉挛或收缩)、进行性机械性阻塞、炎症和(或)感染、继发性 UA 即心肌氧耗增加或氧输送障碍的情况(包括贫血、感染、甲状腺功能亢进、心律失常、血液高黏滞状态或低血压等),实际上这 5 种病因相互关联。

(二)病理解剖

冠状动脉病变或粥样硬化斑块的慢性进展,即使可导致冠状动脉严重狭窄甚至完全闭塞,由于侧支循环的逐渐形成,通常不一定产生心肌梗死。若冠状动脉管腔未完全闭塞,仍有血供,临床上表现为 NSTEMI 即非 Q 波型心肌梗死或 UA,心电图仅出现 ST 段持续压低或 T 波倒置。如果冠状动脉闭塞时间短,累计心肌缺血<20 分钟,组织学上无心肌坏死,也无心肌酶或其他标志物的释出,心电图呈一过性心肌缺血改变,临床上就表现为 UA;如果冠状动脉严重阻塞时间较长,累计心肌缺血>20 分钟,组织学上有心肌坏死,血清心肌坏死标志物也会异常升高,心电图上呈持续性心肌缺血改变而无 ST 段抬高和病理性 Q 波出现,临床上即可诊断为 NSTEMI 或非 Q 波型心肌梗死。NSTEMI 虽然心肌坏死面积不大,但心肌缺血范围往往不小,临床上依然很高危;这可以是冠状动脉血栓性闭塞已有早期再通,或痉挛性闭塞反复发作,或严重狭窄的基础上急性闭塞后已有充分的侧支循环建立的结果。NSTEMI 时的冠状动脉内附壁血栓多为白血栓;也可能是由斑块成分或血小板血栓向远端栓塞所致。

(三)临床表现

(1)静息时或夜间发生心绞痛常持续 20 分钟以上。

(2)新近发生的心绞痛(病程在 2 个月内)且程度严重。

(3)近期心绞痛逐渐加重(包括发作的频度、持续时间、严重程度和疼痛放射到新的部位)。发作时可有出汗、皮肤苍白湿冷、恶心、呕吐、心动过速、呼吸困难、出现第三心音或第四心音等表现。而原来可以缓解心绞痛的措施此时变得无效或不完全有效。UA 患者中约 20% 发生 NSTEMI,需通过肌钙蛋白和心肌酶检查来判定。UA 和 NSTEMI 患者中很少有严重的左心室功能不全所致的低血压(心源性休克)发生。

(四)危险分层

由于不同的发病机制,造成不同类型 ACS 的近、远期预后有较大的差别,因此正确识别 ACS 的高危人群并给予及时和有效的治疗可明显改善其预后,这具有重要的临床意义。对于 ACS 的危险性评估遵循以下原则:首先是明确诊断,然后进行临床分类和危险分层,最终确定治疗方案。

1.高危非 ST 段抬高型 ACS 患者的评判标准

美国心脏病学会/美国心脏病协会(ACC/AHA)将具有以下临床或心电图情况中的 1 条作为高危非 ST 段抬高型 ACS 患者的评判标准。

(1)缺血症状在 48 小时内恶化。

(2)长时间进行性静息性胸痛(>20 分钟)。

(3)低血压,新出现杂音或杂音突然变化、心力衰竭,心动过缓或心动过速,年龄>75 岁。

(4)心电图改变:静息性心绞痛伴一过性 ST 段改变(>0.05 mV),新出现的束支传导阻滞,持续性室性心动过速。

(5)心肌标志物(TnI、TnT)明显增高(>0.1 μg/L)。

2.中度危险性 ACS 患者的评判标准

中度危险为无高度危险特征但具备下列中的 1 条。

(1)既往心肌梗死、周围或脑血管疾病,或冠状动脉搭桥,既往使用阿司匹林。

(2)长时间(>20 分钟)静息性胸痛已缓解,或过去 2 周内新发 CCS 分级Ⅲ级或Ⅳ级心绞痛,但无长时间(>20 分钟)静息性胸痛,并有高度或中度冠状动脉疾病可能;夜间心绞痛。

(3)年龄>70 岁。

(4)心电图改变:T 波倒置>0.2 mV,病理性 Q 波或多个导联静息 ST 段压低<0.1 mV。

(5)TnI 或 TnT 轻度升高(即<0.1 μg/L,但>0.01 μg/L)。

3.低度危险性 ACS 患者的评判标准

低度危险性为无上述高度、中度危险特征,但有下列特征。

(1)心绞痛的频率、程度和持续时间延长,诱发胸痛阈值降低,2 周至 2 个月内新发心绞痛。

(2)胸痛期间心电图正常或无变化。

(3)心脏标志物正常。近年来,在结合上述指标的基础上,将更为敏感和特异的心肌生化标志物用于危险分层,其中最具代表性的是心肌特异性肌钙蛋白、C 反应蛋白、高敏 C 反应蛋白(HsCRP)、脑钠肽(BNP)和纤维蛋白原。

(五)实验室检查和辅助检查

1.心电图检查

应在症状出现 10 分钟内进行。UA 发作时心电图有一过性 ST 段偏移和(或)波倒置;如心电图变化持续 12 小时以上,则提示发生 NSTEMI。NSTEMI 时不出现病理性 Q 波,但有持续性 ST 段压低≥0.1 mV(aVR 导联有时还有 V_1 导联则 ST 段抬高),或伴对称性 T 波倒置,相应导联的 R 波电压进行性降低,ST 段和 T 波的这种改变常持续存在。

2.心脏标志物检查

UA 时,心脏标志物一般无异常增高;NSTEMI 时,血 CK-MB 或肌钙蛋白常有明显升高。TnT 或 TnI 及 C 反应蛋白升高是协助诊断和提示预后较差的指标。

3.其他

需施行各种介入性治疗时,可先行选择性冠状动脉造影,必要时行血管内超声或血管镜检查,明确病变情况。

(六)诊断

对年龄＞30 岁的男性和＞40 岁的女性(糖尿病患者更年轻)主诉符合上述临床表现的心绞痛时应考虑 ACS,但须先与其他原因引起的疼痛相鉴别。随即进行一系列的心电图和心脏标志物的检测,以判别为 UA、NSTEMI 抑或是 STEMI。

(七)鉴别诊断

1.急性心包炎

尤其是急性非特异性心包炎,可有较剧烈而持久的心前区疼痛,心电图有 ST 段和 T 波变化。但心包炎患者在疼痛的同时或以前已有发热和血白细胞计数增高,疼痛常于深呼吸和咳嗽时加重,坐位前倾时减轻。体检可发现心包摩擦音。

2.急性肺动脉栓塞

肺动脉大块栓塞常可引起胸痛、咯血、气急和休克,但有右心负荷急剧增加的表现,如发绀、肺动脉瓣区第二心音亢进、三尖瓣区出现收缩期杂音、颈静脉充盈、肝大、下肢水肿等。发热和白细胞增多出现也较早,多在 24 小时内。心电图示电轴右偏,Ⅰ导联出现 S 波或原有的 S 波加深,Ⅲ导联出现 Q 波和 T 波倒置,aVR 导联出现高 R 波,胸导联过渡区向左移,右胸导联 T 波倒置等。血乳酸脱氢酶总值增高,但其同工酶和肌酸磷酸激酶不增高,D-二聚体可升高,其敏感性高但特异性差。肺部 X 线检查、放射性核素肺通气-灌注扫描、CT 和必要时选择性肺动脉造影有助于诊断。

3.急腹症

急性胰腺炎、消化性溃疡穿孔、急性胆囊炎、胆石症等,患者可有上腹部疼痛及休克,可能与 ACS 患者疼痛波及上腹部者混淆。但仔细询问病史和体格检查,不难作出鉴别。心电图检查和血清肌钙蛋白、心肌酶等测定有助于明确诊断。

4.主动脉夹层分离

以剧烈胸痛起病,颇似 ACS。但疼痛一开始即达高峰,常放射到背、肋、腹、腰和下肢,两上肢血压及脉搏可有明显差别,少数有主动脉瓣关闭不全,可有下肢暂时性瘫痪或偏瘫。胸部 X 线片示主动脉增宽,CT 或 MRI 主动脉断层显像及超声心动图探测到主动脉壁夹层内的液体,可确立诊断。

5.其他疾病

急性胸膜炎、自发性气胸、带状疱疹等心脏以外疾病引起的胸痛,依据特异性体征、胸部 X 线片和心电图特征不难鉴别。

(八)治疗

ACS 是内科急症,治疗结局主要受是否迅速诊断和治疗的影响,因此应及早发现和及早住院,并加强住院前的就地处理。UA 或 NSTEMI 的治疗目标是稳定斑块、治疗残余心肌缺血、进行长期的二级预防。溶栓治疗不宜用于 UA 或 NSTEMI。

1.一般治疗

UA 或 NSTEMI 患者应住入冠心病监护病室,卧床休息 12～24 小时,给予持续心电监护。病情稳定或血运重建后症状控制,应鼓励患者早期活动。下肢做被动运动可防止静脉血栓形成。

活动量的增加应循序渐进。应尽量对患者进行必要的解释和鼓励,使其能积极配合治疗而又解除焦虑和紧张,可以应用小剂量的镇静剂和抗焦虑药物,使患者得到充分休息和减轻心脏负担。保持大便通畅,便时避免用力,如便秘可给予缓泻剂。有明确低氧血症或存在左心室功能衰竭时才需补充氧气。在最初 2～3 天,饮食应以流质食物为主,以后随着症状减轻而逐渐增加粥、面条等及其他容易消化的半流质食物,宜少量多餐,钠盐和液体的摄入量应根据汗量、尿量、呕吐量及有无心力衰竭而做适当调节。

2.抗栓治疗

抗栓治疗可预防冠状动脉进一步血栓形成、促进内源性纤溶活性溶解血栓和减少冠状动脉狭窄程度,从而可减少事件进展的风险和预防冠状动脉完全阻塞的进程。

(1)抗血小板治疗:主要药物包括以下几种。

1)环氧化酶抑制剂:阿司匹林可降低 ACS 患者的短期和长期病死率。若无禁忌证,ACS 患者入院时都应接受阿司匹林治疗,起始负荷剂量为 160～325 mg(非肠溶制剂),首剂应嚼碎,加快其吸收,以便迅速抑制血小板激活状态,以后改用小剂量维持治疗。除非对阿司匹林过敏或有其他禁忌证外,主张长期服用小剂量 75～100 mg/d 维持。

2)二磷酸腺苷(ADP)受体拮抗剂:氯吡格雷和噻氯匹定能拮抗血小板 ADP 受体,从而抑制血小板聚集,可用于对阿司匹林不能耐受患者的长期口服治疗。氯吡格雷起始负荷剂量为 300 mg,以后 75 mg/d 维持;噻氯匹定起效较慢,不良反应较多,已少用。对于非 ST 段抬高型 ACS 患者不论是否行介入治疗,阿司匹林加氯吡格雷均为常规治疗,应联合应用 12 个月,对于放置药物支架的患者这种联合治疗时间应更长。

3)血小板膜糖蛋白Ⅱb/Ⅲa(GPⅡb/Ⅲa)受体拮抗剂:激活的 GPⅡb/Ⅲa 受体与纤维蛋白原结合,形成在激活血小板之间的桥梁,导致血小板血栓形成。阿昔单抗是直接抑制 GPⅡb/Ⅲa 受体的单克隆抗体,在血小板激活起重要作用的情况下,特别是患者进行介入治疗时,该药多能有效地与血小板表面的 GPⅡb/Ⅲa 受体结合,从而抑制血小板的聚集;一般使用方法是先静脉注射冲击量 0.25 mg/kg,然后 10 μg/(kg·h)静脉滴注 12～24 小时。合成的该类药物还包括替罗非班和依替巴肽。以上 3 种 GPⅡb/Ⅲa 受体拮抗剂静脉制剂均适用于 ACS 患者急诊 PCI(首选阿昔单抗,因目前其安全性证据最多),可明显降低急性和亚急性血栓形成的发生率,如果在 PCI前6 小时内开始应用该类药物,疗效更好。若未行 PCI,GPⅡb/Ⅲa 受体拮抗剂可用于高危患者,尤其是心脏标志物升高或尽管接受合适的药物治疗症状仍持续存在或两者兼而有的患者。GPⅡb/Ⅲa 受体拮抗剂应持续应用 24～36 小时,静脉滴注结束之前进行血管造影。

(2)抗凝治疗:除非有禁忌证(如活动性出血或已应用链激酶或复合纤溶酶链激酶),所有患者应在抗血小板治疗的基础上常规接受抗凝治疗,抗凝治疗药物的选择应根据治疗策略及缺血和出血事件的风险。常用抗凝药包括普通肝素、低分子肝素、磺达肝癸钠和比伐芦定。

3.抗心肌缺血治疗

(1)硝酸酯类药物:硝酸酯类药物可选择口服,舌下含服,经皮肤或经静脉给药。硝酸甘油为短效硝酸酯类,对有持续性胸部不适、高血压、急性左心衰竭的患者,在最初 24～48 小时的治疗中,静脉内应用有利于控制心肌缺血发作。先给予舌下含服 0.3～0.6 mg,继以静脉点滴,开始 5～10 μg/min,每 5～10 分钟增加 5～10 μg,直至症状缓解或平均压降低 10%但收缩压不低于12.0 kPa(90 mmHg)。目前推荐静脉应用硝酸甘油的患者症状消失 24 小时后,就改用口服制剂或应用皮肤贴剂。药物耐受现象可能在持续静脉应用硝酸甘油 24～48 小时内出现。由于在

NSTEMI 患者中未观察到硝酸酯类药物具有减少病死率的临床益处,因此在长期治疗中此类药物应逐渐减量至停用。

(2)镇痛剂:如硝酸酯类药物不能使疼痛迅速缓解,应立即给予吗啡,10 mg 稀释成 10 mL,每次 2~3 mL 静脉注射。哌替啶 50~100 mg 肌内注射,必要时 1~2 小时后再注射 1 次,以后每 4~6 小时可重复应用,注意呼吸功能的抑制。给予吗啡后如出现低血压,可仰卧或静脉滴注生理盐水来维持血压,很少需要用升压药。如出现呼吸抑制,应给予纳洛酮 0.4~0.8 mg。有使用吗啡禁忌证(低血压和既往过敏史)者,可选用哌替啶替代。疼痛较轻者可用罂粟碱,30~60 mg 肌内注射或口服。

(3)β 受体阻滞剂:β 受体阻滞剂可用于所有无禁忌证(如心动过缓、心脏传导阻滞、低血压或哮喘)的 UA 和 NSTEMI 患者,可减少心肌缺血发作和心肌梗死的发展。使用 β 受体阻滞剂的方案如下。①首先排除有心力衰竭、低血压[收缩压<12.0 kPa(90 mmHg)]、心动过缓(心率<60 次/分)或有房室传导阻滞(P-R 间期>0.24 秒)的患者;②给予美托洛尔,静脉推注每次 5 mg,共 3 次;③每次推注后观察 2~5 分钟,如果心率<60 次/分或收缩压<13.3 kPa(100 mmHg),则停止给药,静脉注射美托洛尔的总量为 15 mg;④如血流动力学稳定,末次静脉注射后 15 分钟,开始改为口服给药,每 6 小时 50 mg,持续 2 天,以后渐增为 100 mg,2 次/天。作用极短的 β 受体阻滞剂艾司洛尔静脉注射 50~250 μg/(kg·min),安全而有效,甚至可用于左心功能减退的患者,药物作用在停药后 20 分钟内消失,用于有 β 受体阻滞剂相对禁忌证,而又希望减慢心率的患者。β 受体阻滞剂的剂量应调整到患者安静时,心率为 50~60 次/分。

(4)钙通道阻滞剂:钙通道阻滞剂与 β 受体阻滞剂一样能有效地减轻症状。但所有的大规模临床试验表明,钙通道阻滞剂应用于 UA,不能预防急性心肌梗死的发生或降低病死率,目前仅推荐用于全量硝酸酯和 β 受体阻滞剂之后仍有持续性心肌缺血的患者或对 β 受体阻滞剂有禁忌的患者,应选用心率减慢型的非二氢吡啶类钙通道阻滞剂。对心功能不全的患者,应用 β 受体阻滞剂后再加用钙通道阻滞剂应特别谨慎。

(5)血管紧张素转换酶抑制剂(ACEI):近年来一些临床研究显示,对 UA 和 NSTEMI 患者,短期应用 ACEI 并不能获得更多的临床益处。但长期应用对预防再发缺血事件和死亡有益。因此除非有禁忌证(如低血压、肾衰竭、双侧肾动脉狭窄和已知的过敏),所有 UA 和 NSTEMI 患者都可选用 ACEI。

(6)调脂治疗:所有 ACS 患者应在入院 24 小时之内评估空腹血脂谱。近年的研究表明,他汀类药物可以稳定斑块,改善内皮细胞功能,因此如无禁忌证,无论血基线 LDL-C 水平和饮食控制情况如何,均建议早期应用他汀类药物,使 LDL-C 水平降至<800 g/L。常用的他汀类药物有辛伐他汀 20~40 mg/d、普伐他汀 10~40 mg/d、氟伐他汀 40~80 mg/d、阿托伐他汀 10~80 mg/d 或瑞舒伐他汀 10~20 mg/d。

4.血运重建治疗

(1)经皮冠状动脉介入术(PCI):UA 和 NSTEMI 的高危患者,尤其是血流动力学不稳定、心脏标志物显著升高、顽固性或反复发作心绞痛伴有动态 ST 段改变、有心力衰竭或危及生命的心律失常者,应早期行血管造影术和 PCI。PCI 能改善预后,尤其是同时应用 GPⅡb/Ⅲa 受体拮抗剂时。对中危患者及有持续性心肌缺血证据的患者,PCI 可以识别致病的病变、评估其他病变的范围和左心室功能。对中高危患者,PCI 或 CABG 具有明确的潜在益处。但对低危患者,不建议进行常规的介入性检查。

(2)冠状动脉旁路移植术(CABG):对经积极药物治疗而症状控制不满意及高危患者(包括持续 ST 段压低、cTnT 升高等),应尽早(72 小时内)进行冠状动脉造影,根据下列情况选择治疗措施。①严重左冠状动脉主干病变(狭窄>50%),应及时行外科手术治疗。②有多支血管病变,且有左心室功能不全(LVEF<50%)或伴有糖尿病者,应进行 CABG。③有两支血管病变合并左前降支近段严重狭窄和左心室功能不全(LVEF<50%)或无创性检查显示心肌缺血的患者,建议施行 CABG。④对 PCI 效果不佳或强化药物治疗后仍有缺血的患者,建议施行 CABG。⑤弥漫性冠状动脉远端病变的患者,不适合行 PCI 或 CABG。

二、ST 段抬高型心肌梗死

(一)病理解剖

若冠状动脉管腔急性完全闭塞,血供完全停止,导致所供区域心室壁心肌透壁性坏死,临床上表现为典型的 STEMI,即传统的 Q 波型心肌梗死。在冠状动脉闭塞后 20~30 分钟,受其供血的心肌即有少数坏死,开始了 AMI 的病理过程。1~2 小时后绝大部分心肌呈凝固性坏死,心肌间质则充血、水肿,伴多量炎性细胞浸润。以后,坏死的心肌纤维逐渐溶解,形成肌溶灶,随后渐有肉芽组织形成。坏死组织 1~2 周后开始吸收,并逐渐纤维化,在 6~8 周后进入慢性期形成瘢痕而愈合,称为陈旧性或愈合性心肌梗死。瘢痕大者可逐渐向外凸出而形成室壁膨胀瘤。梗死附近心肌的血供随侧支循环的建立而逐渐恢复。病变可波及心包出现反应性心包炎,波及心内膜引起附壁血栓形成。在心腔内压力的作用下,坏死的心壁可破裂(心脏破裂),破裂可发生在心室游离壁、乳头肌或心室间隔处。

心肌梗死时冠状动脉内血栓既有白血栓(富含血小板),又有红血栓(富含纤维蛋白和红细胞)。STEMI 的闭塞性血栓是白、红血栓的混合物,从堵塞处向近端延伸部分为红血栓。

(二)病理生理

1.左心室功能

冠状动脉急性闭塞时相关心肌依次发生 4 种异常收缩形式:①运动同步失调,即相邻心肌节段收缩时相不一致;②收缩减弱,即心肌缩短幅度减小;③无收缩;④反常收缩,即矛盾运动,收缩期膨出。于梗死部位发生功能异常同时,正常心肌在早期出现收缩增强。由于非梗死节段发生收缩加强,使梗死区产生矛盾运动。然而,非梗死节段出现代偿性收缩运动增强,对维持左心室整体收缩功能的稳定有重要意义。若非梗死区有心肌缺血,即"远处缺血"存在,则收缩功能也可降低,主要见于非梗死区域冠状动脉早已闭塞,供血主要依靠此次心肌梗死相关冠状动脉者。同样,若心肌梗死区心肌在此次冠状动脉闭塞以前就已有冠状动脉侧支循环形成,则对于心肌梗死区乃至左心室整体收缩功能的保护也有重要意义。

2.心室重构

心肌梗死致左心室节段和整体收缩、舒张功能降低的同时,机体启动了交感神经系统兴奋、肾素血管紧张素-醛固酮系统激活和 Frank-Starling 等代偿机制,一方面通过增强非梗死节段的收缩功能、增快心率、代偿性增加已降低的心搏量(SV)和心排血量(CO),并通过左心室壁伸展和肥厚增加左心室舒张末容积(LVEDV)进一步恢复 SV 和 CO,降低升高的左心室舒张末期压(LVEDP);但另一方面,也同时开启了左心室重构的过程。

心肌梗死发生后,左心室腔大小、形态和厚度发生变化,总称为心室重构。重构过程反过来影响左心室功能和患者的预后。重构是左心室扩张和非梗死心肌肥厚等因素的综合结果,使心室变形(球形变)。除了梗死范围以外,另两个影响左心室扩张的重要因素是左心室负荷状态和梗死相关动脉的通畅程度。左心室压力升高有导致室壁张力增加和梗死扩张的危险,而通畅的梗死区相关动脉可加快瘢痕形成,增加梗死区组织的修复,减少梗死的扩展和心室扩张的危险。

(三)临床表现

1.诱发因素

本病在春、冬季发病较多,与气候寒冷、气温变化大有关,常在安静或睡眠时发病,以清晨6时至午间12时发病最多。大约有1/2的患者能查明诱发因素,如剧烈运动、过重的体力劳动、创伤、情绪激动、精神紧张或饱餐、急性失血、出血性或感染性休克,主动脉瓣狭窄、发热、心动过速等引起的心肌耗氧增加、血供减少都可能是心肌梗死的诱因。在变异型心绞痛患者中,反复发作的冠状动脉痉挛也可发展为AMI。

2.先兆

半数以上患者在发病前数天有乏力、胸部不适,活动时心悸、气急、烦躁、心绞痛等前驱症状,其中以新发生心绞痛(初发型心绞痛)或原有心绞痛加重(恶化型心绞痛)为最突出。心绞痛发作较以往频繁、性质较剧、持续较久、硝酸甘油疗效差、诱发因素不明显;疼痛时伴有恶心、呕吐、大汗和心动过速,或伴有心功能不全、严重心律失常、血压大幅度波动等;同时心电图示ST段一过性明显抬高(变异型心绞痛)或压低,T波倒置或增高,应警惕近期内发生心肌梗死的可能。发现先兆及时积极治疗,有可能使部分患者避免发生心肌梗死。

3.症状

(1)疼痛:是最先出现的症状,疼痛部位和性质与心绞痛相同,但常发生于安静或睡眠时,疼痛程度较重,范围较广,持续时间可长达数小时或数天,休息或含用硝酸甘油片多不能缓解,患者常烦躁不安、出汗、恐惧,有濒死之感。在我国,1/6~1/3的患者疼痛的性质及部位不典型,如位于上腹部,常被误认为胃溃疡穿孔或急性胰腺炎等急腹症;位于下颌或颈部,常被误认为牙病或骨关节病。部分患者无疼痛,多为糖尿病患者或老年人,一开始即表现为休克或急性心力衰竭;少数患者在整个病程中都无疼痛或其他症状,而事后才发现患过MI。

(2)全身症状:主要是发热,伴有心动过速、白细胞增高和血细胞沉降率增快等,由坏死物质吸收所引起。一般在疼痛发生后24~48小时出现,程度与梗死范围常呈正相关,体温一般在38℃上下,很少超过39℃,持续1周左右。

(3)胃肠道症状:约1/3有疼痛的患者,在发病早期伴有恶心、呕吐和上腹胀痛,与迷走神经受坏死心肌刺激和心排血量降低组织灌注不足等有关;肠胀气也不少见;重症者可发生呃逆(以下壁心肌梗死多见)。

(4)心律失常:见于75%~95%的患者,多发生于起病后2周内,尤以24小时内最多见。各种心律失常中以室性心律失常为最多,尤其是室性期前收缩;如室性期前收缩频发(每分钟5次以上),成对出现,心电图上表现为多源性或落在前一心搏的易损期时,常预示即将发生室性心动过速或心室颤动。冠状动脉再灌注后可能出现加速性室性自主心律与室性心动过速,多数历时短暂,自行消失。室上性心律失常则较少,阵发性心房颤动比心房扑动和室上性心动过速更多见,多发生在心力衰竭患者中。窦性心动过速的发生率为30%~40%,发病初期出现的窦性心动过速多为暂时性,持续性窦性心动过速是梗死面积大、心排血量降低或左心功能不全的反映。各种程度的房室传导阻滞和束支传导阻滞也较多,严重者发生完全性房室传导阻滞。发生完全性左束支传导阻滞时MI的心电图表现可被掩盖。前壁MI易发生室性心律失常。下壁(膈面)

MI 易发生房室传导阻滞,其阻滞部位多在房室束以上,预后较好。前壁 MI 而发生房室传导阻滞时,往往是多个束支同时发生传导阻滞的结果,其阻滞部位在房室束以下,且常伴有休克或心力衰竭,预后较差。

(5)低血压和休克:疼痛期血压下降常见,可持续数周后再上升,但常不能恢复以往的水平,未必是休克。如疼痛缓解而收缩压低于 10.7 kPa(80 mmHg),患者烦躁不安、面色苍白、皮肤湿冷、脉细而快、大汗淋漓、尿量减少(<20 mL/h)、神志迟钝,甚至昏厥者,则为休克的表现。休克多在起病后数小时至 1 周内发生,见于 20% 的患者,主要是心源性,为心肌广泛(40% 以上)坏死、心排血量急剧下降所致,神经反射引起的周围血管扩张为次要的因素,有些患者还有血容量不足的因素参与。严重的休克可在数小时内致死,一般持续数小时至数天,可反复出现。

(6)心力衰竭:主要是急性左心衰竭,可在起病最初数天内发生或在疼痛、休克好转阶段出现,为梗死后心脏舒缩力显著减弱或不协调所致,发生率为20%～48%。患者出现呼吸困难、咳嗽、发绀、烦躁等,严重者可发生肺水肿或进而发生右心衰竭的表现,出现颈静脉怒张、肝肿痛和水肿等。右心室 MI 者,一开始即可出现右心衰竭的表现。

4.体征

AMI 时心脏体征可在正常范围内,体征异常者大多数无特征性:心脏可有轻至中度增大;心率增快或减慢;心尖区第一心音减弱,可出现第三心音或第四心音奔马律。前壁心肌梗死的早期,可能在心尖区和胸骨左缘之间扣及迟缓的收缩期膨出,是由心室壁反常运动所致,常在几天至几周内消失。有 10%～20% 的患者在发病后 2～3 天出现心包摩擦音,多在 1～2 天消失,少数持续 1 周以上。发生二尖瓣乳头肌功能失调者,心尖区可出现粗糙的收缩期杂音;发生心室间隔穿孔者,胸骨左下缘出现响亮的收缩期杂音,常伴震颤。右心室梗死较重者可出现颈静脉怒张,深吸气时更为明显。除发病极早期可出现一过性血压增高外,几乎所有患者在病程中都会有血压降低,起病前有高血压者,血压可降至正常;起病前无高血压者,血压可降至正常以下,且可能不再恢复到起病之前的水平。

(四)并发症

并发症可分为机械性、缺血性、栓塞性和炎症性。

1.机械性并发症

(1)心室游离壁破裂:3% 的 MI 患者可发生心室游离壁破裂,是心脏破裂最常见的一种,占 MI 患者死亡的 10%。心室游离壁破裂常在发病 1 周内出现,早高峰在 MI 后 24 小时内,晚高峰在 MI 后 3～5 天。早期破裂与胶原沉积前的梗死扩展有关,晚期破裂与梗死相关室壁的扩展有关。心脏破裂多发生在第一次 MI、前壁梗死、老年和女性患者中。其他危险因素包括 MI 急性期的高血压、既往无心绞痛和心肌梗死、缺乏侧支循环、心电图上有 Q 波、应用糖皮质激素或非甾体抗炎药、MI 症状出现后 14 小时以后的溶栓治疗。心室游离壁破裂的典型表现包括持续性心前区疼痛、心电图 ST-T 改变、迅速进展的血流动力学衰竭、急性心包压塞和电-机械分离。心室游离壁破裂也可为亚急性,即心肌梗死区不完全或逐渐破裂,形成包裹性心包积液或假性室壁瘤,患者能存活数月。

(2)室间隔穿孔:比心室游离壁破裂少见,有 0.5%～2% 的 MI 患者会发生室间隔穿孔,常发生于 AMI 后 3～7 天。AMI 后,胸骨左缘突然出现粗糙的全收缩期杂音或可触及收缩期震颤,或伴有心源性休克和心力衰竭,应高度怀疑室间隔穿孔,此时应进一步做 Swan-Ganz 导管检查与超声心动图检查。

（3）乳头肌功能失调或断裂：乳头肌功能失调总发生率可高达 50％，二尖瓣乳头肌因缺血、坏死等使收缩功能发生障碍，造成不同程度的二尖瓣脱垂或关闭不全，心尖区出现收缩中晚期喀喇音和吹风样收缩期杂音，第二心音可不减弱，可引起心力衰竭。轻症者可以恢复，其杂音可以消失。乳头肌断裂极少见，多发生在二尖瓣后内乳头肌，故在下壁 MI 中较为常见。后内乳头肌大多是部分断裂，可导致严重二尖瓣反流伴有明显的心力衰竭；少数完全断裂者则发生急性二尖瓣大量反流，造成严重的急性肺水肿，约 1/3 的患者迅速死亡。

（4）室壁膨胀瘤：或称室壁瘤。绝大多数并发于 STEMI，多累及左心室心尖部，发生率为 5％～20％。为在心室腔内压力影响下，梗死部位的心室壁向外膨出而形成。见于 MI 范围较大的患者，常于起病数周后才被发现。发生较小室壁瘤的患者可无症状与体征；但发生较大室壁瘤的患者，可出现顽固性充血性心力衰竭及复发性、难治的致命性心律失常。体检可发现心浊音界扩大，心脏搏动范围较广泛或心尖抬举样搏动，可有收缩期杂音。

2.缺血性并发症

（1）梗死延展：指同一梗死相关冠状动脉供血部位的 MI 范围的扩大，可表现为心内膜下 MI 转变为透壁性 MI 或 MI 范围扩大到邻近心肌，多有梗死后心绞痛和缺血范围的扩大。梗死延展多发生在 AMI 后的 2～3 周，多数原梗死区相应导联的心电图有新的梗死性改变且 CK 或肌钙蛋白升高时间延长。

（2）再梗死：指 AM 4 周后再次发生的 MI，既可发生在原来梗死的部位，也可发生在任何其他心肌部位。如果再梗死发生在 AMI 后 4 周内，则其心肌坏死区一定受另一支有病变的冠状动脉所支配。通常再梗死发生在与原梗死区不同的部位，诊断多无困难；若再梗死发生在与原梗死区相同的部位，尤其是 NSTEM 的再梗死、反复多次的灶性梗死，常无明显的或特征性的心电图改变，可使诊断发生困难，此时迅速上升且又迅速下降的酶学指标如 CK-MB 比肌钙蛋白更有价值。CK-MB 恢复正常后又升高或超过原先水平的 50％对再梗死具有重要的诊断价值。

3.栓塞性并发症

MI 并发血栓栓塞主要是指心室附壁血栓或下肢静脉血栓破碎脱落所致的体循环栓塞或肺动脉栓塞。左心室附壁血栓形成在 AMI 患者中较多见，尤其在急性大面积前壁 MI 累及心尖部时，其发生率可高达 60％左右，而体循环栓塞并不常见，国外一般发生率在 10％左右，我国一般在 2％以下。附壁血栓的形成和血栓栓塞多发生在梗死后的第 1 周内。最常见的体循环栓塞为脑卒中，也可产生肾、脾或四肢等动脉栓塞；如栓子来自下肢深部静脉，则可产生肺动脉栓塞。

4.炎症性并发症

（1）早期心包炎：发生于 MI 后 1～4 天，发生率约为 10％。早期心包炎常发生在透壁性 MI 患者中，是梗死区域心肌表面心包并发纤维素性炎症所致。临床上可出现一过性的心包摩擦音，伴有进行性加重的胸痛，疼痛随体位而改变。

（2）后期心包炎（心肌梗死后综合征或 Dressier 综合征）发病率为 1％～3％，于 MI 后数周至数月内出现，并可反复发生。其发病机制迄今尚不明确，推测为自身免疫反应所致；而 Dressier 认为它是一种变态反应，是肌体对心肌坏死物质所形成的自身抗原的变态反应。临床上可表现为突然起病，发热，胸膜性胸痛，白细胞计数升高和血沉增快，心包或胸膜摩擦音可持续 2 周以上，超声心动图常可发现心包积液，少数患者可伴有少量胸腔积液或肺部浸润。

(五)实验室和辅助检查

1.心电图检查

(1)特征性改变。在面向透壁心肌坏死区的导联上出现以下特征性改变：①宽而深的 Q 波（病理性Q波）。②ST 段抬高呈弓背向上型。③T 波倒置，往往宽而深，两支对称；在背向梗死区的导联上则出现相反的改变，即 R 波增高，ST 段压低，T 波直立并增高。

(2)动态性改变：①起病数小时内，可尚无异常，或出现异常高大、两支不对称的 T 波。②数小时后，ST 段明显抬高，弓背向上，与直立的 T 波连接，形成单向曲线。数小时到 2 天内出现病理性 Q 波（又称Q 波型 MI），同时 R 波减低，为急性期改变。Q 波在 3～4 天稳定不变，以后 70％～80％永久存在。③如不进行治疗干预，ST 段抬高持续数天至 2 周左右，逐渐回到基线水平，T 波则变为平坦或倒置，是为亚急性期改变。④数周至数月以后，T 波呈 V 形倒置，两支对称，波谷尖锐，为慢性期改变，T 波倒置可永久存在，也可在数月到数年内逐渐恢复。

2.心脏标志物测定

(1)血清酶学检查。以往用于临床诊断 MI 的血清酶学指标包括肌酸磷酸激酶（CK 或 CPK）及其同工酶 CK-MB、天门冬酸氨基转移酶（AST，曾称 GOT）、乳酸脱氢酶（LDH）及其同工酶，但因 AST 和 IDH 分布于全身许多器官，对 MI 的诊断特异性较差，目前临床已不推荐应用。MI 发病后，血清酶活性随时相而变化。CK 在起病 6 小时内增高，24 小时内达高峰，3～4 天恢复正常。

(2)心肌损伤标志物测定：在心肌坏死时，除了血清心肌酶活性的变化外，心肌内含有的一些蛋白质类物质也会从心肌组织内释放出来，并出现在外周循环血液中，因此可作为心肌损伤的判定指标。这些物质主要包括肌钙蛋白和肌红蛋白。肌钙蛋白（Tn）是肌肉组织收缩的调节蛋白，心肌肌钙蛋白（cTn）与骨骼肌中的 Tn 在分子结构和免疫学上是不同的，因此它是心肌所独有，具有很高的特异性。

3.放射性核素心肌显影

利用坏死心肌细胞中的钙离子能结合放射性锝焦磷酸盐或坏死心肌细胞的肌凝蛋白可与其特异性抗体结合的特点，静脉注射^{99m}Tc-焦磷酸盐或^{111}In-抗肌凝蛋白单克隆抗体进行"热点"显像；利用坏死心肌血供断绝和瘢痕组织中无血管以至^{201}Tl 或^{99m}Tc-MIBI 不能进入细胞的特点，静脉注射这些放射性核素进行"冷点"显像；均可显示 MI 的部位和范围。前者主要用于急性期，后者用于慢性期。用门电路 γ 闪烁显像法进行放射性核素心腔造影（常用^{99m}Tc 标记的红细胞或白蛋白），可观察心室壁的运动和左心室的射血分数。有助于判断心室功能，判断梗死后造成的室壁运动失调和室壁瘤。

(六)诊断

WHO 的 AMI 诊断标准依据典型的临床表现、特征性的心电图改变、血清心肌坏死标志物水平动态改变，3 项中具备 2 项特别是后 2 项即可确诊，一般并不困难。无症状的患者，诊断较困难。凡年老患者突然发生休克、严重心律失常、心力衰竭、上腹胀痛或呕吐等表现而原因未明者，或原有高血压而血压突然降低且无原因可寻者，都应想到 AMI 的可能。此外有较重而持续较久的胸闷或胸痛者，即使心电图无特征性改变，也应考虑本病的可能，都宜先按 AMI 处理，并在短期内反复进行心电图观察和血清肌钙蛋白或心肌酶等测定，以确定诊断。当存在左束支传导阻滞图形时，MI 的心电图诊断较困难，因它与 STEMI 的心电图变化相类似，此时，与 QRS 波同向的 ST 段抬高和至少 2 个胸导联 ST 段抬高 5 mm 以上，强烈提示 MI。一般来说，有疑似症状并新出现的左束支传导阻滞应按 STEMI 来治疗。无病理性 Q 波的心内膜下 MI 和小的透壁性或非透壁性或微型 MI。

(七)预后

STEMI 的预后与梗死范围的大小、侧支循环产生的情况、有无其他疾病并存及治疗是否及时有关。总病死率约为 30%，住院病死率约为 10%，发生严重心律失常、休克或心力衰竭者病死率尤高，其中休克患者病死率可高达 80%。死亡多在第 1 周内，尤其是在数小时内。出院前或出院 6 周内进行负荷心电图检查，运动耐量好不伴有心电图异常者预后良好，运动耐量差者预后不良。MI 长期预后的影响因素中主要为患者的心功能状况、梗死后心肌缺血及心律失常、梗死的次数和部位及患者的年龄、是否合并高血压和糖尿病等。AMI 再灌注治疗后梗死相关冠状动脉再通与否是影响 MI 急性期良好预后和长期预后的重要独立因素。

(八)治疗

1.再灌注治疗

及早再通闭塞的冠状动脉，使心肌得到再灌注，挽救濒死的心肌或缩小心肌梗死的范围，是一种关键的治疗措施。它还可极有效地解除疼痛。

(1)溶栓治疗：纤维蛋白溶解(纤溶)药物被证明能减小冠状动脉内血栓，早期静脉应用溶栓药物能提高 STEAMI 患者的生存率，其临床疗效已被公认，故明确诊断后应尽早用药，来院至开始用药时间<30 分钟。而对于非 ST 段抬高型 ACS，溶栓治疗不仅无益反而有增加 AMI 的倾向，因此标准溶栓治疗目前仅用于 STEAMI 患者。

(2)介入治疗：直接经皮冠状动脉介入术(PCI)是指 AMI 的患者未经溶栓治疗直接进行冠状动脉血管成形术，其中支架植入术的效果优于单纯球囊扩张术。近年试用冠状动脉内注射自体干细胞希望有助于心肌的修复。目前直接 PCI 已被公认为首选的最安全有效的恢复心肌再灌注的治疗手段，梗死相关血管的开通率高于药物溶栓治疗，尽早应用可恢复心肌再灌注，降低近期病死率，预防远期的心力衰竭发生，尤其对来院时发病时间已超过 3 小时或对溶栓治疗有禁忌的患者。一般要求患者到达医院至球囊扩张时间<90 分钟。在适宜于做 PCI 的患者中，PCI 之前应给予抗血小板药和抗凝治疗。

(3)冠状动脉旁路移植术(CABG)。下列患者可考虑进行急诊 CABG：①实行了溶栓治疗或 PCI 后仍有持续的或反复的胸痛；②冠状动脉造影显示高危冠状动脉病变(左冠状动脉主干病变)；③有 MI 并发症如室间隔穿孔或乳头肌功能不全所引起的严重二尖瓣反流。

2.其他药物治疗

(1)抗血小板治疗：抗血小板治疗能减少 STEMI 患者的主要心血管事件(死亡、再发致死性或非致死性 MI 和卒中)的发生，因此除非有禁忌证，所有患者应给予本项治疗。

(2)抗凝治疗：除非有禁忌证，所有 STEMI 患者无论是否采用溶栓治疗，都应在抗血小板治疗的基础上常规接受抗凝治疗。抗凝治疗能建立和维持梗死相关动脉的通畅，并能预防深静脉血栓形成、肺动脉栓塞及心室内血栓形成。

(3)硝酸酯类药物：对于有持续性胸部不适、高血压、大面积前壁 MI、急性左心衰竭的患者，在最初24～48 小时的治疗中，静脉内应用硝酸甘油有利于控制心肌缺血发作，缩小梗死面积，降低短期甚至可能长期病死率。

(4)β受体阻滞剂：MI 发生后最初数小时内静脉注射 β 受体阻滞剂可通过缩小梗死面积、降低再梗死率、降低室颤的发生率和病死率而改善预后。无禁忌证的 STEMI 患者应在 MI 发病的

12 小时内开始 β 受体阻滞剂治疗。

（5）血管紧张素转换酶抑制剂（ACEI）：近来大规模临床研究发现，ACEI 如卡托普利、雷米普利、群多普利等有助于改善恢复期心肌的重构，减少 AMI 的病死率，减少充血性心力衰竭的发生，特别是对前壁 MI 或心力衰竭或心动过速的患者。因此，除非有禁忌证，所有 STEMI 患者都可选用 ACEI。

（6）钙通道阻滞剂：非二氢吡啶类钙通道阻滞剂维拉帕米或地尔硫䓬用于急性期 STEMI，除了能控制室上性心律失常，对减少梗死范围或心血管事件并无益处。因此不建议对 STEMI 患者常规应用非二氢吡啶类钙通道阻滞剂。但非二氢吡啶类钙通道阻滞剂可用于硝酸酯和 β 受体阻滞剂之后仍有持续性心肌缺血或心房颤动伴心室率过快的患者。血流动力学表现在 Killip Ⅱ级以上的 MI 患者应避免应用非二氢吡啶类钙通道阻滞剂。

3.心力衰竭治疗

治疗取决于病情的严重性。病情较轻者，给予袢利尿剂（如静脉注射呋塞米 20～40 mg，每天 1 次或 2 次），它可降低左心室充盈压，一般即可见效。病情严重者，可应用血管扩张剂（如静脉注射硝酸甘油）以降低心脏前负荷和后负荷。治疗期间，常通过带球囊的右心导管（Swan-Ganz 导管）监测肺动脉楔压。只要体动脉收缩压持续＞13.3 kPa（100 mmHg），即可用 ACEI。开始治疗最好给予小剂量卡托普利 3.125～6.25 mg，每 4～6 小时一次；如能耐受，则逐渐增加剂量。一旦达到最大剂量（卡托普利的最大剂量为 50 mg，每天 3 次），即用长效 ACEI（如福辛普利、赖诺普利、雷米普利）取代作为长期应用。如心力衰竭持续在 NYHA 心功能分级 Ⅱ 级或 Ⅱ 级以上，应加用醛固酮拮抗剂。

4.并发症治疗

对于有附壁血栓形成者，抗凝治疗可减少栓塞的危险，如无禁忌证，治疗开始即静脉应用足量肝素，随后给予华法林 3～6 个月，使 INR 维持在 2～3。当左心室扩张伴弥漫性收缩活动减弱、存在室壁膨胀瘤或慢性心房颤动时，应长期应用抗凝药和阿司匹林。室壁膨胀瘤形成伴左心室衰竭或心律失常时可行外科切除术。AMI 时 ACEI 的应用可减轻左心室重构和降低室壁膨胀瘤的发生率。并发心室间隔穿孔、急性二尖瓣关闭不全都可导致严重的血流动力改变或心律失常，宜积极采用手术治疗，但手术应延迟至 AMI 后 6 周以上，因此时梗死心肌可得到最大程度的愈合。如血流动力学不稳定持续存在，尽管手术死亡危险很高，也宜早期进行。急性的心室游离壁破裂外科手术的成功率极低，几乎都是致命的。假性室壁瘤是左心室游离壁的不完全破裂，可通过外科手术修补。心肌梗死后综合征严重病例必须用其他非甾体抗炎药（NSAIDs）或皮质类固醇短程冲击治疗，但大剂量 NSAIDs 或皮质类固醇的应用不宜超过数天，因它们可能干扰 AMI 后心室肌的早期愈合。肩手综合征可用理疗或体疗。

5.康复和出院后治疗

出院后最初 3～6 周体力活动应逐渐增加。鼓励患者恢复中等量的体力活动（步行、体操、太极拳等）。如 AMI 后 6 周仍能保持较好的心功能，则绝大多数患者都能恢复其所有正常的活动。与生活方式、年龄和心脏状况相适应的有规律的运动计划可降低缺血事件发生的风险，增强总体健康状况。对患者的生活方式提出建议，进一步控制危险因素，可改善患者的预后。

（王学峰）

第七节　限制型心肌病

一、概述

限制型心肌病（RCM）是以心肌僵硬度增加导致舒张功能异常为特征，表现为限制性充盈障碍的心肌病。RCM 常常难以界定，因为，RCM 病理表现很宽泛，按照 ESC 的分类，定义为单侧或双侧心室舒张容积正常或减小，收缩容积正常或减小，室壁厚度正常，传统意义上的收缩功能正常，但是，实际上，收缩功能很少正常。

RCM 准确的发病率未知，但是，可能是较少见的类型，RCM 可以是特发、家族性或者系统性疾病的表现，特别是淀粉样变，结节病，类癌心脏病，硬皮病和蒽环类药物的毒性。家族性 RCM 常呈常染色体显性遗传，有些为 *TNI* 基因突变，有些是其他基因突变。结蛋白基因突变引起的家族性 RCM 常常合并传导阻滞和骨骼肌受累。常染色体隐性遗传很少见，如 *HFE* 基因突变引起的血色病或糖原贮积病，或 X-连锁遗传引起的安德森-法布里病。RCM 也可以由心内膜病变引起，如纤维化、弹力纤维增生症及血栓形成损害了舒张功能。这些疾病可以进一步分类，如嗜酸粒细胞增多心内膜心肌疾病，心内膜心肌纤维化，感染、药物和营养因素造成的称为获得性心内膜心肌纤维化。

二、临床特征和辅助检查

限制性心肌病的特征包括双房扩大，心室不大或缩小，室壁厚度正常，心室舒张功能异常。其临床表现无特异性，可有呼吸困难、心悸、乏力，严重者还会出现水肿、端坐呼吸、少尿及消化道淤血的症状。体格检查可见血压偏低、脉压小、颈静脉怒张、Kussmaul 征阳性（吸气时静脉压升高）。心脏浊音界扩大、心律失常、可闻第三心音、第四心音。当合并有二尖瓣、三尖瓣关闭不全时，常会听到二尖瓣、三尖瓣收缩期反流性杂音。双肺可闻湿啰音。肝大，有时会有腹水。双下肢水肿。

（一）心电图

可见低电压、ST-T 改变、异常 Q 波等。可出现各种心律失常：窦性心动过速、心房颤动、心房扑动、室性期前收缩、束支传导阻滞等改变。

（二）X 线

可见到心房扩大和心包积液导致的心影扩大，少数可见心内膜钙化影。并可显示肺淤血和胸腔积液的情况。合并右心房扩大者心影可呈球形。

（三）超声心动图

常见双心房明显扩大，心室壁厚度正常或增厚，有时可见左心室心尖部内膜回声增强，甚至血栓使心尖部心腔闭塞。多普勒血流图可见舒张期快速充盈突然中止；舒张中、晚期心室内径无继续扩大，A 峰减低，E/A 比值增大。

（四）心导管检查

这是鉴别 RCM 和缩窄性心包炎的重要方法。半数病例心室压力曲线可出现与缩窄性心包炎相似的典型"平方根"形改变和右心房压升高及 Y 谷深陷。但 RCM 患者左、右心室舒张压差值常超过 0.7 kPa(5 mmHg),右心室收缩压常＞6.7 kPa(50 mmHg)。左室造影可见心室腔缩小,心尖部钝角化,可有附壁血栓及二尖瓣关闭不全。左室外形光滑但僵硬,心室收缩功能基本正常。

(五)心脏核磁共振(CMR)

这是鉴别 RCM 和缩窄性心包炎最准确的无创伤性检查手段。RCM 典型的 CMR 表现为心房增大,心室正常,心脏轮廓正常。相反,慢性缩窄性心包炎心腔呈管状或向内缩陷。RCM 的心室肌常常增厚,但是,慢性缩窄性心包炎则正常。RCM 心包正常,但是,缩窄性心包炎心包常常增厚。缩窄性心包炎的钙化区常表现为低信号。RCM 可见到心包积液。延迟增强显像可以发现炎症和纤维化病灶。

CMR 检查已经成为诊断心内膜下心肌纤维化的重要手段。实际上可以反映组织学特点。CMR 可以确定疾病的发展阶段,在疾病的早期类固醇形成期就可以发现,继而早期治疗,防止发展成为纤维化期。心内膜下心肌渗出病变可见 T_2 相呈高信号或在心尖部和流入道内膜和内膜下 STIR 信号增强。随着疾病的进展,可见到心内膜下血栓影像在 GRE 和 SSFP 序列表现为低信号。当纤维化形成期表现为心内膜下增强显像。

(六)心内膜心肌活检

它是确诊 RCM 的重要手段。根据心内膜心肌病变的不同阶段可有坏死、血栓形成、纤维化 3 种病理改变。心内膜可附有血栓,血栓内偶有嗜酸性粒细胞;心内膜可呈炎症、坏死、肉芽肿、纤维化等多种改变;心肌细胞可发生变性坏死并可伴间质性纤维化改变。

三、诊断要点

(1)心室腔和收缩功能正常或接近正常。

(2)舒张功能障碍,心室压力曲线呈舒张早期快速下陷,而中晚期升高,呈平台状。

(3)特征性病理改变,如心内膜心肌纤维化、嗜酸性粒细胞增多性心内膜炎、心脏淀粉样变和硬皮病等,可确诊。

四、几种与之易混淆的疾病

(一)缩窄性心包炎

(1)有活动性心包炎的病史。

(2)奇脉。

(3)心电图无房室传导障碍。

(4)CT 或 MRI 显示心包增厚。

(5)胸部 X 线有心包钙化。

(6)超声心动图示房室间隔切迹,并可见心室运动协调性降低。

(7)心室压力曲线的特点为左右心室充盈压几乎相等,差值＜0.7 kPa(5 mmHg)。

(8)心内膜心肌活检无淀粉样变或其他心肌浸润性疾病表现。

(二)肥厚型心肌病

肥厚型心肌病时心室肌可呈对称性或非对称性增厚,心室舒张期顺应性降低,同样表现为心室舒张功能异常。常出现呼吸困难、胸痛、晕厥。但是,超声心动图示病变主要累及室间隔,没有

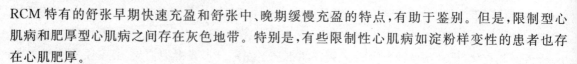

RCM 特有的舒张早期快速充盈和舒张中、晚期缓慢充盈的特点,有助于鉴别。但是,限制型心肌病和肥厚型心肌病之间存在灰色地带。特别是,有些限制性心肌病如淀粉样变性的患者也存在心肌肥厚。

(三)缺血性心肌病和高血压性心肌肥厚

两种情况时均可有不同程度的心肌纤维化改变,且均有心室顺应性降低、舒张末压升高及心排血量减少等,与 RCM 表现相似,但缺血性心肌病有明确的冠状动脉病变证据,冠状动脉造影可确诊;高血压性心肌肥厚多有长期血压升高及左心功能不全的病史;此外,两者在临床上均以左心受累和左心功能不全为特征,而 RCM 则常以慢性右心衰竭表现更为突出。

(四)肝硬化

本病还应与肝硬化腹水、下肢水肿鉴别。

五、治疗

药物疗效有限,严重者手术可以获益。总的来说,限制性心肌病预后较差。尽管有报道药物治疗可以减轻心肌的渗出和心腔缩小,但是,药物治疗效果有限。有些患者可以从外科手术中获益包括心内膜切除术和瓣膜置换术。术后 10 年生存率为 68%。

(一)病因治疗

对于那些有明确原因的限制型心肌病,应首先治疗其原发病。如对嗜酸性粒细胞增多综合征的患者,嗜酸性粒细胞增多症是该病的始动因素,造成心内膜及心内膜下心肌细胞炎症、坏死、附壁血栓形成、栓塞等继发性改变。因此,治疗嗜酸性粒细胞增多症对于控制病情的进展十分重要。糖皮质激素(泼尼松)、细胞毒药物等,能够有效地减少嗜酸性粒细胞,阻止内膜心肌纤维化的进展。据报道,可以提高生存率。一些与遗传有关的酶缺乏导致的限制型心肌病,还可进行酶替代治疗及基因治疗。

(二)对症治疗

1.降低心室充盈压

利尿剂和血管扩张剂可以有效地降低前负荷,减轻肺循环和体循环淤血,降低心室充盈压,减轻症状,改善患者生活质量和活动耐量,但不能改善患者的长期预后。但应当注意,限制型心肌病患者的心肌僵硬度增加,血压变化受心室充盈压的变化影响较大,过度的减轻前负荷会造成心排血量下降,血压下降,病情恶化,故应根据患者情况,酌情使用。β 受体阻滞剂能够减慢心率,延长心室充盈时间,降低心肌耗氧量,有利于改善心室舒张功能,可以作为辅助治疗药物,但在限制型心肌病治疗中的作用并不肯定。

2.以舒张功能受限为主

洋地黄类药物无明显疗效,但房颤时,可以用来控制心室率。对于房颤亦可以使用胺碘酮转复,并口服预防。但抗心律失常药物对于预防限制型心肌病患者的猝死无效,亦可置入 ICD 治疗。

(3)抗凝治疗:本病易发生附壁血栓和栓塞,可给予抗凝或抗血小板治疗。

(三)外科治疗

对于严重的心内膜心肌纤维化可行心内膜剥脱术,切除纤维性心内膜。伴有瓣膜反流者可行人工瓣膜置换术。对于有附壁血栓者行血栓切除术。手术死亡率为 20%。对于特发性或家族性限制性心肌病伴有顽固性心力衰竭者可考虑行心脏移植。有研究显示儿童限制型心肌病患者即使没有明显的心力衰竭症状，仍有较大的猝死风险，所以主张对诊断明确的患儿应早期进行心脏移植，可改善预后。

（王　艳）

第八节　扩张型心肌病

扩张型心肌病（dilated cardiomyopathy，DCM）以左心室或双心室扩张并伴收缩功能受损为特征。可以是特发性、家族性（或）遗传性、病毒性和（或）免疫性、乙醇性（或）中毒性、或虽伴有已知的心血管疾病但其心肌功能失调程度不能用异常负荷状况或心肌缺血程度来解释。组织学检查无特异性。常表现为进行性心力衰竭、心律失常、血栓栓塞、猝死，且可发生于任何阶段。以中年男性多见，男：女为 2.5：1.0，年发病率为（6～10）/10 万。

一、病因与发病机制

大多数患者病因不明。扩张型心肌病可能代表着由各种迄今尚未确定的因素所导致心肌损害的一种共同表现。尽管病因尚未阐明，但主要的可能机制包括有家族遗传性、病毒感染以及免疫异常。另外，心肌能量代谢紊乱、交感-肾上腺素能系统以及肾素-血管紧张素系统功能紊乱等可能都与扩张型心肌病的发生发展有关。病毒感染在扩张型心肌病的发生机制中占有较重要地位，业已发现病毒性心肌炎可以演变为扩张型心肌病。1/5 的患者在 DCM 发生之前患过严重的流感综合征，并在部分患者心肌活检标本中检测到病毒颗粒，同时发现该组患者柯萨奇病毒抗体滴度明显高于健康人。在动物实验中，以肠道病毒感染小鼠引起病毒性心肌炎伴有持久的免疫功能异常，最后发展形成 DCM。急性病毒性心肌炎患者经长期随访，有 6%～48% 可转变为DCM。不少临床诊断 DCM 患者，心内膜心肌活检发现心肌炎的证据。由病毒性心肌炎发展为DCM 的过程是一个心肌重塑的过程，涉及多种细胞膜蛋白、胞质钙超载和核蛋白的调节失控。有学者认为，在病毒性心肌炎向 DCM 发展的过程中，微循环痉挛发挥了重要作用，内皮细胞感染或免疫损伤导致微血管功能异常，反复的微循环痉挛引起心肌骨架蛋白的溶解，心肌细胞减少，最终导致心力衰竭。病毒性心肌炎向 DCM 发展的确切机制尚未阐明。也有学者认为，DCM和病毒性心肌炎是同一病理过程中的不同阶段。

（1）病毒感染：在扩张型心肌病患者中已发现体液免疫和细胞免疫功能异常。自身抗体介导的免疫反应在分子水平引起心肌细胞功能紊乱，可能是扩张型心肌病发生、发展的重要机制。扩张型心肌病患者体内可以检出多种自身抗体。

（2）免疫异常：目前，能在患者血清中检测到与 DCM 相关的自身抗体有抗肌凝蛋白抗体、抗线粒体腺苷载体（ATP/ADP 载体）抗体、抗 M_7 抗原抗体、抗 α 酮戊二酸脱氢酶支链复合物抗体、抗 β 受体（β-AR）抗体、抗 M_2 受体（M_2R）抗体等，抗内皮细胞抗体、抗核抗体和抗心肌纤维抗体也与 DCM 有关。细胞免疫紊乱可能也参与扩张型心肌病的发病过程。有研究显示，扩张型心肌病患者存在细胞毒性 T 细胞、抑制性 T 淋巴细胞和自然杀伤细胞等各种 T 细胞功能异常。流行病学调查发现扩张型心肌病有家族聚集性，但比肥厚型心肌病少见。Abelmann 等根据多个家族性 DCM 的研究认为 DCM 遗传方式有以下 3 种：①常染色体显性遗传，其特点是有近 50% 的外显率，家族中可能有一半成员患 DCM，男女患病率相似；②常染色体隐性遗传，特点是家族成员中很少或没有人患 DCM，发病可能与环境因素如病毒感染关系密切；③X-染色体伴性遗传，特点是家族中女性成员携带 DCM 相关基因但不发病，患病者均为男性。目前应用分子遗传学技术发现 DCM 发病与基因异常密切相关。应用免疫组化技术检测 DCM 患者的心肌组织，发现有胎儿型肌凝蛋白重链的重新表达，提示胎儿型肌凝蛋白的重新表达与 DCM 发病有关。心肌病动物模型中某些原癌基因如 c-myc 表达增加，可能与心肌病发病有关。线粒体 DNA（mtDNA）是人体内唯一的核外 DNA，编码呼吸链的 13 种酶的亚单位。DCM 时 mtDNA 异常，心肌内 ATP 酶含量及活性下降，导致能量代谢障碍，从而引发心功能不全。

与疾病关联的特定人类白细胞抗原（HLA）型别作为遗传易感性标志，可反应特定个体对疾病的易感状态。近年来，人白细胞抗原（HLA）多态性被认为是 DCM 发生发展的独立危险因素。已有报道 DCM 患者 HLA-B$_{27}$、HLA-A$_2$、HLADR$_4$、HLA-DQ$_4$、HLA-DQW$_4$、HLA-DQ$_8$ 表达增加，而 HLADRW$_6$ 表达明显减低。

（3）遗传因素：能量代谢是维持心肌细胞结构完整和功能正常的重要支柱。心肌细胞在病理状态下线粒体内 Ca^{2+} 超载以及氧自由基产生过多，导致线粒体损伤，从而损害氧化磷酸化过程，ATP 生成障碍。近来报道，心肌病心肌线粒体 DNA 缺失和突变，其编译相应氧化还原酶的结构和功能异常导致心肌能量代谢紊乱。

（4）心肌能量代谢紊乱。

（5）交感-肾上腺素能系统、肾素-血管紧张素系统及其受体、受体后信号通路的改变可能也参与 DCM 的发病过程。

二、诊断

（一）临床表现特点

本病起病缓慢，多在临床症状明显时方就诊。最突出的症状是左心衰竭的症状，如胸闷、气促、甚至端坐呼吸。疲乏、无力也很常见。右心衰竭属晚期表现，可能提示更差的预后。部分患者有胸痛症状，可能提示合并有缺血性心脏病，也可能与 DCM 时冠状微血管扩张储备能力降低有关。胸痛也可继发于肺栓塞。

体格检查可有心尖冲动外移、心脏浊音界扩大、心音低钝。第二心音往往呈正常分裂，但存在左束支传导阻滞时，第二心音也可呈逆分裂。若有肺动脉高压，则第二心音的肺动脉成分增强。收缩期前奔马律（S$_4$）几乎普遍存在，且往往在明显的充血性心力衰竭之前就已出现。心脏功能一旦失代偿，则通常都会存在室性奔马律（S$_3$）。如同时伴有心动过速，则可闻及重叠性奔马律。收缩期杂音常见，多为二尖瓣反流引起，也可见于三尖瓣反流。收缩压通常正常或偏低，脉压小。左心衰竭严重时可出现交替脉。右心衰竭时可见颈静脉怒张、肝脏充血性肿大并有搏动、下肢水肿，严重时可出现腹水。来自左心房、左心室的血栓脱落所造成的体循环栓塞以及由下肢静脉系统来源的血栓所造成的肺栓塞可出现相应的症状与体征。约 10% 的患者心力衰竭时血压升高，心力衰竭控制后血压可正常。

（二）辅助检查

1.超声心动图（UCG）

UCG 可提供形态学和血流动力学信息，对 DCM 的诊断和鉴别具有重要价值，可排除心包疾病、瓣膜病、先天性心脏病和肺源性心脏病等。DCM 超声心动图的典型特征可以概括为"一大、一小、一薄、一弱",即心脏扩大、二尖瓣开放幅度小、心室壁变薄、心室壁运动普遍减弱。心脏扩大可以表现为全心扩大,尤以左心室、左心房扩大最为常见,并伴心室收缩功能普遍减弱,收缩或舒张期心室容量增加,室壁厚度可正常、增厚或变薄,但其增厚率降低,二尖瓣、三尖瓣可因心室显著扩大、瓣环扩大和乳头肌移位而发生相对性关闭不全伴反流。另外也可见心腔内附壁血栓,多发生于左室心尖部。UCG 还可以测定左心室射血分数(LVEF)、左心室内径缩短率、左心室舒张功能以及肺动脉高压等。收缩期末室壁厚度、LVEF 与预后有关,室壁越薄、LVEF 越低,预后越差。UCG 也有助于扩张型心肌病与缺血性心肌病的鉴别诊断。年龄>50 岁,室壁局限性变薄及节段性运动异常,并伴有主动脉瓣区退行性病变,有利于缺血性心肌病的诊断;而年龄较轻,心脏普遍增大,伴多瓣膜反流、右心增大、室壁运动弥漫性减弱则有利于 DCM 诊断。DCM 左心室呈"球形"改变,心尖部心肌不变薄,收缩期可见内缩运动,室壁运动弥漫性减低,二尖瓣与室间隔之间的间距明显增大;而缺血性心肌病则左心室呈"圆拱门形"改变,心尖圆钝变薄且搏动明显减弱,室壁节段性运动减弱及主动脉内径增宽为其特征表现。

2.放射性核素显像

其主要包括心血池动态显影和心肌血流灌注显像。心血池动态显影可测定心室腔大小、心室收缩功能、射血分数和局部射血分数,也可观察室壁运动情况。心肌血流灌注显像可用以了解心肌局部血流灌注情况和缺血程度,判断心肌病变部位的形态、范围和程度。DCM 放射性核素心血池显影主要特征为:心腔明显扩大,尤以左心室腔扩大显著;心腔容量增加,心腔扩大呈舒张状态,形成球形或椭圆形;室壁运动普遍减弱,整体射血分数及各节段局部射血分数均下降,心室相角程增大;DCM 放射性核素心肌血流灌注显像则可见多节段性花斑状改变或节段性减低。

3.心电图

DCM 的心电图表现以多样性、复杂性而又缺乏特异性为特征。可有左室、右室或双侧心室肥大,也可有左房、右房或双侧心房肥大,可有 QRS 低电压、ST 段压低及 T 波低平或倒置,少数病例有病理性 Q 波。DCM 患者出现病理性 Q 波提示病情较重,病死率明显高于无病理性 Q 波者。可见各种心律失常,以室性心律失常、房颤、房室传导阻滞以及束支传导阻滞多见。动态心电图监测可发现 90% 的患者有复杂性心律失常,如多源性室性期前收缩、成对室性期前收缩或短阵室速。

4.X 线检查

病程早期可无变化,随着病情的发展,显示不同程度的心影扩大,心胸比例大于 0.5,心脏搏动减弱,肺淤血征。也可见胸腔积液、心包积液。

5.CT 检查

可见左心室、室间隔和游离壁均变薄,左心室腔明显扩张,致使室间隔凸出向右心室流出道而表现出右心室梗阻,即 Bernheim 综合征。少数情况以左心房或右心室增大为主。有时也可见到心脏内有充盈缺损的附壁血栓。也可测出心肌重量和左室容量增加。亦可见到胸腔积液、心包积液以及肺栓塞的表现。

6.磁共振成像(MRI)

MRI 可对心肌病患者的心脏结构提出可靠的、可重复的定量信息。DCM 患者行 MRI 检查可见左、右心室扩大,左心室壁厚度通常正常且均匀一致,左室重量增加。MRI 对心室容量、心室壁厚度以及重量的定量检查准确,重复性好,可用于治疗效果的评价。

7.心导管和心血管造影检查

只对经过选择的扩张型心肌病患者(如主诉有胸痛并怀疑有缺血性心脏病可能的患者)行心导管检查,常可显示左室舒张末压、左房压以及肺动脉楔压增高。中等程度的肺动脉高压常见。重症病例可出现右室扩张、右心衰竭,心导管检查可见右室舒张末压、右房压以及中心静脉压升高。左室造影可证实左室腔扩大,伴有室壁运动弥漫性减弱,射血分数降低,收缩末期容积增大。有时可见左室腔内附壁血栓,表现为左室腔内充盈缺损。二尖瓣反流也可见到。冠脉造影常呈现正常血管影像,但是冠状动脉扩张能力可以受损,这可能与某些病例左室充盈压显著升高有关。对于心电图显示有病理性 Q 波的患者或在非侵入性检查中发现局限性或节段性室壁运动异常的患者,冠脉造影有助于区分病理性 Q 波以及局限性或节段性室壁运动异常究竟是由心肌梗死所致,还是继发于 DCM 广泛局灶性心肌纤维化。

8.心内膜心肌活检(EMB)

EMB 可见心肌细胞肥大、变性、间质纤维化等。目前认为,由于 DCM 的心肌组织病理改变缺乏特异性,EMB 对 DCM 的诊断价值有限。但 EMB 仍具有组织形态学诊断价值,有助于与特异性(继发性)心肌病和急性或慢性心肌炎的鉴别诊断。对 EMB 标本行免疫组化、多聚酶链式反应(PCR)或原位杂交等分子生物学检测,有助于感染病因的诊断以及特异性细胞异常的基因分析。

9.抗体检测

EMB 的有创性以及至今尚未找出可用于建立 DCM 诊断或明确其病因的免疫组化、形态结构或生物学标志,均使其应用于临床受到限制而难以推广。以 ELISA 法检测 DCM 患者血清中抗心肌抗体,如抗心肌线粒体 ADP/ATP 载体抗体、抗肌球蛋白抗体、抗 β_1 受体抗体、抗 M_2 胆碱能受体抗体对扩张型心肌病的诊断具有较高的特异性和敏感性。抗 ADP/ATP 载体抗体敏感性 52%～95%、特异性 95%～100%,抗肌球蛋白重链抗体敏感性 44.4%、特异性 96.4%,抗 β 肾上腺素受体抗体敏感性 30%～64%、特异性 88%,抗 M_2 胆碱能受体抗体敏感性 38.8%、特异性 92.5%。检测 T 淋巴细胞亚群和细胞因子,如 IL-1、IL-2、IL-6、INF-γ、TNF,了解患者的免疫调节功能。Th/Ts 比值上升,提示易患自身免疫疾病。检测淋巴细胞 HLA 表型,了解患者的免疫基因和遗传易感性。

10.血清肌钙蛋白

另外,血清肌钙蛋白是诊断心肌损伤的高敏感性、高特异性心肌损伤指标。已有研究表明,DCM 病程中血清肌钙蛋白(cTn)T 或 I、CK-MB 增高常提示预后不良。也有研究显示,DCM 患者血清 cTnT、cTnI 值均明显高于正常人,表明对疑诊 DCM 患者测定血清 cTnT、cTnI 有助于 DCM 的临床诊断。

(三)诊断注意事项

特发性(原发性)DCM 是一种原因不明的心肌病,其主要特征是心脏扩大和心肌收缩功能减低。起病隐匿,早期可表现为心室扩大,可有心律失常,静态时射血分数正常,运动后射血分数降低,然后逐渐发展为充血性心力衰竭。

中青年人出现心力衰竭、心律失常或心脏扩大者应考虑有心肌病的可能,通过病史、体检和有关的辅助检查等方法,若无风湿性、高血压性、先天性、冠状动脉性、肺源性心脏病或心包疾病证据,应考虑为心肌病。诊断时须仔细与下列心脏病进行鉴别。心肌病亦可有二尖瓣或三尖瓣区收缩期杂音,但一般不伴舒张期杂音,且在心力衰竭时较响,心力衰竭控制后减轻或消失,风湿性心脏病则与此相反。心肌病时常有多心腔同时扩大,不像风湿性心脏病以左房、左室或右室为主。超声心动图检查有助于区别。

1.风湿性心脏病

心肌病时心尖冲动向左下方移位,与心浊音界的左外缘相符;心包积液时心尖冲动常不明显或处于心浊音界左外缘之内侧。二尖瓣或三尖瓣区收缩期杂音,心电图上心室肥大、异常 Q 波、各种复杂的心律失常,均提示心肌病。超声心动图有助于鉴别。

2.心包积液

心肌病可有暂时性高血压,但舒张压多不超过 14.7 kPa(110 mmHg),且出现于急性心力衰竭时,心力衰竭好转后血压下降。眼底、尿常规、肾功能正常。

3.高血压性心脏病

中年以上患者,有高血压、高血脂或糖尿病等易患因素,室壁活动呈节段性异常者有助于冠心病的诊断。冠脉造影可确诊。

4.冠心病

多数具有明显的体征,心导管检查和超声心动图检查可明确诊断。

5.先天性心脏病

全身性疾病如系统性红斑狼疮、硬皮病、血色病、淀粉样变性、糖原累积症、神经肌肉疾病等都有其原发病的表现可资区别。

6.特异性心肌病

中华医学会心血管病学分会、中国心肌病诊断与治疗建议工作组提出的扩张型心肌病的诊断参考标准如下。

(1)临床表现为以左室、右室或双心腔扩大和收缩功能障碍等为特征,导致左室收缩功能降低、进行性心力衰竭、室性和室上性心律失常、传导系统异常、血栓栓塞和猝死。DCM 是心肌疾病的常见类型,是心力衰竭的第三位原因。

(2)DCM 的诊断标准:①临床常用左心室舒张期末内径(LVEDd)>50 mm(女性)和>55 mm(男性);②LVEF<45%(或)左心室缩短速率(FS)<25%;③更为科学的是 LVEDd>27 mm/m²,体表面积(m²)=0.006 1×身高(cm)+0.012 8×体重(kg)−0.152 9,更为保守的评价方法是 LVEDd 大于年龄和体表面积预测值的 117%,即预测值的 2 倍标准差(SD)+5%。临床上主要以超声心动图作为诊断依据,胸部 X 线片、心脏同位素、心脏计算机断层扫描有助于诊断,磁共振检查对于一些心脏局限性肥厚的患者,具有确诊意义。

(3)在进行 DCM 诊断时需要排除引起心肌损害的其他疾病,如高血压、冠心病、心脏瓣膜病、先天性心脏病、酒精性心肌病、心动过速性心肌病、心包疾病、系统性疾病、肺源性心脏病和神经肌肉性疾病等。

三、治疗

目前,对 DCM 尚缺乏有效而特异的治疗手段,因而临床上对其治疗的主要目标即在于改善症状、预防并发症和阻止或延缓病情进展、提高生存率,包括抗心力衰竭、抗心律失常及预防血栓栓塞的抗凝治疗等并发症的治疗。对积极的内科治疗无效者,可考虑非药物治疗。

(一)一般治疗

适当休息可减轻心脏负荷,改善重要脏器的供血,有利于水肿消退和心功能改善。休息的方式和时间应视病情而定。重度心力衰竭患者应完全卧床休息,心功能改善后应及早开始活动,以不加重症状为前提逐渐增加活动量。患者的饮食以高蛋白、富含维生素并且容易消化的食物为主。水肿的患者应适当限制钠盐的摄入。适当控制体重也可以减轻心脏的负荷,戒烟酒、防治呼吸道感染均是重要的基础治疗措施。

(二)控制心力衰竭

心力衰竭是 DCM 的主要临床表现。近年来,慢性充血性心力衰竭治疗的主要进展就体现在对扩张型心肌病心力衰竭的治疗。迄今为止,已有 39 个应用治疗的临床试验结果证明可以提高患者生活质量,并可使死亡危险性下降 24%,同时还发现不管何种病因所导致的心功能改变,不论轻、中、重,也无论年龄、性别均因而受益。临床实践中,慢性心功能不全患者不论是收缩性抑或舒张性心功能不全均应使用,有或无症状心功能不全,除非患者不能耐受或存在禁忌证;使用时小剂量开始,逐步增量,达到合适剂量,长期维持治疗。一般每隔 3~7 天剂量倍增 1 次,剂量调整的快慢取决于每个患者的临床情况。对 ACEI 曾有致命性不良反应的患者(如有血管神经性水肿)、无尿性肾衰竭患者或妊娠妇女绝对禁用 ACEI。以下情况

1.血管紧张素转化酶抑制剂(ACEI)

须慎用 ACEI:①双侧肾动脉狭窄;②血肌酐水平显著升高[>225.2 μmol/L(3 mg/dL)];③高血钾(>5.5 mmol/L);④低血压[收缩压<12.0 kPa(90 mmHg)],低血压患者须经其他处理,待血流动力学稳定后再决定是否应用 ACEI。β 受体阻滞剂是治疗 DCM 慢性心力衰竭的标准用药之一。大型临床试验如美托洛尔控释剂/缓释剂干预充血性心力衰竭试验(MERIT-HF)、比索洛尔心功能不全研究 Ⅱ(CIBIS Ⅱ)、美国卡维地洛治疗心力衰竭研究(US carvedilol heart failure study)、卡维地洛前瞻性随机累积生存试验(COPERNICUS)均证明,β 受体阻滞剂是治疗慢性心力衰竭的有效药物。β 受体阻滞剂成功地用于慢性心力衰竭的治疗正是心力衰竭的治疗从短期的血流动力学措施转为长期的修复性策略的具体体现。目前用于治疗慢性心力衰竭的 β 受体阻滞剂有:美托洛尔、比索洛尔、卡维地洛等。

β 受体阻滞剂治疗慢性心力衰竭的可能机制有:①上调心肌 β 受体密度与活性;②防止儿茶酚胺的毒性作用;③抑制肾素-血管紧张素-醛固酮系统的激活;④抗心律失常作用;⑤扩张冠状动脉,增加冠脉血流量;⑥减慢心率,延长舒张期时间,改善心内膜供血;⑦防止或减轻心室重塑;⑧抗氧化;⑨促使心肌能量代谢由游离脂肪酸代谢向糖代谢转化等。

所有慢性收缩性心力衰竭,NYHA 心功能 Ⅱ~Ⅲ级患者,LVEF<40%,病情稳定者,均必须应用 β 受体阻滞剂,除非有禁忌证或不能耐受。NYHA 心功能 Ⅳ级患者,需病情稳定(4 天内未静脉用药、已无液体潴留、体重恒定)后,在严密监护下应用。一般在血管紧张素转换酶抑制和利尿剂应用基础上加用 β 受体阻滞剂,从小剂量开始(美托洛尔 12.5 mg/d、比索洛尔 1.25 mg/d、卡维地洛 3.125 mg/d,每天 2 次),2~4 周剂量倍增,达最大耐受剂量或目标剂量后长期维持。症状改善常在治疗 2~3 个月才出现,即使症状不改善,亦能防止疾病的进展。β 受体阻滞剂的禁忌证有:支气管痉挛性疾病,心动过缓(心率<60 次/分),二度及二度以上房室传导阻滞(除非已安装起搏器),明显液体潴留、需大剂量利尿者。

2.β 受体阻滞剂

与 ACEI 不同,可阻断经 ACE 和非 ACE 途径产生的 Ⅱ 与 1 受体 AngⅡ结合。因此,理论上此类药物对 AngⅡ不良作用的阻断比 ACEI 更直接、更完全。应用 ARB 后,血清 AngⅡ水平上升与 2 型 AngⅡ受体结合增加,可能发挥有利的效应。ARB 对缓激肽的代谢无影响,因此不能

通过提高血清缓激肽浓度发挥可能对心力衰竭有利的作用,但也不会产生可能与之有关的咳嗽不良反应。大型临床试验如 ELITE、ELITE Ⅱ、Val-HeFT、CHARM 等证实了 ARB 治疗慢性心力衰竭的有效性,但其效应是否相当于或是优于 ACEI 尚未定论,当前仍不宜以 ARB 取代 ACEI 广泛用于心力衰竭治疗。未应用过 ACEI 和能耐受 ACEI 的心力衰竭患者,仍以 ACEI 为首选。ARB 可用于不能耐受 ACEI 不良反应的心力衰竭患者,如有咳嗽、血管神经性水肿时。ARB 和 ACEI 相同,亦能引起低血压、高血钾及肾功能恶化,应用时仍需小心。心力衰竭患者对 β 受体阻滞剂有禁忌证时,可 ARB 与 ACEI 合用。

3.醛固酮拮抗剂

醛固酮(Ald)除引起低镁、低钾外,可激活交感神经,增加 ACE 活性,升高 Ang Ⅱ 水平,并降低副交感神经活性。更重要的是,Ald 有独立于 Ang Ⅱ 和相加于 Ang Ⅱ 的对心脏结构和功能的不良作用。人类发生心力衰竭时,心室醛固酮生成及活化增加,且与心力衰竭严重程度成正比。因而,Ald 促进心室重塑,从而促进心力衰竭的发展。心力衰竭患者短期应用 ACEI 时,可降低 Ald 水平,但长期应用时,血 Ald 水平却不能保持稳定、持续的降低,即所谓"醛固酮逃逸现象"。因此如能在 ACEI 应用基础上加用 Ald 拮抗剂,能进一步抑制 Ald 的有害作用,获益可能更大。RALES(randomized aldactone evaluation study)试验显示,对于缺血性或非缺血性心肌病伴重度心力衰竭(近期或目前为 NYHA 心功能Ⅳ级)患者,在常规治疗基础上加用螺内酯(最大剂量 25 mg/d),可以降低心力衰竭住院率和总死亡率。根据上述结果建议,对近期或目前为 NYHA 心功能Ⅳ级心力衰竭患者,可考虑应用小剂量的螺内酯 20 mg/d。EPHESUS 实验证明,新型 Ald 拮抗剂依普利酮对心肌梗死后心力衰竭安全有效。如恰当使用,利尿剂仍是治疗心力衰竭的基石。所有心力衰竭患者,有液体潴留的证据或原先有过液体潴留者,均应给予利尿剂。NYHA心功能Ⅰ级患者一般不需应用利尿剂。应用利尿剂后心力衰竭症状得到控制,临床状态稳定,亦不能将利尿剂作为单一治疗。一般应与 ACEI 和 β 受体阻滞剂联合应用。氯噻嗪适用于轻度液体潴留、肾功能正常的心力衰竭患者,如有显著液体潴留,特别当有肾功能损害时,宜选用祥利尿剂如呋塞米。利尿剂通常从小剂量开始(氢氯噻嗪 25 mg/d,呋塞米 20 mg/d)逐渐加量,氯噻嗪 100 mg/d 已达最大效应,呋塞米剂量不受限制。一旦病情控制(肺部啰音消失,水肿消退,体重稳定),即可以最小有效量长期维持,一般无须限期使用。在长期维持期间,仍应根据液体潴留情况随时调整剂量。每天体重的变化是最可靠的监测利尿剂效果和调整利尿剂剂量的指标。利尿剂用量不当有可能改变其他治疗心力衰竭药物的疗效和不良反应。如利尿剂用量不足致液体潴留可减 AECI 的疗效和增加 β 受体阻滞剂治疗的危险。反之,剂量过大引起血容量减少,可增加 ACEI 和血管扩张剂的低血压反应及 ACEI 和 Ang Ⅱ 受体阻滞剂出现肾功能不全的危险。在应用利尿剂过程中,如出现低血压和氮质血症而患者已无液体潴留,则可能是利尿过量、血容量减少所致,应减少利尿剂剂量。如患者有持续液体潴留,则低血压和氮质血症很可能是心力衰竭恶化,终末器官灌注不足的表现,应继续利尿,并短期使用能增加肾灌注的药物如多巴胺或多巴酚丁胺。出现利尿剂抵抗时(常伴有心力衰竭恶化),可用以下方法:①静脉给予利尿剂,如呋塞米持续静脉滴注。②2 种或 2 种以上利尿剂联合应用。③应用增加肾血流的药物,如短期应用小剂量的多巴胺或多巴酚丁胺[2～5 μg/(kg・min)]。

4.利尿剂

大型临床试验(digitalis investigation group trial,DIG)证实,地高辛能够改善心力衰竭患者的运动耐量和左室功能,降低心力衰竭患者的住院率,对死亡率的影响是中性的,是正性肌力药中唯一的长期治疗不增加死亡率的药物。DCM 心力衰竭时地高辛使用剂量宜适当减小。

非洋地黄正性肌力药物不改善患者的远期预后，不主张对慢性心力衰竭患者长期、间歇静脉滴注此类正性肌力药。

5.洋地黄

在 DCM 心力衰竭病情危重期间、心脏移植前的终末期心力衰竭、心脏手术后心肌抑制所致的急性心力衰竭以及难治性心力衰竭可考虑短期使用非洋地黄正性肌力药物如多巴酚丁胺或米力农支持 3～5 天，度过危重期。推荐剂量：多巴酚丁胺 2～5 $\mu g/(kg \cdot min)$ 静脉滴注，米力农 50 $\mu g/kg$ 负荷量静脉推注，继以 0.375～0.750 $\mu g/(kg \cdot min)$ 静脉滴注。

（三）钙通道阻滞剂

由于缺乏支持钙通道阻滞剂有效性的证据，这类药物不宜用于心力衰竭的治疗。有部分研究提示，地尔硫䓬能够改善 DCM 患者的心功能和运动耐力，可能适合于 DCM 的早期干预治疗。然而，有关钙离子拮抗剂用于治疗扩张型心肌病的问题仍属探索的范畴。

（四）抗心律失常治疗

在采用抗心律失常治疗之前，首先应加强对心力衰竭的治疗，消除引起心律失常的一些诱因，如缺氧，心肌缺血，水、电解质、酸碱平衡紊乱（尤其是低血钾、低血镁），交感神经和肾素-血管紧张素-醛固酮系统的激活等。DCM 心律失常的治疗应认真权衡利弊，大部分抗心律失常药物并不能提高患者的生存率，相反有致心律失常的危险，并有负性肌力作用。因此在选用抗心律失常药物时应充分注意药物对生存率的影响，不宜把心律失常的抑制作为治疗的最终目标。

Ⅱ类抗心律失常药物 β 受体阻滞剂、Ⅲ类抗心律失常药物胺碘酮可降低心律失常死亡率，可以选用于各种快速性心律失常如房性心动过速、心房颤动、频发室性期前收缩以及室速。而Ⅰ类抗心律失常药物可增加死亡率，尽量避免使用。尽管对于短阵室速患者可以短期静脉应用Ⅰ类抗心律失常药物中的利多卡因，但仍以选用胺碘酮为佳。对于顽固性室速患者，应选用胺碘酮或采用射频消融治疗。新型Ⅲ抗心律失常药物如伊布利特、多非利特的疗效并不优于胺碘酮。室性心律失常引起明显血流动力学障碍时，必须立即予以电复律。发作持续性室速、室颤引起晕厥或心搏骤停的患者需要考虑安装 ICD。DCM 患者同时有左室功能降低和频繁发作的非持续性室速的患者，猝死危险增大。对于具有室速或室颤的左室功能受损患者，植入 ICD 可能是可取的。在一项大规模的前瞻性研究中，左室功能降低和频繁发作非持续性室速者占研究人群的10%，植入 ICD 者的生存率高于经验性胺碘酮治疗者。

（五）抗凝治疗

DCM 伴心力衰竭时，心室内血流淤滞，易发生周围动脉栓塞及肺栓塞。尽管抗凝剂对 DCM 伴心力衰竭者的实际效果尚缺乏临床对照实验的证实，但对这类患者仍推荐使用抗凝剂。对于 DCM 合并心房颤动或以前有缺血性卒中的患者，如无特殊的抗凝剂使用禁忌证，即使从临床或超声心动图上均未发现血栓形成的直接证据，也应进行抗凝治疗。一般选用华法林 1～3 mg，每天 1 次，使凝血酶原时间延长 1.0～1.5 倍，国际标准化比值（INR）在 2.0～3.0。

（六）改善心肌代谢

有的 DCM 发病与心肌能量代谢障碍有关，DCM 发生后也存在一定程度的心肌能量代谢紊乱。适当应用改善心肌能量代谢的药物，可能有助于 DCM 病情的稳定和改善。根据临床情况可以选用辅酶 Q_{10}、辅酶 A、三磷酸腺苷（ATP）、肌苷、维生素 C、极化液、1,6-二磷酸果糖（FDP）、磷酸肌酸、曲美他嗪等。

(七)肾上腺皮质激素

肾上腺皮质激素不宜常规应用。有人认为,心肌活检或核素心肌扫描证实心肌有炎性渗出改变者,应用肾上腺皮质激素可使炎性病灶减轻或消退,有利于改善心功能;合并急性左心衰竭者,短时间使用大剂量肾上腺皮质激素,有利于控制心力衰竭。

(八)免疫调节治疗及中医药治疗

近年来,国内外有学者应用免疫调节剂如干扰素治疗 DCM 取得了良好效果,可使患者血清肠道病毒 RNA、抗 β 受体抗体、抗 M_2 受体抗体明显下降,提高 LVEF,改善心功能,降低顽固室性心律失常和反复心力衰竭的发生率。然而其确切疗效尚有待更多临床试验的验证。

黄芪、牛磺酸、生脉制剂具有抗病毒、调节机体免疫、改善心脏功能的作用。我国完成的一项多中心中西医结合治疗 DCM 的临床研究显示,采用中西医结合治疗(黄芪、生脉、牛磺酸、泛癸利酮及强心、利尿、扩血管等)能够提高患者的 LVEF,改善心功能。中西医结合治疗 DCM 不失为一种可取的药物治疗手段。

(九)其他药物

包括钙离子增敏剂、重组人生长激素(rhGH)、甲状腺素、利钠利尿肽等。已有几项临床试验证明钙离子增敏剂如左西孟旦、利钠利尿肽对充血性心力衰竭有效。由于这些制剂在临床上使用的时间很短,还需要更深入的研究。

(十)其他治疗措施

其他包括心室再同步化治疗、外科治疗(心脏移植、动力性心肌成形术、部分左心室切除术、心室辅助系统和人工心脏)、心肌干细胞移植等。

DCM 的病程长短各异,一旦发生充血性心力衰竭则预后不良。死亡原因多为心力衰竭、严重心律失常和血栓栓塞,不少患者猝死。以往认为症状出现后 5 年生存率在 40% 左右,近年来,随着治疗手段的进步,存活率有明显提高。对预后影响不良的因素有:①年龄>55 岁;②心胸比例>0.55;③明显心力衰竭,心脏指数<2.5 L/(min·m²),左室舒张末压>2.7 kPa(20 mmHg),LVEF<0.30,肺动脉楔压(PCWP)>2.7 kPa(20 mmHg);④心脏重量/容积比减少;⑤血浆肾上腺素、心房利钠肽、肾素水平增高,心肌活检示有明显的组织学异常;⑥左室内传导阻滞、复杂性室性心律失常。

（王　艳）

第九节　肥厚型心肌病

肥厚型心肌病(HCM)是最常见的遗传性心血管病,目前发现引起 HCM 的致病基因有13 个,均为编码肌原纤维粗、细肌丝蛋白的基因,这些蛋白参与心脏的结构、收缩或调节功能。美国调查显示年轻人的发病率达 0.2%,阜外心血管病医院的研究调查发现成年人群的发病率达0.08%,HCM 是一种原发于心肌的疾病,有猝死的危险性,猝死原因主要是心室颤动。45% 的HCM 患者存在猝死危险因素。在美国 HCM 是运动相关性猝死的最常见的原因。常发生于平素健康的年轻人(包括运动员)。

一、临床特点

从毫无症状到心脏性猝死跨度很大。HCM 的症状大多开始于 30 岁以前,见于各个年龄段:婴儿期、儿童期、成年期等,偶见于老年患者,男女患病比例无明显差异。年轻的患者多无或者仅有轻微的临床症状,然而已经出现明显的左室肥厚。主要临床症状有呼吸困难、胸痛、心慌、乏力、头晕、甚至晕厥,15%~25% 的 HCM 至少发生过一次晕厥。

心源性猝死(SCD):SCD 是 HCM 最为严重的并发症,并有可能是其第一临床表现。HCM 是青少年和运动员猝死的主要原因。SCD 常见于 10~35 岁年轻、无其他异常的患者和运动员,相反心力衰竭死亡多发生于中老年患者,HCM 有关的房颤导致的中风则几乎都见于老年患者。SCD 的危险性随年龄增长而逐渐下降,但不会消失,直至晚年仍会出现。到三级医疗中心就诊的患者年死亡率为 2%~4%,儿童患者甚至高达 6%。心肌缺血、心律失常、流出道梗阻等是其可能机制之一。

HCM 扩张相:为 HCM 终末阶段表现之一,10%~15% 的患者出现左心室的扩张,肌肉组织缺失和纤维替代是其机制之一,后者是由供应心肌的小动脉的病变而引起的心肌缺血所致。HCM 进展为扩张相其他机制包括:透壁心肌梗死、酗酒和乙醇消融术后左心室几何形状扭曲等,遗传因素也可能参与其中。有人认为 HCM 扩张相是 HCM 合并 DCM,也有人认为这种观点不正确,应该是 HCM 的不同发展阶段。

大多数 HCM 患者无明显的体征。约 1/4 的患者可出现由于左心室流出道梗阻引发的收缩期杂音,该杂音出现于胸骨左缘,此杂音的一个典型特征是它依赖于心室容积,降低后负荷及静脉回流的生理学和药理学措施能增强杂音的程度(如 Valsalva 动作的站立位、吸入亚硝酸异戊酯),而增强后负荷及静脉回流的干预则能减低杂音(如 Valsalva 动作的下蹲位、应用肾上腺素)。这对梗阻性肥厚型心肌病的用药有重要意义。大多数存在明显左心室流出道压力阶差的患者还出现二尖瓣反流。极少数情况下,在肺部可闻及收缩期杂音,这是由右心室流出道梗阻所致的。

根据血流动力学和心肌肥厚的部位等不同,HCM 可分为不同的类型。

(一)根据血流动力学的不同分型

根据血流动力学的不同,临床上将 HCM 分两型。

1.非梗阻性 HCM

无论是在静息时还是在受激惹时,左室流出道(LVOT)均无压力阶差出现[超声心动图检查 LVOT 压力阶差不超过 4.0 kPa(30 mmHg)]。

2.梗阻性 HCM(HOCM)

主要表现为 LVOT 梗阻和左心室中腔的梗阻,可能主要与肥厚的部位有关。一般情况下所说的梗阻性 HCM 主要指 LVOT 梗阻。另外根据左心室流出道梗阻的变化情况,可分为静息梗阻型——该型患者静息时即存在左心室流出道压力阶差[超声心动图检查 LVOT 压力阶差超过 4.0 kPa(30 mmHg)];隐匿梗阻型——该型患者在静息时不存在 LVOT 压力阶差,但在受激惹后,如吸入亚硝酸异戊酯、期前收缩后等即出现 LVOT 压力阶差[超声心动图检查 LVOT 压力阶差超过 4.0 kPa(30 mmHg)]。这是临床上最常用的分型,有利于指导治疗措施的选择。

(二)根据肥厚的部位分型

根据肥厚的部位,HCM 分为以下三型。

1.心室间隔肥厚

此型最多见,其中 1/3 累及心室间隔基底部,构成主动脉瓣下狭窄,1/3 为整个心室间隔肥厚,1/3 肥厚的室间隔延长至乳头肌。心室间隔常与左心室后壁厚度之比>1.3,称为"不对称性 HCM"。

2.心尖肥厚

肥厚主要局限于左心室的心尖部,这种类型的肥厚多见于亚洲尤其是日本和中国香港,占所有 HCM 患者的 25%～40%,而欧美人群少见。

3.全心肥厚

约 5%的 HCM 表现为心室的弥漫性肥厚,这种类型的肥厚难以与继发性心肌肥厚鉴别。

其他非常少见的还有腱索或乳头肌 HCM、单心室或者单心房 HCM。

(三)根据家族史和遗传学规律分型

根据家族史和遗传学规律,HCM 可分为两种类型。

1.家族性 HCM(FHCM)

60%～70%的 HCM 患者呈家族性聚集,称之为 FHCM,绝大部分的家族性 HCM 为常染色体显性遗传性疾病,父母双方有一方携带致病的遗传缺陷,后代就有 50%的机会继承这个遗传缺陷。

2.散发性 HCM

对于无家族性聚集的 HCM 患者我们称之为散发性 HCM。该分型有利于指导遗传学分析。

HCM 的诊断和分型主要依靠以下几种检查方法。

(1)超声心动图:超声心动图是诊断 HCM 极为重要的无创性方法,更重要的是可以根据各种测量数据,将 HCM 做进一步的分型,以利于临床诊治。超声心动图对于心尖部和非典型部位的诊断灵敏度差。

(2)心电图:80%以上的 HCM 患者的心电图有 ST-T 改变,大多数患者冠状动脉正常,少数心尖部局限性心肌肥厚的患者由于冠状动脉异常而有巨大倒置的 T 波;约 60%的患者有左心室肥大;有异常 Q 波的存在于 I、aVL、V_5、V_6 导联,大多是深而不宽的 Q 波,反映不对称性室间隔肥厚;部分患者合并预激综合征。心电图变化较早,且较为灵敏,但特异性差。

(3)动态心电图:24 小时动态心电图能够明确心律失常,尤其是室性心动过速,指导 HCM 的危险分层。

(4)运动试验:根据运动中血压的变化有助于危险分层。

(5)X 线检查:X 线检查没有明显的特点,可能见到左心室增大,也可能在正常范围。可见肺部淤血,但严重肺水肿少见。

(6)心脏磁共振:其敏感性高于超声心动图,但费用较高,对于诊断特殊部位的肥厚和不典型的肥厚最为灵敏。尤其近年来发现延迟显像可以明确心肌纤维化。

(7)基因诊断:基因诊断有望成为新的诊断标准的重要依据。但目前仅在大的医疗中心中开展,临床上尚未大规模应用。

(8)其他检查:核素心肌扫描可显示心肌肥厚的部位和程度。心肌活检是诊断 HCM 的金标准之一,但目前我国临床中少有开展。

二、诊断标准——不断在完善但仍有缺陷

美国心脏病基金会(ACCF)和美国心脏学会(AHA)发表了肥厚型心肌病诊断与治疗指南，进一步明确了肥厚型心肌病是一种不明原因的以左室肥厚为特征的疾病，且不伴有心室腔扩大，除外了其他引起心脏肥厚的心血管或全身疾病。基因型阳性而表型为阴性者(无明显的心肌肥厚)应高度警惕。临床上，通常认为超声提示最大左室壁厚度≥15 mm(修订了之前国际卫生组织≥13 mm的标准)可诊断为肥厚型心肌病，13 mm至14 mm为临界值，特别是伴有其他危险因素(如 HCM 家族史)。

中华心血管病杂志发表的我国心肌病诊断与治疗建议制订了 HCM 详细的诊断标准。

(一)HCM 诊断标准

临床诊断 HCM 的主要标准：①超声心动图提示左心室壁和(或)室间隔厚度超过 15 mm；②组织多普勒、磁共振发现心尖、近心尖室间隔部位肥厚，心肌致密或间质排列紊乱。

次要标准：①35 岁以内患者，12 导联心电图 I、aVL、V_4-V_6 导联 ST 下移，深对称性倒置 T 波；②二维超声室间隔和左室壁厚 11~14 mm；③基因筛查发现已知基因突变，或新的突变位点，与 HCM 连锁。

排除标准：①系统疾病，如高血压病、风湿性心脏病二尖瓣病、先天性心脏病(房间隔、室间隔缺损)及代谢性疾病伴发心肌肥厚；②运动员心脏肥厚。

临床确诊 HCM 标准：符合以下任何一项者：1 项主要标准＋排除标准；1 项主要标准＋次要标准 3 即阳性基因突变；1 项主要标准＋排除标准 2；次要标准 2 和 3；次要标准 1 和 3。

(二)FHCM 诊断标准

除发病就诊的先证者以外，三代直系亲属中有两个或以上成员诊断 HCM 或存在相同 DNA 位点变异。

诊断 FHCM 依据如下：①依据临床表现、超声诊断的 HCM 患者，除本人(先证者)以外，三代直系亲属中有两个或以上被确定为 HCM 或 HCM 致猝死患者；②HCM 患者家族中，两个或以上的成员发现同一基因，同一位点突变，室间隔或左室壁超过 13 mm，青少年成员 11~14 mm；③HCM 患者及三代亲属中有与先证者相同基因突变位点，伴或不伴心电图、超声心动图异常者。符合三条中任何一条均诊断为 FHCM，该家族为 FHCM 家系。

心电图诊断标准：①在至少 2 个导联上出现 Q 波时间>0.04 秒或深度超过其同一导联 R 波的 1/3；②Romhilt-Estes 计分方法判断为左心室肥厚≥4 分。

诊断标准如下。

(1)QRS 波幅：①肢体导联最大的 R 波或 S 波>2.0 mV；②V_1 或者 V_2 导联的 S 波>3.0 mV；③V_5 或 V_6 导联 R 波>3.0 mV。具有以上任何一项者记 3 分。

(2)出现典型的 ST-T 左心室劳损征象：ST-T 向量与 QRS 波平均向量相反：①在未合并应用洋地黄类制剂时出现记 3 分；②在合并应用洋地黄类制剂时出现记 1 分。

(3)出现左心房扩大(Vl 导联 P 波终末负电位>0.1 mV，时限>0.04 秒)时记 3 分。

(4)电轴左偏>−30°时记 2 分。

(5)QRS 波群间期>0.09 秒时记 1 分。

(6)V5 或 V6 内转折时间>0.05 秒时记 1 分。

在不存在束支传导阻滞的情况下，至少 2 个导联出现复极的异常，即 T 波的倒置。

绝大部分的 HCM 为家族性,因此患者在临床就诊时,医师一般建议患者的亲属也要到医院进行检查。肥厚型心肌病诊断与治疗 2003 年美国心脏病学会/欧洲心脏病学会专家共识中提倡对 HCM 患者的一级亲属(父母和子女)和其他的家族成员进行基因突变筛查,如果当地医院不具备基因诊断技术,也应该每年对有血缘关系的青春期的家系成员(12～18 岁)进行体格检查、12 导心电图和超声心动图检查。而对 18 岁以上的成年家系成员即使临床表现正常,也应该每 5 年进行一次检查,因为有些基因突变所导致的 HCM 在成年后发病,也就是说呈年龄依赖性。而对 12 岁以下的儿童不建议进行常规检查,除非其家族患者危险性较高或者本人从事竞技性的体育运动。通过家族筛查发现的 HCM 患者,应该每 1.0～1.5 年进行一次临床检查,评定其危险性,有任何不适时应随时就诊。

原发性 HCM 的临床诊断并不难,凡是原因不明的心肌肥厚,不论是全心肥大还是局限性肥大,经超声心动图、心电图、心室造影等检查证实的患者,符合上述诊断标准可诊断。心室间隔增厚与左室游离壁的厚度之比＞1.3 的患者,并不一定为原发性非对称性 HCM 的必需条件。临床中可见有些高血压性心脏病患者比值＞1.3,所以有人提出室间隔增厚与左室游离壁的厚度之比＞1.5,甚至＞1.8 时才能诊断 HCM。HCM 应和以下几种疾病相鉴别。

(1)高血压病引起的心肌肥厚:有长期的高血压病史,常伴有眼底、肾功能等动脉硬化的临床指征。心脏超声检查没有 HCM 的特征表现,尽管有少部分患者可能有心室间隔增厚与左室游离壁的厚度之比＞1.3,但不伴有其他 HCM 的超声特点。目前指南认为,对于 HCM 合并高血压的患者,有肌小节基因突变或左心室的厚度显著增厚 25 mm 以上或伴有 SAM 现象、左室流出道梗阻(LVOT)者可协助诊断肥厚型心肌病。

(2)冠心病:冠心病患者年龄多 40 岁以上,有冠心病的易患因素,如高血压病、高脂血症、长期吸烟、糖尿病等。冠心病患者的心室间隔可以增厚,很少见,但可能有室壁阶段性运动异常而且也没有 HCM 的超声心动图特征。

(3)主动脉瓣狭窄:该病为瓣膜本身受累,继发出现心肌肥厚,超声心动图可以明确病变特点及部位。

(4)心肌淀粉样变性:心肌淀粉样变性导致的心肌肥厚从传统的检查手段难以与 HCM 鉴别,但一般情况下淀粉样变性患者除心肌受累外,心外器官或者组织受累更为常见,心肌或者腹壁脂肪活检是最为可靠的确诊手段。

此外,在肥厚型心肌病的终末期,需要与扩张型心肌病相鉴别。其他如先天性心室间隔缺损、动脉导管未闭等疾病都各有特点,借助超声心动图、心电图、心导管等技术,可以和 HCM 相鉴别。

三、危险分层

预防猝死是关键。尽管 HCM 的猝死易发生于年轻人(＜30 岁),但也可以发生于中年或更大年龄的患者,因此,年龄较大的患者并不能排除猝死的可能性。对所有 HCM 患者,特别是＜60 岁的患者应该进行完善的、动态的危险分层评估,包括详细询问病史和家族史及体格检查、12 导联 ECG、二维超声心动图、Holter 监测及运动试验。危险分层应该根据时间和临床变化动态分析。HCM 的表现如左室流出道梗阻、诱发性心肌缺血、心房颤动尽管队列分析不是猝死的独立危险因素,但可能增加某些患者的危险性。电生理检查心室程序刺激不作为 HCM 的常规检查,因为,其诱发的室性心动过速为非特异性的。实验室基因分型对患者进行危险分层,目前还未常规用于临床,在研究中心也受到很大限制。

O'Mahony 等评估了美国心脏病学会和美国心脏学会关于肥厚性心脏病危险分层和猝死预防策略,发现非持续性室性心动过速、左室极度肥厚、猝死家族史、不明原因的晕厥和运动时出现血压异常反应 5 个危险因素中,危险因素越多,猝死风险越大。

四、治疗注意事项

HCM 治疗的目标是降低疾病的危险性,缓解症状,控制并发症。

应避免劳累、情绪波动等,禁止参加竞技性的体育运动和突然的剧烈的活动,许多患者在登楼梯或者赶公共汽车时突然晕厥或猝死,这时应宜加慎。建议戒烟戒酒,饮酒往往能够使流出道梗阻加重或者激惹静息状态下没有流出道梗阻的患者出现梗阻。体形肥胖的患者应该减肥。禁止使用加强心肌收缩力的药如洋地黄类、异丙肾上腺素以及减轻心脏负荷的药物如硝酸甘油等,因能使左心室流出道梗阻加重。

非梗阻型 HCM 的治疗没有特异性,晚期心脏移植是有效的手段之一。而梗阻型的 HCM 可选择的治疗方法较多。对无症状的 HCM 患者是否用药存在分歧,部分学者主张无症状不用药。

(一)药物治疗

1.β 受体阻滞剂

β 受体阻滞剂是治疗 HOCM 的一线药物,该类药物能使心肌收缩力减弱,减缓收缩期二尖瓣前向运动和减轻流出道梗阻,减少心肌氧耗,增加舒张期心室扩张,而且能减慢心率,延长舒张期,增加心搏出量和心肌有效灌注时间,同时本身有抗心律失常作用。初始用药有效率达60%～80%。使用 β 受体阻滞剂通常从小剂量开始,根据心率、左室流出道压差逐渐调整剂量至最大耐受剂量,以能最大限度改善临床症状而又不引起心率过慢、血压过低为原则。常用的有普萘洛尔、美托洛尔等。

2.钙通道阻断剂

钙通道阻断剂是 β 受体阻滞剂的替代用药,该药阻断钙通道,减少钙内流,降低心肌收缩力,改善心肌的顺应性有利于心脏的舒张。代表药物维拉帕米。常用维拉帕米 240～480 mg/d,顿服或分次口服,可使症状长期缓解;近年来还常用硫氮草酮 30～60 mg,每天 3 次口服,有良好的效果。但对于严重流出道梗阻的患者使用钙通道阻断剂需要慎重。

3.抗心律失常药

主要用于控制快速室性心律失常与心房颤动,常用胺碘酮治疗,不仅能减少恶性心律失常,还可以缓解症状,使心绞痛发作减少。开始从每次 200 mg,每天 3～4 次口服,5～7 天后心率减慢后,改为每天100～200 mg维持。另外胺碘酮也能和普萘洛尔联合使用,具有缓解心绞痛的优点,但剂量宜适当减少。

4.丙吡胺

丙吡胺为 Ia 类抗心律失常的药物,用于梗阻型 HCM 能够有效地降低流出道的压差,缓解梗阻,减轻患者的不适。日用量300～600 mg。对于不能耐受 β 受体阻滞剂或者维拉帕米的患者,丙吡胺是有效的选择之一。在 HCM 合并房颤时,丙吡胺可与 β 受体阻滞剂合用。使用此药物时注意监测 QT 间期。丙吡胺具有较强的负性肌力作用,合并心力衰竭时慎用。HCM 患者伴前列腺肥大者不用或慎用。

5.其他

螺内酯、辛伐他汀等药物能够逆转 HCM 心肌纤维化和心肌肥厚,改善心脏功能,有可能成为治疗 HCM 的有效药物,但目前尚缺乏一定规模的临床试验支持。

(二)外科手术治疗

外科手术是治疗内科治疗无效的梗阻型 HCM 的"金方法",治疗效果较好,病死率较低1%～2%。适应证:药物治疗无效、症状明显、LVOT 压差静息时≥4.0 kPa(30 mmHg)或应激时≥6.7 kPa(50 mmHg),且室间隔心肌极度肥厚、能够耐受手术。手术目的是使 LVOT 增宽,消除二尖瓣收缩期前移和间隔与二尖瓣的接触(SAM 征),手术有效率为 70%～80%。最常用的手术方式是经主动脉途径的室间隔心肌切开或部分切除术(Morrow 术),对于二尖瓣前叶明显冗长的患者可同时行二尖瓣前叶缝折术,以减少术后 SAM 征持续存在的可能。目前,外科治疗已经进展为"RPR"修复术式即切除-折叠-松解,对一些前室间隔上段厚度≤18 mm、手术切除易于导致室间隔穿孔或不适当的血流动力学改变者,心室腔中部梗阻、Morrow 术后仍持续有严重症状和 LVOT 梗阻者及二尖瓣本身病变伴严重二尖瓣反流(如二尖瓣脱垂)者,则需行二尖瓣置换术。手术可明显减少 LVOT 压差及二尖瓣关闭不全症状。主要并发症包括完全性房室传导阻滞、室间隔缺损和主动脉瓣反流等。

(三)经皮经腔间隔心肌消融术(PTSMA)

经皮经腔间隔心肌消融术是通过导管将乙醇注入前降支的一条或多条间隔支中,造成相应肥厚部分的心肌梗死,使室间隔基底部变薄,减轻左室流出道压差和梗阻的方法,又称乙醇消融术。从开展到目前为止,全世界超过 3 000 例的患者接受了这种治疗措施,中短期的研究显示该方法能够有效地降低流出道压差,改善症状和增加活动耐量,但是,效果不及外科手术。我国目前有 10 数家医院能够开展此类治疗。

1.适应证

超声心动图证实符合 HOCM 的诊断标准,梗阻位于主动脉瓣下而非心室中部或其他部位,室间隔厚度≥15 mm;有明显的临床症状,例如,明显劳累性气短、心绞痛、晕厥等;药物治疗效果不佳,或不能耐受药物不良反应;导管测压显示 LVOT 压力阶差静息时≥6.7 kPa(50 mmHg),或 LVOTG 静息时在 4.0～6.7 kPa(30～50 mmHg),应激时≥9.3 kPa(70 mmHg)。若有明显晕厥(需除外其他原因)等临床症状,压差可适当放宽;心脏血管解剖适于行 PTSMA。

2.非适应证

非梗阻型肥厚性心肌病;合并必须进行心脏外科手术的疾病,如严重二尖瓣病变、冠状动脉三支病变等;无或仅有轻微临床症状,即使 LVOT 压差高亦不应进行 PTSMA 治疗;不能确定靶间隔支或球囊在间隔支固定不确切。年龄虽无限制,但原则上对年幼及高龄患者应更慎重,权衡利弊后再决定是否行 PTSMA 治疗。

PTSMA 并发症:①治疗相关死亡率在 2%～4%;②高度或三度房室传导阻,需要安装起搏器治疗,占 2%～10%;③束支传导阻滞:发生率可达 50%,以右束支为主;④非控制性心肌梗死:与前降支撕裂、乙醇泄漏、注入部位不当等有关;⑤急性二尖瓣关闭不全,需要急诊外科手术治疗。

PTSMA 虽是很有潜力的治疗方法,但有关经验和长期安全性随访资料均有限。因为毕竟是造成了局部的心肌瘢痕,所以术中、术后均会有室性心律失常发生的可能,建议最好局限于一些有经验的医院和专家,以便将治疗危险性降到最低,避免造成不必要的心肌损伤和医源性心律失常。

(四)安置 DDD 型永久起搏器

植入双腔 DDD 起搏器对有严重症状的梗阻型 HCM 可能有用,但其确切的疗效仍有待证实。对于肥厚型心肌病的诊断与治疗,美国心脏病学会/欧洲心脏病学会专家共识中仍建议把安置 DDD 型永久起搏器作为外科手术的替代措施。缓解梗阻的机制推测与心室电极放置于右心室心尖部,左室壁收缩方式发生变化,收缩时二尖瓣向室间隔移位减少所致。有研究发现,永久起搏缓解梗阻的效果与安慰组相同。因此不鼓励置入双腔起搏器作为药物难治性 HCM 患者的首选方案。

(五)心源性猝死的预防

埋藏式心脏复律除颤器(ICD)是预防 HCM 猝死最有效的治疗措施。有几项研究支持这种观点,包括一个 HCM 高危患者多中心前瞻性研究。3 年中 ICDs 在近 25% 的患者中有效终止了致命性心律失常,无论左室肥厚的特点如何。置入 ICD 每年有 11% 用于二级预防,约 5% 用于一级预防。初次适时放电的平均年龄为 40 岁,为较年轻的 HCM 患者,有 1/4 发生于致命性心律失常。临床上推荐有一个或多个危险因素的患者预防性安装 ICD(如有猝死家族史的患者),作为一级预防。有些调查(大多在欧洲)存在局限性,在考虑安装 ICD 前,患者需要具备 2 个或 2 个以上危险因素。然而,许多尚不够安装 ICD 指征的仅有一个危险因素的 HCM 患者但仍然存在猝死的危险性。如 LV 显著肥厚(≥30 mm),即使没有严重心律失常,仍是未来发生猝死的独立危险因素。对于这样的患者临床上需要慎重考虑。

目前发现 β 受体阻滞剂、钙通道阻滞剂和 I-A 类抗心律失常药(如奎尼丁、普鲁卡因胺)对预防猝死无效。小剂量胺碘酮能有效改善 HCM 患者的生存率,但是应该监测药物的毒性作用。

(孙立苹)

第十节　感染性心内膜炎

感染性心内膜炎(infectiveendocarditis,IE)为心脏内膜表面微生物感染导致的炎症反应。IE 最常累及的部位是心脏瓣膜,包括自体瓣膜和人工瓣膜,也可累及心房或心室的内膜面。近年来随着诊断及治疗技术的进步,IE 的致死率和致残率显著下降,但诊断或治疗不及时的患者,死亡率仍然很高。

一、流行病学

由于疾病自身的特点及诊断的特殊性,很难对 IE 进行注册或前瞻性研究,没有准确的患病率数字。每年的发病率为 1.9/10 万～6.2/10 万。近年来,随着人口老龄化、抗生素滥用、先天性心脏病存活年龄延长及心导管和外科手术患者的增多,IE 的发病率呈增加的趋势。

二、病因与诱因

(一)患者因素

1.瓣膜性心脏病

瓣膜性心脏病是 IE 最常见的基础病。近年来,随着风湿性心脏病发病率的下降,风湿性心脏瓣膜病在 IE 基础病中所占的比例已明显下降,占 6%～23%。与此对应,随着人口老龄化,退行性心脏瓣膜病所占的比例日益升高,尤其是主动脉瓣和二尖瓣关闭不全。

2.先天性心脏病

由于介入封堵和外科手术技术的进步,成人先天性心脏病患者越来越多,在此基础上发生的 IE 也较前增加,室间隔缺损、法洛四联症和主动脉缩窄是最常见的原因。主动脉瓣二叶钙化也是诱发 IE 的重要危险因素。

3.人工瓣膜

人工瓣膜置换者发生 IE 的危险是自体瓣膜的 5～10 倍,术后 6 个月内危险性最高,之后在较低的水平维持。

4.既往 IE 病史

既往 IE 病史是再次感染的明确危险因素。

5.近期接受可能引起菌血症的诊疗操作

各种经口腔(如拔牙)、气管、食管、胆道、尿道或阴道的诊疗操作及血液透析等,均是 IE 的诱发因素。

6.体内存在促非细菌性血栓性赘生物形成的因素

如白血病、肝硬化、癌症、炎性肠病和系统性红斑狼疮等可导致血液高凝状态的疾病,也可增加 IE 的危险。

7.自身免疫缺陷

包括体液免疫缺陷和细胞免疫缺陷,如人类免疫缺陷病毒(HIV)。

8.静脉药物滥用

静脉药物滥用者发生 IE 的危险可升高 12 倍。赘生物常位于血流从高压腔经病变瓣口或先天缺损至低压腔产生高速射流和湍流的下游,如二尖瓣关闭不全的瓣叶心房面、主动脉瓣关闭不全的瓣叶心室面和室间隔缺损的间隔右心室侧,可能与这些部位的压力下降及内膜灌注减少,有利于微生物沉积和生长有关。高速射流冲击心脏或大血管内膜可致局部损伤,如二尖瓣反流面对的左心房壁、主动脉瓣反流面对的二尖瓣前叶腱索和乳头肌及动脉导管未闭射流面对的肺动脉壁,也容易发生 IE。在压差较小的部位,例如,房间隔缺损、大室间隔缺损、血流缓慢(如心房颤动或心力衰竭)及瓣膜狭窄的患者,则较少发生 IE。

(二)病原微生物

近年来,导致 IE 的病原微生物谱也发生了很大变化。金黄色葡萄球菌感染明显增多,同时也是静脉药物滥用患者的主要致病菌;而草绿色链球菌感染明显减少。凝固酶阴性的葡萄球菌以往是自体瓣膜心内膜炎的次要致病菌,现在是人工瓣膜心内膜炎和院内感染性心内膜炎的重要致病菌。此外,铜绿假单胞菌、革兰阴性杆菌及真菌等以往较少见的病原微生物,也日渐增多。

三、病理

IE 特征性的病理表现是在病变处形成赘生物,由血小板、纤维蛋白、病原微生物、炎性细胞和少量坏死组织构成,病原微生物常包裹在赘生物内部。

(一)心脏局部表现

1.赘生物本身的影响

大的赘生物可造成瓣口机械性狭窄,赘生物还可导致瓣膜或瓣周结构破坏,如瓣叶破损、穿孔或腱索断裂,引起瓣膜关闭不全,急性者最终可发生猝死或心力衰竭。人工瓣膜患者还可导致瓣周漏和瓣膜功能不全。

2.感染灶局部扩散

局部扩散产生瓣环或心肌脓肿、传导组织破坏、乳头肌断裂、室间隔穿孔和化脓性心包炎等。

(二)赘生物脱落造成栓塞

1.右心 IE

右心赘生物脱落可造成肺动脉栓塞、肺炎或肺脓肿。

2.左心 IE

左心赘生物脱落可造成体循环动脉栓塞,如脑动脉、肾动脉、脾动脉、冠状动脉及肠系膜动脉等,导致相应组织的缺血坏死和(或)脓肿;还可能导致局部动脉管壁破坏,形成动脉瘤。

(三)菌血症

感染灶持续存在或赘生物内的病原微生物释放入血,形成菌血症或败血症,导致全身感染。

(四)自身免疫反应

病原菌长期释放抗原入血,可激活自身免疫反应,形成免疫复合物,沉积在不同部位导致相应组织的病变,如肾小球肾炎(免疫复合物沉积在肾小球基底膜)、关节炎、皮肤或黏膜出血(小血管炎,发生漏出性出血)等。

四、分类

既往习惯按病程分类,目前更倾向于按疾病的活动状态、诊断类型、瓣膜类型、解剖部位和病原微生物进行分类。

(一)按病程分类

分为急性 IE(病程＜6 周)和亚急性 IE(病程＞6 周)。急性 IE 多发生在正常心瓣膜,起病急骤,病情凶险,预后不佳,有发生猝死的危险;病原微生物以金黄色葡萄球菌为主,细菌毒力强,菌血症症状明显,赘生物容易碎裂或脱落。亚急性 IE 多发生在有基础病的心瓣膜,起病隐匿,经积极治疗预后较好;病原微生物主要是条件性致病菌,如溶血性链球菌、凝固酶阴性的葡萄球菌及革兰阴性杆菌等,这些病原微生物毒力相对较弱,菌血症症状不明显,赘生物碎裂或脱落的比例较急性 IE 低。

(二)按疾病的活动状态分类

按疾病的活动状态分为活动期和愈合期,这种分类对外科手术治疗非常重要。活动期包括:术前血培养阳性及发热,术中取血培养阳性,术中发现病变组织形态呈炎症活动状态,或在抗生素疗程完成之前进行手术。术后 1 年以上再次出现 IE,通常认为是复发。

(三)按诊断类型分类

按诊断类型分为明确诊断(definite IE)、疑似诊断(suspected IE)和可能诊断(possible IE)。

(四)按瓣膜类型分类

按瓣膜类型分为自体瓣膜 IE 和人工瓣膜 IE。

（五）按解剖部位分类

按解剖部位分为二尖瓣 IE、主动脉瓣 IE 及室壁 IE 等。

（六）按病原微生物分类

按照病原微生物血培养结果分为金黄色葡萄球菌性 IE、溶血性链球菌性 IE、真菌性 IE 等。

五、临床表现

（一）全身感染中毒表现

发热是 IE 最常见的症状，除有些老年或心、肾衰竭的重症患者外，几乎均有发热，与病原微生物释放入血有关。亚急性者起病隐匿，体温一般<39 ℃，午后和晚上高，可伴有全身不适、肌痛/关节痛、乏力、食欲缺乏或体重减轻等非特异性症状。急性者起病急骤，呈暴发性败血症过程，通常高热伴有寒战。其他全身感染中毒表现还包括脾大、贫血和杵状指，主要见于亚急性者。

（二）心脏表现

心脏的表现主要为新出现杂音或杂音性质、强度较前改变，瓣膜损害导致的新的或增强的杂音通常为关闭不全的杂音，尤以主动脉瓣关闭不全多见。但新出现杂音或杂音改变不是 IE 的必备表现。

（三）血管栓塞表现

血管栓塞表现为相应组织的缺血坏死和（或）脓肿。

（四）自身免疫反应的表现

自身免疫反应主要表现为肾小球肾炎、关节炎、皮肤或黏膜出血等，非特异性，不常见。皮肤或黏膜的表现具有提示性，包括：①瘀点，可见于任何部位；②指/趾甲下线状出血；③Roth 斑，为视网膜的卵圆形出血斑，中心呈白色，多见于亚急性者；④Osler 结节，为指/趾垫出现的豌豆大小红色或紫色痛性结节，多见于亚急性者；⑤Janeway 损害，为手掌或足底处直径 1～4 mm 无痛性出血性红斑，多见于急性者。

六、辅助检查

（一）血培养

血培养是明确致病菌最主要的实验室方法，并为抗生素的选择提供可靠的依据。为了提高血培养的阳性率，应注意以下几个环节。

（1）采血频次：多次血培养有助于提高阳性率，建议至少送检 3 次，每次采血时间间隔至少 1 小时。

（2）采血量：每次取血 5～10 mL，已使用抗生素的患者取血量不宜过多，否则血液中的抗生素不能被培养液稀释。

（3）采血时间：有人建议取血时间以寒战或体温骤升时为佳，但 IE 的菌血症是持续的，研究发现，体温与血培养阳性率之间没有显著相关性，因此不需要专门在发热时取血。高热时大部分细菌被吞噬细胞吞噬，反而影响了培养效果。

（4）采血部位：前瞻性研究表明，无论病原微生物是哪一种，静脉血培养阳性率均显著高于动脉血。因此，静脉血培养阴性的患者没有必要再采集动脉血培养。每次采血应更换穿刺部位，皮肤应严格消毒。

（5）培养和分离技术：所有怀疑 IE 的患者，应同时做需氧菌培养和厌氧菌培养；人工瓣膜置换术后、长时间留置静脉导管或导尿管及静脉药物滥用患者,应加做真菌培养。结果阴性时应延长培养时间,并使用特殊分离技术。

(6)采血之前已使用抗生素患者的处理:如果临床高度怀疑 IE 而患者已使用了抗生素治疗,应谨慎评估,病情允许时可以暂停用药数天后再次培养。

(二)超声心动图

所有临床上怀疑 IE 的患者均应接受超声心动图检查,首选经胸超声心动图(TTE);如果 TTE 结果阴性,而临床高度怀疑 IE,应加做经食管超声心动图(TEE);TEE 结果阴性,而仍高度怀疑,2～7 天后应重复 TEE 检查。如果是有经验的超声医师,且超声机器性能良好,多次 TEE 检查结果阴性基本可以排除 IE 诊断。

超声心动图诊断 IE 的主要证据包括:赘生物,附着于瓣膜、心腔内膜面或心内植入物的致密回声团块影,可活动,用其他解剖学因素无法解释;脓肿或瘘;新出现的人工瓣膜部分裂开。

临床怀疑 IE 的患者,其中约 50% 经 TTE 可检出赘生物。在人工瓣膜,TTE 的诊断价值通常不大。TEE 又效弥补了这一不足,其诊断赘生物的敏感度为 88%～100%,特异度达 91%～100%。

(三)其他检查

IE 患者可出现血白细胞计数升高,核左移;血沉及 C 反应蛋白升高;高丙种球蛋白血症,循环中出现免疫复合物,类风湿因子升高,血清补体降低;贫血,血清铁及血清铁结合力下降;尿中出现蛋白和红细胞等。心电图和胸部 X 线检查也可能有相应的变化,但均不具有特异性。

七、诊断和鉴别诊断

(一)诊断

首先应根据患者的临床表现筛选出疑似病例。

1.高度怀疑

(1)新出现杂音或杂音性质、强度较前改变。

(2)来源不明的栓塞事件。

(3)感染源不明的败血症。

(4)血尿、肾小球肾炎或怀疑肾梗死。

(5)发热伴以下任何一项:①心内有植入物;②有 IE 的易患因素;③新出现的室性心律失常或传导障碍;④首次出现充血性心力衰竭的临床表现;⑤血培养阳性(为 IE 的典型病原微生物);⑥皮肤或黏膜表现;⑦多发或多变的浸润性肺感染;⑧感染源不明的外周(肾、脾和脊柱)脓肿。

2.低度怀疑

发热,不伴有以上任何一项。对于疑似病例应立即进行超声心动图和血培养检查。

Durack 及其同事提出了 Duke 标准,给 IE 的诊断提供了重要参考。后来经不断完善形成了目前的 Duke 标准修订版,包括 2 项主要标准和 6 项次要标准。具备 2 项主要标准,或 1 项主要标准＋3 项次要标准,或 5 项次要标准为明确诊断;具备 1 项主要标准＋1 项次要标准,或 3 项次要标准为疑似诊断。

(1)主要标准:①血培养阳性,2 次血培养结果一致,均为典型的 IE 病原微生物如溶血性链球菌、牛链球菌、HACEK 菌、无原发灶的社区获得性金黄色葡萄球菌或肠球菌。连续多次血培

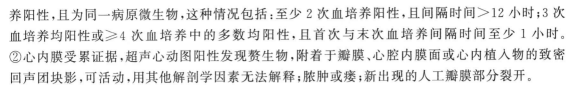

养阳性,且为同一病原微生物,这种情况包括:至少 2 次血培养阳性,且间隔时间＞12 小时;3 次血培养均阳性或≥4 次血培养中的多数均阳性,且首次与末次血培养间隔时间至少 1 小时。②心内膜受累证据,超声心动图阳性发现赘生物,附着于瓣膜、心腔内膜面或心内植入物的致密回声团块影,可活动,用其他解剖学因素无法解释;脓肿或瘘;新出现的人工瓣膜部分裂开。

(2)次要标准:①存在易患因素,如基础心脏病或静脉药物滥用。②发热,体温＞38 ℃。③血管栓塞表现,主要为动脉栓塞、感染性肺梗死、霉菌性动脉瘤、颅内出血、结膜出血及 Janeway 损害。④自身免疫反应的表现,肾小球肾炎、Osler 结节、Roth 斑及类风湿因子阳性。⑤病原微生物证据,血培养阳性,但不符合主要标准;或有 IE 病原微生物的血清学证据。⑥超声心动图证据,超声心动图符合 IE 表现,但不符合主要标准。

(二)鉴别诊断

IE 需要和以下疾病鉴别,包括心脏肿瘤、系统性红斑狼疮、Marantic 心内膜炎、抗磷脂综合征、类癌综合征、高心排血量肾细胞癌、血栓性血小板减少性紫癜及败血症等。

八、治疗

(一)治疗原则

(1)早期应用:连续采集 3～5 次血培养后即可开始经验性治疗,不必等待血培养结果。对于病情平稳的患者可延迟治疗 24～48 小时,对预后没有影响。

(2)充分用药:使用杀菌性而非抑菌性抗生素,大剂量,长疗程,旨在完全杀灭包裹在赘生物内的病原微生物。

(3)静脉给药为主:保持较高的血药浓度。

(4)病原微生物不明确的经验性治疗:急性者首选对金黄色葡萄球菌、链球菌和革兰阴性杆菌均有效的广谱抗生素,亚急性者首选对大多数链球菌(包括肠球菌)有效的广谱抗生素。

(5)病原微生物明确的针对性治疗:应根据药物敏感试验的结果选择针对性的抗生素,有条件时应测定最小抑菌浓度(minimum inhibitory concentration,MIC)以判定病原微生物对抗生素的敏感程度。

(6)部分患者需要外科手术治疗。

(二)病原微生物不明确的经验性治疗

治疗应基于临床及病原学证据。病原微生物未明确的患者,如果病情平稳,可在血培养 3～5 次后立即开始经验性治疗;如果过去的 8 天内患者已使用了抗生素治疗,可在病情允许的情况下延迟 24～48 小时再进行血培养,然后采取经验性治疗。我国庆大霉素的耐药率较高,而且庆大霉素的肾毒性大,多选用阿米卡星(丁胺卡那霉素)替代庆大霉素,0.4～0.6 g 分次静脉给药或肌内注射。万古霉素费用较高,也可选用青霉素类,如青霉素320 万～400 万U 静脉给药,每 4～6 小时 1 次;或萘夫西林 2 g 静脉给药或静脉给药,每 4 小时 1 次。

病原微生物未明确的治疗流程图见图 4-8,经验性治疗方案见表 4-9。

(三)病原微生物明确的针对性治疗

1.链球菌感染性心内膜炎

根据药物的敏感性程度选用青霉素、头孢曲松、万古霉素或替考拉宁。

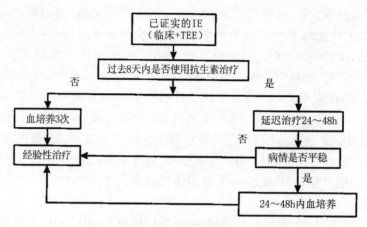

图 4-8　病原微生物未明确的治疗流程图

表 4-9　经验性治疗方案

疾病	药物	剂量	疗程
自体瓣膜 IE	万古霉素	15.0 mg/kg 静脉给药,每 12 小时一次	4~6 周
	＋庆大霉素	1.0 mg/kg 静脉给药,每 8 小时一次	2 周
人工瓣膜 IE	万古霉素	15.0 mg/kg 静脉给药,每 12 小时一次	4~6 周
	＋利福平	300~450 mg 口服,每 8 小时一次	4~6 周
	＋庆大霉素	1.0 mg/kg 静脉给药,每 8 小时一次	2 周

注:＊每天最大剂量 2 g,需要监测药物浓度,必要时可加用氨苄西林。

(1)自体瓣膜 IE 且对青霉素完全敏感的链球菌感染(MIC≤0.1 mg/L):年龄≤65 岁,血清肌酐正常的患者,给予青霉素 1 200 万~2 000 万 U/24 小时,分 4~6 次静脉给药,疗程 4 周;加庆大霉素 3 mg/(kg·d)(最大剂量 240 mg/24 h),分 2~3 次静脉给药,疗程 2 周。年龄＞65 岁,或血清肌酐升高的患者,根据肾功能调整青霉素的剂量,或使用头孢曲松 2 g/24 h,每天 1 次静脉给药,疗程均为 4 周。对青霉素和头孢菌素过敏的患者使用万古霉素 3 mg/(kg·d),每天 2 次静脉给药,疗程 4 周。

(2)自体瓣膜 IE 且对青霉素部分敏感的链球菌感染(MIC 0.1~0.5 mg/L)或人工瓣膜 IE:青霉素 2 000 万~2 400 万 U/24 h,分 4~6 次静脉给药,或使用头孢曲松 2 g/24 h,每天 1 次静脉给药,疗程均为 4 周;加庆大霉素 3 mg/(kg·d),分 2~3 次静脉给药,疗程 2 周;之后继续使用头孢曲松 2 g/24 h,每天 1 次静脉给药,疗程 2 周。对这类患者也可单独选用万古霉素,3 mg/(kg·d),每天 2 次静脉给药,疗程 4 周。

(3)对青霉素耐药的链球菌感染(MIC＞0.5 mg/L):治疗同肠球菌。

替考拉宁可作为万古霉素的替代选择,推荐用法为 10 mg/kg 静脉给药,每天 2 次,9 次以后改为每天 1 次,疗程 4 周。

2.葡萄球菌感染性心内膜炎

葡萄球菌感染性心内膜炎约占所有 IE 患者的 1/3,病情危重,有致死危险。90％的致病菌为金黄色葡萄球菌,其余 10％为凝固酶阴性的葡萄球菌。

(1)自体瓣膜 IE 的治疗方案有以下几种。①对甲氧西林(新青霉素)敏感的金黄色葡萄球

(methicillin-susceptible staphylococcus aureus,MSSA)感染:苯唑西林 8~12 g/24 h,分 4 次静脉给药,疗程 4 周(静脉药物滥用患者用药 2 周);加庆大霉素 24 小时 3 mg/kg(最大剂量240 mg/24 h),分 3 次静脉给药,疗程至少 3~5 天。②对青霉素过敏患者 MSSA 感染:万古霉素 3 mg/(kg·d),每天 2 次静脉给药,疗程4~6 周;加庆大霉素 3 mg/(kg·d)(最大剂量240 mg/24 h),分 3 次静脉给药,疗程至少 3~5 天。③对甲氧西林耐药的金黄色葡萄球菌(methicillin-resistant staphylococcus aureus,MRSA)感染:万古霉素 30 mg/(kg·d),每天 2 次静脉给药,疗程 6 周。

(2)人工瓣膜 IE 的治疗方案有以下几点。①MSSA 感染:苯唑西林 8~12 g/24 h,分 4 次静脉给药,加利福平 900 mg/24 h,分 3 次静脉给药,疗程均为 6~8 周;再加庆大霉素 3 mg/(kg·d)(最大剂量240 mg/24 h),分 3 次静脉给药,疗程 2 周。②MRSA 及凝固酶阴性的葡萄球菌感染:万古霉素30 mg/(kg·d),每天 2 次静脉给药,疗程 6 周;加利福平 300 mg/24 h,分 3 次静脉给药,再加庆大霉素 3 mg/(kg·d)(最大剂量 240 mg/24 h),分 3 次静脉给药,疗程均为 6~8 周。

3.肠球菌及青霉素耐药的链球菌感染性心内膜炎

与一般的链球菌不同,多数肠球菌对包括青霉素、头孢菌素、克林霉素和大环内酯类抗生素在内的许多抗生素耐药。甲氧嘧啶－磺胺异噁唑及新一代喹诺酮类抗生素的疗效也不确定。

(1)青霉素 MIC≤8 mg/L,庆大霉素 MIC<500 mg/L:青霉素 1 600 万~2 000 万 U/24 h,分4~6 次静脉给药,疗程 4 周;加庆大霉素 3 mg/(kg·d)(最大剂量 240 mg/24 h),分 2 次静脉给药,疗程 4 周。

(2)青霉素过敏或青霉素/庆大霉素部分敏感的肠球菌感染:万古霉素 30 mg/(kg·d),每天2 次静脉给药,加庆大霉素 3 mg/(kg·d),分 2 次静脉给药,疗程均 6 周。

(3)青霉素耐药菌株(MIC>8 mg/L)感染:万古霉素 30 mg/(kg·d),每天 2 次静脉给药,加庆大霉素 3 mg/(kg·d),分 2 次静脉给药,疗程均 6 周。

(4)万古霉素耐药或部分敏感菌株(MIC 4~16 mg/L)或庆大霉素高度耐药菌株感染:需要寻求微生物学家的帮助,如果抗生素治疗失败,应及早考虑瓣膜置换。

4.革兰阴性菌感染性心内膜炎

约 10%自体瓣膜 IE 和 15%人工瓣膜 IE,尤其是瓣膜置换术后 1 年发生者多由革兰阴性菌感染所致。其中 HACEK 菌属最常见,包括嗜血杆菌(Haemophilus)、放线杆菌(Actinobacillus)、心杆菌(Cardiobacterium)、埃肯菌(Eikenella)和金氏杆菌(Kingella)。常用治疗方案为头孢曲松 2 g/24 h 静脉给药,每天 1 次,自体瓣膜 IE 疗程 4 周,人工瓣膜 IE 疗程 6 周。也可选用氨苄西林 12 g/24 h,分 3~4 次静脉给药,加庆大霉素 3 mg/(kg·d),分 2~3 次静脉给药。

5.立克次体感染性心内膜炎

立克次体感染性心内膜炎可导致 Q 热,治疗选用多西环素(强力霉素)100 mg 静脉给药,每12 小时1 次,加利福平。为预防复发,多数患者需要进行瓣膜置换。由于立克次体寄生在细胞内,因此术后抗生素治疗还需要至少 1 年,甚至终生。

6.真菌感染性心内膜炎

近年来,真菌感染性心内膜炎有增加趋势,尤其是念珠菌属感染。由于单独使用抗真菌药物死亡率较高,而手术的死亡率下降,因此真菌感染性心内膜炎首选外科手术治疗。药物治疗可选用两性霉素 B 或其脂质体,1 mg/kg,每天 1 次,连续静脉滴注有助减少不良反应。

(四)外科手术治疗

手术指征包括以下几点。

(1)急性瓣膜功能不全造成血流动力学不稳定或充血性心力衰竭。

(2)有瓣周感染扩散的证据。

(3)正确使用抗生素治疗 7～10 天后,感染仍然持续。

(4)病原微生物对抗生素反应不佳,如真菌、立克次体、布鲁杆菌、里昂葡萄球菌、对庆大霉素高度耐药的肠球菌、革兰阴性菌等。

(5)使用抗生素治疗前或治疗后 1 周内,超声心动图探测到赘生物直径>10 mm,可以活动。

(6)正确使用抗生素治疗后,仍有栓塞事件复发。

(7)赘生物造成血流机械性梗阻。

(8)早期人工瓣膜 IE。

九、预后

影响预后的因素不仅包括患者的自身情况及病原微生物的毒力,还与诊断和治疗是否正确、及时有关。总体而言,住院患者出院后的长期预后尚可(10 年生存率 81%),其中部分开始给予药物治疗的患者后期仍需要手术治疗。既往有 IE 病史的患者,再次感染的风险较高。人工瓣膜 IE 患者的长期预后较自体瓣膜 IE 患者差。

（孙立苹）

第五章

消化内科疾病

第一节　胃食管反流病

胃食管反流病(gastroesophageal reflux disease,GERD)指胃内容物反流入食管,引起不适症状和(或)并发症的一种疾病。胃食管反流病的临床表现轻重不一,主要的临床症状是反酸、胃灼热、胸骨后疼痛、胃灼热,但有的患者表现为食管以外的症状,而忽视了对本病的诊断。

一、流行病学

GERD 在西方国家很常见,人群中 7%～15% 有胃食管反流症状,发病随年龄增加而增加,40～60 岁为发病高峰。反流性食管炎(reflux esophagitis,RE)近年来在国内发病率逐步上升,发病年龄和检出率随年代变迁逐步上升,随年龄增长 RE 检出率升高、病变程度加重。这种情况的发生可能与人们生活方式改变、饮食结构逐步西化、人口老龄化,以及随年龄增长食管下段括约肌(LES)张力下降、唾液分泌减少、食管上皮修复能力下降和食管裂孔疝发病率增加有关。与国外报道相似,男性 RE 检出率高于女性,中老年人多见,轻度的(A、B 级)占大多数(82.5%)。虽然总的 RE 检出率男性高于女性,但随着年龄的增长,女性 RE 检出率增长幅度高于男性。伴食管裂孔疝的 RE 发生率随年龄增长而增高,女性高于男性。随年龄增长 LES 张力下降是食管裂孔疝形成的一个主要因素,较高的食管裂孔疝发病率是中老年人,特别是中老年女性 RE 发病率大幅增长的原因之一。

老年人 RE 临床症状多不典型,多表现为嗳气、厌食、食欲缺乏、吞咽困难及消化道出血,而反酸、胃灼热、胸骨后疼痛等典型 RE 症状表现较少,其原因可能为老年人食管、胃肠神经末梢感觉迟钝,对食管扩张产生的疼痛敏感度下降,对食管酸碱灌注缺乏敏感性有关。有研究显示,RE 的发生率和严重度随年龄增长而增加,而有胃灼热、反酸症状者并不增加。

研究发现老年人 RE 并存疾病种类多,病情较重。易并发食管裂孔疝、萎缩性胃炎、胃溃疡。

二、危险因素

国内外资料显示,GERD 发病的危险因素包括年龄、性别、吸烟、体重指数(BMI)增加、过度饮酒、阿司匹林、非甾体抗炎药、抗胆碱能药物、体力劳动、社会因素、身心疾病、家族史等。近年来,关于 RE 和幽门螺杆菌感染关系的研究很多,但是结果差异很大。有研究显示,幽门螺杆菌感染与 RE 无关;还有人认为,幽门螺杆菌可能是 RE 的致病因素。国内外较多的学者认为,幽门螺杆菌感染是唯一与食管炎严重程度呈负相关的因素。我们的研究在排除了干扰因素后采用了灵敏度及特异度较好的检测幽门螺杆菌的方法,结果显示老年组和非老年组 RE 患者幽门螺杆菌感染率之间差异无统计学意义。老年人 RE 患病率与幽门螺杆菌的关系可能与非老年人相似。

三、病因及发病机制

胃食管反流病是食管抗反流的防御机制下降和反流物对食管黏膜的攻击作用增强,保护因子与攻击因子建立的动态平衡被打破所致的结果。主要表现为 LES 压力降低、一过性食管下括约肌松弛(TLESR)过度等。GERD 的主要损伤因素为过多的胃内容物(主要是胃酸)反流入食管,引起食管黏膜损伤,胆汁和消化酶也可造成食管黏膜损伤。

(一)食管抗反流屏障功能下降

正常时,胃食管交界的特殊解剖结构有利于抗反流,它包括 LES、膈肌、膈食管韧带、食管和胃之间的锐角等,其中主要是 LES。LES 在抗胃食管反流屏障中起关键作用。LES 是指食管末端 3～4 cm 长的环形高压区。正常 LES 静息压为 1.3～4.0 kPa(10～30 mmHg),构成了防止胃食管反流的压力屏障。LES 的舒缩受多种因素的影响,如某些激素(如缩胆囊素、胰升糖素、血管活性肠肽等)、食物(如脂肪、咖啡、巧克力等)、药物(如钙通道阻滞剂、多巴胺、地西泮)等。引起胃食管反流抗屏障功能下降的机制有三种。

1.LES 压力降低

正常人静息状态下的 LES 保持张力性收缩(高于胃内压),如 LES 压力降低<0.8 kPa(6 mmHg)会造成胃内容物自由反流至食管,中重度食管炎患者 LES 压力降低明显。GERD 患者 LES 压力降低多见,但无解剖结构异常。

2.一过性食管下括约肌松弛(TLESR)增多

TLESR 是与吞咽无关的 LES 松弛,为 LES 压力正常时反流发生的最常见机制。GERD 患者 TLESR 频繁发生,多为酸反流,而正常人气体反流为多。胃扩张、腹内压增加可通过迷走神经诱发 TLESR 的发生。胃食管反流病患者 TLESR 较频,持续时间长,是目前认为引起胃食管反流的主要原因。

3.胃食管交界处结构改变

胃食管交界处的膈肌脚、膈食管韧带、食管和胃之间的 His 角等是抗反流功能的重要保证。最常见的异常为食管裂孔疝,它是指部分胃经过膈肌的食管裂孔进入胸腔,相当多的食管裂孔疝患者有 RE。

(二)食管对反流物廓清能力降低

胃反流物中胃酸和胃蛋白酶是损害食管黏膜最强的致病因子。除了胃酸和胃蛋白酶外,反流物中还常混有含胆汁和胰酶的十二指肠液,由这类物质引起的食管黏膜损害又称为碱性反流性食管炎。胆酸、胰酶能增加食管黏膜的渗透性,加重胃酸、胃蛋白酶对食管黏膜的损害作用。正常食管对反流物的廓清能力包括容量清除和化学清除两部分。容量清除指正常时食管内容物通过重力作用,一部分排入胃内,大部分通过食管体部的自发和继发推进性蠕动将食管内容物排入胃内,是食管廓清的主要方式。化学清除指唾液的中和作用。GERD 时食管体部蠕动减弱,如同时有唾液分泌的减少,则不仅对反流物的容量清除下降,且对反流物的化学清除作用也降低。

(三)食管黏膜的屏障功能减弱

在 GERD 中，仅有 48%～79%患者发生食管炎症，而另一部分患者反流症状虽突出，却不一定有明显的食管黏膜损害，提示食管黏膜的损害是攻击因子和黏膜本身作用的结果。食管黏膜对反流物有防御作用，这种防御作用被称为食管黏膜的屏障功能：①上皮前屏障，即食管黏膜上皮附着的黏液，对胃蛋白酶起着屏障作用，黏膜表面的能中和一部分反流的 H^+。②上皮屏障：在结构上有紧密排列的多层鳞状上皮细胞，不具有渗透和吸收作用，使反流物难以通过，且能中和进入上皮细胞内的 H^+，减轻 H^+ 对黏膜的损害作用。③上皮后屏障：指黏膜下毛细血管提供的血液供给等保护作用。

(四)胃排空障碍

胃食管反流多发生在餐后，在 GERD 患者中有 1/2 的胃排空延缓，研究显示餐后胃扩张可引起 LES 松弛，促进反流。反流的频率与胃内容物的含量、成分、胃排空情况有关。

(五)胃食管感觉异常

部分患者有食管感觉过敏，特别是非糜烂性反流病(NERD)患者食管对球囊扩张感知阈和痛阈降低，酸敏感增加，抗酸治疗后食管对酸的敏感降低。

(六)其他因素

婴儿、妊娠、肥胖易发生胃食管反流，而硬皮病、糖尿病、腹水、高胃酸分泌状态也常有胃食管反流。十二指肠胃反流可增加胃容量，十二指肠液(胆盐和胰酶)对食管有消化作用。

四、GERD 的分类

GERD 可分为非糜烂性反流病(non-erosive reflux disease，NERD)、糜烂性食管炎(erosive esophagitis，EE)和 Barrett 食管(Barrett's esophagus，BE)三种类型，也可称为 GERD 相关疾病。大多数学者认为 GERD 的三种类型相对独立，相互之间不转化或很少转化，但有些学者则认为这三者之间可能有一定相关性。

NERD 系指存在反流相关的不适症状，但内镜下未见 BE 和食管黏膜破损。EE 系指内镜下可见食管远端黏膜破损。BE 系指食管远端的鳞状上皮被柱状上皮所取代。在 GERD 的三种疾病形式中，NERD 最为常见，EE 可合并食管狭窄、溃疡和消化道出血，BE 有可能发展为食管腺癌。这三种疾病形式之间相互关联和进展的关系需做进一步研究。

(一)NERD

NERD 主要依赖症状学特点进行诊断，典型的症状为胃灼热和反流。患者以胃灼热症状为主诉时，如能排除可能引起胃灼热症状的其他疾病，且内镜检查未见食管黏膜破损，可做出 NERD 的诊断。内镜检查对 NERD 的诊断价值在于可排除 EE 或 BE 以及其他上消化道疾病，如溃疡或胃癌。便携式 24 小时食管 pH 监测可测定是否存在病理性酸反流，但仅 50%～75% 的 NERD 患者达到阳性标准。结合症状指数可判断酸反流是否与胃灼热症状相关，症状指数是指与酸反流(pH<4)相关的胃灼热症状发生次数占胃灼热发作总次数的比例，超过 50% 为阳性。质子泵抑制剂(PPI)试验是目前临床诊断 NERD 最为实用的方法。PPI 治疗后，胃灼热等典型反流症状消失或明显缓解提示症状与酸反流相关，如内镜检查无食管黏膜破损的证据，临床可诊断为 NERD。症状不典型的 NERD 患者，如上腹痛、腹胀、非心源性胸痛、慢性咳嗽、哮喘或慢性咽喉痛等，需行与反流相关证据的检查，明确症状与胃食管反流的关系。

NERD 应与功能性胃灼热鉴别。根据罗马Ⅲ标准,功能性胃灼热的诊断标准为患者有胃灼热症状,但缺少反流引起该症状的证据,如:①内镜检查无食管黏膜损伤;②24 小时食管 pH 监测示食管酸反流阴性;③症状指数<50%。PPI 试验阴性提示胃灼热症状与酸反流的关系不密切,并非 GERD,但因其特异性不高,故阳性结果不能排除功能性胃灼热。

（二）EE

洛杉矶会议提出了明确的 EE 分级标准,根据内镜下食管病变的严重程度分为 A～D 级。①A 级:≥1 个食管黏膜破损,最大长径<5 mm;②B 级:≥1 个黏膜破损,最大长径>5 mm,破损黏膜无融合;③C 级:≥1 个黏膜破损,有融合,但<75%的食管周径;④D 级:≥1 个黏膜破损,有融合,并≥75%的食管周径。

（三）BE

BE 本身通常不引起症状,临床主要表现为 GERD 的症状,如胃灼热、反流、胸骨后疼痛、吞咽困难等。但约 25%的患者无 GERD 症状,因此在筛选 BE 时不应仅局限于有反流相关症状的人群,行常规胃镜检查时,对无反流症状的患者也应注意有无 BE 存在。

1.BE 的诊断

主要根据内镜检查和食管黏膜活检结果。目前国际上对 BE 的诊断存在两种见解:①只要食管远端鳞状上皮被柱状上皮取代即可诊断为 BE;②只有食管远端化生柱状上皮存在肠上皮化生时才能诊断。鉴于我国对 BE 的研究还不够深入,因此,以食管远端存在柱状上皮化生作为诊断标准较为稳妥,但必须详细注明组织学类型和是否存在肠上皮化生。除内镜下诊断外,还必须有组织学诊断、内镜与病理诊断相结合,有助于今后对 BE 临床诊断的进一步深入研究。

内镜检查明确区分鳞、柱状上皮交界（SCJ）和食管胃交界（EGJ）对识别 BE 十分重要:①SCJ 内镜标志,为食管鳞、柱状上皮交界处构成的齿状 Z 线;②EGJ 内镜标志,为管状食管与囊状胃的交界处,其内镜下定位的标志为最小充气状态下胃黏膜皱襞的近侧缘和（或）食管下端纵行栅栏样血管末梢;③BE 内镜下典型表现为 EGJ 近端出现橘红色柱状上皮,即 SCJ 与 EGJ 分离。BE 的长度测量应从 EGJ 开始向上至 SCJ。内镜下亚甲蓝染色有助于对灶状肠化生的定位,并能指导活检。

2.BE 病理学诊断

活检取材推荐使用四象限活检法,即常规从 EGJ 开始向上以 2 cm 的间隔分别在 4 个象限取活检;对疑有 BE 癌变者应向上每隔 1 cm 在 4 个象限取活检;对有溃疡、糜烂、斑块、小结节狭窄和其他腔内异常者,均应取活检行病理学检查。组织分型如下。①贲门腺型:与贲门上皮相似,有胃小凹和黏液腺,但无主细胞和壁细胞;②胃底腺型:与胃底上皮相似,可见主细胞和壁细胞,但 BE 上皮萎缩较明显,腺体较少且短小,此型多分布于 BE 远端近贲门处;③特殊肠化生型:化生的柱状上皮中可见杯状细胞为其特征性改变。

BE 的异型增生:①低度异型增生（low grade dysplasia,LGD）,由较多小而圆的腺管组成,腺上皮细胞拉长,细胞核染色质浓染,核呈假复层排列,黏液分泌很少或不分泌,增生的细胞可扩展至黏膜表面;②高度异型增生（high grade dysplasia,HGD）,腺管形态不规则,呈分支或折叠状,有些区域失去极性。与 LGD 相比,HGD 细胞核更大、形态不规则且呈簇状排列,核膜增厚,核仁呈明显双嗜性,间质无浸润。

3.分型

（1）按化生柱状上皮长度分类:长段 BE（long segment Barrett's esophagus,LSBE）指化生柱

状上皮累及食管全周,且长度≥3 cm;短段 BE(short segment Barrett's esophagus,SSBE)指化生柱状上皮未累及食管全周或虽累及全周,但长度<3 cm。

(2)按内镜下形态分类:可分为全周型(锯齿状)、舌型和岛状。

(3)按布拉格 C&M 分类法进行记录:C(circum-ferential metaplasia)代表全周型化生黏膜长度,M(maximal proximal extent of the metaplastic segment)代表化生黏膜最大长度。如 C3-M5 表示食管圆周段柱状上皮为3 cm,非圆周段或舌状延伸段在 EGJ 上方 5 cm;C0-M3 表示无全周段化生,舌状伸展为 EGJ 上方 3 cm。

4.监测和随访

鉴于 BE 有发展为食管腺癌的危险性,因此应对 BE 患者进行定期随访,目的是早期发现异型增生和癌变。随访周期:内镜检查的时间间隔应根据异型增生的程度而定。无异型增生的 BE 患者应每 2 年复查一次内镜,如两次复查均未检出异型增生和癌变,可酌情放宽随访时间间隔;对伴有轻度异型增生的患者,第一年应每 6 个月复查一次内镜,如异型增生无进展,可每年复查一次;对重度异型增生的 BE 患者应建议行内镜下黏膜切除术或手术治疗,并密切监测随访。

五、临床表现

(一)主要的临床症状

GERD 的临床表现轻重不一,主要的临床症状是反酸、胃灼热、胸骨后疼痛。胃灼热是 GERD 的最常见症状,约 50% 的患者有此症状。胃灼热是指胸骨后或剑突下烧灼感,常在餐后出现,饮酒、甜食、浓茶、咖啡可诱发;肢体前屈、卧位或腹压增高时加重,可向颈部放射。胃灼热是由于酸反流刺激了食管深层上皮感觉神经末梢所致。胸骨后疼痛常发生在胸骨后或剑突下,向胸部、后背、肩、颈、下颌、耳和上肢放射,此时酷似心绞痛。部分患者不伴有胃灼热、反酸症状,给临床诊断带来了一定困难。胃内容物在无恶心和不用力情况下涌入口腔,空腹时反胃为酸性胃液反流,称为反酸,但此时也可有胆汁和胰液溢出。部分患者有吞咽困难,可能由于食管痉挛或食管动力障碍所致,症状呈间歇性,进食固体或液体食物时均可发作。少数患者因食管瘢痕形成而狭窄,吞咽困难呈进行性加重。有食管重度糜烂或并发食管溃疡的患者可见吞咽疼痛。

(二)食管外症状

食管外症状有如慢性咳嗽、咽喉炎、哮喘等。随着流行病学和病理生理学研究的深入,GERD 引起的食管外表现越来越受到各学科重视。常见的食管外表现如下。

1.反流性喉炎综合征

胃内容物反流至喉部引起损伤和炎症,继而产生的临床综合征称为反流性喉炎综合征或喉咽反流(LPR)。约 10% 的耳鼻喉门诊患者的症状和反流相关。对于慢性难治性咽喉炎患者,在排除其他原因且常规治疗疗效较差时,应考虑反流的存在。多数 LPR 患者没有 GERD。LPR 和 GERD 的症状特点有较大差异:前者多发生在白天、直立位,而后者多发生在夜间、平卧位。喉镜诊断 LPR 的敏感性和特异性较差,目前尚无诊断 LPR 的统一标准。

2.反流性哮喘综合征

目前研究认为反流并非哮喘的主要致病因素,但反流可诱发或加重哮喘。有研究显示,哮喘患者存在 GERD 症状的比例高于普通人群(59.2% vs.38.1%),而 GERD 患者合并哮喘的比例也高于非 GERD 患者(4.6% vs.3.9%),具有夜间反流症状患者的哮喘发生率更高。虽然临床上较难甄别反流性哮喘综合征,但这类患者常对哮喘常规治疗的反应欠佳,而使用泵离子抑制剂

(PPI)可缓解部分患者的哮喘症状。因此在临床上,对成年发病、夜间发作频繁、进餐、运动和卧位时易诱发,以及常规治疗效果不佳的哮喘,均应考虑胃食管反流的存在。GERD 和哮喘的关系相当复杂,两者在发病机制上相互促进,但通过抑酸治疗抑制哮喘发作可能只适用于少数哮喘患者。

3.反流性咳嗽综合征

反流性咳嗽综合征曾被称为"胃食管反流性咳嗽",是慢性咳嗽最常见三大原因之一(另两个为哮喘和鼻后滴流综合征),占 20％左右。多数反流性咳嗽综合征患者没有胃灼热、反酸等 GERD 典型症状和糜烂性食管炎表现。临床常使用 24 小时食管 pH 监测诊断该病。最近随着阻抗技术在食管监测中的应用,反流监测的敏感性有所提高。

4.反流性牙侵蚀症

当胃酸反流至口腔且 pH<5.5 时,牙齿表层的无机物可发生溶解而引起反流性牙侵蚀症。流行病学研究提示 83％的牙侵蚀症患者具有病理性胃食管酸反流,40％具有典型反流症状或病理性胃食管酸反流的患者患有或曾经患有牙侵蚀症。GERD 患者患牙侵蚀症的可能性是普通人群的 3～8 倍。反流性牙侵蚀症没有特异性的临床表现。早期诊断较困难,可仅表现为轻度釉质表面脱矿而失去光泽,往往牙本质暴露时才被察觉。反流性牙侵蚀症病变分布有一定特点,常在舌面、颊面和颌面,且后牙的侵蚀程度比前牙严重。而外源性牙侵蚀症的病变常发生在唇面且前牙侵蚀程度比后牙严重。24 小时食管 pH 监测显示食管近端酸反流增多,且牙侵蚀程度同食管远端、近端 pH<4 的时间百分比呈正相关。

六、GERD 的诊断及辅助检查

(一)诊断

根据 GERD 症状群作出诊断:①有典型的胃灼热和反流症状,且无幽门梗阻或消化道梗阻的证据,临床上可考虑为 GERD;②有食管外症状又有反流症状,可考虑是反流相关或可能相关的食管外症状,如反流相关的咳嗽、哮喘;③如仅有食管外症状,但无典型的胃灼热和反流症状,尚不能诊断为 GERD,宜进一步了解食管外症状发生的时间、与进餐和体位的关系以及其他诱因。需注意有无重叠症状(如同时有 GERD 和肠易激综合征或功能性消化不良)、焦虑、抑郁状态、睡眠障碍等。

(二)上消化道内镜检查

对拟诊 GERD 患者一般先行内镜检查,特别是症状发生频繁、程度严重、伴有报警征象或有肿瘤家族史的患者。上消化道内镜检查有助于确定有无反流性食管炎以及有无合并症和并发症,如食管裂孔疝、食管炎性狭窄、食管癌等,有助于 NERD 的诊断。

(三)诊断性治疗

对拟诊 GERD 患者或疑有反流相关食管外症状的患者,尤其是上消化道内镜检查阴性时,可采用诊断性治疗。质子泵抑制剂(PPI)诊断性治疗(PPI 试验)已被证实是行之有效的方法。建议服用标准剂量 PPI,一天两次,疗程 1～2 周。服药后如症状明显改善,则支持酸相关 GERD 的诊断;如症状改善不明显,则可能有酸以外的因素参与或不支持诊断。PPI 试验不仅有助于诊断 GERD,同时还启动了治疗。PPI 试验阴性有以下几种可能:①抑酸不充分;②存在酸以外因素诱发的症状;③症状不是反流引起的。PPI 试验具有方便、可行、无创和敏感性高的优点,缺点是特异性较低。

（四）胃食管反流证据的检查

1.X 线片和放射性核素检查

传统的食管钡餐检查将胃食管影像学和动力学结合起来,可显示有无黏膜病变、狭窄、食管裂孔疝等,并显示有无钡剂的胃食管反流,因而对诊断有互补作用,但敏感性较低。放射性核素胃食管反流检查能定量显示胃内放射性核素标记的液体反流,胃食管交界处（EGJ）屏障功能低下时较易出现阳性结果,但阳性率不高,应用不普遍。

2.24 小时食管 pH 监测

24 小时食管 pH 监测的意义在于证实反流存在与否。24 小时食管 pH 监测能详细显示酸反流、昼夜酸反流规律、酸反流与症状的关系以及患者对治疗的反应,使治疗个体化。其对 EE 的阳性率>80%,对 NERD 的阳性率为 50%～75%。

（五）食管测压

食管测压不直接反映胃食管反流,但能反映 EGJ 的屏障功能。在 GERD 的诊断中,食管测压除帮助食管 pH 电极定位、术前评估食管功能和预测手术外,还能预测抗反流治疗的疗效和是否需长期维持治疗。因而,食管测压能帮助评估食管功能,尤其是对治疗困难者。

（六）食管胆汁反流测定

部分 GERD 患者的发病有非酸性反流物质因素参与,特别是与胆汁反流相关。可通过检测胆红素以反映是否存在胆汁反流及其程度。但多数十二指肠内容物反流与胃内容物反流同时存在,且抑酸治疗后症状有所缓解。因此胆汁反流检测的应用有一定局限性。

（七）其他

对食管黏膜超微结构的研究可了解反流存在的病理生理学基础;无线食管 pH 测定可提供更长时间的酸反流检测;腔内阻抗技术的应用可监测所有反流事件,明确反流物的性质（气体、液体或气体液体混合物）,与食管 pH 监测联合应用可明确反流物为酸性或非酸性以及反流物与反流症状的关系。

七、并发症

（一）食管狭窄

长期的胃食管反流,引起食管黏膜充血、水肿、糜烂、溃疡,纤维组织增生,瘢痕形成,食管壁的顺应性降低而狭窄。有 8%～20% 的严重性食管炎患者发生食管狭窄。

（二）消化道出血

反流性食管炎可引起少量渗血;弥漫性食管炎或食管溃疡时可发生较大量出血,表现为呕血和（或）黑便。

（三）癌变

BE 是食管腺癌的主要癌前病变,合并食管腺癌比一般人群高 30～50 倍。

八、鉴别诊断

（1）胃灼热的患者在 PPI 试验性治疗无效时多考虑功能性胃灼热或非酸反流。

（2）以胸痛为主要症状的应与冠心病鉴别。

（3）吞咽困难应考虑是否有食管运动紊乱、食管癌、贲门失弛缓症、嗜酸性粒细胞性食管炎等。

(4)内镜下食管下段炎症和溃疡须与真菌感染、药物、克罗恩病、结核或白塞病等所致者鉴别。

(5)症状不典型的患者,应排除原发性咽喉或肺部疾病。

九、GERD 的治疗

GERD 的治疗目标为治愈食管炎,缓解症状,提高生活质量,预防并发症。治疗包括以下几方面的内容。

(一)改变生活方式

抬高床头、睡前 3 小时不再进食、避免高脂肪食物、戒烟、戒酒、减肥等生活方式的改变可能使部分 GERD 患者从中受益,但这些改变对于多数患者而言并不足以控制症状。目前尚无关于改变生活方式与 GERD 治疗的对照研究,亦缺乏改变生活方式对患者生活质量潜在负面影响的研究资料。

(二)药物治疗

用抑酸药物抑制胃酸分泌是目前治疗 GERD 的基本方法。抑制胃酸的药物包括 H_2 受体拮抗剂(H2RA)和质子泵抑制剂(PPI)等。

1.初始治疗

西咪替丁、雷尼替丁、法莫替丁和尼扎替丁治疗 GERD 的临床试验结果显示 H2RA 缓解轻、中度 GERD 症状的疗效优于安慰剂,疗效为 60%～70%。但 4～6 周后大部分患者出现药物抵抗,长期疗效不佳。提示 H2RA 仅适用于轻、中度 GERD 的初始治疗和短期缓解症状。

PPI 治疗 GERD 的疗效已在世界各国得到认可。目前临床上使用的 PPI 主要包括埃索美拉唑镁肠溶片、奥美拉唑、泮托拉唑钠、雷贝拉唑钠、艾普拉唑等。EE 患者中、短期应用 PPI 的临床试验表明,PPI 治愈食管炎和完全缓解胃灼热症状的速度较 H2RA 更快。标准剂量的各种 PPI 治疗 EE 的疗效基本相同。PPI 对 H2RA 抵抗的 EE 患者同样有疗效。PPI 治疗 EE 4 周和 8 周时的内镜下愈合率分别为 80% 和 90% 左右。

基于 PPI 在疗效和症状缓解速度上的优势,治疗 EE 应首选标准剂量的 PPI。部分患者症状控制不满意时可加大剂量。多项临床试验已证实,PPI 缓解 NERD 患者胃灼热症状的疗效低于 EE 患者,但在改善症状方面的疗效优于 H2RA 和促动力药。对于 NERD 患者,应用 PPI 治疗的时限尚未明确,但已有研究资料显示其疗程应大于 4 周。

GERD 的食管外症状,如反流性咽喉炎等,应用 PPI 治疗对大部分患者有一定疗效。

2.维持治疗

GERD 具有慢性、复发性的特点,据欧美国家报道,停药半年复发率为 70%～80%,故应进行维持治疗,避免 GERD 反复发作及由此引起并发症。PPI、促胃肠动力药均可作为维持治疗的药物长期使用,其中 PPI 疗效肯定。维持治疗应注重个体化,根据患者的反应,选择适合个体的药物和剂量。以 PPI 标准剂量维持治疗,随访半年后 80% 以上的患者仍可维持正常。按需治疗是间歇治疗的一种,即只在症状出现时服用药物,持续使用至症状缓解。

目前尚无对 NERD 患者行 PPI 维持治疗的多中心、随机、双盲对照研究资料。已有的文献显示按需治疗对 NERD 患者也有效。

促动力药物治疗:在 GERD 的治疗中,促动力药可作为抑酸药物治疗的辅助用药。目前临床主要用药如莫沙必利。

黏膜保护剂:目前临床主要用药如硫糖铝等。铝碳酸镁对食管黏膜也有保护作用,能吸附胆酸等碱性物质,保护黏膜。

(三)手术治疗

抗反流手术在缓解症状和愈合食管炎方面的疗效与药物治疗相当。手术并发症发生率和死亡率与外科医师的经验和技术水平密切相关。术后常见的并发症包括腹胀(12%)、吞咽困难(6%),相当一部分患者(11%～60%)术后仍需规则用药。研究表明抗反流手术并不能降低食管腺癌的风险。因此,对于是否行抗反流手术治疗,应综合考虑患者个人意愿和外科专家的意见后再作决定。抗反流手术治疗适应证:①内科治疗有效,但无法长期服用PPI;②持续存在与反流有关的咽喉炎、哮喘,内科治疗无效;③LES压力降低,食管体部动力正常。手术方式主要为胃底折叠术,合并食管裂孔疝应行修补术。抗反流手术十年复发率为62%,并发症发生率5%～20%。对已证实有癌变的BE患者,原则上应行手术治疗。

(四)内镜治疗

短期初步研究提示内镜治疗可改善GERD症状评分,提高患者满意度和生活质量,并可减少PPI用量。然而,目前尚无内镜治疗与药物治疗直接比较的数据。此外,也观察到一些少见但严重的并发症(包括穿孔、死亡等)。由于内镜治疗尚有许多问题未得到解决,包括远期疗效、患者的可接受性和安全性、对GERD不典型症状是否有效等,因此建议训练有素的内镜医师可谨慎开展内镜治疗。内镜治疗方法包括射频能量输入法、注射法和折叠法等。PPI治疗有效的患者不主张用该类方法。禁忌证有C级或D级食管炎、BE、>2 cm的食管裂孔疝、食管体部蠕动障碍等。

伴有异型增生和黏膜内癌的BE患者,超声内镜检查排除淋巴结转移后,可考虑内镜切除术。

综上所述,大多数GERD患者的症状和食管黏膜损伤可通过药物治疗得到控制。药物治疗无效时,应重新考虑诊断是否正确。适时调整药物和剂量是提高治疗GERD疗效的重要措施之一。手术和内镜治疗应综合考虑后再慎重作出决定。

十、预后

大多数GERD病例呈慢性复发性,终止治疗后复发,NERD对治疗的反应较差,长期病程对患者生活质量影响很大。与食管炎有关的死亡率极低,但BE有发生腺癌的倾向。随着治疗方法的不断改进和深入研究,RE治愈率逐渐提高,严重并发症的发生率趋向减少。

(孙立苹)

第二节 胃 炎

胃炎是指各种原因引起的胃黏膜炎症,是胃黏膜对各种损伤的反应过程,包括上皮损伤、黏膜炎症反应和上皮再生。仅有上皮损伤和细胞再生过程,而无黏膜炎症反应,则称为胃病。临床上通常分为急性胃炎、慢性胃炎和特殊类型胃炎三类。

一、急性胃炎

(一)概述

急性胃炎是由多种原因引起的急性胃黏膜非特异性炎症,病理上以中性粒细胞浸润为主要特点。根据黏膜损害程度,分为急性单纯性胃炎和急性糜烂出血性胃炎,后者又称为急性胃黏膜病变。

1.病因及发病机制

(1)理化因素:过冷、过热或过于粗糙的食物、饮料(如浓茶、浓咖啡、烈酒)、刺激性调味品、特殊类型药物(如非甾体抗炎药、肾上腺皮质激素、抗生素、抗肿瘤药物等),均可破坏黏膜屏障造成胃黏膜损伤和炎症。非甾体抗炎药还能干扰胃黏膜上皮细胞合成硫糖蛋白,使胃内黏液减少,脂蛋白膜的保护作用削弱,引起胃腔内氢离子逆扩散,导致黏膜固有层肥大细胞释放组胺、血管通透性增加,引起胃黏膜充血、水肿、糜烂和出血等病理过程,同时药物还抑制前列腺素合成,使胃黏膜的修复受到影响而加重炎症。

(2)生物因素:包括细菌及其毒素。常见致病菌为沙门菌属、嗜盐菌、致病性大肠埃希菌等,常见毒素为金黄色葡萄球菌及肉毒杆菌毒素,尤其以前者较为常见。进食了污染细菌或毒素的不洁食物后可引起合并肠炎的急性胃炎,此即急性胃肠炎。此外近年发现因病毒感染而引起本病者渐多。

(3)机体因素:包括全身感染、严重创伤、颅内高压、大手术、休克、过度紧张劳累等。应激状态下,交感神经及迷走神经兴奋,前者使胃黏膜血管痉挛收缩,血流量减少,后者则使黏膜下动静脉短路开放,黏膜缺血缺氧加重,导致胃黏膜上皮损害,发生糜烂和出血。

2.病理

病变多为弥漫性,也可为局限性,仅限于胃窦部。大体表现为黏膜充血水肿,表面常有渗出物及黏液覆盖,急性糜烂出血型胃炎表现为多发性糜烂和浅表性溃疡,常有簇状出血病灶。显微镜下表现为黏膜固有层中性粒细胞浸润或形成小脓肿。糜烂出血型胃炎胃黏膜上皮失去正常柱状形态并有脱落,黏膜层有多发局灶性出血坏死。

(二)临床表现

多数急性起病,症状轻重不一。急性单纯性胃炎主要表现为上腹饱胀、隐痛、食欲减退、嗳气、恶心、呕吐等。由沙门菌或金葡菌及其毒素致病者,常于进不洁饮食数小时或 24 小时内发病,多伴有腹泻、发热,严重者有脱水、酸中毒或休克等。外周血白细胞总数增加,中性粒细胞比例增多。糜烂出血性胃炎可无症状或为原发病症状掩盖,也可表现为腹痛、腹胀、恶心等非特异性消化不良症状;严重者起病急骤,在原发病的病程中突发上消化道出血,表现为呕血及解黑便。内镜检查可见胃黏膜充血、水肿、渗出,严重者表现黏膜糜烂、出血或浅表溃疡,可弥漫性,也可局限性。

(三)诊断与鉴别诊断

依据病史、临床表现,诊断不难,但应注意和消化性溃疡、早期急性阑尾炎、急性胆囊炎、急性胰腺炎等鉴别。内镜结合病理检查有助于诊断。糜烂出血性胃炎确诊依靠早期胃镜检查,胃镜下可表现为黏膜充血糜烂或出血灶,超过 48 小时,病变可能已消失。通过临床观察、超声检查、血液生化检查、腹部 X 线摄片等排除其他疾病。除消化道出血外,轻症、短期发生的急性胃黏膜病变不推荐首选胃镜检查。

(四)治疗

急性单纯性胃炎,治疗需去除病因、适当休息、清淡流质饮食,必要时禁食 1～2 餐。呕吐、腹泻剧烈者注意水与电解质补充,保持酸碱平衡;对症处理,可给予黏膜保护剂;细菌感染所致者应给予抗生素;腹痛明显可给阿托品或山莨菪碱(654-2)。

急性糜烂出血性胃炎,应积极治疗原发病,除去可能的致病因素。除黏膜保护剂应用外,疼痛明显,胃镜下糜烂、出血病灶广泛的患者可同时给予 H_2 受体拮抗剂;严重患者尤其以消化道出血为表现者需要应用质子泵抑制剂。

临床上对存在应激状态,可能引起急性胃黏膜病变的患者常给予适当抑酸治疗达到预防目的;对长期服用非甾体抗炎药物患者应采用选择性 COX-2 抑制剂,饭后服用,或加用 H_2 受体拮抗剂、质子泵抑制剂。

二、慢性胃炎

(一)概述

慢性胃炎是多种病因引起的胃黏膜慢性炎症,病理上以淋巴细胞浸润为主要特点,部分患者在后期可出现胃黏膜固有腺体萎缩和化生,继而出现上皮内瘤变,与胃癌发生密切相关。

1.病因和发病机制

(1)生物因素:幽门螺杆菌(helicobacter pylori,Hp)感染是慢性胃炎的主要病因,90％以上的慢性胃炎有 Hp 感染。Hp 为革兰阴性微需氧菌,长 2.5～4.0 μm,宽 0.5～1.0 μm,呈弯曲螺旋状,一端带有 2～6 根鞭毛,仅寄居在胃上皮细胞表面,在胃小凹上部胃上皮表面和黏液层中最易找到,亦可侵入到细胞间隙中。其致病机制与以下因素有关:①Hp 产生多种酶如尿素酶及其代谢产物氨、过氧化氢酶、蛋白溶解酶、磷脂酶 A 等,对黏膜有破坏作用;②Hp 分泌的细胞毒素如含有细胞毒素相关基因(ca-gA)和空泡毒素基因($vagA$)的菌株,可导致胃黏膜细胞的空泡样变性及坏死;③Hp 抗体可造成自身免疫损伤。

(2)免疫因素:胃体萎缩为主的慢性胃炎发生在自身免疫基础上,又称之为自身免疫性胃炎或 A 型萎缩性胃炎。患者血清中能检测到壁细胞抗体(parietal cell antibody,PCA),伴有恶性贫血者还能检出内因子抗体(intrinsic factor antibody,IFA)。壁细胞抗原和 PCA 形成的免疫复合体在补体参与下,破坏壁细胞。IFA 与内因子结合后阻断维生素 B_{12} 与内因子结合,导致恶性贫血。

(3)物理因素:长期饮浓茶、烈酒、咖啡、过热、过冷或过于粗糙的食物,可导致胃黏膜的反复损伤。

(4)化学因素:长期大量服用非甾体抗炎药(如阿司匹林、吲哚美辛等)可抑制胃黏膜前列腺素的合成,破坏黏膜屏障;烟草中的尼古丁不仅可影响胃黏膜的血液循环,还可导致幽门括约肌功能紊乱,造成胆汁反流;各种原因的胆汁、胰液和肠液反流均可破坏黏膜屏障造成胃黏膜慢性炎症改变。

(5)其他:慢性胃炎的萎缩性病变的发生率随年龄而增加。

2.病理

(1)黏膜慢性炎症:固有层内以炎性细胞浸润为特征,炎症细胞以淋巴细胞为主,可见灶性出血。根据慢性炎症细胞密集程度和浸润深度分级(以前者为主)。①正常:单个核细胞每高倍视野不超过 5 个,如数量略超正常而内镜无明显异常时,病理可诊断为无明显异常。②轻度:慢性炎症较少并局限于黏膜浅层,不超过黏膜层的 1/3。③中度:慢性炎症细胞较密集,超过黏膜层 1/3,达到 2/3。④重度炎症:慢性炎症细胞密集,占黏膜全层。活动性炎症表现为在慢性炎症基础上有中性粒细胞浸润。

(2)腺体萎缩:胃黏膜萎缩是指胃固有腺体(幽门腺或泌酸腺)减少,组织学上有两种类型:①化生性萎缩,胃固有腺体被肠化或假幽门化生腺体替代;②非化生性萎缩,胃黏膜层固有腺体被纤维组织或纤维肌性组织替代,或炎性细胞浸润引起固有腺体数量减少。萎缩程度以固有腺体减少量来计算。

(3)化生:慢性胃炎胃黏膜萎缩性病变中常见有肠上皮化生和假幽门腺化生。前者指肠腺样腺体替代了胃固有腺体;后者指胃体泌酸腺的颈黏液细胞增生,形成幽门腺样腺体,它与幽门腺在组织学上一般难以区别,病理检查时应注意所取黏膜确实来自胃体部而非幽门部。一般的胃黏膜化生指肠化生,根据细胞形态及分泌的黏液类型,用组织化学和酶学方法将其分小肠型完全肠化、小肠型不完全肠化、大肠型完全肠化、大肠型不完全肠化。肠化是一种老年化改变,与胃癌关系有限。临床定义为癌前状态。

(4)上皮内瘤变:与异型增生、不典型增生同义,指腺管及表面上皮在增生中偏离正常分化所产生的形态和功能异常。细胞核多形性,核染色过深,核质比例增大,胞质嗜碱性,细胞极性消失。黏液细胞、主细胞和壁细胞之间差别消失。胃上皮分泌产物改变或消失,腺管结构不规则。上皮内瘤变可见于炎症、糜烂、溃疡、胃息肉或胃癌边缘黏膜上,本身尚不是癌,但可能恶变,也可能长期保持原状,甚至自然地或在某些药物作用下退变回复。上皮内瘤变是 WHO 国际癌症研究署推荐使用的术语,更强调肿瘤演进的过程,分为低级别(low grade neoplasia)和高级别(high grade neoplasia)。表 5-1 显示了 WHO 于修订的 Vienna 胃黏膜上皮病变分类及处理原则。上皮内瘤变临床定义为癌前病变。

表 5-1　修订的消化道上皮性肿瘤新国际分类(Vienna 分类)

类别	诊断	临床处理建议
1	非肿瘤病变	选择性随访
2	不能明确肿瘤性病变	随访
3	低级别上皮内瘤变	内镜切除或随访
	低度异型性腺瘤	
	低度异型增生	
4	高级别上皮内瘤变	内镜或外科手术切除
	高度异型性腺瘤/异型增生	
	非浸润癌(原位癌)	
	疑浸润癌	
	黏膜内癌	
5	浸润黏膜下层癌	外科手术切除

(5)其他组织学特征:分非特异性和特异性两类,不需要分级。前者如淋巴滤泡、小凹上皮增生、胰腺化生等;后者如肉芽肿、集簇性嗜酸性粒细胞浸润、明显上皮内淋巴细胞浸润和特异性病原体等。

（二）临床表现

1.症状表现

慢性胃炎缺乏特异性症状，并且症状的轻重与胃黏膜的病变程度并非一致。大多数患者常无症状或有程度不等的消化不良症状，如上腹隐痛、食欲减退、餐后饱胀、反酸、恶心等。严重萎缩性胃炎患者可有贫血、消瘦、舌炎、腹泻等。

2.实验室检查与特殊检查

（1）胃液分析：测定基础胃液分泌量（BAO）及注射组胺或五肽胃泌素后测定最大泌酸量（MAO）和高峰泌酸量（PAO）以判断胃泌酸功能。现临床已很少采用。

（2）血清学检测：包括胃泌素水平、壁细胞抗体、内因子抗体、胃泌素抗体、血清维生素 B_{12} 浓度等。

（3）胃镜和活组织检查：是诊断慢性胃炎的主要方法。内镜表现为黏膜充血水肿，或伴有糜烂、隆起、出血、粗大皱襞或胆汁反流等征象。必须进行多部位活检诊断萎缩和化生，并依据悉尼分类标准对胃黏膜行组织形态学评估。疑为上皮内瘤变应多块活检。疑为自身免疫性胃炎者，应在胃体、胃底或内镜发现病变处多部位活检。新型内镜诊断技术如化学染色内镜、电子染色内镜（NBI 和 FICE）、放大内镜、激光共聚焦显微内镜、荧光内镜等不断应用于临床，对于胃癌癌前状态和癌前病变的检出率明显提高，活检更具有针对性。

（4）幽门螺杆菌检查：包括有创检查和无创检查。有创检查主要指通过胃镜检查获得胃黏膜标本的相关检查，包括快速尿素酶试验、病理 Hp 检查（HE 或 Warthin-Starry 或 Giemsa 染色）、组织细菌培养、组织 PCR 技术。前两种检查常应用于临床，后两种作为科研在特殊患者采用。用于 Hp 检测的标本应在胃窦小弯侧距幽门 5 cm（邻近胃角处）或胃窦大弯侧正对胃角处活检取材 1～2 块。近期接受抗生素或者 PPI 治疗的患者易呈现假阴性结果，取材应包括胃体上部。

无创检查指不需要通过胃镜检查获得标本，包括血清抗体检测、${}^{13}C$ 或 ${}^{14}C$ 尿素呼气试验、粪幽门螺杆菌抗原检测（多用于儿童）等方法。前者通常应用于流行病学调查，后两种方法应用于临床，并作为幽门螺杆菌根除治疗后评价疗效的主要方法。需要注意的是，抗生素及抑酸药物影响 Hp 检查，复查时需要停用抑酸药物 2 周或者抗生素 4 周。

（三）诊断与鉴别诊断

本病的诊断主要有赖于胃镜检查和直视下胃黏膜多部位活组织病理学检查。由于慢性胃炎的病变有局灶性分布，做活检时宜多部位取材。一般胃角部萎缩和肠化较严重，亦是上皮内瘤变好发部位。

通过胃镜检查能明确慢性胃炎的诊断，同时可以排除胃癌、消化性溃疡。需要注意的是消化不良症状并不一定由慢性胃炎引起，当按慢性胃炎处理后症状改善不明显时，需要考虑其他疾病如胆囊疾病、胰腺疾病等，可通过 B 超检查、生化检查等排除。

（四）治疗

慢性胃炎的治疗包括病因治疗、对症治疗，无症状的慢性非萎缩性胃炎可不做任何处理。慢性胃炎需要根据不同的临床症状和内镜及病理改变选择不同的治疗。

1.饮食

宜易消化无刺激性的食物，少吃过酸过甜食物及饮料，忌烟酒、浓茶、咖啡，进食细嚼慢咽等。

2.去除病因

避免服用损伤胃黏膜的药物，如阿司匹林、吲哚美辛等。

3.根除 Hp 治疗

对慢性胃炎伴萎缩、糜烂,慢性胃炎伴消化不良症状,计划长期使用 NSAID,有胃癌家族史者应给予根除 Hp 治疗。根除 Hp 治疗能使部分患者消化不良症状消失,同时减轻炎症程度、减少肠上皮化生的发生或者进展。质子泵抑制剂(PPI)对 Hp 有较强的抑制作用,提高胃内 pH 能明显加强抗菌药物的杀菌活性。

第四次全国幽门螺杆菌感染处理共识推荐铋剂＋PPI＋两种抗菌药物组成的四联疗法为一线治疗方案。

标准剂量 PPI:埃索美拉唑 20 mg、雷贝拉唑 10 mg(Maastricht 共识推荐 20 mg)、奥美拉唑 20 mg、兰索拉唑 30 mg、泮托拉唑 40 mg,2 次/天。

标准剂量铋剂:枸橼酸铋钾 220 mg,2 次/天。

有效抗生素包括:甲硝唑 400 mg 或者替硝唑 500 mg(国内大部分地区耐药),克拉霉素 250～500 mg,呋喃唑酮 100 mg;四环素 750 mg,阿莫西林 1 000 mg,左氧氟沙星 200 mg;2 次/天。

抗生素的选择:无过敏情况下优先选择阿莫西林,甲硝唑高耐药地区避免使用,克拉霉素耐药超过 20％地区避免使用,老年患者合并冠心病时克拉霉素低剂量,儿童避免使用左氧氟沙星。

另一种当前可选择的方案是序贯治疗:PPI＋阿莫西林 5 天,序贯 PPI＋克拉霉素＋甲硝唑 5 天治疗。

任何一种方案初次治疗失败后,可通过调整抗生素,进行补救治疗。治疗无效的患者可结合抗生素敏感试验选择药物。

4.对症治疗

无症状可以随访;以反酸、腹痛为主要表现,尤其内镜下表现糜烂的病例,可给予抑酸治疗。消化不良以腹胀、早饱为主,应用促动力药物有助于改善症状。存在胆汁反流可给予中和胆汁的黏膜保护剂如铝碳酸镁、瑞巴派特等。萎缩性胃炎伴恶性贫血者可给予维生素 B_{12} 和叶酸;中药及维生素类药物对肠上皮化生可能有益。存在心理因素可以考虑心理干预。

5.癌前病变的干预

内镜下治疗是胃癌前病变治疗的重要手段之一,其中包括内镜下黏膜切除术、内镜黏膜下剥离术、内镜下高频电切治疗、内镜下氩气刀治疗、内镜下激光治疗、内镜下微波治疗等。长期口服叶酸(每次 5 mg,3 次/天)可能对预防癌前病变的进展有一定控制作用。

三、特殊类型胃炎

(一)急性腐蚀性胃炎

急性腐蚀性胃炎是由于吞服强酸、强碱或其他腐蚀剂所引起的胃壁的腐蚀性炎症。

病理变化的轻重决定于腐蚀剂的性质、浓度、剂量、当时胃内情况(空腹与否)、有无呕吐以及是否得到及时抢救等因素。主要的病理变化为黏膜充血、水肿,严重者可发生糜烂、溃疡、坏死黏膜剥脱甚至穿孔,后期可引起消化道狭窄。一般同时出现食管和胃贲门部的损害,并且更为严重。

吞服腐蚀剂后,最早出现的症状为口腔、咽喉、胸骨后及中上腹部剧烈疼痛,常伴有吞咽疼痛、咽下困难、频繁恶心与呕吐。患者可发生虚脱或休克,严重病例可出现食管或胃穿孔的症状。唇、口腔及咽喉黏膜与腐蚀剂接触后,可产生颜色不同的灼痂。例如,与硫酸接触后呈黑色痂,盐酸结灰棕色痂,硝酸结深黄色痂,醋酸或草酸结白色痂,强碱使黏膜透明水肿。因此,应特别注意

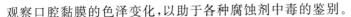

观察口腔黏膜的色泽变化,以助于各种腐蚀剂中毒的鉴别。

诊断首先要问清病史,着重询问腐蚀剂的种类、吞服量与吞服时间;检查唇与口腔黏膜痂的色泽,呕吐物的色、味及酸碱反应;收集剩下的腐蚀剂作化学分析,对于鉴定其性质最为可靠。在急性期内,禁忌 X 线钡餐及胃镜检查,以避免食管、胃穿孔。

腐蚀性胃炎是一种严重的急性中毒,必须积极抢救。吞服强酸、强碱者严禁洗胃,可服牛奶、蛋清或植物油,或用液态黏膜保护剂,但不宜用碳酸氢钠中和强酸,以免产生二氧化碳导致腹胀,甚至胃穿孔。剧痛时可用吗啡、哌替啶镇痛。若继发感染,应选用抗菌药物。抑酸药物应静脉给予或者舌下含服(兰索拉唑片 30 mg,每天 2 次),剂量足够并维持到口服治疗开始以减少胃酸对破损胃黏膜病灶的损伤。在病情好转后 1 个月或更长,可行 X 线碘水检查了解食管损伤程度和范围,内镜检查了解胃黏膜病变情况。对局限性狭窄如食管狭窄、幽门狭窄可施行内镜下治疗如内镜下球囊扩张术。反复狭窄也可采用覆膜支架治疗、手术治疗等。

(二)急性化脓性胃炎

急性化脓性胃炎又称急性蜂窝组织胃炎,是胃壁细菌感染引起的急性化脓性炎症,以黏膜下层最为明显,个案报道可继发于 AIDS、肿瘤化疗、应用免疫抑制药物等。多由化脓菌通过血液循环或淋巴播散至胃壁所致;亦可继发于胃部疾病(如胃溃疡穿孔、胃壁异物嵌顿、胃内镜下治疗或外科手术等),由致病菌直接从溃疡或病灶进入胃壁,引起蜂窝织炎。

本病起病突然且凶险,以全身败血症和急性腹膜炎症为其主要临床表现,常有上腹剧痛、寒战、高热、上腹部肌紧张和明显压痛。可并发胃穿孔、腹膜炎、血栓性门静脉炎及肝脓肿。周围血白细胞增多,以中性粒细胞为主。早期进行胃镜检查可判断病变范围和程度,但存在穿孔风险,需谨慎。

应及早给予积极治疗,大剂量敏感抗生素控制感染,纠正休克、水与电解质紊乱等。在感染控制后需要持续应用抗生素维持至少 1 个月或病变消失后 1 周以上,如病变局限而形成脓肿者,可考虑内镜下穿刺引流治疗或患者全身情况许可时,行胃部分切除术。

(三)巨大胃黏膜肥厚症

巨大胃黏膜肥厚症又称 Menetrier 病。病因尚不清楚,有报道可能与幽门螺杆菌感染有关。常见于50 岁以上男性。临床表现有上腹痛、体重减轻、水肿、腹泻。无特异性体征,可有上腹部压痛、水肿、贫血及低蛋白血症。粪隐血常阳性。内镜可见胃底、胃体部黏膜皱襞粗大、曲折迂回呈脑回状,有的呈结节状或融合为息肉样隆起,大弯侧较明显。皱襞嵴上可有多发性糜烂或溃疡。组织学显示胃小凹增生、延长,伴明显囊状扩张,炎症细胞浸润不明显。胃底腺主细胞和壁细胞相对减少,代之以黏液细胞化生,造成低胃酸分泌。由于血浆蛋白经增生的胃黏膜漏入胃腔,可有低蛋白血症。超声胃镜能清晰显示黏膜第二层明显增厚改变,超声图像为低回声间以无回声改变,可帮助诊断。本病需与淋巴瘤、皮革胃、胃 Crohn 病等注意鉴别。本症 8%~10% 可发生癌变,故应对患者密切随访观察。

四、其他

(一)胃假性淋巴瘤

胃假性淋巴瘤也称反应性淋巴滤泡性胃炎,是胃黏膜局限性或弥漫性淋巴细胞明显增生的良性疾病,诊断依赖病理。化学性或反应性胃炎:多见于化学药物刺激、服用 NSAIDs 或胃部分切除术后胆汁反流的患者。

(二)放射性胃炎

放射性胃炎多继发于放疗,呈进行性发展,可出现糜烂、溃疡甚至出血。小剂量激素(泼尼松10 mg,每天 3 次)有效,疗程 1～2 个月,复查胃镜评估治疗效果。感染性胃炎:结核、真菌、病毒、寄生虫等均可引起,治疗上主要治疗原发病为主。

(三)肉芽肿性胃炎

肉芽肿性胃炎是胃黏膜层或深层的慢性肉芽肿性病变,可见于 Crohn 病、结节病、Wegener 肉芽肿等,深部胃黏膜活检有助于诊断,治疗基于基础疾病的方案与疗程,如 Crohn 病,初治激素(泼尼松60 mg/d)联合免疫抑制药物,1～2 个月有效后,免疫抑制药物(硫唑嘌呤 25～50 mg/d,维持 1～2 年)。

(四)嗜酸性粒细胞性胃炎

该病与过敏或免疫机制有关,胃黏膜活检见嗜酸性粒细胞浸润,外周血嗜酸性粒细胞增多,本病常有局限性,肾上腺皮质激素治疗(泼尼松 10 mg 每天 3 次,疗程 2～4 周,可依据临床情况延长疗程)有效。

(周福兵)

第三节　应激性溃疡

应激性溃疡(stress ulcer,SU)又称急性胃黏膜病变(acute gastric mucosa lesion,AGML)或急性应激性黏膜病(acute stress mucosal lesion,ASML),是指机体在各类严重创伤或疾病等应激状态下发生的食管、胃或十二指肠等部位黏膜的急性糜烂或溃疡。Curling 最早观察到严重烧伤患者易发急性胃十二指肠溃疡出血。后来,Cushing 报告颅脑损伤患者易伴发 SU。现已证实,SU 在重症患者中很常见,75%～100%的重症患者在进入 ICU 24 小时内发生 SU。0.6%～6.0%的 SU 并发消化道大出血,而一旦并发大出血,会导致约 50%的患者死亡。SU 病灶通常较浅,很少侵及黏膜肌层以下,穿孔少见。

一、病因

诱发 SU 的病因较多,常见病因包括严重创伤及大手术后、全身严重感染、多脏器功能障碍综合征和(或)多脏器功能衰竭、休克及心肺脑复苏后、心脑血管意外、严重心理应激等。其中由严重烧伤导致者又称 Curling 溃疡,继发于重型颅脑外伤的又称 Cushing 溃疡。

二、病理生理

目前认为 SU 的发生是由于胃运动、分泌、血流、胃肠激素等多种因素的综合作用,使损伤因素增强,胃黏膜防御作用减弱,不足以抵御胃酸和胃蛋白酶的侵袭,最终导致胃黏膜损害和溃疡形成(图 5-1)。

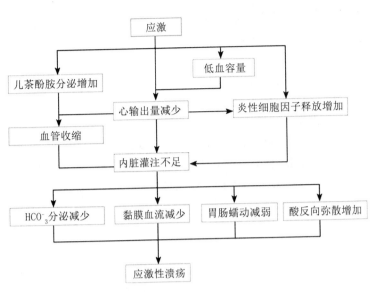

图 5-1 SU病理生理

正常生理状态下,胃十二指肠黏膜具有一系列防御和修复机制,以抵御各种侵袭因素的损害,维持黏膜的完整性。这些防御因素主要包括上皮前的黏液和碳酸氢盐屏障、上皮细胞及上皮后的微循环。

(一)黏液和碳酸氢盐屏障

胃黏液是由黏膜上皮细胞分泌的一种黏稠、不溶性的冻胶状物,其主要成分为糖蛋白,覆盖在胃黏膜表面形成黏液层,此层将胃腔与黏膜上皮细胞顶面隔开,并与来自血流或细胞内代谢产生的 HCO_3^- 一起构成黏液和碳酸氢盐屏障。黏液层是不流动层,H^+ 在其中扩散极慢,其中的 HCO_3^- 可充分与 H^+ 中和,并造成黏液层的胃腔侧与黏膜侧之间存在 pH 梯度,从而减轻胃酸对黏膜上皮细胞的损伤。

(二)胃黏膜屏障

胃黏膜上皮细胞层是保护胃黏膜的重要组成部分,胃腔面的细胞膜由脂蛋白构成,可阻碍胃腔内 H^+ 顺浓度梯度进入细胞内,避免了细胞内 pH 降低。同时上皮细胞能在黏膜受损后进行快速迁移和增生,加快黏膜修复。

(三)黏膜血流

可为黏膜提供氧、营养物质及胃肠肽类激素等以维持其正常功能,还可及时有效清除代谢产物和逆向弥散至黏膜内的 H^+,维持局部微环境稳定。此外,胃黏膜内存在许多具有细胞保护作用的物质,如胃泌素、前列腺素、生长抑素、表皮生长因子等,有保护细胞,抑制胃酸分泌,促进上皮再生的作用。

在创伤、休克等严重应激情况下,黏膜上皮细胞功能障碍,不能产生足够的 HCO_3^- 和黏液,黏液和碳酸氢盐屏障受损;同时交感神经兴奋,使胃的运动功能减弱,幽门功能紊乱,十二指肠内容物反流入胃,加重对胃黏膜屏障的破坏;应激状态下胃黏膜缺血坏死,微循环障碍使黏膜上皮细胞更新减慢;应激时前列腺素(PGs)水平降低,儿茶酚胺大量释放,可激活并产生大量活性氧,其中的超氧离子可使细胞膜脂质过氧化,破坏细胞完整性,并减少核酸合成,使上皮细胞更新速度减慢,加重胃黏膜损伤。活性氧还可与血小板活化因子(PAF)、白三烯(LTC)、血栓素(TXB_2)

等相互作用,参与多种原因所致的 SU 发病过程。

三、临床表现

消化道出血是 SU 的主要表现,可出现呕血和(或)黑便,或仅有胃液或大便潜血阳性。出血的显著特点是具有间歇性,可间隔多天,这种间歇特性可能是由于原有黏膜病灶愈合同时又有新病灶形成所致。消化道出血量大时常有血压下降,心率增快,体位性晕厥,皮肤湿冷,尿少等末梢循环衰竭表现,连续出血可导致血红蛋白下降,血尿素氮增多,甚至出现重要脏器功能衰竭。除出血外,SU 可出现上腹痛、腹胀、恶心、呕吐、反酸等消化道症状,但较一般胃十二指肠溃疡病轻。由于 SU 常并发于严重疾病或多个器官损伤,其临床表现容易被原有疾病掩盖。

四、辅助检查

(一)胃镜检查

胃镜检查是目前诊断 SU 的主要方法。病变多见于胃体及胃底部,胃窦部少见,仅在病情发展或恶化时才累及胃窦部。胃镜下可见胃黏膜充血、水肿、点片状糜烂、出血,以及大小不一的多发性溃疡,溃疡边缘整齐,可有新鲜出血或血斑。Curling 溃疡多发生在胃和食管,表现为黏膜局灶性糜烂,糜烂局部可有点片状或条索状出血,或呈现大小不等的瘀点及瘀斑,溃疡常为多发,形态不规则,境界清楚,周围黏膜水肿不明显,直径多在 0.5～1.0 cm。Curling 溃疡内镜下表现与其他类型 SU 相似,但病变形态多样,分布较广,病程后期胃黏膜病变处因细菌感染可见脓苔。

(二)介入血管造影

行选择性胃十二指肠动脉造影,当病灶活动性出血量每分钟大于 0.5 mL 时,可于出血部位见到造影剂外溢、积聚,有助于出血定位。但阴性结果并不能排除 SU。

(三)其他

X 线钡剂造影不适用于危重患者,诊断价值较小,现已很少应用。

五、诊断

SU 的诊断主要靠病史和临床表现。中枢神经系统病变(颅内肿瘤、外伤、颅内大手术等)、严重烧伤、外科大手术、创伤和休克、脓毒血症和尿毒症等患者出现上腹部疼痛或消化道出血时,要考虑到 SU 可能,确诊有赖于胃镜检查。

六、治疗

(一)抑酸治疗

目标是使胃内 pH>4,并延长 pH>4 的持续时间,从而降低 SU 的严重程度,治疗和预防 SU 并发的出血。目前常用的抑酸药物主要有 H_2 受体阻滞剂和质子泵抑制剂。H_2 受体阻滞剂可拮抗胃壁细胞膜上的 H_2 受体,抑制基础胃酸分泌,也抑制组胺、胰岛素、促胃液素、咖啡因等引起的胃酸分泌,降低胃酸,保护胃黏膜,并通过干扰组胺作用,间接影响垂体激素的分泌和释放,从而达到控制 SU 出血的作用。常用药物有雷尼替丁(100 mg 静脉滴注,2～4 次/天),法莫替丁(20 mg 静脉滴注,2 次/天)。质子泵抑制剂能特异性作用于胃黏膜壁细胞中的 H^+,K^+-ATP酶使其不可逆性失活,从而减少基础胃酸分泌和各种刺激引起的胃酸分泌,保护胃黏膜,缓解胃肠血管痉挛状态,增加因应激而减少的胃黏膜血流,显著降低出血率和再次出血的发生率。但质子泵抑制剂减少胃酸同时也降低胃肠道的防御功能,利于革兰阴性杆菌生长,不利于对肺部感染及肠道菌群的控制,长期应用还可引起萎缩性胃炎等,并可能与社区获得性肺炎或医院获得性肺炎相关。常用药物如奥美拉唑和潘妥拉唑,40 mg 静脉滴注,2 次/天。

(二)保护胃黏膜

前列腺素 E_2 可增加胃十二指肠黏膜的黏液和碳酸氢盐分泌,改善黏膜血流,增强胃黏膜防护作用,同时可抑制胃酸分泌。硫糖铝、氢氧化铝凝胶等可黏附于胃壁起到保护胃黏膜的作用,并可以降低胃内酸度。用法可从胃管反复灌注药物。

(三)其他药物

近年研究认为氧自由基的大量释放是 SU 的重要始动因子之一,别嘌醇、维生素 E 及中药复方丹参、小红参等具有拮抗氧自由基的作用,但临床实际效果还需循证医学方法证实。

(四)SU 并发出血的处理

一般先采用非手术疗法,包括输血,留置胃管持续胃肠负压吸引,使用抑酸药物,冰盐水洗胃等。有条件时可行介入治疗,行选择性动脉插管(胃左动脉)后灌注血管升压素。另外,如果患者情况可以耐受,可行内镜下止血,如钛夹止血、套扎止血、局部应用组织黏附剂和药物止血、黏膜内或血管内注射止血剂、高频电和氩离子凝固止血等。若非手术治疗无效,对持续出血或短时间内反复大量出血,范围广泛的严重病变,需及时手术治疗,原则是根据患者全身情况、病变部位、范围大小及并发症等选择最简单有效的术式。病变范围不大或十二指肠出血为主者,多主张行胃大部切除或胃大部切除加选择性迷走神经切断术。若病变范围广泛,弥漫性大量出血,特别是病变波及胃底者,可视情况保留 10% 左右的胃底,或行全胃切除术,但全胃切除创伤大,应谨慎用于 SU 患者。

七、预防

预防 SU 的基本原则是积极治疗原发病,纠正休克和抑制胃酸。具体措施包括:积极治疗原发病和防治并发症;维护心肺等重要器官正常功能;及时纠正休克,维持有效循环容量;控制感染;维持水、电解质及酸碱平衡;预防性应用抑酸药物;避免应用激素及阿司匹林、吲哚美辛(消炎痛)等非甾体抗炎药;对有腹胀及呕吐者留置胃管减压,以降低胃内张力,减轻胃黏膜缺血和十二指肠反流液对胃黏膜的损害。

(王耀平)

第四节 功能性消化不良

一、概述

功能性消化不良(FD)为一组持续或反复发作的上腹部疼痛或不适的消化不良症状,包括上腹胀痛、餐后饱胀、嗳气、早饱、腹痛、厌食、恶心、呕吐等,经生化、内镜和影像检查排除了器质性疾病的临床综合征,是临床上最常见的一种功能性胃肠病,几乎每个人一生中都有过消化不良症状,只是持续时间长短和对生活质量影响的程度不同而已。国内最新资料表明,采用罗马Ⅲ诊断标准对消化专科门诊连续就诊消化不良的患者进行问卷调查,发现符合罗马Ⅲ诊断标准者占就诊患者的 28.52%,占接受胃镜检查患者的 7.2%。FD 的病因及发病机制尚未完全阐明,可能是多种因素综合作用的结果。目前认为其发病机制与胃肠运动功能障碍、内脏高敏感性、胃酸分泌、幽门螺杆菌感染、精神心理因素等有关,而内脏运动及感觉异常可能起主导作用,是 FD 的主要病理生理学基础。

二、诊断

(一)临床表现

FD 的临床症状无特异性,主要有上消化道症状,包括上腹痛、腹胀、早饱、嗳气、恶心、呕吐、反酸、胃灼热、厌食等,以上症状多因人而异,常以其中某一种或一组症状为主,在病程中这些症状及其严重程度多发生改变。起病缓慢,病程长短不一,症状常呈持续或反复发作,也可相当一段时间无任何症状,可因饮食精神因素和应激等诱发,多数无明显诱因。腹胀为 FD 最常见的症状,多数患者发生于餐后或进餐加重腹胀程度,早饱、嗳气也较常见。上腹痛也是 FD 的常见症状,上腹痛无规律性,可表现为弥漫或烧灼样疼痛。少数可伴胃灼热反酸症状,但经内镜及 24 小时食管 pH 检测,不能诊断为胃食管反流病。恶心、呕吐不常见,一般见于胃排空明显延迟的患者,呕吐多为干呕或呕出当餐胃内食物。有的还可伴有腹泻等下消化道症状。还有不少患者同时合并精神症状如焦虑、抑郁、失眠、注意力不集中等。

(二)诊断标准

依据 FD 罗马Ⅲ诊断标准,FD 患者临床表现个体差异大,罗马Ⅲ标准根据患者的主要症状特点及其与症状相关的病理生理学机制及症状的模式将 FD 分为两个亚型,即餐后不适综合征(PDS)和上腹痛综合征(EPS),临床上两个亚型常有重叠,有时难以区分,但通过分型对不同亚型的病理生理机制的理解对选择治疗将有一定的帮助,在 FD 诊断中,还要注意 FD 与胃食管反流病和肠易激综合征等其他功能性胃肠病的重叠。

FD 的罗马Ⅲ诊断标准。①以下 1 项或多项:餐后饱胀,早饱感,上腹痛,上腹烧灼感。②无可以解释上述症状的结构性疾病的证据(包括胃镜检查),诊断前症状出现至少 6 个月,且近 3 个月符合以上诊断标准。

PDS 诊断标准必须符合以下 1 项或 2 项:①正常进食后出现餐后饱胀不适,每周至少发生数次。②早饱阻碍正常进食,每周至少发生数次。诊断前症状出现至少 6 个月,近 3 个月症状符合以上标准。支持诊断标准是可能存在上腹胀气或餐后恶心或过度嗳气。可能同时存在 EPS。

EPS 诊断标准必须符合以下所有条件:①至少中等程度的上腹部疼痛或烧灼感,每周至少发生 1 次。②疼痛呈间断性。③疼痛非全腹性,不位于腹部其他部位或胸部。④排便或排气不能缓解症状。⑤不符合胆囊或 Oddi 括约肌功能障碍的诊断标准。诊断前症状出现至少 6 个月,近 3 个月症状符合以上标准。支持诊断标准是疼痛可以烧灼样,但无胸骨后痛。疼痛可由进餐诱发或缓解,但可能发生于禁食期间。可能同时存在 PDS。

三、鉴别诊断

鉴别诊断见图 5-2 所示。

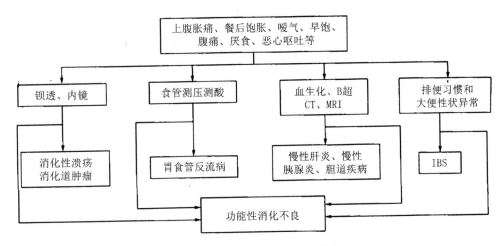

图 5-2 功能性消化不良鉴别诊断

四、治疗

FD 的治疗措施以对症治疗为主,目的是在于缓解或消除症状,改善患者的生活质量。

有指南对 FD 治疗提出规范化治疗意见,指出 FD 的治疗策略应是依据其可能存在的病理生理学异常进行整体调节,选择个体化的治疗方案。

经验治疗适于 40 岁以下,无报警征象,无明显精神心理障碍的患者。与进餐相关的消化不良(PDS)者可首先用促动力药或合用抑酸药;与进餐无关的消化不良/酸相关性消化不良(即EPS)者可选用抑酸药或合用促动力药。经验治疗时间一般为 2～4 周。无效者应行进一步检查,明确诊断后有针对性进行治疗。

(一)药物治疗

1.抗酸药

抗酸剂如氢氧化铝、铝碳酸镁等可减轻症状,但疗效不及抑酸药,铝碳酸镁除抗酸外,还能吸附胆汁,伴有胆汁反流患者可选用。

2.抑酸药

目前广泛应用于 FD 的治疗,适用于非进餐相关的消化不良中以上腹痛、烧灼感为主要症状者。常用抑酸药包括 H_2 受体阻滞剂(H_2RA)和质子泵抑制剂(PPI)两大类。H_2RA 常用药物有西咪替丁 400 mg,每天 2～3 次;雷尼替丁 150 mg,每天 2 次;法莫替丁 20 mg,每天 2 次,早、晚餐后服,或 40 mg 每晚睡前服;罗沙替丁 75 mg,每天 2 次;尼扎替丁 300 mg 睡前服。不同的H_2 受体阻滞剂抑制胃酸的强度各不相同,西咪替丁最弱,雷尼替丁和罗沙替丁比西咪替丁强5～10 倍,法莫替丁较雷尼替丁强 7.5 倍。这类药主要经肝脏代谢,肾脏排出,因此,肝肾功能损害者应减量,75 岁以上老人服用药物剂量应减少。PPI 常用药物有奥美拉唑 20 mg,每天 2 次;兰索拉唑 30 mg,每天 1 次;雷贝拉唑 10 mg,每天 1 次;泮托拉唑 40 mg,每天 1 次;埃索美拉唑20 mg,每天 1 次。

3.促动力药

促动力药可明显改善与进餐相关的上腹症状,如上腹饱胀、早饱等。常用的促动力剂包括多巴胺受体阻滞剂、$5-HT_4$ 受体激动药及多离子通道调节剂等。多巴胺受体阻滞剂常用药物有甲氧氯普胺 5~10 mg，每天 3 次，饭前半小时服；多潘立酮 10 mg，每天 3 次，饭前半小时服；伊托必利 50 mg，每天 3 次，口服。甲氧氯普胺可阻断延髓催吐化学敏感区的多巴胺受体而具有强大的中枢镇吐作用，还可以增加胃肠道平滑肌对乙酰胆碱的敏感性，从而促进胃运动功能，提高静止状态时胃肠道括约肌的张力，增加食管下端括约肌张力，防止胃内容物反流，增强胃和食管的蠕动，促进胃排空及幽门和十二指肠的扩张，加速食物通过。主要的不良反应见于中枢神经系统，如头晕、嗜睡、倦怠、泌乳等，用量过大时，会出现锥体外系反应，表现为肌肉震颤、斜颈、发音困难、共济失调等。多潘立酮为选择性外周多巴胺 D_2 受体阻滞剂，可增加食管下端括约肌的张力，增加胃运动，促进胃排空、止吐。不良反应轻，不引起锥体外系症状，偶有流涎、惊厥、平衡失调、泌乳现象。伊托必利通过拮抗多巴胺 D_2 受体和抑制乙酰胆碱酯酶活性起作用，增加胃的内源性乙酰胆碱，促进胃排空。5-HT$_4$ 受体激动药常用药物为莫沙必利 5 mg，每天 3 次，口服。莫沙必利选择性作用于上消化道，促进胃排空，目前未见心脏严重不良反应的报道，但对 5-HT$_4$ 受体激动药的心血管不良反应仍应引起重视。多离子通道调节剂药物为马来酸曲美布汀，常用量 100~200 mg，每天 3 次口服。该药对消化道运动的兴奋和抑制具有双向调节作用，不良反应轻微。红霉素具有胃动素作用，静脉给药可促进胃排空，主要用于胃轻瘫的治疗，不推荐作为 FD 治疗的首选药物。

4.助消化药

消化酶和微生态制剂可作为治疗消化不良的辅助用药。复方消化酶、益生菌制剂可改善与进餐相关的腹胀、食欲缺乏等症状。

5.根除幽门螺杆菌治疗

根除幽门螺杆菌可使部分 FD 患者症状得以长期改善，对合并幽门螺杆菌感染的 FD 患者，应用抑酸、促动力剂治疗无效时，建议向患者充分解释根除治疗的利弊，征得患者同意后给予根除幽门螺杆菌治疗。根除幽门螺杆菌治疗可使部分 FD 患者的症状得到长期改善，使胃黏膜炎症得到消退，而长期胃黏膜炎症则是消化性溃疡、胃黏膜萎缩/肠化生和胃癌发生的基础病变，根除幽门螺杆菌可预防胃癌前病变进一步发展。

根据欧洲幽门螺杆菌小组召开的第 3 次 MaastrichtⅢ 共识会议意见，推荐在初级医疗中实施"检测和治疗"策略，即对年龄小于 45 岁，有持续消化不良症状的成人患者应用非侵入性试验（尿素呼气试验、粪便抗原试验）检测幽门螺杆菌，对幽门螺杆菌阳性者进行根除治疗。包含 PPI、阿莫西林、克拉霉素或甲硝唑每天2次给药的三联疗法仍推荐作为首选疗法。包含铋剂的四联疗法，如可获得铋剂，也被推荐作为首选治疗选择。补救治疗应结合药敏试验结果。

对 PPI（标准剂量，每天 2 次），克拉霉素（500 mg，每天 2 次），阿莫西林（1 000 mg，每天 2 次）或甲硝唑400 mg或500 mg，每天 2 次，组成的方案，疗程 14 天比 7 天更有效，在克拉霉素耐药率小于 15%的地区，仍推荐 PPI 联合应用克拉霉素、阿莫西林/甲硝唑的三联短程疗法作为一线治疗方案。其中 PPI 联合克拉霉素和甲硝唑方案应当在人群甲硝唑耐药率小于 40%时才可应用，含铋剂四联治疗除了作为二线方案使用外，还可作为可供选择的一线方案。除了药敏感试验外，对于三线治疗不做特别推荐。喹诺酮类（左氧氟沙星、利福霉素、利福布汀）抗生素与 PPI 和阿莫西林合用作为一线疗法，而不是作为补救的治疗，被评估认为有较高的根除率，但利福布汀是一种选择分枝杆菌耐药的抗生素，必须谨慎使用。

6.黏膜保护药

FD 发病原因中可能涉及胃黏膜防御功能减弱，作为辅助治疗，常用的胃黏膜保护药有硫糖铝、胶体铋、前列腺素 E,复方谷氨酰胺等,联合抑酸药可提高疗效。硫糖铝餐前 1 小时和睡前各服 1.0 g,肾功不全者不宜久服。枸橼酸铋钾一次剂量 5 mL 加水至 20 mL 或胶囊 120 mg,每天 4 次,于每餐前半小时和睡前一次口服,不宜久服,最长 8 周,老年人及肾功能障碍者慎用。已用于临床的人工合成的前列腺素为米索前列醇,常用剂量 200 mg,每天 4 次,主要不良反应为腹泻和子宫收缩,孕妇忌服。复方谷氨酰胺,常用量 0.67 g,每天 3 次,剂量可随年龄与症状适当增减。

(二)精神心理治疗

抗焦虑、抑郁药对 FD 有一定的疗效,对抑酸和促动力药治疗无效,且伴有明显精神心理障碍的患者,可选用三环类抗抑郁药或 5-HT$_4$ 再摄取抑制剂;除药物治疗外,行为治疗、认知疗法及心理干预等可能对这类患者也有益。精神心理治疗不但可以缓解症状还可提高患者的生活质量。

(三)外科手术

经过长期内科治疗无效的严重患者,可考虑外科手术。一般采用胃大部切除术、幽门成形术和胃空肠吻合术。

(王耀平)

第六章

内分泌科疾病

第一节　甲状腺功能亢进症

甲状腺功能亢进症(简称甲亢)是指由多种原因引起的甲状腺激素增多,作用于全身的组织器官,造成机体的神经、循环、消化等系统兴奋性增高和代谢亢进为主要表现的疾病的总称,是内分泌系统的常见疾病。

本节重点讨论临床上最常见的毒性弥漫性甲状腺肿伴甲亢,又称 Graves 病。这是一种与遗传、精神因素和自身免疫均有关系的疾病。一般认为本病患者体内存在有甲状腺刺激抗体,作用于甲状腺细胞的促甲状腺激素受体,使甲状腺对血中碘的摄取明显增多,产生过多的甲状腺激素,并不断向血中释放而发病。临床上主要表现为代谢增高和多系统功能的兴奋性增高,多数患者常以甲状腺肿大为特征,不少 Graves 病患者伴有不同程度的突眼和胫前黏液性水肿。

本病女性多见,男女之比为(1:4)～(1:6)。各年龄组均可发病,但以 20～40 岁者最为多见。女性人群的患病率为 2%,且每年发生率为 2‰～3‰。

本病起病缓慢,精神刺激如恐惧、悲伤、盛怒等均为重要诱因。典型病例高代谢症群、高神经兴奋、甲状腺肿和眼病等方面的表现均较明显;病情较轻者易与神经官能症相混淆。有的患者常以某些特殊症状如突眼、恶病质或肌病等为主要表现。老年和儿童患者的表现常不典型。近年来,由于诊断水平的不断提高,轻症和不典型患者也可及早发现。除此种类型外,尚有毒性结节性甲状腺肿、功能自主性甲状腺腺瘤、甲状腺炎及碘剂等亦可引起甲亢。

甲状腺功能亢进症属于中医学的"气瘿""心悸""郁证""虚劳"等范畴。

一、病因病机

(一)中医

甲状腺功能亢进症临床以怕热或面部烘热、自汗、心悸不宁、烦躁易怒、乏力消瘦、舌指震颤、甲状腺肿大等为主要表现。本病的发生主要与情志和体质、饮食及水土等因素有关。

1.情志内伤

长期情志抑郁或紧张,或突遭剧烈的精神创伤,致肝气郁结,失于疏泄,气机郁滞,津液输布失常,凝而化为痰浊;或气郁日久而化火,热盛阴伤,炼液为痰;或肝旺乘脾,脾失健运,聚湿成痰。痰气交阻,随肝气上逆,搏结颈前而成瘿气;邪聚于目,上犯肝窍则成突眼;肝郁化火则急躁易怒,面热目赤,口苦而干;胃火炽盛则多食善饥;肝气犯脾,脾失健运则便溏,消瘦,倦怠乏力;火热伤阴,心阴不足,心神不宁则心悸怔忡,心烦不寐,自汗;久病及肾,水不涵木,可致阳亢风动,见手抖舌颤;津液耗伤,精气内亏,故而消瘦乏力。正如《诸病源候论》曰:"瘿者,由忧患气结所生"。宋代陈言在《三因极一病证方论·瘿瘤证治》中谓之:"此乃因喜怒忧思有所郁而成也""随忧愁消长"。

2.体质因素

素体阴虚,肝肾不足,或先天禀赋不足,加之后天调摄不当,致肝肾阴虚,虚火妄动,煎熬津液而成痰,凝聚颈部成瘿气。若不慎外感,六淫邪毒经口鼻或皮毛侵入机体,内伤脏腑,生痰致瘀,结聚颈前,也可导致本病。尚有重感外邪或突受惊恐、恼怒等,致病情急剧恶化。此时,肝阳暴涨于上,阴液亏竭于下,往往出现阴竭阳脱、风动痉厥的危候。

3.饮食因素及水土失宜

长期饮食失调,或久居在高山地区,水土失宜,首先影响脾胃的功能,使脾失健运,不能运化水液,水液内停转化为水湿之邪,停聚体内,日久壅结成痰而聚于颈旁;痰湿日久,郁而化热,热灼津液,而致阴液耗损,虚火妄动,出现低热、烦躁、汗出等症;再者影响气血的正常运行,而致气滞、痰凝、血瘀壅结在颈前则发为瘿病。现多认为与环境中如土壤、水源、食物中缺乏碘元素有关。尤其是在生长发育及妊娠、哺乳时不能满足人体的需要所致。金人张子和其《儒门事亲》有云:"颈如险而瘿,水土之使然也";明代医家江瓘的《名医类案》述:"汝州人多病颈瘿,其地饶风沙,沙入井中,饮其水则生瘿";清代名医沈金鳌也在《杂病源流犀烛》中提及:"然西北方依山聚涧之民,食溪谷之水,受冷毒之气,其间妇女,往往生结囊如瘿"。均说明本病的发生与饮食和水土因素有密切关系。

总之,本病初起多实,其主要病理因素为气滞、肝火、痰凝和血瘀,而以气郁为先;久病多虚或虚实夹杂,虚者以阴虚为主。其病位在颈前,与肝、肾、心、脾(胃)关系密切。

(二)西医

1.自身免疫因素

西医学已肯定本病为一自身免疫性疾病,但其发病机制尚未完全阐明。其特征之一是在血清中存在有可与甲状腺组织起反应或刺激作用的自身抗体,统称为 TSH 受体抗体(TRAb),其对应的抗原为 TSH 受体或邻近甲状腺胞浆膜的部分。当抗体与甲状腺细胞结合时,TSH 受体被激活,以致甲状腺的功能受到刺激,引起甲亢和甲状腺肿,其作用与 TSH 作用酷似。现认为自身抗体的产生主要与基因缺陷相关的抑制性 T 细胞(Ts)功能降低有关。Ts 功能缺陷导致辅助 T 细胞不适当致敏,并在白细胞介素-1 和白细胞介素-2 的参与下使 B 细胞产生抗自身甲状腺抗体。此外,本病中针对甲状腺组织的白细胞移动抑制试验呈阳性反应,甲状腺和球后组织均有明显的淋巴细胞浸润,说明还有细胞介导免疫参与。

Graves 病中 TRAb 是一组多克隆抗体,作用在 TSH 受体的不同结合点。TRAb 可分为兴奋型和封闭型。兴奋型中有一类与 TSH 受体结合后,促进甲状腺激素合成和释放入血,甲状腺细胞也受刺激增生,称为 TSAb,为 Graves 病中的主要自身抗体;另一类与 TSH 受体结合后,仅促进甲状腺细胞肿大,但不引起激素合成与释放,称为甲状腺生长免疫球蛋白。封闭型自身抗体与 TSH 受体结合后,阻断和抑制甲状腺功能,称为甲状腺功能抑制抗体和甲状腺生长封闭抗体。少数 Graves 病患者虽有明显的高代谢症,但甲状腺肿大甚轻微,可能由于体内兴奋性抗体中 TSAb 占优势所致。

最近有用独特型-抗独特型的理论解释 TRAb 与 Graves 病的发病关系。独特型是指抗体分子中抗原结合部位具有免疫原性刺激机体产生抗独特型抗体,引起发病。Graves 病患者中,存在 TSAb 可诱导机体产生抗 TSAb 独特型抗体,后者可与 TSH 受体结合,并起兴奋作用。抗独特型抗体在 Graves 病发病机制中的作用,尚有待进一步明确。

抗甲状腺抗体主要由甲状腺内淋巴细胞产生,淋巴结和骨髓中亦可产生少量,除 TRAb 外,尚有抗甲状腺过氧化物酶抗体,抗甲状腺微粒体抗体和抗甲状腺球蛋白抗体。未治疗的 Graves 病血中抗甲状腺抗体出现率比正常人高(正常人为 2%)。

本病发生有明显的家族聚集现象,同卵双生儿患甲亢的一致性高达 50%。本病近亲中约 15%有各种不同类型的自身免疫性甲状腺病,主要是指 Graves 病、慢性淋巴细胞性甲状腺炎(桥本病)和原发性自身免疫性甲状腺功能减退症。此外,本病发生还与某些组织相容性复合体有关,在不同种族结果不同,白人 HLA-B8、HLA-BW3、HLA-DR3 与本病易感性有关,华人则与 HLA-BW46、HLA-B5、HLA-DR1 有关,日本人为 HLA-B35,黑人为 HLA-B17。

2.精神因素

如精神创伤、盛怒为重要的诱发因素,可导致 Ts 细胞群的失代偿,也可促进细胞毒性的产生。

3.环境因素

不论过去有否缺碘历史,碘摄入过量均可使甲状腺组织淋巴细胞浸润,甚至形成淋巴滤泡,导致甲状腺自身抗体产生并诱发甲状腺功能亢进,高碘地区 Graves 病的发生,以及缺碘地区补碘后 Graves 病患病者增多皆与此因素密切相关。

4.感染因素

耶尔森细菌肠道感染患者常有甲状腺抗原,而 Graves 患者可有抗耶尔森抗体,而且 TRAb 可阻断放射标记的 TSH 与耶尔森菌菌体蛋白结合,说明两者有一定关系;但患耶尔森菌感染且 TRAb 阳性者未必发生 Graves 病,也未见到其感染后本病流行,因而两者之间的具体关系目前尚不清楚。

5.碘过量因素

碘是人体必需的微量元素,是合成甲状腺激素的主要原料,对甲状腺激素的合成和释放起着重要的调节作用。但碘摄入量增加可导致自身免疫性甲状腺病和甲亢,并诱发具有遗传倾向人群的自身免疫性甲状腺病由隐性转为显性。随着普通食盐碘化的开展和碘摄入量增加,碘过量的不良反应正在引起国内外学者的关注。碘摄入浓度$>840~\mu g/d$ 时,会对大部分甲状腺滤泡上皮细胞产生抑制和破坏,使血清 TT_4 值明显增高。因此,碘过量会诱发某些群体发生甲亢。

二、临床表现

(一)症状

1.高代谢征群

高代谢征群常见症状有乏力、怕热、多汗、皮肤温暖湿润等。不少患者伴有低热,常在 38 ℃左右;发生甲亢危象时可出现高热。

2.神经系统

有兴奋、紧张、易激动、多语好动、失眠、思想不集中、焦虑烦躁、多猜疑等;有时出现幻觉,甚至亚躁狂症,但也有寡言抑郁者。

3.心血管系统

心血管系统常见心悸、气促;重者可见心律失常、水肿等。

4.甲状腺肿大

颈前肿物,严重时吞咽有哽噎感。

5.消化系统

多食易饥,但体重明显下降。少数年老患者可因厌食致消瘦更加明显,甚至出现恶病质状态。由于肠蠕动增加,可出现大便次数增加或顽固性腹泻,大便不成形,含有较多不消化食物。

6.眼部症状

眼睑水肿、眼球突出、视物模糊、畏光流泪、眼部异物感等。

7.运动系统

运动系统主要表现为肌肉软弱无力,肌萎缩;严重者可出现甲亢性周期性瘫痪(亚洲、青壮年男性多见)和近端肌肉进行性无力、萎缩,后者称为甲亢性肌病,以肩胛带和骨盆带肌群受累为主。Graves病有1%伴发重症肌无力。

8.淡漠型甲亢

少数老年患者高代谢的症状不典型,相反表现为乏力、心悸、厌食、抑郁、嗜睡、体重明显减少。

9.生殖系统

本病早期女性患者月经减少,周期延长,甚至出现闭经。男性常出现阳痿,偶尔可出现男性乳房增生。

(二)体征

1.甲状腺肿大

一般呈不同程度的弥漫性对称性肿大,质软(病史较久或食用含碘食物较多者可坚韧),随吞咽上下移动,无压痛。也可两叶不对称或分叶状肿大。由于甲状腺的血管扩张、血流量增多,甲状腺肿大伴有局部杂音和震颤,对Graves病的诊断有重要意义。有些患者的甲状腺呈单个或多发的结节性肿大(结节性甲状腺肿伴甲亢可触及多发结节;甲状腺自主性高功能腺瘤可扪及孤立结节),质地可以是中等硬度,也可以坚硬不平。

2.甲状腺肿大的分度

(1)正常:在望诊和触诊时甲状腺均不大。

(2)丰满:颈部保持正常位置时,望诊甲状腺不大,但可清楚触及。

(3)Ⅰ度肿大:颈部在正常位置时,望诊甲状腺不大,但触诊可以摸到甲状腺。

(4)Ⅱ度肿大:颈部保持正常位置时,可以看到肿大的甲状腺,触诊可以摸到其肿大的轮廓,边缘不超过胸锁乳突肌后缘。

(5)Ⅲ度肿大:望诊和触诊均可以看到明显肿大的甲状腺,其范围超过胸锁乳突肌后缘。

3.心血管系统

窦性心动过速,一般每分钟100～120次,静息或睡眠时心率仍快,为本病的特征之一。心律不齐以期前收缩最为常见,阵发性或持续性心房颤动和扑动以及房室传导阻滞等心律不齐也可发生。心音增强,第一心音亢进,常闻及收缩期杂音,心尖部偶可闻及舒张期杂音。严重者可出现心脏肥大、扩张和充血性心力衰竭。收缩期动脉血压增高,舒张压稍低或正常,脉压增大。

4.眼征

(1)单纯性突眼:又称良性突眼,占本病的大多数,一般呈双侧对称性,有时为单侧。病因为血中甲状腺激素浓度过高,交感神经兴奋,使上睑提肌挛缩所致。眼征有以下几种。①轻度突眼:眼球向前突出,突眼度一般不超过 18 mm(正常不超过 16 mm);②Stellwag 征:瞬目减少,炯炯发亮;③Dalrymple 征:眼睑裂隙增宽;④Mobius 征:双眼球向内侧聚合欠佳或不能;⑤Von Graefe 征:双眼球向下注视时,上眼睑不能随眼球向下移动,角膜上方露出白色巩膜;⑥Joffroy 征:眼向上看时,前额皮肤不能皱起。

(2)浸润性突眼:又称内分泌性突眼、眼肌麻痹性突眼或恶性突眼,近年来称为 Graves 眶病。少见,病情较严重,可见于甲亢不明显或无高代谢征的患者中,常与甲亢同时发生,但也可出现在甲亢发生之前或甲亢缓解之后。主要由眼外肌和球后组织肿胀,体积增加,眼压增高,淋巴细胞浸润和水肿所致。其临床表现:①眼球突出度超过 18 mm,重者可达 30 mm,左右可不对称,相差大于 2 mm,也可仅为一侧眼球突出,眼球突度与甲亢程度无平行关系;②畏光,流泪,视力减退,眼部胀痛或刺痛,或有异物感;③当眼肌受损时,眼球活动受限甚至固定,视野缩小及复视;④眼睑肥厚或水肿,结膜充血水肿,严重者球结膜膨出。当闭目不全时,可发生暴露性角膜炎,角膜溃疡,穿孔,或全眼球炎,视神经损害及失明等。

5.神经系统

舌、手有细颤,腱反射活跃,反射时间缩短。

6.皮肤骨骼系统

胫前皮肤变粗增厚,呈黯紫色,渐为结节状叠起,或为树皮状,有色素沉着。罕见杵状指(趾),指骨和四肢长骨远端的骨膜下新骨形成,以及受累骨的表面软组织肿胀。

(三)常见并发症

甲亢常见并发症有甲亢危象、甲亢性心脏病、内分泌浸润性突眼症、甲亢性肌病等。

三、实验室和其他辅助检查

(一)血清甲状腺激素测定

甲亢时,血清甲状腺激素水平均明显增高。血清游离 T_4(FT$_4$)和游离 T_3(FT$_3$)水平不受甲状腺激素结合球蛋白的影响,较总 T_4(TT$_4$)、总 T_3(TT$_3$)测定能更准确地反映甲状腺的功能状态。但是在不存在球蛋白影响因素情况下,仍然推荐测定 TT$_3$、TT$_4$。因为 TT$_3$、TT$_4$ 指标稳定,可重复性好。临床有影响球蛋白的因素,如妊娠、服用雌激素、肝病、肾病、低蛋白血症、使用糖皮质激素等存在时,应测定 FT$_3$、FT$_4$。

(二)血清促甲状腺激素测定

一般甲亢患者促甲状腺激素(TSH)<0.1 mIU/L,但垂体性甲亢 TSH 不降低或升高。血清TSH 测定技术经过改进已经进入第四代。目前国内普遍采用的第二代方法(以免疫放射法 IRMA 为代表,灵敏度为 0.1~0.2 mIU/L)和第三代方法(以免疫化学发光法 ICMA 为代表,灵敏度为 0.01~0.02 mIU/L),称为敏感 TSH。敏感 TSH 是国际上公认的诊断甲亢的首选指标,可作为单一指标进行甲亢筛查。

(三)摄取[131]I 功能试验(摄碘率)

甲状腺功能亢进时,[131]I 摄取率增高,且高峰前移;破坏性甲状腺毒症时(如亚急性甲状腺炎)则降低。但目前已不作为甲亢诊断的常规方法。

(四)三碘甲腺原氨酸抑制试验

三碘甲腺原氨酸抑制试验(T_3抑制试验)主要用于甲亢与单纯性甲状腺肿鉴别。口服甲状腺素片或T_3后,甲状腺摄^{131}I率下降>50%,提示为单纯性甲状腺肿,反之则提示甲亢。但目前已基本少用而被摒弃。

(五)促甲状腺激素释放激素兴奋试验

正常人给予促甲状腺激素释放激素(TRH)静脉注射后,可使垂体 TSH 分泌增加。甲亢时,血中 T_3、T_4增高,反馈抑制 TSH,故注射 TRH 后,TSH 不受兴奋,即缺乏反应。甲状腺功能正常的眼型 Graves 病、垂体前叶疾病(包括继发性甲减)也无反应或反应低下。本试验不良反应少,对冠心病、高血压及甲亢性心脏病患者均可采用,比 T_3抑制试验更为安全。可作为可疑甲亢诊断、鉴别诊断及甲亢预后估计的指标之一。

(六)甲状腺刺激性抗体、甲状腺球蛋白抗体及抗甲状腺过氧化物酶抗体等测定

Graves 患者血中甲状腺刺激性抗体(如 TRAb)阳性检出率为 80%~95%,对本病诊断、鉴别诊断、疗效评价及预后估计均有重要意义。另外,甲状腺球蛋白抗体(抗甲状腺球蛋白抗体)、抗甲状腺过氧化物酶抗体可轻度增高;若明显升高,特别是大于 50% 以上时,应考虑桥本甲亢存在的可能性。此外,TSAb 是 Graves 病的致病性抗体,该抗体阳性说明甲亢病因是 Graves 病,并且 TSAb 可以通过胎盘导致新生儿甲亢,所以对新生儿甲亢有预测作用,但是因为 TSAb 测定条件复杂,尚未能在临床广泛使用。

(七)甲状腺放射性核素显像检查

甲状腺放射性核素显像用以了解甲状腺形态、大小及有无结节。对判断弥漫性甲状腺肿伴甲亢、多结节性甲状腺肿并甲亢、功能自主性甲状腺腺瘤及亚急性甲状腺炎、甲状腺包块或结节性质均有价值。

(八)心电图检查

心脏是甲状腺激素作用的主要靶器官之一,甲亢时可引起窦性心动过速、房颤、房性期前收缩、P 波增高等心电图改变,对甲亢的诊断具有一定的参考价值。

四、诊断要点

Graves 病的诊断标准:①临床甲亢症状和体征。②甲状腺弥漫性肿大(触诊和 B 超证实),少数病例可以无甲状腺肿大。③血清 TSH 水平降低,甲状腺激素水平升高。④眼球突出或其他浸润性眼征。⑤胫前黏液性水肿。⑥TRAb 或 TSAb 阳性。

以上标准中,①②③项为诊断必备条件,④⑤⑥项为诊断辅助条件。

五、鉴别诊断

(一)毒性甲状腺腺瘤或毒性多结节性甲状腺肿伴甲亢

毒性甲状腺腺瘤或毒性多结节性甲状腺肿伴甲亢除临床有甲亢表现外,触诊甲状腺有单结节或多结节。甲状腺核素静态显像有显著特征,有功能的结节呈"热"结节,周围和对侧甲状腺组织功能受抑制或者不显像。

(二)碘甲亢

碘甲亢有含碘药物如胺碘酮或含碘造影剂或食物如碘盐及其他含碘丰富的食品如海带、紫菜等摄入过多史,甲状腺摄取^{131}I率降低,血清 T_4升高,rT_3明显升高。

(三)亚急性甲状腺炎

亚急性甲状腺炎所致暂时性甲亢,常伴有发热,颈部疼痛,为自限性,早期血中 TT_3、TT_4 水平升高,^{131}I 摄取率明显降低,即血清甲状腺激素升高与 ^{131}I 摄取率减低的分离现象。

(四)安静型甲状腺炎

安静型甲状腺炎是自身免疫性甲状腺炎的一个亚型,大部分患者要经历一个由甲状腺毒症至甲减的过程,然后甲状腺功能恢复正常,甲状腺肿大不伴疼痛。

(五)甲状腺激素外源性补充过多诱导的甲亢

如果怀疑服用过多甲状腺激素引起的甲状腺毒症时,常有过多使用甲状腺激素的病史,并可通过测定血中甲状腺球蛋白进一步鉴别,外源甲状腺激素引起的甲状腺毒症血中甲状腺球蛋白水平很低或测不出,而甲状腺炎时血中甲状腺球蛋白水平明显升高。

(六)桥本甲亢

少数 Graves 病甲亢可以和桥本甲状腺炎并存,称为桥本甲亢,有典型甲亢的临床表现和实验室检查结果,血清抗甲状腺球蛋白抗体和抗甲状腺过氧化物酶抗体高滴度。甲状腺穿刺活检可见两种病变同时存在。当甲状腺刺激抗体占优势时表现为 Graves 病;当抗甲状腺过氧化物酶抗体占优势时表现为桥本甲状腺炎和(或)甲减。

(七)桥本假性甲亢

少数桥本甲状腺炎患者在早期因炎症破坏滤泡、甲状腺激素漏出而引起一过性甲状腺毒症,可称为桥本假性甲亢或桥本一过性甲状腺毒症。此类患者虽临床有甲状腺毒症症状,TT_4、TT_3 升高,但 ^{131}I 摄取率降低,甲状腺毒症症状通常在短期内消失,甲状腺穿刺活检呈典型桥本甲状腺炎改变。

(八)单纯性甲状腺肿

本症无甲亢症状,甲状腺摄 ^{131}I 率可增高,但无高峰前移,T_3 抑制试验可被抑制,T_3 正常或 T_3 偏高(代偿性),TSH 正常或偏高,TRH 兴奋试验呈正常反应。

(九)神经症

本症常表现为心悸、脉速、失眠、焦虑、不安等,有时可与甲亢混淆,但神经官能症甲状腺功能检查正常。

(十)嗜铬细胞瘤

本症高代谢症状可比较明显,但无眼征及甲状腺肿,甲状腺功能试验正常。

(十一)其他

有消瘦、低热、腹泻、心律失常者,应与结核、风湿热、恶性肿瘤、慢性结肠炎、心肌炎、冠心病等相鉴别。

六、治疗

甲亢的治疗应在辨证的基础上分阶段采用中西医结合治疗为目前较理想的治疗方案。早期多以实证为主,治当以"实则泻之"为原则,采用疏肝解郁、清泄肝胃火热、化痰祛瘀等法。晚期则多为虚证或虚实夹杂,治当以"虚则补之""攻补兼施"为原则,以益气养阴、滋阴潜阳为法,并注意调整阴阳气血;同时结合西药(如他巴唑或丙硫氧嘧啶)抑制甲状腺激素的合成等相应治疗,既能快速改善症状、控制病情,也有利于防治甲亢复发,甚至达到根治的目的。

（一）辨证治疗

1.甲亢本病的治疗

（1）肝郁气滞。证候特点：颈前或有结块，质软，精神紧张，情绪不稳或易激动，或情绪低落，胸闷不舒，喜叹息，失眠，或低热，皮肤湿润，舌质红，苔薄白或薄黄，脉弦。

治法：疏肝解郁。

推荐方剂：逍遥散、柴胡疏肝散、四逆散、小柴胡汤。

基本处方：柴胡 12 g，薄荷 6 g（后下），白术、白芍、茯苓、当归各 10 g，陈皮 6 g，枳壳 12 g，青皮 6 g，甘草 5 g。每天 1 剂，水煎服。

加减法：若见口干口苦，烦躁易怒等肝郁化火征象者，加牡丹皮 10 g、栀子 10 g、龙胆草 6 g 以清热凉血；失眠多梦，加酸枣仁 10 g、柏子仁 10 g 养心安神；若妇女乳胀胁痛，加丹参 10 g、郁金 10 g、延胡索 10 g 活血止痛；若甲状腺肿大者，加玄参 10 g、浙贝母 10 g 软坚散结；若甲状腺肿大，伴胸闷不舒等气滞痰凝者，则当开郁化痰、软坚散结，加郁金 12 g、瓜蒌皮 15 g 等；汗多，则加浮小麦 30 g、山茱萸 10 g 敛阴止汗；耳鸣者，加磁石 20 g、石菖蒲 10 g、远志 5 g 镇肝息风。

（2）肝胃火盛。证候特点：颈前肿块质软或硬，急躁易怒，面热目赤，多食善饥，怕热多汗，口干口苦，小便黄，大便秘结，舌质红，苔黄，脉弦数。

治法：清肝泄热。

推荐方剂：栀子清肝汤合玉女煎或龙胆泻肝汤合泻心汤化裁，或丹栀逍遥散加减。

基本处方：①栀子 15 g，川芎 6 g，淡竹叶、当归各 10 g，柴胡、白芍、牡丹皮、知母、麦门冬、怀牛膝、生地黄各 12 g，生石膏 30 g（先煎）。②牡丹皮、栀子、夏枯草、黄芩、柴胡、当归、白芍、白术、薄荷各 15 g，地骨皮 20 g。每天 1 剂，水煎服。

加减法：胸闷便秘者，加全瓜蒌 12 g、大黄 8 g（后下）清热化痰泄浊；甲状腺肿大者，加玄参 12 g、浙贝母 15 g、煅牡蛎 30 g 软坚散结；肝火亢盛，加夏枯草 12 g、龙胆草 12 g 清肝泻火；肝阳化风，手指颤抖者，加石决明 30 g、钩藤 18 g、刺蒺藜 12 g 平肝熄风。

（3）肝郁脾虚。证候特点：甲状腺肿大，急躁易怒，或胸闷不舒，喜叹息，腹胀纳呆，便溏，神疲乏力，或气短汗出，舌淡红，苔白，脉弦细滑。

治法：疏肝健脾，化痰散结。

推荐方剂：四君子汤合四七汤化裁。

基本处方：党参、白术、浙贝母、夏枯草各 15 g，茯苓、法半夏、皂角刺、厚朴各 12 g，柴胡、赤芍、当归各 10 g，炙甘草 9 g。每天 1 剂，水煎服。

加减法：胸胁闷胀甚，喜叹息者，加郁金、青皮、瓜蒌皮各 12 g 以行气解郁化痰；瘿肿柔软者，加青皮、玫瑰花各 6 g 行气散结；瘿肿较硬者，加山慈菇、玄参各 10 g 软坚散结。

（4）阴虚火旺，痰瘀互结。证候特点：甲状腺肿大，质硬，形体消瘦，目干睛突，面部烘热，口干不欲饮，烦躁易怒，消谷善饥，心悸耳鸣，畏热多汗，手指震颤，舌黯红少苔，脉沉弦细数。

治法：滋阴降火，化痰散结。

推荐方剂：知柏地黄丸合消瘰丸加减。

基本处方：知母、黄柏、山茱萸、夏枯草各 10 g，生地黄、怀山药、旱莲草、牡蛎（先煎）各 30 g，黄药子 5 g，浙贝母 12 g，茯苓 24 g，玄参 15 g。每天 1 剂，水煎服。

加减法：心火盛者加黄连 10 g 泻心火；大便溏薄、下肢水肿者加薏苡仁 30 g 健脾利水；胃火盛者加生石膏 30 g 清胃热；气短乏力者加黄芪 30 g、白术 10 g、太子参 30 g 益气健脾；阴虚火旺

219

明显者加牡丹皮 10 g、地骨皮 30 g 清虚热;大便干结者加大黄(后下)10 g。

(5)阳亢风动。证候特点:颈前肿大,目突如脱,心悸而烦,怕热多汗,性急易怒,口干不欲饮,消谷善饥,形体消瘦,头晕目眩,舌指颤动,舌质干红,苔少,脉弦细数而有力。

治法:育阴潜阳,豁痰息风。

推荐方剂:平肝育阴汤加减。

基本处方:生地黄、玄参、夏枯草各 15 g,麦门冬、黄药子、浙贝母、牡丹皮、白芍、郁金各 10 g,生龙骨、生牡蛎、珍珠母(先煎)30 g,知母、酸枣仁、茯神各 12 g。每天 1 剂,水煎服。

加减法:头晕目眩、面红目赤、手指震颤甚者,加龟甲 20 g、代赭石 30 g、钩藤(后下)15 g 以滋阴潜阳;消谷善饥、口干喜饮,加玉竹 10 g、石斛 12 g、生石膏 30 g 清胃养阴;心悸耳鸣,畏热多汗,加女贞子 10 g、枸杞子 10 g、浮小麦 20 g、柏子仁 12 g 滋肾宁心止汗;眼突明显者,加丹参 15 g、赤芍 15 g、蜈蚣 2 条以活血化瘀。

(6)气阴两虚。证候特点:甲状腺肿大,质地偏韧,形体消瘦,神疲乏力,心悸气短,口干咽燥,五心烦热,舌质淡红,边有齿印,苔薄白,脉细弱,或舌红少苔,脉细数。

治法:益气养阴,软坚散结。

推荐方剂:生脉饮合一贯煎化裁。

基本处方:党参、枸杞子、浙贝母各 15 g,麦门冬、沙参、生地黄、玄参各 12 g,黄芪、夏枯草 20 g,煅牡蛎(先煎)30 g。每天 1 剂,水煎服。

加减法:咽喉不适者加桔梗 15 g、牛蒡子 10 g 利咽消肿;失眠、多梦,加酸枣仁 12 g、柏子仁 12 g 养心安神;手指及舌体颤动者,加钩藤 20 g、刺蒺藜 15 g 平肝熄风;气虚甚者加大黄芪用量 30～50 g。

(7)肝肾亏损,痰瘀交阻。证候特点:甲状腺肿大,眼球突出,头晕耳鸣,腰膝酸软,咽干颧红,手指颤抖,舌质红,有瘀斑,苔薄黄而润,脉弦细滑。

治法:滋补肝肾,化痰祛瘀。

推荐方剂:二至丸合消瘰丸化裁。

基本处方:女贞子、旱莲草、枸杞子、黄精各 10 g,生首乌、玄参、赤芍药、牡丹皮各 12 g,丹参、郁金、法半夏各 15 g。每天 1 剂,水煎服。

加减法:肿块较硬或有结节者,加黄药子 5 g、三棱 10 g、莪术 10 g 增加活血软坚之功;胸闷不舒加香附 9 g 理气开郁。

(8)心肝阴虚。证候特点:甲状腺轻至中度肿大,质地柔软,心悸汗出,心烦少寐,手指颤抖,眼干目眩,倦怠乏力,形体消瘦,舌质红,少苔,脉弦细数。

治法:滋阴益精,宁心柔肝。

推荐方剂:天王补心丹加减。

基本处方:人参 5 g,麦门冬、枸杞子、天门冬各 12 g,生地黄 24 g,茯苓、白芍各 30 g,五味子 9 g,玄参、当归、钩藤(后下)各 15 g,川楝子 10 g。每天 1 剂,水煎服。

加减法:心烦少寐甚,加酸枣仁 15 g、柏子仁 15 g、远志 12 g 宁心安神;大便稀薄,便次增加者,加怀山药 15 g、白术 12 g、薏苡仁 30 g 健脾祛湿;腰膝酸软者,加龟甲 15 g、桑寄生 20 g、怀牛膝 15 g 补肾强筋骨;气血两虚者,加黄芪 30 g、阿胶 10 g 补益气血。

2.甲亢并发症的治疗

(1)甲亢突眼的治疗:①肝热湿阻。证候特点:目突睛红,畏光,头晕,急躁,怕热,汗多,口干口苦,尿黄,舌质红,苔黄浊,脉弦数。治法:平肝清热,消肿散结。推荐方剂:龙胆泻肝汤加减。基本处方:龙胆草12 g,栀子12 g,黄芩15 g,生地黄18 g,野菊花15 g,浙贝母15 g,三棱12 g,莪术12 g,黄药子12 g,川楝子9 g,茵陈蒿15 g,甘草10 g,白芍15 g。每天1剂,水煎服。加减法:头晕甚者加钩藤15 g,助龙胆草、栀子清泻肝火;目赤日久加归尾9 g、石决明30 g、生牡蛎(先煎)30 g以平肝潜阳、祛瘀散结。②肝肾阴虚。证候特点:目突且涩,复视,畏光,咽干,耳鸣,多寐,口干,舌质红,苔少或薄黄而干或剥苔,脉细弦或虚弦。治法:柔肝补肾,滋阴泄热。推荐方剂:养阴益肝汤。基本处方:钩藤15 g,牡丹皮12 g,白芍15 g,女贞子15 g,生地黄15 g,谷精草12 g,麦门冬15 g,玄参15 g,枸杞子12 g,山茱萸12 g,黄药子12 g,浙贝母15 g,生牡蛎30 g(先煎)。每天1剂,水煎服。加减法:目突甚者,加青葙子15 g、叶下珠30 g以清肝泄热明目。

(2)甲亢性心脏病的治疗:①气阴两虚,心火亢盛。证候特点:心中悸动不宁,烦躁易怒,手足心热,多食易饥,消瘦乏力,少寐多梦,舌红少苔,脉细数或结、代。治法:益气养阴、泻火安神。推荐方剂:生脉散合三黄泻心汤或炙甘草汤。基本处方:西洋参10 g(另炖),麦冬15 g,五味子12 g,生地黄30 g,黄连12 g,知母12 g,黄柏12 g,山栀12 g,丹参15 g,毛冬青30 g,黄药子12 g,甘草10 g。每天1剂,水煎服。加减法:口干舌燥,加天门冬15 g、天花粉30 g养阴增液;心悸不眠,加桃仁12 g、酸枣仁12 g、龙骨30 g、牡蛎30 g养心安神;气虚多汗,加黄芪30 g、浮小麦30 g、糯稻根15 g、麻黄根15 g益气敛汗。②肝肾阴虚,痰热扰心。证候特点:心悸失眠,烦躁多怒,面红肢颤,口苦目赤,腰膝酸软,舌黯红苔黄腻,脉细弦滑。治法:滋补肝肾,清热化痰。推荐方剂:二至丸合清气化痰丸。基本处方:黄连10 g,黄精10 g,女贞子10 g,何首乌10 g,牡丹皮12 g,郁金10 g,清半夏15 g,玄参20 g,苦参10 g。每天1剂,水煎服。加减法:属肝阳上盛者,加钩藤(后下)15 g、代赭石30 g平肝潜阳;心火盛者,加栀子10 g、龙胆草12 g、知母20 g清泻肝火;胸闷、气短、胁胀,加全瓜蒌20 g、柴胡10 g、青皮12 g疏肝行气解郁。

(二)西医治疗

首先,要解除患者思想顾虑,避免情绪波动,适当休息,提供足够热量和丰富维生素的饮食。其治疗方法主要有抗甲状腺药物、放射性碘治疗及外科手术治疗等,各有其适应证与利弊。需根据患者年龄、甲状腺大小、病情轻重、病程长短、甲状腺病理性质、有无并发症或合并症、医师的经验等多种因素慎重考虑。如恰当选择,多能获得较满意的效果。

1.抗甲状腺药物治疗

本疗法是应用最广,对大多数患者均有效,常规疗程能使40%～60%的患者获得长期缓解,但停药后复发率高。

(1)适应证:①病情较轻或重症甲亢而甲状腺肿大程度较小者;②青少年甲亢或年龄在20岁以下者;③妊娠期甲亢;④年迈体弱或合并心、肝、肾等疾病不宜手术者;⑤甲亢术前准备;⑥放射性碘治疗后的辅助治疗;⑦甲状腺次全切除后复发而又不宜[131]I治疗者;⑧有条件、能长期坚持服药者。

(2)常用药物:有两类,一是硫脲类包括甲硫氧嘧啶和丙硫氧嘧啶,二是咪唑类包括甲巯基咪唑和卡比马唑。其作用机制:①抑制甲状腺过氧化酶及活性碘的形成;②抑制酪氨酸碘化;③抑制二碘酪氨酸及单酪氨酸耦联形成T_3和T_4;④免疫抑制作用,使血循环中TRAb或TSI下降。通过TRAb或TSI的下降或消失,预示停药后可能会获得较长时间的缓解;⑤PTU尚可阻止T_4转变成T_3,可作为重症甲亢或甲状腺危象的首选用药。

(3)剂量和疗程:治疗可分为控制症状、减量调节及巩固维持三阶段。开始剂量丙硫氧嘧啶或甲硫氧嘧啶(临床少用),每次 50~150 mg,一天 3 次,或甲巯基咪唑或卡比马唑 10~30 mg/d,大多数患者 4~8 周症状缓解或 TT_3、TT_4、FT_3、FT_4 恢复正常,继续用药 2 周后,即可减量。减量阶段,每 2~4 周减 PTU 50~100 mg,甲巯基咪唑或卡比马唑减 5~10 mg,直至最小维持量。一般 PTU 为 50~100 mg/d,甲巯基咪唑或卡比马唑为 5~10 mg/d,力求使患者保持无甲亢或甲减症状,甲状腺激素及 TSH 测定值正常。巩固维持阶段需半年至两年以上。

(4)不良反应:①皮疹,一般不重,2~3 周可自行消退,或可加用抗过敏药如阿司咪唑、氯苯那敏等;②白细胞计数减少,严重者可发生粒细胞缺乏症。如白细胞计数低于 $3×10^9$/L 或中性粒细胞计数低于 $1.5×10^9$/L,应停药观察,同时予升白细胞药物,如利血生、肌苷片、升白胺等;③药物性甲状腺功能减退症,为药物过量所致,故应定期监测甲状腺功能,及时减量,可加用甲状腺素治疗;④偶尔出现中毒性肝炎、药物性黄疸、关节疼痛等,一般停药后经适当处理均可恢复正常。

(5)疗效与预后:此类药物对绝大多数患者均有效,但停药后缓解或复发率差异甚大,其影响因素:①与疗程长短有关,疗程小于 6 个月,缓解率为 40%;疗程大于 1 年,缓解率为 40%~60%,平均 50%。复发多在停药 3 个月至 1 年内发生。②高碘食物可影响甲亢的缓解率,或增加停药后的复发率。③甲状腺较大,治疗中甲状腺不缩小及血管杂音继续存在者,不易长期缓解。④治疗结束时,T_3 抑制试验被抑制或 TRH 兴奋试验恢复正常者,及 TSH 受体抗体 TRAb 转阴性,甲亢复发率明显下降。⑤复发甲亢复治缓解率低。

(6)治疗中其他并用药物:①β受体阻滞剂。在甲亢治疗的初期,对症状重、焦虑不安、心悸、震颤、心动过速明显者,可加用β受体阻滞剂,待症状改善,心率低于 100 次/分以下可停用。常用普萘洛尔 10~40 mg,每天 3~4 次。在较大剂量时,如 160 mg/d,可抑制 T_4 转换成活性更强的 T_3。尚可用琥珀酸美托洛尔缓释片 50 mg/d 或富马酸比索洛尔片 5 mg/d 口服。也可用于甲亢危象、^{131}I 治疗前后及甲状腺术前准备。哮喘及心力衰竭患者禁用。②甲状腺素片。甲状腺素片有防复发、防突眼、防甲状腺肿大的作用,在治疗过程中可适时加用。

2.放射性^{131}I治疗

利用甲状腺的聚碘功能,放射性碘的β射线,破坏腺泡上皮细胞,使甲状腺激素的生成与分泌减少、甲状腺内淋巴细胞产生抗体减少而发挥治疗作用。

(1)适应证:①中度甲亢,年龄在 30 岁以上者;②对甲亢药物过敏或有严重的不良反应不能继续用药者,或经药物治疗无效,或停药后复发者;③适合甲状腺次全切除而患者不愿手术治疗,或手术后复发者;④合并心、肝、肾等疾病不宜手术者。

(2)禁忌证:①年龄小于 20 岁者;②妊娠、哺乳者;③重度心、肝、肾功能不全及活动性肺结核者;④白细胞或中性粒细胞明显降低者;⑤甲亢危象者;⑥重度甲亢者;⑦重度浸润性突眼症及结节性甲状腺肿伴甲亢,结节扫描显示为"冷结节"者。

(3)剂量:可按以下公式计算。^{131}I 治疗剂量(MBq)= 给定的 ^{131}I(MBq/g)× 甲状腺重量(g)/24 小时内甲状腺最高摄 ^{131}I 率(%)。治疗 2 周后症状减轻,3~4 月绝大多数患者可达正常甲状腺功能水平。

(4)注意事项:①甲亢症状严重的病例,应先用抑制甲状腺激素生成药物治疗,待症状减轻后才能进行 ^{131}I 治疗,以防危象发生。②服 ^{131}I 后,一般要 3~4 周才见效,3 个月达到疗效高峰,如果 6 个月尚未见效应考虑再次治疗。③服 ^{131}I 后 7~10 天,部分患者因放射性甲状腺炎,血循环中甲状腺激素增高而使甲亢症状加重,甚至发生危象。故患者应卧床休息,并给予β受体阻滞剂,如普萘洛尔等。如发生甲状腺危象,应按危象及时处理。④服^{131}I后1～2周,可发生暂时性放射性反应,如头昏、乏力、食欲缺乏,甚至恶心、呕吐、皮疹、皮肤瘙痒、颈部压迫感等,经数天后可自行消失。

3.手术治疗

(1)适应证:①中度或重度甲亢、甲状腺Ⅲ度肿大以上,长期服药效果不佳,或停药后复发,或不愿长期服药者;②甲状腺巨大(甲状腺重量≥80 g)有压迫症状者;③胸骨后甲状腺肿伴甲亢者;④结节性甲状腺肿伴甲亢;⑤适合^{131}I治疗但又对碘过敏或条件受限者;⑥怀疑或已确诊甲状腺恶性肿瘤者。

(2)禁忌证:①重度浸润性突眼;②有严重心、肝、肾、肺等合并症,或全身情况差不能耐受手术者;③妊娠早期(前3个月)及晚期(后3个月)。

(3)术前准备:先用抑制甲状腺激素生成药物治疗,待临床症状缓解,脉率下降至80次/分左右,血清中TT$_3$、TT$_4$、FT$_3$、FT$_4$恢复正常。然后加服复方碘液,每次5～7滴,1天3次,或饱和碘化钾溶液每次1～2滴,连续10天,使甲状腺质地变硬,血管杂音减轻或消失,即可进行手术。若术前无法维持甲功正常而需紧急手术,或患者对药物过敏,术前应足量应用β受体阻滞剂和碘化钾。糖皮质激素的冲击疗法可有效缩短术前准备时间,便于紧急手术的快速准备。

(4)并发症:①创口出血;②伤口感染;③术中或术后诱发危象;④喉上与喉返神经损伤,可致声音嘶哑;⑤甲状旁腺损伤可引起暂时或永久性甲状旁腺功能减退;⑥术后甲减,发生率为10%～15%;⑦术后甲亢复发;⑧突眼可能恶化。

4.其他治疗方法

(1)动脉栓塞治疗甲状腺功能亢进为一种相对较新的方法:通过栓塞动脉后甲状腺组织发生变性坏死而起作用,但大多患者接受治疗后仍需服药治疗。并发症方面,脑栓塞、视网膜动脉血栓导致视力下降、甲亢危象、永久性甲减甚至死亡等严重并发症发生率也不低,故暂不适合临床推广。

(2)超声刀在甲状腺手术中的应用:利用高频声波震荡产生的机械能生成80 ℃高温,在切割组织同时,使组织凝固,起到止血的作用,对肌肉和神经均无刺激。与传统开放性甲状腺手术相比,有效减少术中出血,促进术后恢复,减少并发症的发生。

5.甲状腺功能亢进危象的治疗

甲亢危象病情危重,病死率高。其诱发因素为手术、感染、过度劳累、严重精神创伤、放射性碘治疗及不适当地停用抗甲状腺药物等。典型甲状腺功能亢进危象包括:①高热,体温在39 ℃以上,一般解热措施无效。②心率超过160次/分。心搏动强而有力,部分患者可有心律失常:期前收缩、心房纤颤、心房扑动、室上性心动过速、房室传导阻滞及心力衰竭。③恶心、呕吐、大便次数多、大汗、脱水、电解质紊乱。④神经精神障碍、焦虑、烦躁、精神变态、谵妄、昏睡和昏迷。先兆危象:由于甲状腺危象病死率高,常死于休克、心力衰竭。

为及时抢救患者,临床提出危象前期或称先兆危象诊断,临床表现:①体温在38～39 ℃;②心率在120～159次/分,也可有心律不齐;③食欲缺乏、恶心、大便次数多、多汗;④焦虑、烦躁不安。

不典型甲状腺功能亢进症危象:不典型甲状腺功能亢进或原有衰竭、恶病质的患者,危象发生时常无上述典型表现,可只有下列某一系统表现。①心血管系统:心房纤颤等严重心律失常或心力衰竭;②消化系统:恶心、呕吐、腹泻、黄疸;③精神病或淡漠、木僵、极度衰弱、嗜睡、反应迟钝、昏迷反应低下;④体温过低、皮肤干燥、无汗。

(1)抗甲状腺药物治疗:首选药物为 PTU,首次剂量为 600 mg,口服或鼻饲,以后每次 200～300 mg,每 6 小时 1 次,病情缓解后逐渐减量。如无 PTU,亦可用甲巯咪唑或卡比马唑 20～30 mg 口服或鼻饲,每 6 小时 1 次。

(2)阻断甲状腺激素分泌入血:碘剂可迅速阻止甲状腺激素分泌入血,降低血中甲状腺激素水平。但应在使用 PTU 或甲巯基咪唑后 1～2 小时使用。可用碘化钠 0.5～1.0 g,加入 5%葡萄糖生理盐水 500 mL 中静脉滴注,24 小时内可给予 1～3 g。或口服卢戈氏液(复方碘溶液),首剂 30 滴,以后每 6～8 小时给予 10～30 滴,一般使用 3～7 天停用。

(3)阻断甲状腺激素对组织的交感兴奋作用:普萘洛尔 20～40 mg 口服,4～6 小时 1 次。或用普萘洛尔 1～5 mg 加入葡萄糖注射液 40 mL 缓慢静脉注射。也可用美托洛尔或阿替洛尔,其安全性大于普萘洛尔。对于有心衰者可用利血平 1 mg,肌内注射,每 4～6 小时 1 次。

(4)肾上腺皮质激素的应用:既可纠正甲亢引起的肾上腺皮质功能不足,也可抑制 T_4 转变为活性 T_3。常用氢化可的松 200～300 mg 静脉滴注,或地塞米松 15～30 mg 静脉滴注。待病情缓解后逐渐减量。

(5)迅速减少血循环中甲状腺激素:经积极综合治疗 2～3 天无效者,应使用血浆置换法、血液透析、腹膜透析等方法清除血中过量的甲状腺激素。

(6)一般治疗:静脉输液以保证水、电解质和酸碱平衡。给予足够的热量和维生素。有心力衰竭时需注意补液速度及补钠量,并需应用强心剂。肝功能受损及黄疸时应用保肝药物。给予氧,必要时进行辅助呼吸。积极治疗诱发因素:有感染时应用足量有效抗生素,并应预防二重感染。退热镇静:冰袋、酒精擦浴及用退热剂。但阿司匹林能与甲状腺激素结合球蛋白结合,反使游离甲状腺激素增加。严重高热、躁动惊厥者可行人工冬眠,也可配合地西泮 5～10 mg 肌内注射或水合氯醛 15 mL 保留灌肠。

6.浸润性突眼的治疗

目前认为严重突眼者不宜做甲状腺次全切除术,[131]I 治疗亦应慎用,因治疗后有可能使突眼加重。轻症突眼伴甲亢者,对突眼可不做特殊处理,通过抑制甲状腺激素生成的药物治疗,突眼可能逐步得到改善。对中、重度浸润性突眼的处理有以下几种方法。

(1)免疫抑制治疗:中度患者可选用泼尼松 10～20 mg,每天 3 次,症状减轻后,减为 20 mg/d。4 周后再减为维持量 5～10 mg/d,总疗程 3～6 月或更长。重度患者,可用甲泼尼龙龙 0.5～1.0 g 加于生理盐水 200 mL 中静脉滴注,连续或隔天 1 次,滴注 3 次后,继以泼尼松 20 mg,每天 3 次口服,4 周后逐渐减为维持量。其他免疫抑制剂如环磷酰胺、甲氨蝶呤、硫唑嘌呤、环孢霉素 A 等均可使用,也可与皮质激素联合应用以增加疗效。此外,尚有用大量人体免疫球蛋白静脉滴注及生长抑素同类药 Octreotide(奥曲肽)等治疗,有一定效果。

(2)利尿剂的使用:在用糖皮质激素的同时,可适当加用保钾利尿剂,如螺内酯 30～40 mg,每天 3 次,以加强疗效。

(3)放疗:重度患者经以上治疗效果不佳时,可用放疗,如直线加速器球后照射,以减轻眶内或球后浸润。

(4)局部治疗:戴有色眼镜,防止强光、风沙、灰尘刺激。对闭目不全者,睡眠时用抗生素眼膏、油纱覆盖或用眼罩,防止暴露性角膜炎或角膜溃疡。高枕卧位,减轻球后水肿。也可用 0.5%甲基纤维素、可的松或地塞米松眼药水滴眼。合并感染者,局部或全身用抗生素。眼球膨出明显者,可用上下睑缝合术,待病情好转再拆除缝线。对各种治疗无效的严重病例,可施行眼眶减压术。

7.甲状腺功能亢进性心脏病(甲亢心)的治疗

甲亢心经常表现为心脏扩大、各种心律失常及心力衰竭,个别患者还可表现为心绞痛、心肌梗死。一般病例通过抑制甲状腺激素生成药物治疗控制甲亢后,大多能恢复正常。但当心律失常、心力衰竭危及患者生命时,在给予治疗甲亢药物的同时,应根据心律失常、心力衰竭的性质来采取针对性措施。如出现窦性心动过速,一般经抗甲状腺治疗后即可逐渐恢复,但明显引起心悸者,可予 β 受体阻滞剂治疗,近来研究认为 β 受体阻滞剂中普萘洛尔还有降低血浆 T_3 水平的作用,故选用之最合适;甲亢合并房颤时,多是由心力衰竭引起,经有效抗甲状腺治疗和纠正心力衰竭治疗后,多数可自行缓解,但病程长超过半年者,较难恢复,必要时可行电复律。其他类型的心律失常如室性心律失常、房室传导阻滞、心动过缓等较少出现,严重者可予相应治疗。甲亢单独引起心力衰竭较少发生,多合并有其他心脏病如冠心病等,治疗以有效抗甲状腺治疗为基础,同时予以利尿、强心、扩张血管等纠正心力衰竭治疗。若药物治疗无效或不能耐受如出现严重的变态反应和白细胞计数减少症等时,应选用 ^{131}I 和手术治疗,但老年患者有心功能不全时不主张手术治疗。

8.妊娠期甲亢的治疗

通常妊娠不会加重甲亢,一般不必终止妊娠。因为妊娠期机体自身免疫反应会下降,TRAb、TSI 水平可降低,但在处理妊娠期甲亢时,应注意

(1)自妊娠 12～14 周起,胎儿甲状腺有聚碘功能,故 ^{131}I 治疗应禁用。

(2)妊娠期的 ATD 治疗:因为 PTU 与血浆蛋白结合比例高,胎盘通过率低于甲巯基咪唑。PTU 通过胎盘的量仅是甲巯基咪唑的 1/4。另外甲巯基咪唑所致的皮肤发育不全较 PTU 多见,所以治疗妊娠期甲亢优先选择 PTU,甲巯基咪唑可作为第二线药物。ATD 治疗妊娠期甲亢的目标是使用最小有效剂量的 ATD,在尽可能短的时间内达到和维持血清 FT_4 在正常值的上限,避免 ATD 通过胎盘影响胎儿的脑发育。起始剂量甲巯基咪唑 10～20 mg,每天 1～2 次或 PTU 50～100 mg,每天 3 次口服,监测甲状腺功能,及时减少药物剂量。治疗初期每 2～4 周检查甲状腺功能,以后延长至 4～6 周。血清 FT_4 达到正常后数周 TSH 水平仍可处于抑制状态,因此 TSH 水平不能作为治疗时的监测指标。由于合并使用左甲状腺素(L-T4)后,控制甲亢 ATD 的剂量需要增加,所以妊娠期间不主张合并使用 L-T4。

(3)普萘洛尔可使子宫持续收缩,致胎盘较小、胎儿发育不良、心动过缓、早产及新生儿呼吸抑制等,应慎用或不用,尤其是妊娠的前 3 个月内。

(4)抑制甲状腺激素生成药物可从乳汁分泌,因此产后服药者不宜哺乳。

(5)妊娠期不宜手术,如果 ATD 治疗效果不佳,对 ATD 过敏,或者甲状腺肿大明显,需要大剂量 ATD 才能控制甲亢时可以考虑手术治疗。手术时机一般选择在妊娠 4～6 个月。妊娠早期和晚期手术容易引起流产。

(6)妊娠期甲亢,或已缓解的 Graves 病甲亢,产后数月易复发,应注意。

七、预后与转归

毒性弥漫性甲状腺肿伴甲亢是一个可累及全身各系统的自身免疫性疾病,其治疗有抗甲状腺药物、甲状腺次全切除术、放射性碘治疗等,临床上应根据患者的具体情况合理选用各种治疗方法。一般经合理治疗,绝大多数病者均能痊愈。手术或放射性碘治疗可缩短病程,有些患者在

较长时间内处于甲功正常状态,但一部分患者最终会发展为甲减,需要终身随访,必要时须及时补充甲状腺激素治疗。药物治疗复发率较高,占 40%～50%,尤其是甲状腺自身抗体滴度较高、甲状腺肿大经过治疗仍缓解不明显的这部分患者,其甲状腺功能状态也是必须长期随访的。若治疗不当或反复复发,缠绵不愈,可导致严重的甲亢性心脏病,甚至心力衰竭、严重的心律失常、甲亢周期性瘫痪等,使患者丧失劳动力和影响生活质量,甚则危及生命。甲亢危象是甲亢的一个不常见但是极其严重的并发症,容易诱发多脏器功能衰竭,病死率 50%～70%,故应积极预防,及时诊断,并全力挽救患者的生命健康。

八、预防与调护

(一)预防

预防本病的发生,在现阶段主要应从避免应激和诱发因素着手,常见因素:①感染包括细菌感染和病毒感染所致的某些疾病。②长期的精神创伤或强烈的精神刺激,如忧虑、悲哀、惊恐、盛怒等。③吸烟。④少数患者的发病与过度疲劳、外伤、妊娠、摄入过多的含碘食物如海带、海鱼、海蜇皮及含碘药物如胺碘酮、复方碘液、碘化锌、含碘造影剂和含碘中药等有关。

总之,平时生活中要做到饮食有节,起居有常,不妄作劳,恬淡虚无,精神内守,顺应自然规律,加之适当的体育锻炼,不仅能增强机体的免疫功能,而且对预防甲亢的发生也有一定的积极意义。

(二)调护

1.生活调护

本病的早期发现和诊断与治疗和预后是密切相关的。故一旦确诊后应适当卧床休息,加强对症、支持疗法,补充足够热量和营养。防止感染、过度劳累、精神刺激等诱发或加重因素。

2.饮食调养

宜吃清淡而维生素高、高蛋白以及足够热量的不含碘食物,不宜吃肥甘厚腻之味、辛辣香燥之品以及对中枢神经系统有兴奋作用的温热、刺激性的食物和饮料。尤其烟、酒、浓茶和咖啡当属禁忌范围。

(张　敏)

第二节　甲状腺功能减退症

甲状腺功能减退症(简称甲减)是指由于各种原因引起的甲状腺激素合成和分泌减少或生物效应不足导致的全身代谢减低综合征,以畏寒、少汗、体重增加、精神萎靡、乏力、便秘、月经紊乱等为主要临床表现。

甲减起病缓慢,临床甲减的患病率为 1%左右,本病可发生于各种年龄,多见于女性,尤以中老年女性多见,男、女发病比例为(1:4)～(1:5)。亚临床甲减的发病率为 2%～8%,60 岁以上妇女发病可达 16%。

导致甲减的原因很多,分类方法也不一样。临床上常用的分类方法有以下 4 种,①根据其发病年龄不同可以分为 3 型:甲状腺功能减退始于胎儿期或新生儿期,称为呆小症;功能减退始于儿童期者,称为幼年型甲减;功能减退始于成人期,称为成人型甲减。②根据病变发生的部位可分为甲状腺性(原发性)甲减、中枢性(继发性)甲减、促甲状腺素或甲状腺激素抵抗综合征三类。③按病变的原因可分为药物性甲减、手术后或[131]I治疗后甲减、特发性甲减、垂体或下丘脑肿瘤手术后甲减等。④按甲状腺功能减退的程度,可分为亚临床甲减和临床甲减。

甲减在中医学中无专有病名,根据甲减的主要临床表现,中医学一般将其归属于"瘿病""虚劳""水肿""便秘"等范畴。

一、病因病机

(一)中医

1.病因

导致甲减的原因很多,有先天之因,有后天之因,有外感之因,有医药之因等,各种原因作用于人体,引起脏腑气血阴阳的亏虚,日久不复,均可发展为甲减。

(1)先天不足:《订补明医指掌·虚损》曰"小儿之劳,得于母胎"。在胎儿期,因母体体弱多病,气血亏虚,胎儿失养;或其母进食有毒食物,影响了胎儿的发育,以致先天肾气不足,故出生后发生呆小症,导致生长发育迟缓。

(2)饮食不当:由于饮食不当,损伤脾胃,脾胃运化失常,不能化生水谷精微,气血来源不足;另运化不及则痰饮内生,痰湿壅盛,阻碍气机,损伤脾阳。脾为后天之本,脾阳虚弱,后天不足以养先天,久则肾失滋养,以致脾肾双亏,而见疲倦乏力、食欲缺乏、畏寒肢冷、嗜睡懒动、全身水肿等症状。

(3)情志失调:由于长期的烦躁易怒,致肝气郁结,肝气乘脾,肝郁脾虚,运化失常;或长期忧思焦虑,致心脾两伤,久则气血亏虚;又气虚无力帅血,易致气虚血瘀,痰瘀互结,经隧被阻,血不利则为水,故常见精神抑郁、心烦、懒言、水肿、闭经等症状。

(4)外邪侵袭:多见风热毒邪,从口鼻入侵,毒邪结聚于颈前,则见咽部及颈前肿痛。若治疗不及时或过用寒凉之品,内伤阳气,虽颈部热毒祛除,疼痛消失,但可见发音低沉、怕冷,甚则水肿等症状。

(5)手术创伤或药物影响:由于施行瘿肿切除手术或服用某些药物,损伤人体正气,致脏腑失养,功能衰退,可表现为一派虚损证候。

2.病机

本病的病机关键为阳气虚衰,病变脏腑主要在肾,盖肾为先天之本,且为真阳所居,人身五脏诸阳皆赖肾中元阳以生发。肾中真阳虚衰则无以温煦五脏之阳故见形寒肢冷、神疲。但甲状腺激素之不足是其基本病因,激素是属阴精,有阳之用,故其病机尚涉及肾精不足,是阴阳俱损之疾,故部分患者除有阳虚的表现外,还见有皮肤粗糙、干燥、大便秘结、舌红苔少等阴津不足之象。此外,肾阳虚衰,不能温暖脾土,则脾阳亦衰,肌肉失之荣养,而见肌肉无力,或有肌痛。且脾主统血,脾虚则血失统藏,妇女可见月经紊乱、崩漏等症,常伴有贫血。肾阳不足,心阳亦鼓动无力,而见心阳虚衰之候,以脉来沉迟或缓多见,至此全身温煦之功能更差,以致肢冷、体温下降,甚则津血失运,聚而成湿、成饮、成痰而见肌肤水肿。

总之,肾阳虚导致甲减的直接因素,随着病情的发展,病变又常涉及心脾两脏,导致脾肾阳虚及心肾阳虚。在其病理演化过程中,尚可兼见痰浊、瘀血、水湿的病理改变。

(二)西医

导致甲减的病因较复杂,临床以甲状腺本身疾病引起的甲减为最多见,其次为源于垂体及下丘脑病变的甲减,其他则属少见。因其发病原因不同导致其发病机制各异。

1.呆小症

呆小症有地方性和散发性两种类型。地方性呆小症主要见于地方性甲状腺肿的流行地区,因母体缺碘,使胎儿供碘不足,从而导致甲状腺的发育和激素合成不足。此时发生甲减对胎儿的神经系统,尤其是大脑发育危害最大,从而造成神经系统不可逆的损害。而散发性呆小症原因不明,母体既无缺碘,又无甲状腺肿等疾病,其可能原因:①患儿甲状腺先天发育不全或缺如;②母体在妊娠期患有某种自身免疫性疾病,血清中存在抗甲状腺抗体,后者通过胎盘进入胎儿体内,对胎儿的甲状腺细胞起到破坏作用;③母体在妊娠期间服用抗甲状腺药物或致甲状腺肿物质,使胎儿的甲状腺发育或甲状腺激素合成发生障碍。

2.幼年型甲减与成年型甲减

(1)病因:两者的病因相同,可分为原发性、继发性、促甲状腺素或甲状腺激素抵抗三类,以上三类甲减常见病因如下。

原发性甲减的病因:①甲状腺炎。最多见的是自身免疫性甲状腺炎,如桥本甲状腺炎、无痛性甲状腺炎、产后甲状腺炎、萎缩性甲状腺炎等,其次是亚急性甲状腺炎。②甲亢[131]I治疗后。③甲状腺切除术后。④颈部 X 线外照射。⑤地方性甲状腺肿。⑥碘缺乏或碘过多。⑦药物。抗甲状腺药物、干扰素、白细胞介素等。⑧先天性因素。甲状腺发育异常、甲状腺激素合成障碍、妊娠期服用药物、胎儿自身免疫性疾病等。

继发性甲减的病因:主要包括继发于垂体病变和下丘脑病变两种。①垂体病变:主要包括肿瘤、垂体手术或照射、特发性垂体功能减低、席汉综合征及淋巴细胞性垂体炎等;②下丘脑病变:主要包括肿瘤、嗜酸性肉芽肿、外伤、手术或射线照射、特发性及先天性缺陷等。

促甲状腺素或甲状腺激素抵抗。

(2)发病机制。①原发性甲减:约占甲减病因的 90% 以上,是由先天性或获得性的某些原因使甲状腺组织发育不良、破坏、萎缩、酶代谢障碍等引起甲状腺激素分泌不足所致。②继发性甲减:是继发于垂体病变(由于垂体前叶功能减退使促甲状腺激素 TSH 分泌不足)或下丘脑病变(由于下丘脑疾病使促甲状腺释放激素 TRH 分泌不足)而致甲状腺分泌功能低下。③促甲状腺素或甲状腺激素抵抗:临床较少见,可能与遗传缺陷有关。促甲状腺激素抵抗综合征是由于甲状腺对促甲状腺激素不敏感所致;甲状腺激素抵抗则是由于甲状腺素受体基因突变、甲状腺素受体减少或受体后缺陷所致。

(3)病理:本病的主要病理变化也因甲减的病因不同而异,如先天性甲状腺发育不良或异位甲状腺者可见甲状腺缺如;呆小症者除由于激素合成障碍致腺体增生肥大外,一般均呈萎缩性改变;地方性甲状腺肿患者由于缺碘可见甲状腺滤泡充满胶质,甲状腺上皮细胞呈扁平状,病久者甲状腺肿呈结节状;慢性淋巴细胞性甲状腺炎早期腺体淋巴细胞、浆细胞等炎症性浸润,病久则可发生滤泡萎缩,泡腔内充满胶质,后期也可伴有结节;继发于垂体性者可见垂体萎缩、胶质化和灶性退行性变,及肾上腺皮质萎缩、睾丸或卵巢萎缩,大血管多见动脉硬化等。另外由于长期甲状腺激素的缺乏可致全身组织器官的改变,如甲减者全身组织间隙有黏液性蛋白沉着,从而表现皮肤肿胀、心肌间质水肿、肾小球基底膜增厚及肌纤维肿胀坏死;皮肤角化,形成黏液性水肿;影响中枢神经系统的形态和功能,使大脑发育不全出现智力低下等。

二、临床表现

(一)症状

甲状腺激素减少引起机体各系统功能减低及代谢减慢,病情较严重时,出现典型的甲状腺功能减退临床症状。

1.一般表现

畏寒、软弱无力、少汗、疲乏少言、嗜睡、智力减退。

2.全身各系统表现

成年型甲减全身各系统的典型症状如下。

(1)神经系统:常见智力减退,记忆力、注意力、理解力和计算力均减弱,听力下降,感觉灵敏度降低,有些患者有感觉异常、麻木、嗜睡,严重者出现昏迷。

(2)循环系统:病重者常觉心悸、气短,下肢水肿,多为非凹陷性,有时伴有心包、胸腔甚或腹腔等多浆膜腔积液。一些患者的血压可升高。

(3)消化系统:食欲减退,胃酸分泌减少,肠蠕动减弱,出现顽固性便秘。

(4)生殖系统:性欲减退,男性患者常有阳痿,女患者可有月经不调,不易怀孕,部分患者可有溢乳,但血中的催乳素水平不一定升高。

(5)运动系统:肌肉有疼痛、强直、痉挛、无力、水肿及肥大等表现;关节可表现为非炎性黏性渗出、软骨钙质沉着、关节破坏及屈肌腱鞘炎等;部分患者由于腕管中黏蛋白物质在神经外堆积,引起手指疼痛,或感觉异常出现腕管综合征。

(二)体征

1.体温

体温常偏低,肢体凉。

2.外观

(1)表情淡漠,精神萎靡、反应迟钝,动作缓慢,重者呈鸭步行走,懒言少语。

(2)皮肤干燥粗厚、脱屑,毛发干、稀、缺乏光泽,少数患者指甲脆、厚、有条纹,手掌足底常呈姜黄色。

(3)面部呈姜黄色或苍白、水肿但压之无凹陷,以双颊及眼眶周围明显,眉毛脱落稀少,尤以外侧1/3为明显,鼻宽、唇厚、舌肥大,语言不清,声音低沉。

(4)幼年发病者呈发育不良,矮小侏儒体型,上半身长度超过下半身,身高超过指距,智力低下或呈痴呆状。

(5)呆小症婴儿随年龄增长可见上述表现外,头颅较大,额宽而发际低,鼻梁塌陷,舌大常突出口外,前囟、后囟相对较大(由于闭合延迟),出牙、换牙迟,齿龄与实际年龄不符,颈短,腹部松弛膨隆或有脐疝,行走时蹒跚呈鸭步。

3.其他

(1)甲状腺多数扪不到,少数可肿大明显,质地、硬度视病情而定。

(2)脉搏常缓慢、血压偏低(有动脉硬化者血压也可偏高),心界可全面扩大,心音低钝、偶有心律不齐,发生心力衰竭、心绞痛者少见。

(3)腹部膨隆胀气或有鼓肠,严重者可出现麻痹性肠梗阻或黏液性水肿巨结肠,也可有少量或大量腹水。

（4）四肢可有非凹陷性水肿，当有严重贫血、心力衰竭、肾功能不全时，也可出现凹陷性水肿。

（5）肌力正常或减退，少数可有肌僵硬，也可有关节腔积液。

（6）腱反射及松弛时间延长。脑电图示 α 波活动及幅度减低，曲线平坦。当病情严重时，由于垂体的增大，可见蝶鞍增大。

（7）严重甲减可出现昏迷、反射消失，体温可低至 35 ℃ 以下，呼吸浅慢，脉缓无力，血压明显降低。

（三）常见并发症

甲减常见并发症主要有黏液性水肿昏迷和甲减性心脏病等。

1.黏液性水肿昏迷

黏液性水肿昏迷多见于老年人及长期未获治疗者，诱发因素为严重躯体疾病、甲状腺激素替代中断、寒冷、感染、手术和使用麻醉、镇静药物等。临床表现为嗜睡、低温（＜35 ℃）、呼吸减慢、心动过缓、血压下降、四肢肌肉松弛、反向减弱或消失，甚至昏迷、休克，可因心、肾功能不全而危及生命。

2.甲减性心脏病

甲减性心脏病指甲减伴有心肌改变或心包积液，或者两者并存。患者心脏扩大、心搏出量减少，表现为心率缓慢、心音低钝、心脏扩大。心电图可见到低电压、心动过缓、传导阻滞、ST-T 改变等。

三、实验室和其他辅助检查

（一）甲状腺激素测定

血清总 T_3（TT_3）、总 T_4（TT_4）、游离 T_3（FT_3）、游离 T_4（FT_4）及反 T_3（rT_3）水平降低。其中以 FT_4 变化最敏感，TT_4 变化其次。亚临床甲减，血清 T_3、T_4 可在正常范围。

（二）TSH 测定

血清 TSH 测定是诊断甲减的最主要指标。原发性甲减者 TSH 升高为最早的改变；继发性甲减 FT_4 降低而 TSH 正常或偏低；周围性甲减 TSH 一般高于正常范围，而 T_3、T_4 也高于正常。

（三）TRH 刺激试验

TRH 刺激试验主要用于中枢性甲减病变位置（下丘脑或垂体）的确定。下丘脑甲减时，TSH 分泌曲线呈现高峰延缓出现（出现在注射 TRH 后 60～90 分钟），并持续高分泌状态至 120 分钟；垂体性甲减时，TSH 反应迟钝，呈现一条低平曲线（增高小于 2 倍或者增加≤4 mIU/L）；而原发性甲减时，TSH 分泌呈现一条高平曲线；垂体 TSH 肿瘤时，TSH 分泌不增加。

（四）甲状腺自身抗体测定

甲状腺过氧化物酶抗体（抗甲状腺过氧化物酶抗体）和甲状腺球蛋白抗体（抗甲状腺球蛋白抗体）是确定原发性甲减病因的重要指标和诊断自身免疫性甲状腺炎（包括桥本甲状腺炎、萎缩性甲状腺炎）的主要指标。自身免疫性甲状腺炎患者血清抗甲状腺过氧化物酶抗体和抗甲状腺球蛋白抗体阳性率 50%～90%，阻断性 TSH 受体抗体阳性率 20%～30%。

（五）其他检查

（1）部分患者可见轻、中度贫血，血清总胆固醇、心肌酶谱可以升高，少数患者可见血清催乳素升高。

（2）心电图：可显示低电压、窦性心动过缓、T 波倒置或低平，偶有 P-R 间期延长及完全性房室传导阻滞等。

（3）甲状腺核素扫描：对有甲状腺肿大的甲减观察甲状腺核素的分布有一定的价值，如桥本甲状腺炎的甲状腺同位素摄取分布不均匀，另外对于甲状腺异位及缺如有确诊价值。

（4）CT 或 MRI：对于怀疑继发性甲减者可行头颅或蝶鞍影像学检查。

四、诊断要点

（一）详问病史

如了解有无甲状腺疾病史，有无甲状腺手术、甲亢^{131}I 治疗史，有无甲状腺疾病家族史，有无垂体或下丘脑疾病病史等。

（二）临床表现

典型的患者可表现有畏寒、乏力、手足肿胀感、记忆力减退、嗜睡、少汗、关节疼痛、体重增加、便秘、女性月经紊乱或者月经过多、不孕等。查体可见表情呆滞、反应迟钝、声音嘶哑、面色苍白、颜面或眼睑或周身水肿，唇厚舌大、皮肤干燥、肤温低、心率缓慢、部分患者可出现胫前黏液性水肿，甚可出现心包积液及心力衰竭，重症患者可发生黏液性水肿昏迷。但病情轻者早期可无明显症状及体征，主要依靠实验室专科检查。

（三）实验室检查

甲状腺功能检查是诊断甲减的第一线指标，也是判断甲减分型的主要依据。

1.原发性甲减

(1)具有甲减的临床特征。

(2)血清 T_4 及 FT_4 降低，T_3 及 FT_3 正常或降低，血清 TSH 升高，TRH 兴奋试验 TSH 呈过度反应。

2.继发性甲减

(1)血清 $T_3(FT_3)$、$T_4(FT_4)$ 降低，TSH 也降低。部分患者 TSH 正常，甚至轻度升高。

(2)TRH 兴奋试验，TSH 无反应为垂体性甲减，TSH 呈延迟反应为下丘脑性甲减。

3.亚临床甲减

血清 $T_3(FT_3)$ 及 $T_4(FT_4)$ 正常，血清 TSH 升高。

五、鉴别诊断

（一）呆小病应与其他原因引起侏儒与发育不良鉴别

呆小病患者除身材矮小外，体型不匀称，上身较长，四肢较短，智力低下，反应迟钝，常伴有甲状腺功能减退的其他表现。血甲状腺激素水平低于正常，生长激素正常，峰值＞10 $\mu g/L$。儿童期心、肺、肝、肾、胃肠等脏器的慢性疾病和各种慢性感染如结核、血吸虫病、钩虫病等，均可导致生长发育障碍，可根据其原发病的临床特征加以鉴别。

（二）原发性甲减应与继发性甲减鉴别

后者常为垂体前叶功能减退的一个组成部分，故往往合并有肾上腺皮质功能低下及性腺功能低下的表现。检验甲状腺功能时，原发性甲减 $T_3(FT_3)$、$T_4(FT_4)$ 下降，TSH 水平增高；继发性者 $T_3(FT_3)$、$T_4(FT_4)$ 下降，TSH 也降低，也有部分患者 TSH 正常，甚至轻度升高，且对 TRH 刺激缺乏反应。此外，继发性者 ACTH、皮质醇、促性腺激素及性激素等测定常全面降低。

（三）其他

（1）黏液性水肿常需与贫血、肾病综合征、肾炎、特发性水肿及垂体前叶功能减退相鉴别。

（2）伴蝶鞍增大、高催乳素血症的甲减，应排除垂体肿瘤及空泡蝶鞍综合征。影像学检查（头颅 CT 或 MRI）有助于鉴别。

（3）具有甲状腺肿大的患者应与不伴有甲减的单纯性甲状腺肿、慢性甲状腺炎等病鉴别。

（4）伴心脏扩大、心包积液患者，应排除其他原因所致的心包炎。

（5）确诊本病时还应排除低 T_3 和低 T_4 综合征，后者常见于肝、肾等伴血浆蛋白低下的慢性疾病。

六、治疗

甲减目前仍以药物治疗为主，甲状腺激素替代治疗是临床首选。不同的致病原因导致服药的疗程也不尽相同，除小部分短暂性甲减服药时间较短外，大多数甲减需终生服药治疗。但有部分患者对甲状腺激素的耐受性较差，或对其不良反应较敏感而难以坚持长期服药；另外有些病程较长、病情较重的患者，虽然用甲状腺激素替代治疗后血清甲状腺激素水平可恢复正常，但临床症状却不能得到有效的改善。因此中医中药在治疗中的介入已显得非常必要，其不仅可以有效改善甲减的临床症状，而且可以减轻甲状腺激素的不良反应及减少其使用剂量。

（一）辨证治疗

本病的病理性质为本虚标实，而以本虚为主。其中本虚以肾阳虚衰为基础，即每一个甲减患者均有肾阳不足的病理表现，其他证型均是在此基础上，又有脾阳、心阳虚衰或阴阳两虚的表现，故温肾助阳益气是治疗甲减的基本治法。在病情发展过程中可见虚实夹杂、本虚标实之证候，标实主要为水湿、痰浊、血瘀为患。治疗当以"寒者温之""虚者补之""损者益之""逸者行之"等为治疗原则，采用温阳益气、脾肾双补、心肾双补、调补阴阳，兼以化痰、利湿、祛瘀等法。

1.肾阳虚衰

（1）证候特点：形寒怯冷，精神萎靡，头昏嗜睡，动作缓慢，表情淡漠，毛发稀疏，面色㿠白，腰膝酸软，水肿，腰以下为甚，性欲减退，女子带下清冷，经事不调，小便清长。舌淡体胖，脉沉缓细迟。

（2）治法：温肾助阳。

（3）推荐方剂：右归丸加减。

（4）基本处方：熟附子 10 g，肉桂 6 g，怀山药 15 g，山茱萸 10 g，茯苓 15 g，仙茅 10 g，淫羊藿 10 g，菟丝子 10 g，杜仲 15 g，枸杞子 15 g，黄芪 15 g。每天 1 剂，水煎服。

（5）加减法：若性功能减退，阳痿早泄者，可加巴戟天 10 g、阳起石 10 g 以温肾壮阳；水肿明显者，可酌加茯苓量，并配伍泽泻 15 g 以健脾利水；大便秘结者则配肉苁蓉 10 g、黄精 10 g 以补肾助阳通便，并以生地黄易熟地黄滋阴润下，在此不能用导泻之剂，以防中气下陷；若颈部见有瘿瘤者（此多见于慢性淋巴细胞性甲状腺炎），可加鳖甲 15 g、龙骨 30 g、牡蛎 30 g、浙贝母 10 g 以软坚散结消瘿。

2.脾肾阳虚

（1）证候特点：面浮苍黄或㿠白无华，神疲乏力，少气懒言，手足麻木，头昏目眩，形寒肢冷，口淡无味，腰膝酸软，纳呆腹胀，便溏，男子阳痿，女子月经不调，或见崩漏。夜尿频多，或小便不利，面浮肢肿，舌质淡胖，舌苔白滑或薄腻，脉弱或沉迟无力。

(2)治法:温补脾肾。

(3)推荐方剂:附子理中汤合肾气丸或右归丸加减。

(4)基本处方:熟附子 15 g,黄芪 30 g,党参 20 g,白术 10 g,茯苓 15 g,炙甘草 10 g,当归 10 g,怀山药 15 g,巴戟天 15 g,补骨脂 15 g,桂枝 10 g,陈皮 10 g,干姜 10 g,大枣 15 g。每天 1 剂,水煎服。

(5)加减法:如脾虚纳食减少明显者,可加木香 6 g、砂仁 6 g 以行气醒脾;食滞腹胀者,可加大腹皮 15 g、鸡内金 10 g、炒山楂 15 g 消食化滞;脾虚中气下陷者,尚可加红参 5 g 另炖服用,以大补元气;若妇女月经过多,可加阿胶 15 g(烊化)、旱莲草 10 g、参三七 6 g 以固冲涩经;形寒肢冷甚者,可加大熟附子、干姜用量以增温脾肾之力。

3.心肾阳虚

(1)证候特点:形寒肢冷,心悸怔忡,面白虚浮,身倦欲寐,头昏目眩,耳鸣失聪,肢软无力,嗜睡息短,或有胸闷胸痛。舌淡黯或青紫,舌苔薄白,脉沉迟缓微弱,或见结代。

(2)治法:温补心肾,利水消肿。

(3)推荐方剂:真武汤合保元汤加减。

(4)基本处方:熟附子 10 g,肉桂 6 g,党参 15 g,黄芪 30 g,当归 10 g,白芍 15 g,炙甘草 10 g,白术 10 g,干姜 5 g,桂枝 10 g,茯苓 15 g。每天 1 剂,水煎服。

(5)加减法:对心阳虚心动过缓者,可酌加麻黄 6 g、细辛 3 g 以鼓舞心阳;脉来结代者可用炙甘草汤以温阳复脉;若头昏肢软甚者,可加升麻 6 g、柴胡 10 g、桂枝 10 g 以助其升提之力。

4.阴阳两虚

(1)证候特点:畏寒乏力,腰膝酸软,小便清长,眩晕耳鸣,面浮肢肿,皮肤粗糙,干燥少汗,动作迟缓,表情呆板,面色苍白,头发干枯、稀疏色黄,声音低哑,口干咽燥但喜热饮,月经量少或闭经,大便秘结。舌淡苔白或苔少,脉来迟细或细弱。

(2)治法:温肾滋阴,调补阴阳。

(3)推荐方剂:金匮肾气丸加减。

(4)基本处方:熟附子 10 g,肉桂 5 g,熟地黄 20 g,山茱萸 10 g,怀山药 15 g,泽泻 15 g,茯苓 15 g,菟丝子 10 g,肉苁蓉 10 g,何首乌 10 g,当归 10 g,枸杞子 10 g,党参 10 g,炙黄芪 15 g。每天 1 剂,水煎服。

(5)加减法:大便干结难下者,若阳虚明显可加大肉苁蓉剂量至 30 g;若阴虚明显,可酌加火麻仁 20 g,或加用蜂蜜以润导之;若兼水肿者,加大茯苓剂量至 30～50 g、赤小豆 30 g 以利水;月经过多者,加阿胶 15 g 养血止血。

5.阳微欲脱,气阴两竭(甲减危候)

(1)证候特点:体温骤降至 35 ℃以下,神昏肢厥,呼吸低微,冷汗自出,肌肉松弛无力,舌淡胖,脉微欲绝。

(2)治法:回阳救逆,益气固脱。

(3)推荐方剂:参附汤合桂枝甘草汤加减。

(4)基本处方:熟附子 10 g(先煎),人参 10 g,干姜 10 g,桂枝 10 g,炙甘草 10 g。水煎,频频灌服。

(二)西医治疗

大多数甲减缺乏有效的针对病因治疗的方法,目前甲状腺激素替代治疗仍是西医主要的治疗措施,目的是使患者维持正常的甲状腺功能状态。临床上常根据患者的年龄、不同的致病原因、甲状腺功能减退的程度、有无其他疾病等确定具体的给药剂量及疗程。

1.替代治疗

多数甲减患者属于永久性,需终身替代治疗,给予甲状腺素制剂的目的是使患者维持正常的甲状腺功能状态,适应机体代谢需要,纠正各器官功能紊乱,减少并发疾病。近年来一些学者提出针对原发性甲减应当将血清 TSH 的上限控制在<3 mIU/L,计划妊娠的妇女 TSH 的上限应当控制在<2.5 mIU/L;继发于下丘脑和垂体的甲减,则不能以 TSH 作为治疗指标,而是把血清 TT_4、FT_4 达到正常范围作为治疗的目标。

(1)常用制剂与剂量:①左甲状腺素(L-T_4)。是人工合成制剂,半衰期 7 天,作用时间长而稳定,是临床上治疗甲减的首选。起始剂量 25~50 μg/d,以后可每 1~2 周增加 25 μg,直至达到治疗目标,一般维持量为 100~150 μg/d,每天服药 1 次。本药 100 μg 约相当于甲状腺片60 mg。②甲状腺片。此药由家畜甲状腺提制,为 T_3 和 T_4 的混合制剂。因其甲状腺激素含量不恒定,因此治疗效果欠满意。一般开始剂量宜小,对于老年及病情较重的患者,可从每天 10~20 mg 作为起始剂量。维持量一般为每天 40~120 mg。③左三碘甲状腺原氨酸(L-T_3)。是人工合成制剂,半衰期较短,作用较快,因而在常规治疗中不宜作首选药物。最适用于黏液性水肿昏迷的抢救。甲状腺癌及手术切除甲状腺后需定期停药扫描检查者也以 L-T_3 治疗较为方便。替代剂量也宜从小剂量开始。

(2)服药方法及注意事项:起始剂量和达到完全替代剂量所需时间应根据患者年龄、体重和心脏状态确定,即应掌握个体化原则。服药时间最好在饭前服用,与其他药物的服用间隔应当在4 小时以上,以免有些药物和食物会影响其吸收和代谢。服药后一般每 4~6 周复查甲状腺功能,根据检查结果调整药物剂量,直至达到治疗目标。达标后,每 6~12 个月复查甲状腺功能。

2.亚临床甲减的治疗

对亚临床甲减的治疗问题一直存在争论,中华医学会内分泌学会中国甲状腺疾病诊治指南根据美国甲状腺学会、美国临床内分泌医师学会和美国内分泌学会的共识,将本病划分为两种情况

(1)如 TSH>10 mIU/L,可给予 L-T_4 替代治疗,治疗的目标和方法与临床甲减一致。

(2)如 TSH 在 4~10 mIU/L,不主张给予 L-T_4 治疗,定期监测血清 TSH 的变化。

3.黏液性水肿昏迷的治疗

(1)紧急处理:①迅速改善通气功能,纠正呼吸浅慢引起的二氧化碳潴留及低氧血症。保持呼吸道通畅,必要时可行气管切开,或插管进行机械通气和给氧。②心电及血压监护。③立即采血标本送检 T_3、T_4、FT_3、FT_4、rT_3、TSH,以及血常规、血糖、电解质、肝功能、肾功能、血脂等。④如有低血压或休克,应给予生理盐水或林格液缓慢静脉滴注,一般每天补液以不超过1 000 mL 为宜。补液过多或过快可致脑水肿、心力衰竭。低钠血症明显者,可适当补充 3%高渗氯化钠液。对升压药物应慎用,因甲减患者常对升压药物反应低下,且升压药物与甲状腺激素合用时容易出现心律失常。⑤如有低血糖,立即静脉注射 50%葡萄糖注射液 40~60 mL,继以5%~10%葡萄糖生理盐水静脉滴注。⑥肾上腺糖皮质激素的使用:甲减昏迷患者肾上腺皮质对应激反应往往不够敏感,再加上使用甲状腺激素后,机体对糖皮质激素的需求增加,故应予补充,尤其是伴有休克者。可静脉滴注氢化可的松 100~200 mg/d,病情缓解后逐渐减量。

(2)甲状腺激素替代治疗:静脉给药可迅速提高血循环中甲状腺激素水平。可用 L-T_4

300～400 μg立即静脉注射,继以 50～100 μg/d 静脉注射,直至患者清醒后换为口服片剂。如果没有 L-T$_4$注射剂,可将 L-T$_4$ 片剂(50～100 微克/次,每 4～6 小时 1 次)、或甲状腺片素片(30～60 毫克/次,每 4～6 小时 1 次)磨碎后由胃管鼻饲。如果症状无改善,改用 T$_3$静脉注射,剂量为 10 μg 每 4 小时 1 次,或 25 μg 每 8 小时 1 次。注意有心脏病史者起始剂量宜相应减小。

(3)其他处理及注意事项:①保暖,使体温升高,但体温应逐渐恢复,避免升温过快,因可由于周围血管扩张,血容量不足引起循环衰竭和心律失常。②祛除及治疗诱因,如感染等的防治。③禁用镇静剂和麻醉剂。

4.心脏病患者伴甲减的治疗

足量的甲状腺激素替代治疗可明显减轻冠心病的病情和心血管事件的发生率,但要严防甲状腺激素替代过量。建议开始应用成人剂量的 1/3～1/2,根据甲功情况可逐渐加量至理想剂量。

七、预后与转归

本病的预后与病因及防治条件有关。因服抗甲状腺药物引起的甲状腺功能减退,停药或减量后可以恢复正常;急性或亚急性甲状腺炎及桥本甲状腺炎引起的甲状腺功能减退的早期,中医治疗可以有效改善机体的免疫状态,降低甲状腺过氧化物酶抗体及甲状腺球蛋白抗体,减少其对甲状腺的破坏,从而延缓甚至逆转甲减的进程。其他原因引起者多属永久性,常需终身替代治疗。若失治、误治,正气耗散,虚邪留滞,则会导致虚实夹杂,加重患者病情进而影响患者的生活质量。

黏液性水肿昏迷是甲减的一个严重并发症,若不及时救治,病死率很高,故临床治疗上应给予足够的重视。及时应用中西医结合各种措施,以挽救患者生命。

八、预防与调护

(一)预防

(1)地方性克汀病及孕妇胚胎期缺碘是甲减发病的重要原因,因此地方性甲状腺肿流行地区及孕妇应普遍用碘化食盐预防。患地方性甲状腺肿母亲的初生儿,应常规作脐带血 FT$_4$ 及 TSH 测定,以发现早期婴儿甲减病例,将明显减少新生儿先天性甲减的发生,并改善不良预后。

(2)碘摄入过量也可以导致自身免疫性甲状腺炎和亚临床甲减患病率增加,促进甲状腺自身抗体阳性人群发生甲减,因此维持合适的碘摄入量尤为重要。

(3)为甲亢患者作甲状腺次全切除术时,应慎重考虑指征,正确掌握切除范围。

(4)用放射性^{131}I 治疗甲亢应恰当掌握剂量,治疗后定期测定甲状腺功能,一旦发生甲减时,应及时给予甲状腺素制剂替代治疗。

(5)由药物引起的甲减,应注意及时停用或调整相关药物的剂量,如甲减严重,也可在必要时酌情补充少量甲状腺素制剂。

(二)调护

1.生活调护

甲减患者要注意避寒保暖,坚持适当体育运动,以畅通气血,振奋机体的阳气。经常参加室外活动,劳逸结合。预防感冒,防止创伤及感染,避免一切能够引起黏液性水肿的诱因。

2.饮食调养

(1)甲减患者之机体代谢降低,产热量减少,故饮食应以富含热量的食物为主,如乳类、鱼类、蛋类及豆制品、瘦肉等。平日可适当进食一些甜食,以补充热能,维持机体的能量代谢。

(2)甲减患者易有脾虚的表现,表现为口淡无味、食欲缺乏、消化不良等症状。因此,伴有脾虚的患者应注意调整饮食结构,注意调味以促进食欲,并以易于消化吸收的饮食为主,诸如汤汁、半流质等;生冷寒凉饮食易损伤脾阳,应少食;慎食煎炸、肥甘滋腻之品。

(3)食疗方法也可适当地采用,在阳虚明显时可用龙眼肉、大枣、莲肉等煮汤,妇女可在冬令配合进食阿胶、核桃、黑芝麻等予以气血双补。平时可常吃羊肉、牛肉、狗肉、胡椒等温补食品。以下食谱,可供选择。

当归生姜羊肉汤:选用精羊肉 90～120 g,当归 10～15 g,生姜 3 片,同煮,吃肉喝汤,每天 1 次。适用于甲减患者属阳虚证者,症见腰膝酸软、畏寒肢冷等。

黄芪黑豆粥:黄芪、黑豆各 20 g,粳米 100 g,共煮粥食用。有健脾补肾利水的功效。适用于甲减脾肾阳虚证,症见神疲乏力、形寒肢冷、腰膝酸软、纳呆腹胀、小便不利、便溏、面浮肢肿等。

麻雀肉:选用麻雀 3～5 只,将其烫去羽毛,除内脏,置锅中炖煮,放入佐料,喝汤食肉。具有温补肾阳作用。适用于甲减之肾阳虚证,症见畏寒肢冷、腰膝酸软、水肿、小便清长等。

赤小豆煮鸡汤:雄鸡 1 只,去毛除内脏,洗净后入锅加水,与赤小豆 100 g 同煮,炖烂食之,并饮汁令尽。用于甲减之有阳虚证者,症见面浮肢肿、神疲乏力、小便短少等。

红枣粥:大枣 15 个,龙眼肉 30 g,粳米 60 g,煮粥,供早晚餐食用。用于甲减伴血虚者,症见面色苍白、疲乏无力、月经量少等。

3.精神调理

甲减虽属慢性难治之疾,但只要及时、正确地施治即可以维持正常的甲状腺激素水平,使机体处于阴阳平衡的状态,尽量减少甲减并发症的发生。因此,要正确地引导患者,解除其思想顾虑,使其保持心情舒畅,气机畅达;避免烦劳过度,呵护肾气;节欲保精,培固真元。

(张　敏)

第三节　糖　尿　病

糖尿病是由遗传、环境、免疫等因素引起的,以慢性高血糖及其并发症为特征的代谢性疾病。糖尿病的基本病理生理为相对或绝对胰岛素不足所引起的代谢紊乱,涉及糖、蛋白质、脂肪、水及电解质等多种代谢。最典型的表现为"三多一少"综合征,即多饮、多尿、多食和体重减轻(或相对减轻)。尽管各种类型糖尿病出现上述四种主要表现的时间和顺序可能不同,但在各种糖尿病的自然进程中迟早会出现。

根据国际糖尿病联盟统计,目前糖尿病患者已达 2.85 亿,估计到 2030 年全球将近有近 5 亿人患糖尿病。世界上糖尿病人数占前三位的国家依次为印度、中国和美国。几年前,在中华医学会糖尿病学会组织下,全国 14 个省市进行了糖尿病流行病学调查,估计我国 20 岁以上的成年人糖尿病患病率为 9.7%,中国糖尿病患者总数达 9 240 万;在我国患病人群中,以 2 型糖尿病为主,2 型糖尿病占 90% 以上,1 型糖尿病约占 5%,其他类型糖尿病仅占 0.7%,城市妊娠糖尿病的

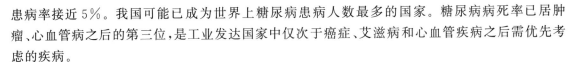

患病率接近5%。我国可能已成为世界上糖尿病患病人数最多的国家。糖尿病病死率已居肿瘤、心血管病之后的第三位,是工业发达国家中仅次于癌症、艾滋病和心血管疾病之后需优先考虑的疾病。

糖尿病属于中医学的"消渴"范畴。

一、病因病机

(一)中医

早在《黄帝内经》中就已提出禀赋不足、五脏虚弱,精神刺激、情志失调,过食肥甘、形体肥胖与糖尿病的发生有着密切的关系。此后历代医家在此基础上不断补充发展,使糖尿病的病因病机理论争鸣发展,内容逐渐充实。

1.病因

(1)素体阴虚,五脏虚弱:或由于先天禀赋不足,五脏虚弱;或由于后天阴津化生不足所引起。其中,古代医家更加强调肾脾两脏亏虚在糖尿病发病中的重要性。

(2)饮食不节,形体肥胖:长期过食肥甘,形体肥胖,醇酒厚味,损伤脾胃,脾胃运化失司,积热内蕴,消谷耗液,损耗阴津,易发生糖尿病。

(3)精神刺激,情志失调:长期过度的精神刺激,情志不舒,或郁怒伤肝,肝失疏泄,气郁化火,上灼肺胃阴津,下灼肾液;或思虑过度,心气郁结,郁而化火,心火亢盛,耗损心脾精血,灼伤胃肾阴液,均可导致糖尿病的发生。

(4)外感六淫,毒邪侵害:外感六淫,燥火风热毒邪内侵,旁及脏腑,燥热伤津,亦可发生糖尿病。

(5)久服丹药,化燥伤津:在中国古代,自隋唐以后,常有人为了壮阳纵欲或延年益寿而嗜服矿石类药物炼制的丹药,使燥热内生,阴津耗损而发生糖尿病。

(6)长期饮酒,房劳不节:长期嗜酒,损伤脾胃,积热内蕴,化火伤津;劳伤过度,肾精亏耗,虚火内生,灼伤阴津,均可发生糖尿病。

2.病机

(1)病变早期为阴津亏耗,燥热偏盛:糖尿病早期的基本病机为阴津亏耗,燥热偏盛,阴虚为本,燥热为标。燥热愈甚阴津愈虚,阴津愈虚燥热愈盛,两者相互影响,互为因果。其病变部位虽与五脏有关,但主要在肺、脾(胃)、肾三脏,且三脏之间常相互影响。如肺燥津伤,津液失于敷布,则脾不得濡养,肾精不得资助;脾胃燥热偏盛,上可灼伤肺津,下可损耗肾阴;肾精不足则阴虚火旺,亦可上灼肺胃;终至肺燥、胃热、脾虚、肾亏同时存在,而多饮、多食、多尿三多症状常可相互并见。

(2)病变中期为病程迁延,气阴两伤,脉络瘀阻:若糖尿病早期得不到及时恰当的治疗,则病程迁延,燥热伤阴耗气而致气阴两虚,同时脏腑功能失调,津液代谢障碍,气血运行受阻,痰浊瘀血内生,全身脉络瘀阻,相应的脏腑器官失去气血的濡养而变生诸多并发症。其气虚的形成可因阴损耗气;或因燥热耗气;或因先天不足,后天失养;或因过度安逸,体力活动减少,致气虚体胖。其痰浊的形成,可因饮食不节,过食肥甘厚味,损伤脾胃;或因忧思、劳倦伤脾,以致脾气虚弱,健运失司,水湿内停,积聚化痰;或因肺气不足,宣降失司,水津不得通调输布,津液留聚而生痰;或因肾虚不能化气行水,水湿内停而为痰;或因肝气郁结,气郁湿滞而生痰。其血瘀的形成可因热灼津亏而致血瘀;或因气滞而致血瘀;或因气虚而致血瘀;或因阳虚寒凝而致血瘀;或因痰浊阻络而致血瘀。

气阴两虚,痰浊瘀血痹阻脉络是消渴病发生多种并发症的主要病机。若气阴两伤,心脉痹阻则出现胸痹、心悸等心系并发症;若肝肾阴虚,肝阳上亢,痰闭清窍,脑脉瘀阻则出现中风、眩晕、健忘、痴呆等脑系并发症;若肝肾阴亏,脾肾两虚,肾络瘀阻则出现尿浊、腰痛、水肿、阳痿、遗精、癃闭等肾系并发症;若肝肾亏虚,精血不能上承于目,目络瘀阻,则视物模糊,甚则目盲失明;若肝肾阴虚,痰浊瘀血痹阻四肢脉络,则肢体麻木疼痛或肢端坏疽;肾开窍于耳,肾主骨,齿为骨之余,肝肾精血亏虚则耳鸣耳聋,齿落;若疮毒内陷,邪热攻心,扰乱神明,则神昏谵语;若肺肾气阴两虚,易感受外邪,出现感冒、肺热咳嗽、或并发肺痨;肝胆气郁,湿浊瘀血阻滞则出现胁痛、黄疸;若肝肾阴虚,湿热下注膀胱则出现尿频急痛,小腹坠胀;若脾气虚弱,胃失和降则出现泄泻、呕吐、痞满、呃逆等诸证;若胃热炽盛,心脾积热则牙龈脓肿,口舌生疮;若皮肤络脉瘀阻,皮肤失去气血濡养,或兼感受风湿毒邪,则出现皮肤瘙痒、疖肿、痈疽疔疮、皮癣、水疱、紫癜、溃疡等多种皮肤病变。

(3)病变后期为阴损及阳,阴阳俱虚:人之阴阳互根,互相依存。消渴病之本于阴虚,若病程迁延日久,阴损及阳,或因治疗失当,过用苦寒伤阳之品,终致阴阳俱虚。若脾阳亏虚,肾阳衰败,水湿潴留,浊毒内停,壅塞三焦则出现全身水肿、四肢厥冷、纳呆、呕吐、恶心、面色苍白、尿少尿闭等症;若心肾阳衰,阳不化阴,水湿浊邪上凌心肺则出现胸闷心悸、水肿喘促、不能平卧,甚则突然出现心阳欲脱、气急倚息、大汗淋漓、四肢厥逆、脉微欲绝等危候;若肝肾阴竭,五脏之气衰微,虚阳外脱,则出现猝然昏仆、神志昏迷、目合口张、鼻鼾息微、手撒肢冷、二便自遗等阴阳离决之象。临床资料表明消渴病晚期大多因并发消渴病心病、消渴病脑病、消渴病肾病而死亡。

另有少数消渴病患者起病急骤,病情严重。迅速导致阴津极度损耗,阴不敛阳,虚阳浮越而出现面赤烦躁、头痛呕吐、皮肤干燥、目眶下陷、唇舌干红、呼吸深长、有烂苹果样气味,若不及时抢救,则真阴耗竭,阴绝阳亡,昏迷死亡。

(二)西医

1.1 型糖尿病的病因与发病机制

西医认为 1 型糖尿病的发病原因主要由于遗传与环境因素中的病毒感染、化学物质所致的胰岛 β 细胞自身免疫性炎症,导致 β 细胞破坏、功能损害、胰岛素分泌缺乏所致。

(1)病因:1 型糖尿病存在着明显的家族聚集现象,在美国,1 型糖尿病在普通人群中的患病率为 1/300,而 1 型糖尿病的一级亲属中 1 型糖尿病的患病率为 1/20。对遗传背景具有完全相同特征的同卵双胞胎中的 1 型糖尿病发病情况的调查情况显示,同卵双生儿之一患 1 型糖尿病,另一个发生 1 型糖尿病的总危险性为 20%～50%。决定 1 型糖尿病易感性的最重要遗传因素是主要组织相容性复合物基因区,也被称为人类白细胞抗原基因区。该区域的基因变异可以解释 50% 的 1 型糖尿病的家族聚集性。在对人类白细胞抗原基因的氨基酸编码与 1 型糖尿病发生危险性相关的研究中发现,位于 DQB 链第 57 位的天冬氨酸具有保护性,而位于 DQA 链第 52 位的精氨酸与糖尿病危险性增加相关。另外一个与 1 型糖尿病危险性明显相关的位点是胰岛素基因所在的染色体区域,该区域的 DNA 变异可以解释约 10% 的 1 型糖尿病家族聚集性。

遗传背景完全相同的同卵双胞胎之间 1 型糖尿病患病一致率小于 50%,说明环境因素在 1 型糖尿病的病因中起重要作用。目前主要有两种假说解释 1 型糖尿病发病的环境因素。第一种假说认为病毒等环境因素是触发自身免疫而导致 1 型糖尿病的原因。至今只有先天性风疹综合征与 1 型糖尿病的发生具有肯定的关系。第二个假说是基于"卫生学假说"的基础上,这一假说认为环境因素也可以抑制自身免疫过程的发展。简单来说,对于小婴儿来说,我们周围的环境可能太干净,缺乏抑制自身免疫的物质,因此导致了免疫调节的缺陷,从而导致了"Th₁"疾病(如1型糖尿病)发病率不断上升。

年龄和性别是与1型糖尿病发病相关的重要因素。1型糖尿病发生的高峰年龄为11～14岁,这个年龄阶段是青春期启动和身体的加速生长期,大约70%的典型1型糖尿病在30岁之前发生。多个研究显示女性患者1型糖尿病的高峰年龄较男性提前。

(2)发病机制:目前对1型糖尿病发病机制的认识是,与1型糖尿病相关的人类白细胞抗原Ⅱ与启动1型糖尿病自身免疫过程的短肽特异性结合。这种结合物被 $CD4^+$ T 细胞表面的 T 细胞受体识别后,激活对 β 细胞具有杀伤性的 T 细胞和针对抗原产生抗体的 B 细胞。由抗原提呈细胞或 T 细胞释放出来的细胞因子在这个过程中起到调控作用。在这些细胞因子中,干扰素 γ和白细胞介素-2 促进细胞免疫反应(Th_1反应),而其他的细胞因子如白细胞介素 4 和白细胞介素-10 促进细胞免疫反应(Th_2反应)。细胞毒性 T 细胞表面 Fas 配体的表达同样也是进展为显性糖尿病的标志。在发生胰岛炎时对胰岛进行的检查结果提示发生了 Fas 介导的细胞凋亡,有可能是另一种 β 细胞功能损伤的机制。

2.2 型糖尿病的病因与发病机制

2 型糖尿病是以遗传、宫内发育不良等为先天病因,在持续性能量正平衡的环境因素作用下,维持葡萄糖稳态的关键模块,通过包括糖毒性、脂毒性、高胰岛素血症、氧化应激、内质网应激、慢性炎症、交感神经长期过度兴奋等机制而调控失效,最终导致胰岛素抵抗和分泌不足。胰岛素抵抗主要涉及中枢神经系统、肝脏、肌肉和脂肪组织等。以上机制相互作用,超越机体维持葡萄糖稳态的适应极限,最终导致 2 型糖尿病的发病。其中先天因素(遗传、宫内发育不良等)和后天因素(年龄等)共同决定机体自身的缓冲和适应极限,而 2 型糖尿病是具有特定遗传背景下对能量持续超载适应失败的结果。

3.特殊类型糖尿病

特殊类型糖尿病共有 8 类,其中有关单基因突变所致的糖尿病正处于热切关注和发展之中。已知由单基因突变引起的糖尿病有胰岛素基因突变、胰岛素受体基因突变、葡萄糖转运蛋白基因突变、葡萄糖激酶基因突变及线粒体基因突变等。

二、临床表现

(一)症状

(1)不同类型的糖尿病有不同的临床表现,然而糖尿病最典型的症状为"三多一少",即多饮、多食、多尿和体重减轻。不同类型的糖尿病出现这四种主要表现的时间及顺序可能不同,但这些临床表现在各种类型糖尿病的自然病程中均可能出现。

(2)其他临床症状随着糖尿病的进一步发展,由于慢性并发症的出现而可以表现为各种不同的临床症状。如疲乏无力,性欲减退,月经失调,麻木,腰腿疼痛(针刺样、烧灼样或闪电样疼痛),皮肤蚁走感,皮肤干燥,瘙痒,阳痿,便秘,顽固性腹泻,心悸,直立性低血压,出汗,视物模糊,黑矇,多发及难治性疖肿,足部破溃等。

(二)体征

(1)糖尿病的早期,绝大多数患者无明显体征;多尿明显而饮水不足情况下,患者可能出现脱水征。

（2）久病患者可能因为营养障碍、继发性感染，以及心血管、肾脏、眼部、神经系统、皮肤、关节肌肉等并发症而出现各种相应的体征。

（3）少数患者可出现皮肤黄色瘤、皮肤胡萝卜素沉着症。

（三）常见并发症

（1）常见的急性并发症有糖尿病酮症酸中毒、糖尿病非酮症性高渗综合征、糖尿病性乳酸中毒、低血糖症等。

（2）常见的慢性并发症有糖尿病性心脏病、糖尿病性高血压、糖尿病性脑血管病变、糖尿病性下肢动脉硬化闭塞症、糖尿病性神经病变、糖尿病肾病、糖尿病足等。

三、实验室检查

（一）血糖测定

血糖测定包括空腹血糖及餐后 2 小时血糖测定。新发现或没有系统治疗的糖尿病患者多有空腹及餐后血糖升高。

（二）葡萄糖耐量测定

对无症状的早期糖尿病患者或亚临床型糖尿病患者，虽空腹正常，仍需进一步做口服葡萄糖耐量试验以明确诊断。但对于已经明确诊断的糖尿病患者则不需作为常规检查项目。

（三）尿糖测定

尿糖受肾糖阈高低不同的影响，有些糖尿病患者即使血糖较高也并不一定会出现尿糖。

（四）尿酮体测定

尿酮体测定对酮症酸中毒患者极为重要。正常人尿酮体阴性。

（五）尿微量清蛋白测定

尿微量清蛋白主要用于糖尿病肾病早期的诊断。

（六）糖化血红蛋白测定

糖化血红蛋白可以反映出测定前 2～3 个月平均血糖水平，主要用于评价糖尿病的控制程度。

（七）糖化血清蛋白测定

糖化血清蛋白反映 20 天（清蛋白半衰期）的血糖水平。

（八）血浆胰岛素测定

血浆胰岛素主要用于糖尿病的诊断及分型。1 型糖尿病患者在葡萄糖负荷后血糖上升很高，而胰岛素的分泌很少；2 型糖尿病患者在葡萄糖负荷后，胰岛素的分泌曲线呈不同程度地提高，但与血糖的升高不成比例。对于测定前需要进行胰岛素治疗的患者应注意测定结果的评价方法。

（九）血清 C 肽测定

血清 C 肽测定可以反映胰岛 β 细胞生成和分泌胰岛素的能力，特别是糖尿病患者在接受胰岛素治疗时更能精确地判断 β 细胞分泌胰岛素的能力。因为胰岛 β 细胞的胰岛素原可被相应的酶水解成等克分子的胰岛素和 C 肽，而外源性的胰岛素并不含有 C 肽。因此，与血浆胰岛素检查相比较，C 肽有更准确地反映胰岛 β 细胞生成和分泌胰岛素的能力。

（十）血脂测定

血脂是人体所必需的，但高血脂时易发生动脉硬化，有些患者为了使血糖降低，食用较多的脂肪食物,危害性较大。主要表现为高脂血症和高脂蛋白血症,尤以肥胖的患者为多。生化分析可以发现高胆固醇血症、高甘油三酯血症及高密度脂蛋白降低、低密度脂蛋白升高。

(十一)血清酮体测定

糖尿病患者并发酮症或酮症酸中毒时出现血清酮体升高。

(十二)血液流变学测定

血液流变学可作为糖尿病诊断、治疗、疗效观察的指标之一。糖尿病患者可以出现全血黏度增高(包括高切黏度及低切黏度)、血浆及血清黏度增加、红细胞电泳时间延长、血小板黏附性增强及聚集性升高。

(十三)血小板功能测定

血小板功能异常与糖尿病慢性并发症有一定的关系。糖尿病患者血小板功能检查可能表现为血小板黏附功能增强、血小板聚集功能亢进、血小板释放反应异常、血小板促凝活性增高、血小板膜糖蛋白异常。

(十四)血乳酸测定

糖尿病乳酸中毒、糖尿病非酮性高渗综合征、糖尿病酮症酸中毒是糖尿病患者有可能发生的三种急性并发症。10%～15%糖尿病酮症酸中毒和糖尿病非酮性高渗综合征都同时有糖尿病乳酸中毒;老年及重症糖尿病患者,特别是肝肾功能不全,加之苯乙双胍及二甲双胍使用过多,可使血中乳酸增加。

四、诊断与鉴别诊断

(一)诊断

我国目前采用的 WHO 糖尿病诊断标准见表 6-1。

表 6-1 糖尿病诊断标准

诊断标准	静脉血浆葡萄糖水平(mmol/L)
(1)糖尿病症状(高血糖所导致的多饮、多食、多尿、体重下降、皮肤瘙痒、视力模糊等急性代谢紊乱表现)加随机血糖	≥11.1
(2)空腹血糖(FPG)	≥7.0
(3)葡萄糖负荷后 2 小时血糖	≥11.1
无糖尿病症状者:需改天重复检查	

注:空腹状态指至少 8 小时没有进食热量;随机血糖指不考虑上次用餐的时间,一天中任意时间的血糖,不能用来诊断空腹血糖受损或糖耐量减低。

在新的分类标准中,糖尿病和糖耐量减低及空腹葡萄糖受损属高血糖状态,与之相应的为葡萄糖调节的正常血糖状态。糖耐量减低的诊断标准为口服葡萄糖耐量试验时 2 小时血糖≥7.8 mmol/L,但＜11.1 mmol/L。空腹血糖受损的诊断标准为空腹血糖≥6.1 mmol/L,但＜7.0 mmol/L。

(二)鉴别诊断

1.肾性糖尿

先天遗传或肾盂肾炎等疾病使肾小管重吸收功能减退,其血糖及口服葡萄糖耐量试验正常。

2.急性应激状态

拮抗胰岛素的激素分泌增加,可使糖耐量降低,出现一过性血糖升高、尿糖阳性,应激过后可恢复正常。

3.食后糖尿

非葡萄糖的糖尿如果糖、乳糖、半乳糖也可以与班氏试剂中的硫酸铜结合呈阳性反应,但用葡萄糖氧化酶试剂可以鉴别。

4.胃空肠吻合术后

因碳水化合物在肠道吸收快,可引起进食后 0.5～1.0 小时血糖升高,出现糖尿,但空腹血糖和餐后 2 小时血糖正常。

5.弥漫性肝病患者

葡萄糖转化为肝糖原功能减弱,肝糖原储存减少,进食后 0.5～1.0 小时血糖可高于正常,出现糖尿。

6.胰源性糖尿病

由胰腺疾病引起的如胰腺炎、胰腺结石、胰腺肿瘤、胰腺切除术胰腺组织被广泛切除等均可导致胰源性糖尿病。

7.内分泌性糖尿病

由内分泌疾病引起拮抗胰岛素的各种激素增多,使胰岛素相对不足而导致继发性糖尿病,如肢端肥大症、甲状腺功能亢进、皮质醇增多症等。

8.血液真性红细胞增多性糖尿病

由于血液中红细胞成分增多,血液黏稠度增高,影响胰岛素的循环,不能使胰岛素充分发挥作用,致糖耐力减低,出现糖尿病。

9.医源性糖尿病

因长期服用肾上腺皮质激素所致。另外,女性避孕药、女性激素,以及噻嗪类利尿药、阿司匹林、吲哚美辛、三环类抗抑郁药等可抑制胰岛素释放或对抗胰岛素的作用,致使糖耐量减低,糖代谢紊乱。

五、治疗

糖尿病由于其发病机制的复杂性,且有种类繁多的不同脏器的各种慢性并发症和急性并发症,因此临床表现复杂多样,病机各不相同。所以在治疗时应根据不同患者的具体病情,确定不同的治疗原则。采用中西医结合治疗可以有效地延缓糖尿病及其并发症的发生发展。

(一)中医辨证治疗

糖尿病中医药治疗的基本原则是"辨证论治"。希望用一方或一法来统治所有的糖尿病的想法是不现实的,也是不科学的。因为糖尿病患者受发病年龄的不同、发病类型的不同、发病诱因的不同、患者本身体质的差异、患者所处的地域不同、或处于不同的发病阶段、急性和慢性并发症的有无、慢性并发症轻重不同以及机体反应性不同等诸多因素的影响,所表现的症状复杂多变,各不相同。治疗既要继承前人的经验,同时亦应有所发展。

糖尿病的治疗,应该标本兼治。其本在气虚、阴虚,其标在燥热、瘀血、痰浊、肝郁、湿热、痰湿。其虚又有不同脏腑之分,其实又可兼见出现,故临床所见证型复杂多样。

1.燥热内盛

(1)证候特点:以口渴多饮,大便干燥为主证,兼见口干舌燥,多食,心烦,小便灼热或黄赤,手足心热,舌质红,苔黄燥,脉洪数。

(2)治法:清燥泄热,养阴生津。

(3)推荐方剂:增液承气汤加减。

(4)基本处方:大黄5 g,生地黄15 g,沙参12 g,枳实6 g,玄参12 g,麦门冬10 g,天花粉12 g。每天1剂,水煎服。

(5)加减法:若燥热偏盛,大便干燥难解,甚或便秘,加芒硝3～10 g(冲服)、番泻叶10 g以助大黄、枳实清燥泄热之功;若燥热内盛,气逆不降,出现咳嗽、声音嘶哑者,加栀子10 g、菊花12 g以清热宣肺;如果在糖尿病的中后期,有的患者出现间断性大便干燥,或表现为便秘与腹泻交替出现,且伴有心烦、口干等,治疗则以养阴增液,益气活血为法,药选黄芪20 g、玄参12 g、麦门冬10 g、熟地黄15 g、川芎12 g、桃仁10 g、当归10 g等。

2.脾虚湿滞

(1)证候特点:以脘腹痞闷,舌苔厚腻为特点,兼见恶心、呕吐、四肢困倦、不思饮食、头昏、舌淡胖、舌苔厚腻、脉濡弱。

(2)治法:健脾益气,化湿运脾。

(3)推荐方剂:藿朴夏苓汤加减。

(4)基本处方:藿香10 g,厚朴10 g,法半夏15 g,薏苡仁15 g,苍术10 g,茯苓15 g,柴胡6 g,香附6 g,生甘草3 g。每天1剂,水煎服。

(5)加减法:若脾气亏虚甚者加党参15 g、白术12 g以助脾气;若胃纳欠佳,不欲食,脘腹胀满可加山楂15 g、麦芽15 g、神曲15 g以健脾开胃;如果湿滞偏盛而且舌苔厚腻而腐者,可加草豆蔻仁10 g、白蔻仁10 g(后下)、草果10 g、砂仁6 g(后下)以加强燥湿祛滞之功。

3.肝郁气滞

(1)证候特点:以胸胁苦满,胸闷太息为主证,可兼见胁肋刺痛,口苦咽干,急躁易怒,女性可见乳房胀痛,月经不调,舌淡红,苔薄白,脉弦。

(2)治法:疏肝理气,调理肝脾。

(3)推荐方剂:四逆散加减。

(4)基本处方:柴胡18 g,枳壳15 g,白芍12 g,枳实10 g,赤芍10 g,川芎10 g,茯苓15 g,白术10 g,生甘草3 g。每天1剂,水煎服。

(5)加减法:若肝郁化火,表现为目赤肿痛,急躁易怒者,加牡丹皮12 g、栀子12 g以泻肝火;若大便干结者加生大黄6 g以通腑泻下;头晕目眩、头痛失眠者加天麻10 g、钩藤20 g、刺蒺藜15 g以平肝潜阳。

4.水湿停聚

(1)证候特点:以水肿为主要特点,可见小便不利,头身困倦,头重如裹,纳呆不欲食,舌淡胖,苔白厚腻,脉弦滑或濡。

(2)治法:利水化湿,健脾泻浊。

(3)推荐方剂:五苓散加减。

(4)基本处方:茯苓20 g,猪苓15 g,泽泻10 g,白术10 g,桂枝6 g,白茅根15 g,车前草20 g,玉米须15 g,益母草20 g。每天1剂,水煎服。

(5)加减法：水湿停滞由脾虚引起者，适当加黄芪 20 g 补气利水；水肿兼有瘀滞表现为口舌青紫或舌有瘀点或瘀斑、脉涩者，加怀牛膝 15 g、泽兰 15 g 活血祛瘀，利水消肿；水肿甚者可加用生姜皮 10 g、桑白皮 10 g 加强利水；水肿伴腰痛、腰膝酸软等症者，加续断 12 g、女贞子 20 g、旱莲草 10 g 等补益肝肾；水肿伴咳嗽、气喘等肺气不降者，适当加用前胡 10 g、苦杏仁 10 g 降气止咳平喘。

5.气血亏虚

(1)证候特点：以神疲困倦，唇舌指甲及眼睑色淡等为主证，可以兼见喜坐少动，语声低微，精力不集中，失眠，舌淡白，脉细弱。

(2)治法：益气养血。

(3)推荐方剂：当归补血汤加味。

(4)基本处方：黄芪 30 g，当归 10 g，党参 15 g，怀山药 20 g，白术 10 g，丹参 15 g，阿胶 10 g（烊化），五味子 10 g，龙眼肉 10 g，炙甘草 5 g。每天 1 剂，水煎服。

(5)加减法：若气血亏虚同时见胃纳呆滞，不思饮食者，加山楂 15 g、神曲 15 g、麦芽 10 g 以健脾消食，以助气血生化之源；若兼见胁肋胀满等气滞表现者，可加木香 6 g、青皮 10 g、陈皮 10 g 以理气。肾主骨生髓，髓能化精，精能生血，因而可在上方的基础上适当加枸杞子 10 g、制首乌 15 g、菟丝子 10 g 填精补肾。

6.瘀血阻滞

(1)证候特点：以唇舌瘀黯，局部脉络青紫为主证，兼可见有局部刺痛，小便滴沥不尽，出血，局部痛有定处，夜晚加甚，舌黯有瘀点或瘀斑，脉涩或结代。

(2)治法：活血化瘀。

(3)推荐方剂：桃红四物汤加减。

(4)基本处方：桃仁 12 g，红花 10 g，血竭 10 g，水蛭 6 g，川芎 10 g，白芍 12 g，甘草 3 g，鬼箭羽 10 g，丹参 15 g。每天 1 剂，水煎服。

(5)加减法：临床应根据瘀阻部位的不同，选用不同的药物进行加减。瘀阻在脑者，加怀牛膝 15 g 以引血下行，郁金 10 g 及石菖蒲 15 g 以芳香开窍；瘀阻在心者，加薤白 10 g、全瓜蒌 15 g 以开胸通阳；瘀阻在肩背者，可加姜黄 10 g、桂枝 6 g；瘀阻在下肢者，可加怀牛膝 15 g、孩儿茶 10 g。

7.肾阳亏虚

(1)证候特点：以畏寒，肢体欠温，膝冷，五更作泻，小便清长，夜尿多，或阳痿，性功能障碍，舌淡，苔薄白，脉微细为主证。

(2)治法：补肾壮阳。

(3)推荐方剂：金匮肾气丸加减。

(4)基本处方：枸杞子 15 g，桑椹 15 g，肉桂 3 g，怀山药 15 g，山茱萸 12 g，牡丹皮 10 g，泽泻 10 g，菟丝子 15 g，淫羊藿 15 g，紫河车 10 g，鹿角胶 5 g。每天 1 剂，水煎服。

(5)加减法：若夜尿频多，小便清长者则加用覆盆子 20 g；阳虚而有寒象者，加用附片 10 g，若无效则加用鹿茸粉 0.5 g，干姜、细辛类温里通阳药也可选用，但药量不宜过大；若男性以性功能障碍为主者，则重用菟丝子、淫羊藿，另用雄蚕蛾，研粉冲服。

8.肾阴亏虚

(1)证候特点：以心烦，失眠多梦，腰膝酸软，脉微细为主证。兼见手足心热，面部潮红，热气上冲，舌淡红，少苔，脉细数。

（2）治法：滋肾养阴。

（3）推荐方剂：左归丸加减。

（4）基本处方：桑椹 15 g，枸杞子 15 g，黄精 15 g，制首乌 15 g，女贞子 15 g，旱莲草 15 g，桑寄生 10 g，玄参 10 g，怀牛膝 15 g，菟丝子 10 g，生甘草 3 g。每天 1 剂，水煎服。

（5）加减法：有虚火者可选加知母 10 g、黄柏 10 g、龟甲 12 g、牡丹皮 10 g 滋阴清热；若阴阳两虚者，可用左归丸合用金匮肾气丸加减平补肾之阴阳；腰膝酸软明显者可加用杜仲 12 g、续断 10 g、木瓜 15 g、独活 10 g 补肝肾健腰膝。

9.肝胆湿热

（1）证候特点：以胸脘腹胀，纳后饱胀，胁肋胀痛，恶心，口苦为主证。兼见四肢沉重，肌肉酸胀，或有巩膜、甲床、皮肤黄染，尿黄，舌红，苔厚腻，脉滑数。

（2）治法：清利肝胆湿热。

（3）推荐方剂：茵陈蒿汤加味。

（4）基本处方：大黄 10 g（后下），茵陈蒿 20 g，山栀 10 g，黄芩 10 g，黄连 6 g，苍术 10 g，生甘草 3 g。每天 1 剂，水煎服。

（5）加减法：若兼有倦怠乏力，不欲食者，可加用茯苓 15 g、白术 10 g、党参 15 g、陈皮 10 g 益气健脾；若食后饱胀者，加用木香 6 g、香附 10 g 行气消食；胁肋胀痛甚者，可加用川芎 12 g、郁金 10 g、枳壳 10 g 疏肝解郁止痛。

10.湿热下注

（1）证候特点：以胸脘腹胀，纳后饱胀，尿频、尿急、尿痛，或大便溏泄、灼热不畅等为主证。兼见四肢沉重，肌肉酸胀，舌红，苔根黄厚腻，脉滑数。

（2）治法：清利下焦湿热。

（3）推荐方剂：四妙散加减。

（4）基本处方：黄柏 10 g，苍术 10 g，车前草 15 g，生苡仁 15 g，黄芩 10 g，黄连 6 g，怀牛膝 12 g，葛根 10 g。每天 1 剂，水煎服。

（5）加减法：若病在肾与膀胱，可加用石韦 20 g、连翘 15 g、土茯苓 15 g、生甘草 3 g 清泄下焦湿热；若病在大肠者，可加木香 6 g（后下）、焦槟榔 10 g 以调理大肠气机并加重清热；若出现外阴瘙痒者，可加用苦参 10 g、川草薢 12 g、连翘 15 g 清热燥湿止阴痒；若湿热伤筋而表现为腿易抽筋者，可加用木瓜 15 g、独活 10 g、大青叶 15 g 清热祛风除湿痹。

以上诸证既可单独出现，又可两证或数证同时并见，故可根据具体病情，参照以上规律灵活处理，尤其是糖尿病晚期的患者，病情比较复杂，不能将之简单地归为某一型或某一治法。

（二）西医治疗

糖尿病治疗目的主要是纠正代谢紊乱，避免或延迟并发症的发生和发展，使患者学会糖尿病防治的基本知识并能进行自我监测和护理，提高生活质量。故运用药物治疗的同时，应做好糖尿病基本知识的教育工作。

1.口服药物治疗

糖尿病的药物治疗运用方便，不影响患者的日常生活和工作。目前运用于临床治疗有 7 类口服药。掌握其适应证，合理运用，一般可控制病情，现将药物的种类、规格、用法简述于下。

（1）磺酰脲类：该类药物主要增加第二时相胰岛素分泌，还可以增加胰岛 β 细胞对其他刺激物的反应性。①甲苯磺丁脲：开始剂量每次 250 mg，每天 3 次，常用剂量每次 500 mg，每天3次。

②格列苯脲:开始剂量 1～2 mg,最大剂量每天 8 mg,进餐时服用。③格列苯脲:通常剂量每次 2.5 mg,每天 3 次,最大剂量每天 20 mg,餐前服用。消渴丸每10 粒含格列本脲 2.5 mg,为中西合药,应用时按格列本脲对待。④格列齐特:开始剂量每次 40 mg,每天 2 次,通常每次 80 mg,每天 2 次,最大剂量每天 320 mg。⑤格列齐特缓释片:开始剂量为每次 30 mg,每天 1 次,早餐前服用,最大剂量每天 120 mg。格列齐特 80 mg 一片相当于格列齐特缓释片一片。⑥格列吡嗪:开始剂量每次 2.5 mg,每天 3 次,通常每次 5 mg,每天 3 次,最大剂量每天 30 mg。⑦格列吡嗪控释剂:每次 5～10 mg,每天 1 次,服用时不嚼碎药片。⑧格列喹酮:开始口服每次 15 mg,每天 3 次,通常每次 30 mg,每天 3 次,最大剂量每天180～240 mg。

(2)双胍类:该类药物降糖机制为改善胰岛素抵抗,增加胰岛素介导的周围组织对葡萄糖的利用,增加基础葡萄糖利用,降低肝脏葡萄糖产生和输出。二甲双胍:通常每次 250 mg,每天2～3 次,剂量每天 3 000 mg,宜在餐中或餐后服用。

(3)α-葡萄糖苷酶抑制剂:该类药物的作用机制为通过抑制碳水化合物在小肠上部的吸收而降低餐后血糖,适用于以碳水化合物为主要食物成分和餐后血糖升高的患者。①阿卡波糖:通常每次 50 mg,每天 3 次,最大剂量每天 300 mg,在进食前即服,或在进第一口食物时将本品嚼碎一起服用。②伏格列波糖:0.2～0.6 mg,每天 3 次,服用方法同阿卡波糖。其特点为抑制二糖苷酶类(蔗糖酶、麦芽糖酶等)作用特别强,而不抑制 α-淀粉酶。③米格列醇:每天剂量及用法同阿卡波糖。该药为可溶性,可完全吸收,胃肠道反应少。

(4)噻唑烷二酮类:该类药物主要通过增加靶细胞对胰岛素作用的敏感性而降低血糖。①马来酸罗格列酮:开始服用每天 4 mg,经 12 周治疗后,可加量至每天 8 mg。对于未使用过罗格列酮及其复方制剂的糖尿病患者,只能在无法使用其他降糖药或使用其他降糖药无法达到血糖控制目标的情况下,才考虑使用罗格列酮及其复方制剂。对于已经使用罗格列酮及其复方制剂者,应评估其心血管疾病风险,在权衡用药利弊后决定是否继续用药。②盐酸吡格列酮:初始剂量可为 15 mg 或 30 mg,每天 1 次。如对初始剂量反应不佳,可加量,直至 45 mg,每天 1 次。但需注意同罗格列酮一样,开始使用本品和增加用药剂量时,应评估其心血管疾病风险,在权衡用药利弊后决定是否继续用药。另外,服用本品的女性患者骨折的发生率增加,对使用本品的患者,尤其是女性患者,要考虑到骨折的风险,并注意评估和维持骨骼健康。

(5)格列奈类促胰岛素分泌剂:本类药物主要通过刺激胰岛素的早期分泌而降低餐后血糖,具有吸收快、起效快和作用时间短的特点。①瑞格列奈:初始剂量为 1 mg,最大的推荐单次剂量为 4 mg,进餐时服用。但最大日剂量不应超过 16 mg。②那格列奈:常用剂量 120 mg,每天 3 次,餐前服用。

(6)二肽基肽酶-4 抑制剂:此类药物通过抑制二肽基肽酶-4 而减少胰高血糖素样肽-1 在体内失活,增加胰高血糖素样肽-1 在体内的水平。胰高血糖素样肽-1 以葡萄糖浓度依赖的方式增加胰岛素分泌,抑制胰高糖素分泌。①西格列汀:100 mg,每天 1 次,与食物同服或空腹服用。肾功能减退者应减量。②维格列汀:50 mg,每天 2 次,或者 100 mg,每天 1 次,可与食物同服。

(7)SGLT2i:一种新型口服降糖药。SGLT2i 主要作用于肾脏,抑制肾小管对葡萄糖的再吸收。正常情况下,肾小管会从尿液中重新吸收葡萄糖,将其重新释放到血液中。SGLT2 抑制剂通过阻止这一过程,使更多的葡萄糖通过尿液排出,从而降低血糖水平。此外,该药物在保护肾脏、降低体重、降低血压及改善充血性心力衰竭等方面也体现出了独特优势。①达格列净:5 mg 或 10 mg,每天 1 次,早空腹口服。②恩格列净:10 mg,每天 1 次,早空腹口服。

2.胰高血糖素样肽-1 受体激动剂治疗

胰高血糖素样肽-1 受体激动剂通过激动胰高血糖素样肽-1 受体而发挥降低血糖的作用。

胰高血糖素样肽-1 受体激动剂以葡萄糖浓度依赖的方式增强胰岛素分泌、抑制胰高血糖素分泌,并能延缓胃排空,通过中枢性的食欲抑制来减少进食量。目前国内上市的胰高血糖素样肽-1 受体激动剂为艾塞那肽和利拉鲁肽,均需皮下注射。

(1)艾塞那肽:起始剂量为每次 5 μg,每天 2 次,在早餐和晚餐前 60 分钟内(给药间隔大约 6 小时或更长)皮下注射。不应在餐后注射本品。根据临床应答,在治疗 1 个月后剂量可增加至每次 10 μg,每天 2 次。

(2)利拉鲁肽:本品每天注射 1 次,可在任意时间注射,无须根据进餐时间给药。起始剂量为每天 0.6 mg。至少 1 周后,剂量可增加至 1.2 mg,推荐每天剂量不超过 1.8 mg。

3.胰岛素治疗

(1)胰岛素的适应证:①1 型糖尿病的替代治疗;②治疗糖尿病急性并发症,如酮症酸中毒、非酮症性高渗综合征及乳酸酸中毒;③用于控制糖尿病患者的妊娠期及分娩期、哺乳期的血糖及妊娠糖尿病;④糖尿病患者合并应激状态,如严重感染、创伤、手术、高热、心肌梗死、脑血管意外等;⑤伴有消耗性疾病,如肺结核、恶性肿瘤、中重度营养不良;⑥糖尿病合并严重慢性并发症或重要器官病变,如肝或肾衰竭、心力衰竭、糖尿病肾病、糖尿病足或下肢坏疽、增殖性视网膜病变等;⑦2 型糖尿病对口服降糖药无效;⑧继发性糖尿病;⑨2 型糖尿病形体消瘦者短期运用胰岛素有利于减轻葡萄糖的毒性作用,减少磺脲类药物的用量;⑩胰岛素变异性糖尿病;⑪新诊断糖尿病患者,若代谢紊乱症状明显,严重高血糖时,无论哪一种糖尿病,均应使用胰岛素,控制高血糖后,再视具体情况调整方案。

(2)起始治疗中基础胰岛素的使用:①基础胰岛素包括中效人胰岛素和长效胰岛素类似物。当仅使用基础胰岛素治疗时,不必停用胰岛素促分泌剂。②使用方法。继续口服降糖药物,联合中效胰岛素或长效胰岛素类似物睡前注射。起始剂量为 0.2 U/(kg·d)。根据患者空腹血糖水平调整胰岛素用量,通常 3~5 天调整 1 次,根据血糖的水平每次调整 1~4 U 直至空腹血糖达标。③如 3 个月后空腹血糖控制理想但糖化血红蛋白不达标,应考虑调整胰岛素治疗方案。

(3)起始治疗中预混胰岛素的使用:①预混胰岛素包括预混人胰岛素和预混胰岛素类似物。根据患者的血糖水平,可选择每天 1~2 次的注射方案。当使用每天 2 次注射方案时,应停用胰岛素促泌剂。②每天 1 次预混胰岛素。起始的胰岛素剂量一般为 0.2 U/(kg·d),晚餐前注射。根据患者空腹血糖水平调整胰岛素用量,通常每 3~5 天调整 1 次,根据血糖的水平每次调整 1~4 U 直至空腹血糖达标。③每天 2 次预混胰岛素。起始的胰岛素剂量一般为 0.2~0.4 U/(kg·d),按 1:1 的比例分配到早餐前和晚餐前。根据空腹血糖和晚餐前血糖分别调整早餐前和晚餐前的胰岛素用量,每 3~5 天调整 1 次,根据血糖水平每次调整的剂量为 1~4 U,直到血糖达标。④1 型糖尿病在蜜月期阶段,可以短期使用预混胰岛素每天 2~3 次注射。预混胰岛素不宜用于 1 型糖尿病的长期血糖控制。

(4)胰岛素的强化治疗方案:①多次皮下注射胰岛素。在上述胰岛素起始治疗的基础上,经过充分的剂量调整,如患者的血糖水平仍未达标或出现反复的低血糖,需进一步优化治疗方案。可以采用餐时+基础胰岛素或每天 3 次预混胰岛素类似物进行胰岛素强化治疗。使用方法:餐时+基础胰岛素,根据睡前和三餐前血糖的水平分别调整睡前和三餐前的胰岛素用量,每 3~5 天调整 1 次,根据血糖水平每次调整的剂量为 1~4 U,直到血糖达标。开始使用餐时+基础胰岛素方案时,可在基础胰岛素的基础上采用仅在一餐前(如主餐)加用餐时胰岛素的方案。之后根据血糖的控制情况决定是否在其他餐前加用餐时胰岛素。每天3次预混胰岛素类似物,根据睡前和三餐前血糖水平进行胰岛素剂量调整,每3～5天调整1次,直到血糖达标。②持续皮下胰岛素输注。是胰岛素强化治疗的一种形式,需要使用胰岛素泵来实施治疗。经持续皮下胰岛素输注给入的胰岛素在体内的药代动力学特征更接近生理性胰岛素分泌模式。与多次皮下注射胰岛素的强化胰岛素治疗方法相比,持续皮下胰岛素输注治疗低血糖发生风险减少。在胰岛素泵中只能使用短效胰岛素或速效胰岛素类似物。持续皮下胰岛素输注的主要适用人群:1型糖尿病患者;计划受孕和已孕的糖尿病妇女或需要胰岛素治疗的妊娠糖尿病患者;需要胰岛素强化治疗的2型糖尿病患者。

4.手术治疗

手术治疗可明显改善肥胖伴2型糖尿病患者的血糖控制,甚至可以使一些糖尿病患者的糖尿病"缓解"。代谢手术是治疗伴有肥胖的2型糖尿病的手段之一,手术方式:①腹腔镜下可调节胃束带术;②胃旁路术。

5.糖尿病血糖控制目标

(1)2型糖尿病患者血糖控制目标:空腹血糖4.4～7.0 mmol/L,非空腹血糖≤10 mmol/L;糖化血红蛋白<7%。而对于儿童和老年人,有频发低血糖倾向或预期寿命较短者,以及合并心血管疾病或严重的急、慢性疾病等患者,血糖控制目标应遵循个体化原则,宜适当放宽,重症患者血糖控制要求为7.8～10.0 mmol/L。

(2)妊娠期间血糖控制目标:空腹、餐前或睡前血糖3.3～5.3 mmol/L,餐后1小时血糖≤7.8 mmol/L;或餐后2小时血糖≤6.7 mmol/L;糖化血红蛋白尽可能控制在6.0%以下。

六、预后

糖尿病难以根治,目前尚属终身性慢性疾病,若控制不理想,会出现多种并发症,致死、致残率高。在治疗方面,中西医结合调治为佳,可以提高疗效、预防和延缓并发症的发生、有效提高生存质量。如果病情控制欠佳,发生严重的慢性并发症(心肌梗死、肾衰竭、脑梗死、脑出血、糖尿病足、眼底出血)等,常常严重影响患者的日常生活,甚则危及患者的生命。

（张　敏）

第七章

神经内科疾病

第一节 脑 梗 死

一、概述

脑梗死又称缺血性卒中,是由各种原因所致的局部脑组织区域血液供应障碍,导致脑组织缺血缺氧性病变坏死,进而产生临床上对应的神经功能缺失表现。脑梗死依据发病机制的不同分为脑血栓形成、脑栓塞和腔隙性脑梗死等主要类型。其中脑血栓形成是脑梗死最常见的类型,约占全部脑梗死的 60%,因而通常所说的脑梗死实际上指的是脑血栓形成。

二、病理生理

颅内血管急性堵塞时会引起脑组织的血流急剧下降,血流减少的量取决于侧支循环的功能,依赖于患者的血管解剖、堵塞部位及系统血压。脑血流断流 4～10 分钟,会引起脑组织死亡;每 100 g 脑组织每分钟血流＜18 mL 会在 1 小时内引起脑梗死;每 100 g 脑组织每分钟血流＜20 mL会引起脑缺血而非脑梗死,除非持续数小时或数天;如果血流在一定数目的细胞死亡之前恢复,患者仅会有短暂性的症状,这种临床症状称为短暂性脑缺血发作。梗死核心周围是功能可逆的缺血脑组织,称为缺血半暗带。缺血半暗带可以通过 MRI 或 CT 的灌注成像显示。如果血流增加,缺血半暗带最终会变成梗死区域,因此拯救缺血半暗带是血管再通治疗的目标。

发生局部脑梗死有两条不同通路:①坏死通路,由于细胞能量代谢衰竭,细胞骨架迅速破坏;②凋亡通路,细胞发生程序化死亡。缺血会使细胞缺氧缺糖,最终导致线粒体不能产生 ATP,而发生坏死。没有 ATP,细胞膜的离子泵停止工作,神经元去极化,导致细胞内钙离子超载。细胞去极化也会导致突触末端释放谷氨酸盐;过量的谷氨酸盐会通过激活突触后膜的谷氨酸盐受体,增加钙离子内流,产生细胞毒性。细胞膜脂质代谢和线粒体代谢障碍会产生大量自由基。自由基会破坏细胞膜和其他重要的细胞功能。轻度缺血,在缺血半暗带内发生细胞凋亡,致细胞几天或几周后死亡。发热与高血糖症[葡萄糖＞11.1 mmol/L(200 mg/dL)]会加重脑缺血的损伤,所以要尽量控制发热和血糖,诱导低温疗法一直是卒中临床研究的热点。

三、病因与发病机制

尽管急性脑梗死的治疗不依赖于病因,但是确定病因是预防卒中复发的关键,尤其应该关注心房颤动和动脉粥样硬化,因为这会有助于制订卒中二级预防策略。临床表现和检查有助于确定病因或缩小病因范围。即使明智地使用实验室检查和影像学检查完成初步评估,近30%的卒中仍病因不明,除非通过特殊检查。临床检查应该关注外周和颈部血管系统(颈动脉听诊杂音、血压、两臂之间压力比较)、心脏(心律失常、心脏杂音)、四肢(周围栓子)、视网膜[高血压、胆固醇栓子(Hollenhorst 斑块)]。完整的神经系统查体是为了确定卒中的部位。

溶栓患者需要进行影像学检查,可以结合颈部或颅内 CTA 或 MRA 检查。对所有的患者均考虑完善以下检查:胸部 X 线,心动图,尿液检查,血细胞计数、红细胞沉降率(ESR)、电解质、尿素氮(BUN)、肌酐、血糖、血清梅毒检查,血脂、凝血酶原时间(PT)、部分凝血活酶时间(PTT)检查,这些检查十分有用。心动图可能提示心律失常或近期心肌梗死的证据。

(一)心源性卒中

心源性卒中约占全部卒中的 20%。心脏疾病导致的卒中通常是心房、心室壁或左心瓣膜的栓子脱落进入动脉系统。这些血栓可以迅速破裂或溶解,仅表现为短暂性脑缺血发作,长时间动脉堵塞会导致卒中。栓塞性卒中常突然发病,神经功能缺陷瞬间达到高峰。长时间缺血恢复灌注后,会在缺血灶内形成出血点,常没有临床症状,应该与脑梗死病灶内脑出血相鉴别,后者会因血肿效应使神经功能缺损症状加重。心源性栓子通常堵塞在大脑中动脉(MCA)、大脑后动脉(PCA)或它们的分支,很少出现在大脑前动脉(ACA)区域。如果栓子足够大堵塞 MCA 主干(3~4 mm)会导致大面积脑梗死,包括深部灰质、白质和部分皮质和皮质下白质。小栓子会堵塞在皮质小动脉或动脉穿支。血管流域内脑梗死的部位和大小取决于侧支循环范围。

1.非风湿性房颤

非风湿性房颤是心源性栓塞最常见的病因。卒中机制假说为颤动的心房或心耳形成血栓导致栓塞。房颤患者每年卒中风险为 5%。卒中风险可以通过 CHADS2 评分进行评估。左心房扩大是心房栓子形成的额外危险因素。当风湿性心脏病存在明显的二尖瓣狭窄和心房颤动时常会引起脑梗死。

2.心肌梗死

近期心肌梗死是栓子的来源之一,尤其是透壁心肌梗死和前顶心室壁。研究发现,心肌梗死后预防性应用抗凝血药物能减少卒中风险。二尖瓣脱垂通常不是栓子来源,除非脱垂很严重。当静脉栓子迁移到动脉系统时称为反常栓塞,通常通过未闭合的卵圆孔或缺损的房间隔。泡沫对比剂超声心动图(静脉注射含有气体的生理盐水,通过经胸或经食管超声心动图)能够发现右向左分流的通道,发现反常栓塞的通道。如果静脉注射含有气体的生理盐水,经颅多普勒检测MCA 时监测到微泡,提示存在右向左分流的通道。如果该检查为阳性,而超声心动图未发现心脏分流时,应该考虑肺动静脉畸形可能。这两种方法均对检测右向左分流非常敏感。除了静脉栓子,脂肪栓、瘤栓、细菌性心内膜炎、空气栓子和婴儿出生时的羊水栓塞都有发生反常栓塞的可能。

3.右向左分流

右向左分流作为卒中的一种病因受到质疑,尤其因为这种分流占人群的 15%发生率。一些研究建议,仅在房间隔瘤时,发生反常栓塞的风险会增加。静脉源性栓子,尤其是深静脉血栓,可能在某个特殊病例中,证实了右向左分流的重要性。细菌性心内膜炎会导致瓣膜赘生物形成脓毒性栓子。如果卒中患者表现出多发的症状和体征,那么细菌性心内膜炎的可能性比较大。此时可以发生微小梗死,而大的脓毒性梗死可能会形成脑脓肿或引起梗死部位出血,一般不用抗凝血药或溶栓治疗。细菌性栓子所致的感染性动脉瘤会导致蛛网膜下腔出血或颅内出血。

(二)动脉到动脉栓塞性卒中

动脉粥样硬化性斑块表面形成的血栓,可能栓塞颅内动脉形成动脉到动脉栓塞性脑梗死。很少情况下,病变血管形成血栓。不像心脏血管,动脉到动脉栓塞是引起脑缺血的主要血管机制,而不是局部形成血栓。任何病变血管都可能成为血栓来源,包括主动脉弓、颈总动脉、颈内动脉、椎动脉和基底动脉。颈动脉分叉处动脉粥样硬化是最常见的动脉到动脉栓子来源,特殊治疗能有效减少复发风险。

1.颈动脉粥样硬化

颈动脉粥样硬化最常发生在颈总动脉分叉处和颈内动脉近心端。此外,颈动脉虹吸部(海绵窦内部分)也是动脉粥样硬化的好发部分。男性、高龄、高血压、糖尿病、高脂血症是颈动脉疾病及卒中的危险因素。颈动脉粥样硬化会导致约 10% 的脑梗死。颈动脉疾病可根据是否具有症状和狭窄程度(狭窄程度是最狭窄部分与紧邻的远端颈内动脉的百分比)来划分。症状性颈动脉病是指在该颈动脉供血范围内发生过卒中或短暂性脑缺血发作,发生卒中复发的危险性大于无症状性颈动脉狭窄,无症状性颈动脉狭窄无临床症状,往往于筛查中发现。动脉狭窄越重,卒中风险越大,但近乎闭塞的患者卒中风险低。

2.其他动脉到动脉栓塞性卒中

颅内动脉粥样硬化可能通过栓子机制或其他病变血管血栓导致卒中发生。亚洲和非裔美国人多见。每年卒中再发风险为 15%,与未治疗的症状性颈动脉粥样硬化发生率相当。

3.夹层

颈内动脉、椎动脉或 Willis 环外的动脉夹层是青年(年龄＜60 岁)栓塞性卒中的常见来源。夹层通常伴随疼痛,会发生在卒中前几小时或几天。颅外动脉外膜非常厚,夹层通常不会引起出血。颅内动脉外膜薄会发生蛛网膜下腔出血,形成假性动脉瘤,需要紧急处理,预防破裂。无症状动脉夹层假性动脉瘤的治疗目前仍有争议。夹层原因通常不明,再发的可能性小。先天性结缔组织发育不全综合征(Ehlers-Danlos)Ⅳ 型、马方综合征、囊性中层坏死和肌纤维发育不良与动脉夹层有关。外伤(通常是机动车事故或运动损伤)会引起颈动脉或椎动脉夹层。脊柱推拿治疗与椎动脉夹层和卒中独立相关。许多夹层可以自愈,2 周后卒中和短暂性脑缺血发作不常见。尽管没有试验比较抗凝血药和抗血小板药物的疗效,但是许多医师急性期采用抗凝血药,有满意的血管再通之后换成抗血小板药。

(三)小血管性卒中

腔隙性梗死是指动脉粥样硬化性血栓或玻璃样病变堵塞脑内小动脉(30～300 μm)所致的梗死。小血管性卒中是指此类小穿支动脉闭塞,是目前推荐的术语。小血管性卒中约占所有卒中类型的 20%。

1.病理生理学

MCA 主干,Willis 环的血管(A1 部分,前后交通动脉,P1 部分),椎-基底动脉,发出 30～300 μm 的分支,深入大脑或脑干灰质和白质。任何分支都可能因为起始部位粥样硬化或者脂质透明样变性增厚导致堵塞。这些血管血栓形成会引起小梗死,称为"腔梗"(尸检报告中的拉丁语,意思为液体湖)。直径至 3 mm 至 2 cm。高血压和年龄是主要危险因素。

2.临床表现

腔隙综合征的主要临床表现:①单纯运动性偏瘫,内囊后肢或脑桥基底部梗死所致,面部、上下肢经常完全受累;②单纯感觉性卒中,丘脑腹侧梗死;③震颤性轻偏瘫,脑桥腹侧或内囊梗死;④构音障碍-手笨拙综合征,脑桥腹侧或内囊膝部梗死。短暂性症状(小血管短暂性脑缺血发作)可能预示着小血管梗死;可能一天发作几次,仅持续几分钟。小血管卒中的恢复比大血管卒中快且完全。但是在一些案例中,可能有严重的永久性残疾。联合抗栓治疗通常不会阻断最终脑梗死。大血管源(栓塞性或血栓形成)最初可表现为小血管梗死,因此,在这类患者评估中,不能放弃寻找栓子的来源(颈动脉或心脏)。腔隙性脑梗死的二级预防包括危险因素控制,尤其是降压治疗。

(四)卒中少见原因

1.高凝性疾病

最初会引起静脉血栓形成,因此可能会引起静脉窦血栓形成。蛋白 S 缺乏症和高同型半胱氨酸血症可能也会引起动脉血栓形成。系统性红斑狼疮性非典型疣状心内膜炎(LibmanSacks 心内膜炎)是栓塞性卒中的病因之一。这些疾病(包括抗心磷脂抗体综合征)需要长期抗凝血治疗以预防卒中发生。

2.侧窦、矢状窦或小的皮层静脉血栓形成

侧窦、矢状窦或小的皮层静脉血栓形成是口服避孕药、孕期或产后、炎性肠道病、颅内感染(脑膜炎)和脱水的常见并发症。也常见于实验室确定易栓症患者,包括红细胞增多症、镰状细胞性贫血、蛋白 C 和蛋白 S 缺乏、V 因子 Leiden 变异(抵抗活性蛋白 C)、抗凝血酶 III 缺乏症、高同型半胱氨酸血症、凝血酶原 G20210 变异。口服避孕药且有凝血酶原 G20210 变异的女性患者发生静脉窦血栓的风险非常高。患者表现为头痛及局灶性神经功能体征(尤其是偏瘫)和癫痫。CT 成像一般正常,除非有颅内静脉出血。MR 或 CT 静脉成像或者传统的 X 线血管成像可以显示静脉窦闭塞情况。静脉窦血栓程度越严重,患者越容易表现出颅内压增高和昏迷。不论有无颅内出血,静脉注射肝素会降低发病率和死亡率,长期预后效果好。肝素能预防进一步的血栓形成,减少静脉高压和缺血。如果未发现潜在的高凝血药状态,临床医师会使用维生素 K 拮抗药3～6 个月之后换成阿司匹林,这取决于静脉窦血栓再通的程度。如果确定是易栓症,抗凝药要长期使用。

3.镰状细胞性贫血(SS 疾病)

镰状细胞性贫血(SS 疾病)是儿童卒中常见的原因。这种血红蛋白突变的纯合子携带者会在儿童时期出现卒中,经颅多普勒超声会表现为 MCAs 流速增快。MCAs 流速增快的儿童,通过积极的换血疗法会戏剧性地减少卒中的发生,如果此疗法停止,卒中风险会再次增加,同时伴有 MCAs 流速增快。

4.肌纤维发育不良

肌纤维发育不良会影响颈动脉,通常女性多发。颈动脉或椎动脉会表现多发的节段性狭窄和扩张,形成串珠样改变,堵塞往往不完全。常表现为无症状性或偶有杂音、短暂性脑缺血发作或卒中。常累及肾动脉引起高血压,肌纤维发育不良的原因和自然史不明。仅当动脉狭窄非常严重或出现夹层时会表现为短暂性脑缺血发作或卒中。抗凝血药或抗血小板药可能有效。

5.颞(巨细胞)动脉炎

青年人相对常见,主要累及颈外动脉系统,尤其是颞动脉,伴有巨细胞亚急性肉芽肿性炎症。眼动脉的分支睫状后动脉堵塞会导致单眼或双眼失明,糖皮质激素治疗有效。由于颈内动脉通常不会累及,所以甚少引起卒中发生。特发性巨细胞动脉炎会累及主动脉弓发出的大血管

(Takayasu 动脉炎)而导致颈动脉或椎动脉血栓形成。该病很少发生在西方人群。

6.坏死性(或肉芽肿性)动脉炎

坏死性(或肉芽肿性)动脉炎可单独发生或者是广义上的结节性多动脉炎或肉芽肿性多血管炎(Wegener),累及颅内动脉的远端小分支(直径<2 mm),引起脑组织、视神经或脊髓小梗死。脑脊液(CSF)细胞数增多,蛋白水平升高。原发性神经系统血管炎比较少见,累及中小血管,没有系统性血管炎。鉴别诊断包括其他炎性原因所致的血管管径改变,包括感染(结核性、真菌性)、肉状瘤病、血管中心性淋巴瘤、脑膜癌病等;其他非炎性原因,如动脉粥样硬化、栓塞、结缔组织病、血管痉挛、偏头痛相关的血管病变、药物原因等。一些病例于产后出现,有自限性。

7.任何形式的血管病

任何形式的血管病可以隐匿进展,表现为白质灰质梗死、明显的头痛、认知功能低下。通常需要脑活检或高分辨率 X 线血管造影术。腰椎穿刺炎性结果支持炎性的原因。炎症确定后,有必要使用糖皮质激素、环磷酰胺等免疫抑制药抑制疾病进展。在免疫抑制治疗前,应该查找感染原因,如结核等。如果及时发现和治疗,则患者获益良好。

8.药物

尤其是安非他命和可卡因,会引起卒中,尤其在急性高血压或药物诱导的血管病变的基础上。没有资料提供此种情况的治疗效果。苯丙醇胺与脑出血有关,可卡因和甲基苯丙胺可能与药物诱导的血管病变有关。Moyamoya 病(moyamoya 是日语)目前了解很少,是一种主要累及颅内大血管,尤其是颈内动脉末端、MCA 和 ACA 主干的闭塞性非血管炎性疾病。豆纹动脉围绕闭塞部位建立良好的侧支循环,X 线血管造影表现为烟雾样改变。

9.其他侧支循环

其他侧支循环包括经软脑膜皮层支与头皮动脉间跨硬膜吻合支。该疾病主要发生在亚洲儿童或青年人,与动脉粥样硬化患者,尤其是合并糖尿病的患者表现相似。由于硬脑膜或软脑膜吻合支可以发生脑出血,所以抗凝风险高。扩张的豆纹动脉破裂可能导致脑实质出血;脑表面大血管可能逐渐堵塞,引起大动脉流域性脑卒中。颈外动脉和硬脑膜或 MCAs 旁路移植会预防脑卒中和脑出血。

10.可逆性后部白质脑病

可逆性后部白质脑病可发生在脑损伤、癫痫、偏头痛、拟交感神经药物使用、子痫、产后。病理生理机制不明,可能与广泛的大脑节段性血管收缩和脑水肿有关。患者主诉头痛,表现为波动性的神经功能缺损症状和体征,尤其是视觉症状。有时会出现脑梗死,但是典型的临床和影像学表现提示局部缺血完全可逆。MRI 表现典型,传统的 X 线血管造影可能有助于诊断。

11.脑白质疏松症或脑室周围白质病变

脑白质疏松症或脑室周围白质病变是皮层下白质多发小血管性梗死。CT 或 MRI 都可见室周或放射冠的白质损伤,腔隙性脑梗死区也常见。该病的病理生理学基础是白质内小穿支动脉发生类似于慢性高血压所致的脂质透明变。有室周白质病变的患者可能出现皮层下痴呆综合征,取决于白质梗死的数量,降压治疗可以推迟或预防痴呆病程。

12.短暂性脑缺血发作

短暂性脑缺血发作具有脑梗死的症状,持续时间短暂,不超过 24 小时,但大部分持续时间<1 小时。短暂性脑缺血发作的病因与脑梗死原因相似,但是短暂性脑缺血发作可能是卒中的先兆,是卒中的重要危险因素,应该单独考虑。短暂性脑缺血发作可由栓子堵塞脑内血管,或颈

内动脉的原位血栓形成。但是,15%～50%的短暂性脑缺血发作会发生脑梗死,尽管缺乏神经功能的症状和体征。短暂性脑缺血发作的新定义与卒中的鉴别是有无新发梗死,而不论症状持续时间长短,但是大多数的研究标准基于时间的定义。除了之后讨论的卒中症状,短暂性脑缺血发作特殊的症状应该引起特别的注意。栓子堵塞一侧视网膜中央动脉时,会出现一过性黑矇或短暂性的单眼盲。这可能提示颈动脉狭窄或局部眼动脉病变。短暂性脑缺血发作后 3 个月内发生卒中的风险为 10%～15%,大部分在最初的 2 天内发生。这种风险可以用 AB-CD2 评分评估。因此,需要及时评估和治疗。由于卒中或短暂性脑缺血发作病因相同,因此对短暂性脑缺血发作的评估等同于卒中。短暂性脑缺血发作的症状改善是溶栓的禁忌证。但是,在短暂性脑缺血发作后最初几天内卒中的风险很高,在正确判断收住入院的情况下如果发生卒中,就可能迅速给予 rtPA 治疗大多数患者。短暂性脑缺血发作后给予抗血小板聚集药物虽未检测过,但是很可能有效,并且推荐使用。目前短暂性脑缺血发作后给予抗血小板聚集药物以预防卒中的大型试验正在进行。

13.其他

伴皮质下梗死和白质脑病的常染色体显性遗传性的动脉病(CADASIL)是一种遗传病,表现为小血管性卒中、进展性痴呆,MRI 表现为广泛对称性白质病变。大约 40%患者有先兆性偏头痛,先兆表现为短暂性运动或感觉缺失。发病年龄常在 40～50 岁。由 Notch3 一个或多个基因突变,Notch3 属于高度保守的基因家族成员,特点是引起表皮生长因子在细胞外区域重复。其他单基因脑梗死综合征包括伴有皮质下梗死和白质脑病的常染色体隐性遗传性脑动脉病(CARASIL)及遗传性血管内皮细胞病、视网膜病变、肾病和卒中(HERNS)。Fabry 病会同时导致大血管病变和小血管性梗死,但机制不明。

四、临床表现

详细的病史及体格检查可定位神经功能缺损的部位,如果该症状符合脑动脉供应范围,则导致该症状的责任病变基本确定。这种情况在患者表现为短暂性脑缺血发作而查体是正常时则尤为重要。如一个患者,主要表现为语言功能丧失和右侧偏盲,下一步需寻找左侧大脑中动脉栓子来源。若检查发现该患者右侧颈内动脉狭窄,则提示为无症状性颈动脉狭窄,则需进一步寻找其他病因。以下内容主要描述缺血性脑血管病对应的脑动脉供血区域的临床表现。卒中的症状可分为:①前循环大动脉卒中;②后循环大动脉卒中;③任意血管床病变所致的小动脉疾病。

(一)前循环卒中

颈内动脉及其分支组成颅内前循环血管。这些血管闭塞可由血管本身疾病所致(如动脉粥样硬化或夹层)或由近端来源的栓子所堵塞。不同颅内大动脉闭塞可导致不同的临床征象。

1.大脑中动脉(MCA)闭塞

MCA 近端或某主要分支的闭塞栓塞(包括动脉-动脉栓塞、心源性栓塞或其他未知来源的栓子)可能性通常较动脉本身粥样硬化可能性大。MCA 近端的动脉粥样改变可以导致 MCA 远端区域栓塞,也可以导致更少见低流速短暂性脑缺血发作。软脑膜的侧支代偿可以减少 MCA 狭窄后出现临床症状。MCA 皮质分支主要供应大脑半球外侧表面大部分区域,除了:①ACA 供应额极、额叶和顶叶上内侧条形区域;②PCA 供应颞叶下侧和枕极区域。MCA 近端(M1 段)发出穿支(豆纹动脉)供应壳核、苍白球、内囊后肢、邻近的放射冠和尾状核大部分。在外侧裂,大部分患者的 MCA 可分为上干和下干(M2 段)。下干的主要分支供应顶叶下侧和颞叶的皮质,上干分支供应额叶和顶叶上部的皮层。若患者 MCA 在其起始处出现闭塞(堵塞了皮层支和深穿支),同时远端侧支建立较少,患者的临床表现为偏瘫、偏身感觉障碍和偏盲,在发病后的 1～2 天可出现凝视同侧,面瘫导致构音障碍。当优势半球受累时,患者可表现为完全性失语。当为非优势半球受累时,患者可表现为病感失认、结构性失用和忽视。完全的 MCA 综合征最常见于动脉主干的闭塞。皮层的侧支血流和动脉供应范围的不同导致很多局灶性症状的出现。局灶性神经功能缺损的症状还可见于栓子进入 MCA 近端而未完全栓塞的 MCA、堵塞 MCA 远端分支,或栓塞破裂转移到远端。由于栓子堵塞单一血管分支所致的局灶性神经功能缺损症状包括手或上肢和手单侧无力(分支症状),或面部无力伴有非流利失语(Broca 失语),伴或不伴肢体无力(额叶症状)。同时出现感觉障碍、肢体无力、非流利性失语的患者通常提示栓子堵塞 MCA 上干近端,存在较大面积额叶和顶叶皮层梗死。如果患者出现流利性失语(Wernicke 失语)但无肢体无力的表现,通过提示优势半球 MCA 下干供应的后部(颞叶皮质)受累。以不能理解书写及说话为显著表现时,通常伴有对侧上 1/4 象限的偏盲。偏侧忽视或空间认识不能但不伴肢体无力通常提示非优势半球 MCA 下干受累。豆纹动脉闭塞导致内囊区域的小血管卒中(腔隙性脑梗死),表现为对侧纯运动性卒中或感觉-运动性卒中;内囊膝部向后部缺血先后导致面瘫、上肢无力、下肢无力,也可以主要表现为对侧手共济失调和构音困难(笨拙手、构音困难腔隙综合征);苍白球和壳核受累很少有临床症状,但是有帕金森综合征和偏侧投掷症的报道。

2.大脑前动脉(ACA)闭塞

ACA 可分为两段,交通前段即 A1 段(连接颈内动脉和前交通动脉)和交通后段 A2 段(ACA 远端血流)。A1 段发出数条深穿支供应内囊前肢、前穿肢、杏仁核、下丘脑前部和尾状核头的下部。ACA 近端闭塞的患者可无症状,血流可通过前交通动脉和来自 MCA、PCA 的侧支动脉进行代偿。单纯 A2 段闭塞导致对侧症状出现。若患者双侧 A2 段均来源于同一大脑前动脉主干(A1 段共干),闭塞可引起双侧症状。患者可表现为显著的意志缺失(言语及运动反应延迟)、偏瘫或四肢轻瘫伴双侧锥体束征和尿失禁。

3.脉络膜前动脉闭塞

该动脉来源于颈内动脉,供应内囊后肢和后外侧白质,该部分通过膝距束纤维。脉络膜前动脉闭塞的全部症状主要包括对侧偏瘫、偏身感觉障碍(偏身感觉减退)和偏盲。但是,该部分的血液供应还来源于 MCA 深穿支、后交通动脉和脉络膜后动脉,可以出现轻微局灶性神经功能缺失的症状,通常恢复较快。脉络膜前动脉的血栓通过来源于血管的原位血栓形成,颈内动脉动脉瘤外科夹闭术过程中该血管容易受损导致医源性闭塞。

4.颈内动脉(ICA)闭塞

颈内动脉闭塞的症状多种多样,其表现取决于导致缺血的机制,如栓塞、原位栓子或低灌注。最常见的受累部位是 MCA 供血区域的皮质。Willis 环完整的患者常无症状。若栓子从颈内动脉进入 MCA,表现出的症状与 MCA 闭塞类似(见前面所述)。有时还可表现为皮质和深部白质大面积梗死。若栓子堵塞颈内动脉末端-ACA 和 MCA 的起始处,患者可表现为意志缺失或木僵,并伴有偏瘫、偏身感觉障碍、失语或痛觉缺失。若 PCA 起源于颈内动脉(称为胚胎性大脑后动脉),则 ICA 闭塞后还可出现相应 PCA 供应区域的症状。颈内动脉除供血同侧大脑外,还发出眼动脉供应视神经和视网膜。约 25％的症状性颈内动脉疾病患者可出现频繁发作的短暂性黑矇。患者通常主诉在视野出现水平阴影升起和落下。该类患者还可主诉患侧眼睛视物模糊,或上半或下半视野缺损。大部分患者的症状持续数分钟,少数患者在短暂性脑缺血发作或脑梗死时出现眼动脉或视网膜中央动脉缺血或梗死。高调且能持续到舒张期的颈动脉杂音提示严重的狭窄，随着狭窄程度逐渐增加，远端血流逐渐减少，杂音逐渐减弱，如血管完全闭塞杂音则完全消失。

5.颈总动脉闭塞

颈内动脉闭塞的所有症状和体征均可出现在颈内动脉闭塞的患者。颈外动脉的低血流量可能导致下肢跛行。双侧颈总动脉起始处出现闭塞可能是由大动脉炎所致。

（二）后循环卒中

后循环由成对的椎动脉、基底动脉及成对的大脑后动脉组成。椎动脉在脑桥延髓交界处会合形成基底动脉。基底动脉在脚间窝分为两条大脑后动脉。这些主要动脉发出长短旋支及更小的深穿支供应小脑、延髓、脑桥、中脑、丘脑底部、丘脑、海马及内侧颞叶和枕叶。各支血管的闭塞产生各自特有的综合征。

1.大脑后动脉闭塞

对于75％的患者，双侧PCAs来源于基底动脉分叉处。20％的患者通过后交通动脉来源于同侧颈内动脉，约有5％的患者PCA均来源于同侧颈内动脉。PCA综合征主要是由于基底动脉顶端动脉粥样硬化性血栓形成或栓子脱落堵塞该部位引起。后循环疾病还可由于椎动脉夹层或肌纤维发育不良所致。PCA闭锁可引起两大类临床综合征：①P1综合征，即中脑、下丘脑和丘脑综合征，该综合征是由于PCA P1近端及其深穿支病变所致（丘脑膝状体动脉、Percheron动脉、脉络膜后动脉）；②P2综合征，病灶在颞叶和枕叶皮质，由PCA P2段远端闭塞所致。

2.P1综合征

梗死通常发生在同侧下丘脑、内侧丘脑、同侧大脑脚和中脑。患者可能出现第Ⅲ对脑神经麻痹伴对侧共济失调（Claude综合征）或伴对侧偏瘫（Weber综合征）。共济失调是由于红核或齿状核-红核-丘脑受累。若下丘脑核团受累，可表现为单侧的偏身投掷。Percheron动脉闭塞可表现为向上凝视和嗜睡。双侧PCA近端闭塞可出现中脑、下丘脑的缺血梗死灶，患者可表现为昏迷、对光反射消失、双侧锥体束征和去大脑强直。丘脑穿通动脉和丘脑膝状体动脉闭塞可表现为丘脑或丘脑内囊区域腔隙性梗死灶。丘脑综合征主要包含对侧偏身感觉障碍，随后出现偏身极其痛苦的灼烧样疼痛。该症状持续且对镇痛药反应较差。抗惊厥药（卡马西平或加巴喷丁）或三环类抗抑郁药可能有效。

3.P2综合征

PCA远端闭塞可能导致颞叶内侧和枕叶梗死灶。常表现为对侧同向性偏盲伴黄斑回避。通常仅上象限视野缺损受累。若视觉区域受累或仅有距状沟受累，该患者可意识到视野缺损。颞叶内侧和海马区域受累可引起急性记忆下降，特别是优势半球受累时常见。因为记忆存在双侧功能区，该症状通常能够恢复。若优势半球受累，病灶累及胼胝体压部，患者可表现为失读症但无失写症。该类患者还可能出现面容失认、物体失认、数学符号失认、颜色失认和命名性失语，甚至在不累及胼胝体的患者也可出现上述表现。大脑后动脉闭塞的患者可出现大脑脚幻觉综合征（颜色和物体的视幻觉）。双侧PCAs梗死可出现皮质盲（全盲，但对光反射仍存在）。该类患者通常意识不到失明或不承认失明（Anton综合征）。视觉区的微小病灶仍可能存在，但是该类患者可能称视野缺损，可能由尚保存的视野所代偿。较少见的是，患者仅周边视野缺损，但中央视野仍保存，成为"管状视野"。双侧视觉区受累可能导致Balint综合征，患者扫视周围环境异常，通常是由于PCA和MCA交界分水岭区低血流量梗死导致，如心搏骤停后。患者即便在凝视其他物体情况下,仍持续出现先前视觉图像数分钟(视觉存留),或不能合成完整的图像(画片动作失认)。栓子堵塞基底动脉顶端可能出现中央或周围区域的部分或全部症状。最典型的表现是双侧症状,包括眼睑下垂、双侧瞳孔不对称、对光反射消失或嗜睡。

4.椎动脉和小脑后下动脉闭塞

(1)椎动脉右侧起始于无名动脉,左侧起源于左侧锁骨下动脉,可分为 4 段,V1 段自椎动脉起始处至 $C_6 \sim C_7$ 或第 7 段横突孔,V2 段穿自 $C_2 \sim C_6$ 横突孔,V3 段穿寰椎横突孔绕寰椎弓经枕骨大孔穿过硬脑膜,V4 段是 V3 后与对侧椎动脉合并成基底动脉前这一部分。仅 V4 段发出分支供应脑干和小脑的血供。

(2)小脑后下动脉(PICA)在其近端供应延髓外侧,远端分支供应小脑的下侧面。血管动脉粥样硬化易累及 V1 段和 V4 段。

V1 段起始处病变可导致后循环栓子形成,来源于对侧椎动脉、颈升动脉、甲状颈干或枕动脉的侧支血流通常可以提供足够血流,可抑制低灌注性短暂性脑缺血发作或卒中。若一侧椎动脉起始处不通,另一侧椎动脉起始处出现动脉粥样硬化性改变,此时即使出现基底动脉血液逆流至椎动脉的侧支循环,仍不能满足相应的供血。此时患者可出现低灌注性短暂性脑缺血发作,出现持续头晕、眩晕或交叉瘫,此时也易形成血栓。

V4 段远端的疾病能够加速血栓形成,导致基底动脉栓塞或血栓发展到基底动脉。椎动脉在 PICA 起始处近心端狭窄能影响延髓外侧和小脑半球后下部分。椎动脉起始处近心端的锁骨下动脉闭塞,会导致同侧椎动脉反向血流。同侧上肢活动可能引起椎动脉供血需求增加,产生后循环短暂性脑缺血发作,或称为"锁骨下动脉盗血"。虽然动脉粥样硬化很少累及椎动脉第 2 段和第 3 段,但这部分更容易出现夹层、肌纤维发育不良,或偶见椎间孔内骨刺压迫椎动脉产生症状。V4 段原位血栓形成或栓塞可能引起延髓外侧的缺血。可出现眩晕、同侧面部和对侧肢体麻木、复视、声嘶、构音障碍、吞咽困难、同侧 Horner 征,被称为"延髓背外侧综合征",也称为"Wallenberg 综合征"。大部分病例来源于同侧的椎动脉闭塞,也有部分来源于 PICA 闭塞。椎动脉的延髓穿支闭塞或 PICA 闭塞可出现部分症状。偏瘫不是椎动脉闭塞典型的表现,但是,四肢瘫可能是由于脊髓前动脉闭塞所致。也有少部分患者发生为延髓内侧综合征,主要表现为锥体束征、对侧上下肢偏瘫,但无面瘫的表现。但若内侧丘系与舌下神经纤维受累可出现对侧关节位置觉的消失和同侧舌无力。小脑梗死后伴水肿形成可导致患者出现突然的呼吸暂停,可能是由于颅后窝压力增高所致。眩晕、巴宾斯基征、共济失调和双侧无力的症状可能不出现,或者在呼吸暂停前迅速短暂出现。步态不稳、头痛、头晕、恶心和呕吐可能是唯一的早期症状,出现这些表现时需提高警惕,下一步处理可能需要神经外科行减压术,术后通常预后较好。这些症状与病毒性迷路炎不好鉴别,但是头痛、颈强直、单侧辨距不良需高度怀疑卒中。

5.基底动脉闭塞

基底动脉分支主要供应脑桥基底部、小脑上部,然后发出 3 组分支:①旁中央支,为 7～10 支,供应脑桥中线两侧的楔形部分;②短旋支,5～7 支,供应脑桥外侧 2/3、小脑中脚和上脚;③双侧长旋支(小脑上动脉和小脑前下动脉),环绕脑桥供应小脑半球。

基底动脉任何部分均可发生动脉粥样硬化改变,但最常见的部位仍是基底动脉近心段和椎动脉的远端。典型的动脉硬化斑块发生在基底动脉近心段和单侧或双侧椎动脉。临床表现多样,主要取决于是否存在来源于后交通动脉的反向侧支血流。也有少见的情况,一侧椎动脉夹层累及基底动脉,这取决于真假腔的位置,可出现多发穿支动脉卒中。虽然动脉粥样硬化斑块偶尔导致基底动脉远端出现闭塞,但来自心脏或椎动脉近端或基底部分的栓子可能引起"基底动脉尖"综合征。

由于脑干相邻的位置包含多个结构,因此脑干梗死的患者可表现出多种多样的临床表现,可出现累及皮质脊髓束、皮质脑干束、上行感觉传导通路和脑神经核团的表现。基底动脉供血区域出现短暂性缺血或梗死后的症状通常不能直接鉴别是基底动脉本身或是其某个分支的病变,但是其特征具有急需干预处理的强烈指征。基底动脉完全闭塞后出现双侧长纤维束(感觉和运动)受累,并伴有脑神经和小脑功能缺失的症状和体征。闭锁状态是指意识保留,但出现四肢瘫和脑神经麻痹的症状和体征,主要是脑干和低位中脑缺血梗死后导致的。

治疗的目标是在恶性梗死发生前识别即将发生的基底动脉闭塞。连续出现的短暂性脑缺血发作症状、缓慢进展且症状波动的卒中多有较显著的意义,通常为椎动脉远端或基底动脉近端动脉粥样硬化血栓闭塞的先兆。基底动脉近心段供血分布区的短暂性脑缺血发作症状通过产生眩晕(患者通常描述为摇晃不稳、头晕目眩、身体移动、站立不稳或头昏沉感)提示。其他提示为基底动脉血管的症状还包括复视、构音障碍、面部或口周麻木和偏身感觉障碍。

通常,基底动脉分支短暂性脑缺血发作通常累及脑干单侧,但基底动脉主干短暂性脑缺血发作通常表现为双侧症状,但偏瘫仍被认为是基底动脉闭塞先兆的症状。大部分短暂性脑缺血发作者,是否为短程(5～30分钟)、反复发作、一天发作数次,则预示基底动脉或基底动脉某一个分支是否要闭塞。该发作类型通常提示间断脑供血不足。较多神经科医师采用肝素治疗用于预防血栓进展。动脉粥样硬化斑块导致的基底动脉闭塞性脑干梗死通常引起脑干双侧症状。凝视麻痹或核间性眼肌麻痹伴同侧的偏瘫可能是双侧脑干缺血的唯一征象。更常见的是,脑干缺血的症状通常表现出不匹配的体征。基底动脉完全闭塞可引起较高的死亡率。基底动脉分支的闭塞通常引起单侧的症状和体征,可累及运动、感觉和脑神经。若患者症状持续为单侧的表现,则患者出现基底动脉完全闭塞的可能性会降低。

小脑上动脉闭塞可导致严重的同侧小脑性共济失调,表现为恶心、呕吐、构音障碍,对侧肢体、躯干和面部(累及脊髓丘脑束和三叉丘系)痛觉和温度觉消失。部分性耳聋、单侧上肢共济失调性颤抖、Horner征、上腭肌阵挛较为少见。部分性综合征常可出现。梗死面积大、水肿和容积效应可能导致中脑受压,出现脑积水,症状可能会迅速进展加重。此时神经外科干预对该类患者可能是保命的治疗策略。

小脑前下动脉闭塞后产生的梗死症状通常多样,主要由于动脉粗细及其供血区域的差异导致,通常与 PICA 供应范围不同。其核心症状主要包括:①单侧耳聋、面肌无力、眩晕、恶心、呕吐、眼球震颤、耳鸣、小脑性共济失调、Horner征、共轭性侧向凝视麻痹;②对侧偏身痛觉和温度觉丧失。闭塞位于动脉的起始段可能出现皮质脊髓束的体征。基底动脉的某一短旋支发生闭塞后可导致脑桥外 2/3 和小脑中、上脚部位出现梗死,而闭塞位于旁中央支可出现中脑单侧近中线楔形梗死。

五、辅助检查

(一)CT 检查

CT 可诊断或排除出血性脑卒中,也可诊断脑实质外出血、脑脓肿、占位或其他类似卒中的疾病。颅脑 CT 在脑梗死最初几小时内可表现为正常,其在 24～48 小时梗死灶仍可表现得不明显。由于骨头伪影,CT 不能显示后循环小梗死,皮质的小病灶仍可能被漏诊。增强 CT 可增加亚急性期梗死灶诊断的敏感性,并可显示静脉系统的结构。随着新一代多排CT出现、静脉注入造影剂,CT血管造影(CTA)可在一个序列对颈动脉、颅内动脉、颅内静脉、主动脉弓甚至冠状动脉显影。该方法使得诊断颈动脉和颅内动脉病变更容易。静脉注入造影剂后,由于血管闭塞后导致的脑组织低灌注也可被显示出来,可用于预测缺血性脑组织和可能出现梗死的危险脑组织(也就是通常所说的"缺血半暗带",见"脑梗死病理生理")。CT扫描对蛛网膜下腔出血的诊断同样敏感(即使单靠CT检查不能除外蛛网膜下腔出血),且CTA可迅速确诊颅内动脉瘤。非增强CT由于其检查的迅速性及广泛性,作为诊断急性脑梗死的选择,且CTA和CTP也作为诊断脑梗死的有效且便捷的手段。

(二)MRI检查

MRI对诊断全脑缺血脑组织的范围及位置较为敏感,包括颅后窝和皮质梗死。MRI还可有助于确诊颅内出血及其他的异常,但对新鲜的出血不如CT诊断敏感。高场强的核磁诊断更为可靠且更准确。弥散加权序列(DWI)对诊断早期梗死灶较常规MRI序列和CT更为敏感,在水抑制反转序列(FLAIR)同样敏感。在静脉使用钆造影剂后,磁灌注成像也可获得。磁灌注上显示低灌注但是在DWI序列未见明显异常的脑组织也可被认为是缺血半暗带组织,若患者显示大面积的低灌注区,则提示这个患者可能是急性期血管重建治疗更大的获益者。MRI对诊断颈内动脉颅外段血管狭窄及颅内大血管狭窄具有较高的敏感性。随着狭窄程度升高,与常规的X线照相相比,MRI对诊断血管狭窄程度可能出现过度估计。核磁上脂肪显像是诊断颅外或颅内段动脉夹层的一个特殊序列,它通过显示夹层血管壁内聚集血块进行诊断。MRI对急性出血性疾病较CT相比敏感性较差,且费用较高、费时及阅读难度较差。幽闭恐惧症的患者也不能进行该项检查。大部分急性期卒中治疗方案首选CT也是因为核磁的这些缺陷。但是,对于急性期以外的脑卒中患者,磁共振可更加清晰地显示受损脑组织的范围,并能分辨脑梗死的急性期病灶和陈旧性病灶。MRI可能对短暂性脑缺血发作的患者更为有效,能更好地确诊新发梗死灶,对可能出现的卒中有更强的预测价值。

(三)脑血管造影检查

传统的脑血管造影是确诊和评估脑动脉粥样硬化性狭窄程度的金标准,也可评估和判断其他病因,包括动脉瘤、血管痉挛、动脉内膜血栓、肌纤维发育不良、动静脉瘘、血管炎和脑血管的侧支代偿。目前进展迅速的血管内操作,在颅内动脉血管内使用支架,在狭窄区域内给予球囊扩张,通过弹簧圈栓塞颅内动脉瘤,通过机械取栓装置开通急性脑梗死责任血管。一些随机对照研究结果显示,在急性期MCA闭塞的脑梗死患者中,使用血管内取栓装置可明显提高患者血管再通率,改善患者90天的临床预后。在美国和欧洲国家,血管造影连同血管内再通治疗已成为一个常规的治疗手段,且该项技术在日本也将很快得到普及。掌握该项技术的中心被认作是"综合性的卒中中心",与传统的仅可以进行静脉rtPA溶栓但不可行血管内治疗的初级卒中单元不同。但是传统的血管造影可增加动脉的风险、腹股沟出血的风险、栓塞性卒中和肾衰竭的风险,所以该项检查应是在其他无创检查不能获得良好效果的前提下进行。颈内动脉起始段的狭窄可通过B超和颈部多普勒超声检查技术(双功超声)进行诊断和评估。经颅多普勒超声(TCD)在评估MCA、ACA、PCA血流和椎-基底动脉血流时是有用的。该项检查可用于诊断颅内大动脉狭窄,因狭窄可增加收缩期血流流速。而且,TCD可在rtPA静脉溶栓后辅助溶栓和改善大动脉再通的概率,这项技术疗效是目前研究的课题。在很多情况下,MRA联合颈动脉超声和经颅多普勒超声检查来确定传统血管造影评估血管狭窄的必须性。在急性卒中的初期也可选择包含整

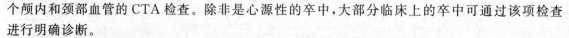

个颅内和颈部血管的 CTA 检查。除非是心源性的卒中,大部分临床上的卒中可通过该项检查进行明确诊断。

(四)灌注技术氙气技术(特别是氙气 CT)和 PET 检查

可用于评估脑血容量。这些手段一般仅用于研究,但在诊断颅内动脉狭窄程度和计划血管重建治疗的患者意义较大。单电子发射计算机扫描技术(SPECT)和 MRI 灌注(MRP)可判断相对脑血容量。自从 CT 用于急性脑梗死的最初诊断技术后,部分中心采用 CTA 和 CTP 联合平扫 CT 对急性脑梗死进行评估。CTP 技术增加诊断缺血的敏感性,且可以用于判定半暗带组织;或者磁共振弥散加权成像系列判断缺血性半暗带,也就是两个序列的不匹配区。对急性脑梗死患者,通过判断缺血半暗带,能够明智地选择出接受急性干预(包括行溶栓、取栓及干预性的神经保护)可以获益的患者。

六、治疗

(一)卒中/短暂性脑缺血发作的一级预防和二级预防

1.一般原则

许多内科和外科干预及生活方式的改变,可用于预防卒中。因为它们成本低和风险小,其中的一些可以被广泛应用;其他方法则昂贵而且有重大风险,但对经筛选的高危患者有效。识别和管理可控的风险因素是最佳的策略,可以大幅减少卒中的负担和发生卒中的总人数。

2.动脉粥样硬化的危险因素

高龄、血栓性卒中家族史、糖尿病、高血压、吸烟、胆固醇异常[特别是高密度脂蛋白胆固醇(HDL)低和(或)低密度脂蛋白胆固醇(LDL)高]及其他因素被证明或疑似脑梗死的风险因素,主要由于它们跟动脉粥样硬化相关。既往有卒中或短暂性脑缺血发作的患者发生再次卒中的风险更大。许多心脏情况会导致卒中,包括心房颤动和近期的心肌梗死。口服避孕药和激素替代疗法会增加卒中风险,某些遗传性和获得性高凝血状态易发卒中。高血压是最重要的危险因素,一般来说,所有的高血压都应该治疗。已知的脑血管疾病的存在不是降压达标的禁忌证。

此外,治疗老年收缩期高血压会使患者获益。将血压降至传统高血压定义以下,能更加明显地降低卒中风险。尤其是噻嗪类利尿药和血管紧张素转化酶抑制药类降压药。数项试验已经证实他汀类药物能降低卒中危险,甚至对低密度脂蛋白胆固醇不高或高密度脂蛋白胆固醇不低的患者也有效。强化降低胆固醇水平(SPARCL)预防卒中的试验证实,能明显降低近期患卒中或短暂性脑缺血发作患者的卒中再发风险,规定的阿托伐他汀每天 80 mg。初级预防试验中他汀类药物预防效果提示:瑞舒伐他汀干预研究评估(JUPITER),发现患者日常使用此他汀会降低 C 反应蛋白升高所引起的 LDL(<130 mg/dL)升高,初次卒中风险减少 51%(危害比 0.49,$P = 0.004$),没有增加颅内出血的发生率。因此,所有既往患脑梗死的患者应该考虑使用他汀类药物。应该禁止所有患者吸烟。2 型糖尿病患者严格控制血糖能降低卒中、心肌梗死和其他死亡风险,但目前没有能够提示降低卒中风险的充分研究证据。使用他汀类药物和吡格列酮,更积极的血压控制对预防卒中是有效的。

3.抗血小板药物

抗血小板药物通过抑制动脉内的血小板聚集物的形成可预防动脉粥样硬化血栓形成事件,包括短暂性脑缺血发作和卒中。血小板聚集物可形成于病变动脉,诱导血栓形成,阻塞动脉或栓塞远端循环。抗血小板药物包括阿司匹林、氯吡格雷等,阿司匹林与缓释双嘧达莫复方制剂最常用于这一目的。噻氯匹定由于其不良反应,大部分已被弃用,但也可以用作替代氯吡格雷。

(1)阿司匹林是研究最广泛的抗血小板药。阿司匹林会使血小板环氧化酶乙酰化,不可逆地抑制血小板内血栓素 A_2 的形成,血栓素 A_2 能够引起血小板聚集和血管收缩。这种效果是持久性的,持续 8 天(血小板的通常寿命)。矛盾的是,阿司匹林也会抑制内皮细胞的前列环素(一种抗血小板聚集和血管舒张的前列腺素),这种效果是短暂的。血液中阿司匹林一旦被清除,有核内皮细胞就会产生前列环素。低剂量阿司匹林每天 1 次会抑制血小板产生血栓素 A_2,而不会抑制前列环素的形成。没有证据证明高剂量阿司匹林比低剂量阿司匹林更有效,广泛推荐每天阿司匹林 50~325 mg 预防卒中发生。

(2)噻氯匹定和氯吡格雷能阻止血小板的腺苷二磷酸(ADP)受体,从而防止糖蛋白Ⅱb/Ⅲa 受体激活所产生的瀑布反应,即纤维蛋白原结合到血小板,导致血小板聚集。噻氯匹定比阿司匹林更有效,但是,它的缺点是会引起腹泻、皮疹,少数情况下,还会引起中性粒细胞减少和血栓性血小板减少性紫癜。氯吡格雷很少引起血栓性血小板减少性紫癜,不会引起中性粒细胞减少。

(3)双嘧达莫是一种抗血小板药,抑制各类细胞吸收腺苷酸,包括血管内皮细胞。累积的腺苷是聚集的一种抑制药,至少一部分通过其对血小板和血管壁磷酸二酯酶的作用。双嘧达莫还会增强内皮产生的前列环素和一氧化氮的抗聚集作用,抑制血小板的磷酸二酯酶,促进循环中 AMP 降解。循环中 AMP 的升高会抑制血小板聚集。双嘧达莫吸收不规律,双嘧达莫缓释片 200 mg 加 25 mg 阿司匹林新配方,口服生物利用度更好。双嘧达莫的主要不良反应是头痛。推荐双嘧达莫缓释片联合阿司匹林治疗卒中患者。许多大型临床试验已经清楚地表明,大多数抗血小板药物能降低有动脉粥样硬化危险患者动脉粥样硬化性血管事件的所有风险(即脑梗死、心肌梗死和全因血管死亡)。非致死性卒中风险降低 25%~30%,所有血管事件降低约 25%。风险降低变化非常大,依赖于个体风险。卒中风险低的患者也表现相似风险降低,但其风险可能是太低,获益没有意义。相反,每年血管事件风险 10%~15%的患者风险降低 7.5%~11%。阿司匹林便宜,可以使用低剂量,并且可以推荐给所有的成年人,以预防卒中和心肌梗死发生。然而,它会引起上腹部不适、胃溃疡和胃肠道出血,可能是无症状性的,也可能会危及生命。

因此,并不是每个 40 岁或 50 岁的成年人都被建议规律服用阿司匹林,因为动脉粥样硬化卒中风险很低,被阿司匹林的不良反应抵消。反之,每一位既往有动脉粥样硬化性卒中或短暂性脑缺血发作且无禁忌证的患者应该规律服用抗血小板药,因为再次发生卒中风险率是 8%~10%;另一小部分患者可能出现心肌梗死或血管性死亡,显然,获益的可能性远远大于治疗的风险。抗血小板药和剂量的选择必须平衡卒中的风险,预期获益,以及治疗的风险和费用。然而,没有明确的数据,观点各不相同。许多权威人士认为低剂量(每天 30~75 mg)和高剂量(每天 650~1 300 mg)的阿司匹林是等效的。有学者主张低剂量使用避免产生不良反应,以避免不利影响,但是还有学者主张使用高剂量,以争取最大获益。北美大多数医师推荐每天 81~325 mg,而大多数欧洲学者推荐每天 50~100 mg。氯吡格雷或双嘧达莫缓释片加阿司匹林逐渐被推荐为二级预防的一线药物。同样地,阿司匹林、氯吡格雷或双嘧达莫加阿司匹林的选择要平衡这一事实,后者比阿司匹林更有效但成本高,这很可能影响患者的长期依从性。因为缺乏数据,使用抗血小板聚集的研究采用阿司匹林是有争议的。

4.抗凝血治疗和栓塞性卒中

多项研究显示,慢性非瓣膜(非风湿性)性房颤患者抗凝血(INR 值为 2~3)治疗可以预防脑卒中,且是安全的。对于一级预防和既往有卒中或短暂性脑缺血发作的患者,使用维生素 K 拮抗药抗凝血能减少卒中风险 67％，远远超过每年 1％～3％的出血风险。

最近一项随机试验比较了新型口服凝血酶抑制药达比加群与维生素 K 拮抗药在非瓣膜性房颤患者中预防卒中或全身性栓塞的作用。有两种剂量的达比加群，每天 110 mg 和每天 150 mg，达比加群的两种剂量对预防二次卒中和全身栓塞的作用不劣于维生素 K 拮抗药，较高剂量者更优。低剂量者的达比加群比维生素 K 拮抗药的主要出血率较低。此药携带更方便，因为不需要血液监测滴定药物剂量，口服摄取维生素 K 不影响它的疗效。对于不能口服抗凝血药的患者，房颤氯吡格雷试验与厄贝沙坦预防血管事件试验，比较了氯吡格雷联合阿司匹林和单用阿司匹林的疗效。氯吡格雷联合阿司匹林比单独阿司匹林在预防血管事件中更有效，主要是预防卒中更有效，但会增加主要出血风险（相对危险度 1.57，$P <0.001$）。一级预防使用抗凝血治疗取决于风险因素。不论是否有其他危险因素，如果既往有短暂性脑缺血发作或卒中病史的患者则不能使用抗凝血药。在隐源性卒中患者，这种风险因素很重要，很多临床医师会进行扩展动态心电监测，以监测到间歇性心房颤动。因为间歇性心房颤动的发现，会将治疗转向长期口服抗凝药。

由于未经治疗的风湿性心脏病伴心房颤动的患者每年发生卒中风险很高，目前尚无卒中一级预防的双盲研究，这些患者应接受长期抗凝治疗。抗凝治疗也能减少急性心肌梗死的脑栓塞风险。当出现前 Q 波心肌梗死、严重的左心功能不全、充血性心力衰竭、附壁血栓或心房颤动时，大多数临床医师推荐 3 个月的抗凝治疗。如果心房颤动持续存在，则推荐长期使用维生素 K 拮抗药。

栓塞性卒中是人工心脏瓣膜植入最严重的并发症。根据人工瓣膜的类型和部位，决定抗凝和（或）抗血小板治疗的强度。如果不能消除栓子来源，尚不能确定大多数情况应服用抗凝药物。许多神经病学家对使用抗凝药失败的患者（如有卒中或短暂性脑缺血发作复发），推荐抗血小板与抗凝药联合治疗。

5.抗凝治疗和非心源性卒中

无论颅内或颅外脑血管病变，不推荐长期使用维生素 K 拮抗药预防动脉粥样硬化性卒中。在华法林阿司匹林再发卒中研究中发现，华法林（INR 为 1.4～2.8）在卒中二级预防中疗效并未明显优于阿司匹林（325 mg），且华法林组出血率轻度增高。

（二）颈动脉粥样硬化的治疗

可以通过手术切除颈动脉粥样硬化斑块（动脉内膜切除术），或行血管内支架置入术，带或不带球囊血管成形缓解血管狭窄。颈动脉疾病目前尚无抗凝与抗血小板治疗的对比研究。

1.手术治疗

北美症状性颈动脉内膜切除术试验（NASCET）和欧洲颈动脉手术试验（ECST）研究了症状性颈动脉狭窄的问题。对狭窄率≥70％的患者，手术治疗明显获益。在 NASCET 研究中，药物治疗组患者，2 年同侧发生卒中的平均累积风险为 26％，而药物联合颈动脉内膜剥脱组为 9％。手术组绝对风险减少 17％，相对风险降低 65％，支持手术治疗。NASCET 研究也表明，颈动脉狭窄率 50％～70％的患者，手术治疗会使患者获益，但是获益不很明显。ECST 发现，手术治疗对狭窄率＜30％的患者有害无益。患者的卒中风险和手术可能的获益与视网膜或大脑半球症状、动脉狭窄的程度、内科状况（值得注意，NASCET 和 ECST 排除了"高风险"的患者，如存在明显心、肺、肾疾病等）、机构的手术发病率和死亡率、手术距症状出现的时间等一系列因素有关。在 ACAS 和 ACST 研究中，女性在围术期并发症的发生率较高，可能会抵消降低 5 年卒中风险的获益。随访时间延长,女性获益会逐渐出现。

目前,对无症状颈动脉狭窄的女性患者是否行颈动脉内膜剥脱术仍然存在争议。总之,无症状性颈动脉狭窄每年发生卒中风险是 2%,而症状性颈动脉狭窄患者每年的卒中风险为 13%。是否对无症状性颈动脉狭窄患者推荐颈动脉重建治疗,存在一定争议,这取决于许多因素,包括患者选择、狭窄程度、年龄、性别及并发症。减少动脉粥样硬化危险因素的药物治疗,包括降低胆固醇的药物、抗血小板药物,通常推荐给无症状颈动脉狭窄患者。如果患者合并房颤,一定要告知患者关于短暂性脑缺血发作知识,以便一旦出现症状能够修改治疗。

2.血管内治疗

球囊扩张术和支架置入术用于增加狭窄颈动脉的血流,以维持正常功能。这种手术不仅可以治疗颈动脉分叉处狭窄,而且能够治疗颅底近段和颅内段的颈动脉病变。

3.旁路移植手术

颅外到颅内(ECIC)搭桥手术已被证明,对无法进行传统颈动脉内膜切除术的动脉粥样硬化性狭窄患者是无效的。然而,一项基于正电子发射断层扫描(PET)成像的试验正在评价脑低灌注患者是否受益于 ECIC 旁路移植手术。

(三)急性脑梗死的治疗

脑梗死的临床诊断,按照以下流程进行评估和治疗。首要目标是预防或逆转脑损伤。重视开放患者气道、呼吸、循环(ABCs),治疗低血糖症或高血糖症。紧急情况下行急诊头颅 CT 平扫确定是脑梗死或出血性卒中;如果患者意识水平下降、初始血压偏高、发病后症状加重支持脑出血,如果初始症状最重,或者缓解,提示脑梗死,但是没有可靠的临床发现难以鉴别脑出血和脑缺血。治疗的目的是逆转或减少梗死的脑组织,改善临床结局,包括 6 个方面:①医疗支持;②静脉溶栓;③血管内治疗;④抗栓治疗;⑤神经保护;⑥卒中单元和康复治疗。

1.医疗支持

当发生脑梗死时,首要目标是改善缺血半暗带周围的脑灌注。卧床患者也应该注意预防常见的并发症如感染(肺炎、泌尿系统感染、皮肤感染)、深静脉血栓(DVT)和肺栓塞。内科医师常采用气动压弹力袜预防 DVT;皮下注射肝素(普通肝素和低分子量肝素)是安全有效的,也可以同时使用。由于脑缺血的侧支循环是血压依赖性的,因此急性期是否降压存在争议,但是如果发生恶性高血压、合并心肌缺血需要溶栓治疗,而血压>24.7/14.7 kPa(185/110 mmHg)的情况下则应该进行降压治疗,当心脑治疗出现矛盾时,首选 β_1 受体阻滞剂来降低心率(如艾司洛尔)和心脏工作负荷,稳定血压;发热有害,因此需要用退热药或物理降温;应该监测血糖,必要时通过注射胰岛素维持血糖到低于 6.1 mmol/L(110 mg/dL)水平。有 5%～10% 的患者会出现脑水肿致意识障碍或脑疝。水肿会在卒中后 2～3 天达高峰,但是它所引起的占位效应会持续至 10 天左右。脑梗死面积越大,临床发生水肿的可能性越大。限制水的摄入和使用甘露醇会增加血清渗透压,但是应尽量避免血容量减少,否则会导致低血压和脑梗死面积扩大。

综合分析欧洲三项大骨板减压术(颅骨切开术和临时移除部分颅骨)的随机试验发现,大骨瓣减压术会明显降低死亡率,存活的临床结局尚可。应该警惕小脑梗死的患者,此类患者会出现类似于迷路炎的明显眩晕和呕吐,头痛或颈部疼痛会帮助临床医师诊断椎动脉夹层导致的小脑梗死。即使轻度水肿也可引起颅内压(ICP)极度升高或直接压迫脑干,脑干受压会引起昏迷和呼吸抑制,需要紧急外科减压治疗。大面积小脑梗死出现在脑干受压前,预防性进行枕骨下减压术在大多数的卒中单元证明是有效的,这还需要进行严格的临床试验验证。

2.静脉溶栓治疗

美国国家神经系统疾病与脑卒中研究所(NINDS)重组 tPA(rtPA)卒中研究发现,急性卒中患者静脉应用 rtPA 可以获益。NINDS 研究对卒中发病 3 小时内患者静脉应用 rtPA(0.9 mg/kg 至 90 mg/kg;10%静脉注射,剩下的 60 分钟内静脉滴注)和安慰剂,半数以上患者 90 分钟内被给予治疗;症状性脑出血的发生率为 6.4%(rtPA 组)vs 0.6%(安慰剂组);rtPA 组患者死亡率较安慰剂组下降 4%(17% vs 21%),无统计学差异;rtPA 组患者轻度致残率较安慰剂组增加(44% vs 32%)。因此,发病 3 小时内脑梗死患者静脉用 rtPA 溶栓治疗,尽管症状性脑出血的风险高,但是临床结局会改善。rtPA 静脉应用治疗急性脑梗死管理如下。

(1)适应证:①临床确诊为脑梗死;②发病至用药≤3 小时;③CT 扫描未发现脑出血或>1/3 MCA 供血区域水肿;④年龄≥18 岁;⑤患者或代理人知情同意。

(2)禁忌证:①血压持续高于 24.7/14.7 kPa(185/110 mmHg);②血小板<100 000/mL;HCT<25%;葡萄糖<50 mg/dL 或>400 mg/dL;③48 小时内使用肝素,PTT 延长,或 INR 值升高;④症状迅速缓解;⑤3 个月内有卒中或头部外伤病史;颅内出血;⑥14 天内有重大手术史;⑦小卒中症状;⑧21 天内有消化道出血病史;⑨近期有心肌梗死病史;⑩昏迷或昏睡。

(3)说明:①开放两条静脉通道(避免动脉穿刺或中心静脉导管置入);②查阅 rtPA 的适应证;③0.9 mg/kg(最大 90 mg),10%静脉注射,余下在 1 小时内静脉滴注;④频繁监测血压;⑤24 小时内不再给予其他抗血栓药物;⑥神经功能状态下降或血压不能控制,停止注射,给予冷沉淀物,立即进行脑成像;⑦2 小时内避免导尿管导尿。

3.血管内治疗

颅内大血管堵塞性脑梗死患者死亡率和致残率很高。大血管堵塞[大脑中动脉(MCA)、颈内动脉、基底动脉]通常栓子很大,单独静脉使用 rtPA 难以开通。动脉溶栓会增加血栓点的药物浓度并减少系统性出血的并发症。急性脑血栓栓塞尿激酶原试验Ⅱ(PROCAT)发现,对发病 6 小时内的急性大脑中动脉堵塞采用尿激酶原动脉溶栓会使患者获益。基底动脉溶栓可能对部分患者有效。急性脑梗死动脉溶栓未通过美国食品药品监督管理局(FDA)审批。但是许多卒中中心基于这些研究结果已经开展动脉溶栓治疗。

4.抗栓治疗

(1)血小板抑制药:阿司匹林是唯一被证明治疗急性脑梗死有效的抗血小板药物;有多种抗血小板剂被证明对卒中二级预防有效。两项大型研究国际卒中试验(IST)和中国急性卒中试验(CAST)发现,卒中后 48 小时内用阿司匹林会降低卒中再发风险和死亡率。

(2)糖蛋白Ⅱb/Ⅲa 受体抑制药:阿昔单抗会引起颅内出血,应该尽量避免脑梗死患者急性期使用。目前正在研究氯吡格雷预防短暂性脑缺血发作/轻型卒中患者卒中复发的效果。

5.神经保护治疗

神经保护是指延长脑耐受缺血的治疗。动物实验发现,阻断兴奋性氨基酸通路的药物具有保护神经元和胶质细胞的作用,但是人体试验未发现具有神经保护作用。低温对心搏骤停患者和动物卒中模型,是一种有效的神经保护治疗,但是没有在脑梗死患者中充分研究过。

6.卒中单元和康复治疗

综合性卒中单元会进行康复治疗以改善神经功能预后,减少死亡率。临床路径和医师对患者一心一意的服务会改善预后。卒中团队可以全天候对急性卒中进行紧急评估,包括对急性卒中患者药物治疗和溶栓或血管内治疗的评估,这些分别是初级和综合性卒中中心的重要任务之一。卒中患者恰当的康复治疗,包括早期物理疗法、作业疗法和语言康复,以及对患者及其家属关于神经功能缺损、预防卧床并发症的宣教等(包括肺炎、DVT 和肺栓塞、皮肤压疮、肌肉挛缩),鼓励患者克服这些缺陷并提供指导。康复的目的是帮助患者返回家庭,通过提供安全、适合的指导,最大程度恢复患者功能。此外,抑制疗法(制动健侧肢体)能够改善患者卒中后或卒中多年后的偏侧肢体瘫痪,表明物理疗法能够恢复未用神经元通路。这些发现表明,神经元系统适应性要比我们想象的强,已经开始有研究探索能够促进神经元长期恢复的物理和药动学方面的疗法。

（周福兵）

第二节　脑　出　血

一、概述

脑出血是指非外伤性脑实质内血管破裂引起的出血,占全部脑卒中的 20%～30%,急性期病死率为 30%～40%。发生的原因主要与脑血管的病变有关,即与高血脂、糖尿病、高血压、血管的老化、吸烟等密切相关。脑出血的患者往往由于情绪激动、费劲用力时突然发病,早期死亡率很高,幸存者中多数留有不同程度的运动障碍、认知障碍、言语吞咽障碍等后遗症。

二、病因与发病机制

颅内出血通常在卒中的急性期可通过非增强 CT 评价发现。由于 CT 较常规 MRI 对血肿的敏感性更高,故在卒中的诊断中作为首选的检查手段。血肿的部位对脑出血诊断具有鉴别的作用。表 7-1 列举了出血原因及解剖位置的一些常见病因。

表 7-1　颅内血肿的病因

病因	出血位置	机制
头颅外伤	脑实质:额叶、颞叶前部;蛛网膜下腔	脑组织受外力后出现减速造成同侧损伤及对冲伤
高血压性脑出血	壳核、基底节区、丘脑、小脑半球、脑干	慢性高血压导致该部位小血管破裂
脑梗死后出血转化	基底节区、皮质下、脑叶	1%～6%的脑梗死后可出现,特别是大面积脑梗死后
脑转移瘤	脑叶	肺癌、绒毛膜癌、黑色素瘤、肾细胞癌;甲状腺肿瘤;心房黏液瘤
凝血机制相关	任何部位	不常见的原因,通常与既往卒中或潜在的血管异常相关
药物相关	脑叶、蛛网膜下腔	可卡因,安非他明,苯丙氨醇
动静脉畸形	脑叶、脑室内、蛛网膜下腔	每年出血率为 2%～4%
动脉瘤	蛛网膜下腔、脑室内,罕见于硬膜下	真菌性或非真菌性动脉瘤
淀粉样变性	脑叶	颅内血管退行性疾病;与 AD 相关,60 岁以下患者少见
海绵状血管瘤	脑实质内	多发的海绵状血管瘤与 $KRIT1$, $CCM2$, $PDCD10$ 基因突变相关

续表

病因	出血位置	机制
硬脑膜动静脉瘘	脑叶,蛛网膜下腔	由于静脉内压力增高导致脑出血
毛细血管扩张症	通常见于脑干	较为罕见的出血

三、临床表现

(一)高血压性脑实质出血

虽然脑出血并不一定与用力相关,但是通常发生在患者清醒时或应激时。脑出血的患者表现为突然出现局灶性神经功能缺损的症状和体征。癫痫不常出现。局灶性神经功能的改变通常可于发病 30～90 分钟恶化进展,可出现意识水平的下降和由于颅内压升高导致的头痛和恶心、呕吐。壳核出血是高血压性脑出血最常累及的部位,且经常累及其周边的内囊部位,故对侧偏瘫是标志性体征。

当症状较轻时,在出血 5～30 分钟可出现单侧面瘫,出现言语不清,之后逐渐出现肢体无力、双眼向偏瘫侧凝视。偏瘫侧肢体功能障碍可能持续进展直到患肢肌张力降低或升高。若出血量较大时,患者意识状态从嗜睡逐渐进展至昏睡,则提示上位脑干受压。当患者出现昏迷伴有深的、不规则、间断的呼吸,出现同侧瞳孔扩大及固定或去大脑强直,则患者病情可能迅速恶化。在轻症患者中,压迫邻近脑组织产生的水肿可能使患者神经功能障碍在 12～72 小时仍加重。

(1)丘脑出血的患者可能出现对侧的偏瘫和偏身感觉障碍,主要是由于压迫或侵及邻近的内囊所致。显著的感觉障碍通常可出现。失语,但通常仍有复述保留,可能在优势侧丘脑受累后出现,非优势侧半球受累可能出现结构性失用或缄默,还可出现同向性视野缺损。由于累及中脑上部程度不一,丘脑出血可能引起严重且典型的眼动障碍,包括双眼内下视时出现分离、双侧瞳孔不等大、瞳孔对光反射消失、病灶对侧斜视、同侧 Horner 征、集合反射消失、凝视障碍、病理性眼球震颤。患者可逐渐出现慢性对侧疼痛综合征(Dejerine Roussy 综合征)。

(2)脑干出血的患者可在数分钟内进展为深昏迷和四肢瘫。通常可出现显著的去大脑强直和针尖样瞳孔(1 mm),但对光反射仍存在。头位改变时患者眼球水平活动受损(玩偶眼或头眼反射消失)或冰水灌耳眼球反射消失。呼吸深快、严重的高血压和大量出汗是较常见的,部分患者在数小时内可能死亡,但是出血量较小时通常可抢救过来。

(3)小脑出血的患者通过在数小时内进展,通常表现为后枕部头痛、持续呕吐及步态共济失调。小量出血的患者可能仅出现肢体共济失调而不出现其他神经功能缺损的症状及体征,头晕或眩晕可能是主要表现。患者可出现病灶侧的共轭凝视麻痹,出现向病灶对侧强迫性眼位,或出现同侧第 Ⅵ 对脑神经麻痹。其他少见的眼部症状主要包括眼睑疼挛、单眼不自主闭合、眼球浮动及反向斜视。构音障碍和吞咽困难较为常见。数小时后,患者可出现嗜睡至昏迷,这是由于脑干受压或梗阻性脑积水,在脑干受压前行即时的外科干预可能会避免患者死亡。第 4 脑室梗阻后出现的脑积水可被脑室外引流缓解,但最终的血肿清除对患者的存活是必需的。若患者深部的小脑核团未受累,则可以完全康复。

(二)脑叶出血症状和体征

脑叶出血症状和体征可在数分钟内出现。大部分脑叶出血较少,引起的神经功能缺损症状及体征较为局限。如枕叶出血大多出现偏盲;左侧颞叶出血多表现为失语和谵妄状态;顶叶出血多表现为感觉障碍;额叶出血多表现为上肢无力。大量脑出血患者若压迫丘脑或中脑,多可表现出嗜睡或昏迷。大部分脑叶出血的患者可出现局部头痛,半数以上出现呕吐或昏睡,颈强直和癫痫少见。

(三)其他原因所致的脑出血

(1)脑淀粉样变性是一种老年退行性疾病,多累及小动脉,为淀粉样蛋白沉积在脑动脉壁上所致。淀粉样血管病可导致患者出现首次或复发脑叶出血,也是老年患者脑叶出血最常见的原因。部分急性心肌梗死患者行静脉溶栓后出现脑出血与此有关。患者如在数月内或数年内表现为多处出血(或梗死)或在 MRI 对含铁血黄素磁敏感序列上见微出血信号可能也与脑淀粉样变性有关。但其最终诊断依靠病理检查,病理检查显示血管壁上可被刚果红染色的淀粉样蛋白沉积。

(2)载脂蛋白 E 基因上的 $\varepsilon2$ 和 $\varepsilon4$ 基因发生等位突变导致复发性脑叶出血风险增高,可能是淀粉样血管病的标志。目前,仍无特殊的治疗方法,但是抗血小板药物和抗凝药物是需要避免使用的。可卡因和麻黄碱是青年患者(<45 岁)脑卒中的常见原因。脑出血、脑梗死和蛛网膜下腔出血均与兴奋药的使用相关。血管检查无特异性,可表现为完全正常的血管、大血管闭塞或狭窄、血管痉挛,或与血管病变一致。这种拟交感神经药相关的卒中发生机制目前仍不明,但是可卡因可提高交感神经的活性,进而引起急性且严重的血压升高,这可能会导致出血发生。半数以上的兴奋药所致的脑出血多为脑内出血,其他的为蛛网膜下腔出血。对于蛛网膜下腔出血患者,多可发现囊状动脉瘤,推测可能是由于急性血压升高导致动脉瘤破裂。

(3)脑外伤通常也可引起颅内出血,常见出血位置为脑内(特别是颞叶、前额叶)和进入蛛网膜下腔、硬膜下和硬膜外区域。对于突然出现的不明原因的局灶性神经功能缺损症状(包括偏瘫、嗜睡或昏迷),必须考虑到外伤的可能,特别是缺损的症状在患者跌倒后出现。与抗凝药物相关的脑出血可发生在脑内的任何部位,大部分见于脑叶或硬膜下。

(4)抗凝药物相关的脑出血进展缓慢,可超过 24～48 小时。凝血功能障碍和血小板减少症应被及时纠正。血液系统疾病相关的脑出血(如白血病、再生障碍性贫血、血小板减少性紫癜)可见于任何部位,也表现为多个部位的出血。皮肤和黏膜出血通常也是一个证据,是诊断的线索。脑肿瘤出血可能是颅内占位性病变最早的表现。绒毛膜癌、恶性黑色素瘤、肾细胞癌、支气管肺癌是最常见的可能导致脑出血的转移性肿瘤。成人多形性胶质母细胞瘤和儿童髓母细胞瘤也会导致出血。高血压性脑病是恶性高血压的一个并发症。严重的高血压通常可出现头痛、恶心、呕吐、惊厥发作、意识模糊、嗜睡和昏迷。短暂或持久的局灶性神经功能缺损的症状,多提示其他血管性疾病(脑出血、血栓或动脉粥样硬化性血栓形成),包括视网膜出血和渗出、视盘水肿(高血压性视网膜病)、肾和心脏疾病的证据。大部分患者颅内压和脑脊液蛋白升高。MRI 显示典型的后部脑水肿(枕叶＞额叶),且是可逆的,也就是"可逆性后部白质脑病"。该类患者高血压可能是原发的,也可能由于慢性肾病、急性肾小球性肾炎、妊娠所致的急性细胞毒血症、嗜铬细胞瘤或其他病因所致。降低血压可逆转该疾病过程,但是可导致卒中发生,特别是血压下降过快时。神经病理检查可见点状或弥漫的脑水肿改变,或可出现点状或大体积的脑出血改变。显微镜检查可提示小动脉坏死、点状脑梗死灶和出血灶。这种改变需考虑高血压性脑病的可能,慢性复发性头痛、头晕、复发性短暂性脑缺血发作、小卒中通常与高血压相关。原发性脑室出血较为罕见。多由于脑实质出血后破入脑室系统而不表现出脑实质受损的神经功能症状,或者出血可起源于室管膜周围的静脉。血管炎,特别是结节性多动脉炎或系统性红斑狼疮,可导致任何部位颅内静脉系统的出血改变,但是动脉系统也可出现血管壁破裂后导致脑出血。近一半的原发脑室出血患者通过全脑血管造影检查可发现病因,脓毒血症可导致全脑白质区小出血灶出现。Moyamoya病是动脉闭塞后脑梗死的改变,特别对于年轻患者,也可出现脑实质内出血。脊髓内出血多由于动静脉畸形、海绵窦血管畸形或转移瘤所致。脊髓硬膜外出血多可出现迅速进展的脊髓或神经根受压综合征,脊髓出血多表现为突然出现背痛和脊髓病的征象。

四、辅助检查

(一)实验室检查

1.脑脊液检查

诊断明确者,一般不做脑脊液检查,以防脑疝发生,但在无条件做脑 CT 扫描或脑 MRI 检查时,腰穿仍有一定诊断价值,脑出血后由于脑组织水肿,颅内压力一般较高,80%患者在发病 6 小时后,脑脊液呈血性或黄色,但腰穿脑脊液清亮时,不能完全排除脑出血的可能,术前应给脱水剂降低颅内压,有颅内压增高或有脑疝的可能时,应禁忌做腰穿。

2.血常规、尿常规和血糖检查

重症患者在急性期血常规检查可见白细胞增高,可有尿糖与蛋白尿阳性,脑出血急性期血糖增高由应激反应引起,血糖升高不仅直接反映机体代谢状态,而且反映病情的严重程度,血糖越高,应激性溃疡、脑疝、代谢性酸中毒、氮质血症等并发症发生率越高,预后越差。

(二)神经影像学检查

1.CT 检查

颅脑 CT 扫描可清楚显示出血部位、出血量大小、血肿形态、是否破入脑室以及血肿周围有无低密度水肿带和占位效应等。病灶多呈圆形或卵圆形均匀高密度区,边界清楚,脑室大量积血时多呈高密度铸型,脑室扩大。1 周后血肿周围有环形增强,血肿吸收后呈低密度或囊性变。动态 CT 检查还可评价出血的进展情况。

2.MRI 和 MRA 检查

对发现结构异常,对检出脑干和小脑的出血灶和监测脑出血的演进过程优于 CT 扫描,对急性脑出血诊断不及 CT。

3.数字减影脑血管造影(DSA)检查

数字减影脑血管造影可检出脑动脉瘤、脑动静脉畸形、Moyamoya 病和血管炎等。

4.心电图检查

脑血管病患者因为脑-心综合征或心脏本身就有疾病,可有心脏功能和血管功能的改变。①传导阻滞:如 P-R 间期延长,结性心律或房室分离。②心律失常:房性或室性期前收缩。③缺血性改变:S-T 段延长,下降,T 波改变。④其他:假性心肌梗死的心电图改变等。

5.经颅多普勒超声(TCD)检查

有助判断颅内高压和脑死亡,当血肿大于 25 mL,TCD 显示颅内血流动力学不对称改变,表示颅内压力不对称,搏动指数较平均血流速度更能反映颅内压力的不对称性。

(三)其他检查

包括、血液生化、凝血功能和胸部 X 线检查。外周白细胞和尿素氮水平可暂时升高,凝血活酶时间和部分凝血活酶时间异常提示有凝血功能障碍。

五、治疗

(一)急性期处理

患者常出现意识水平下降,并且逐渐进展,需密切注意患者气道的管理。在 CT 检查完成前需要维持患者最初的血压。脑出血血肿扩大与血压升高是相关的,但是目前仍不明确的是降低血压是否会降低脑血肿扩大。在更多的研究结果出来之前,除非怀疑患者颅内压明显升高,目前推荐控制患者平均动脉压(MAP)<17.3 kPa(130 mmHg)。若患者已行 ICP 监测,目前推荐将脑灌注压(MAPICP)控制至 8.0 kPa(60 mmHg)以上(也就是说若患者血压升高,则需降低患者的平均动脉压)。降压药物需选择静脉注射非血管扩张药物(如尼卡地平、拉贝洛尔或艾司洛尔)。小脑出血的患者或伴有意识状态明显下降、影像学检查提示脑积水改变的患者需紧急给予神经外科评估。基于临床表现和 CT 检查的结果,则需要采用进一步的影像学评估手段,包括 MRI 或血管造影检查。如果外科会诊已经完成,嗜睡或昏迷的患者处理上需关注 ICP 升高、气管插管、过度通气、甘露醇和抬高患者床头。

(二)急性期过后处理

约有 50% 的高血压性脑出血患者在急性期死亡,其他患者若急性期过后通常可得到较好的恢复。ICH 评分是一个用于评估死亡和临床预后较好的指标。任何确诊的凝血性疾病需立即给予纠正。对于服用维生素 K 抑制药的患者,静脉输注凝血酶原复合物后给予新鲜冰冻血浆和维生素 K 制剂可迅速逆转凝血异常。若脑出血与血小板减少症相关(血小板计数<50 000/μL),静脉输注新鲜血小板就有必要。紧急血小板抑制功能测定对指导输注血小板的临床意义仍不清楚。

目前,对出血本身可做的处理较少。血肿在出血的前几小时有可能扩大,因此在脑出血的急性期控制血压可能对于预防血肿扩大是合理的。一个使用Ⅶa 因子复合物用于降低脑血肿扩大的Ⅲ期临床研究结果并未提高患者的功能预后,因此临床上尚不提倡使用该类药物。幕上脑室出血的清除并不能提高患者的预后。国际脑出血神经外科联盟(STICH)将 1 033 位幕上脑出血患者随机分为两组:早期外科行血肿清除术组和常规内科治疗组。该研究结果是早期行外科手术组并未获得更好的功能预后,但该结果仍存在争议,因 26% 的常规内科治疗组的患者最终仍因神经功能恶化而接受外科手术治疗。

总之,该研究结果不支持幕上出血患者常规行外科治疗,但是,很多治疗中心在患者出现进展性神经功能恶化后行手术治疗。

脑出血外科手术的技巧在提高,在将来,创伤少的内镜血肿清除术可能被研究证实其有效性。对小脑出血患者进行评估时需神经外科会诊;直径>3 cm 的小脑出血患者大部分需行外科治疗。当患者神志清且无脑干受累的征象、血肿直径<1 cm 时,则外科手术通常不需要。当患者血肿直径在 1~3 cm 时,需被严密监测,及早发现意识障碍和呼吸循环功能衰竭的表现。血肿周围的脑组织受压移位,但未必出现缺血梗死。

因此,大部分脑出血存活的患者在血肿吸收后,邻近脑组织可再次恢复功能。脑出血急性期的仔细管理可使患者得到良好的恢复。但是令人惊讶的是,大面积脑出血的患者颅内压可正常。

但是,若血肿导致显著的中线结构受压,患者随后可出现昏迷、脑水肿、脑积水、渗透性物质引起 ICP 降低。这可为脑室穿刺引流术或 ICP 监测提供足够的时间和机会。一旦患者行 ICP 监测后,可根据监测结果调整患者通气及渗透性药物的使用,以控制患者脑灌注压(MAPICP)在

8.0 kPa(60 mmHg)以上。如 ICP 监测显示患者 ICP 升高,患者可能需进行脑室引流,继续使用渗透性药物;如患者 ICP 持续升高,则可能需行外科手术治疗进行血肿清除及呼吸支持治疗;相反,当患者 ICP 监测显示在正常范围内或轻度升高,则患者通气治疗及渗透性药物的使用可暂缓。因为过度通气可导致脑血管痉挛,出现缺血表现,当患者 ICP 升高已被解除,或渗透性药物已对患者治疗足够时,过度通气则不需紧急给予。糖皮质激素对血肿周围的水肿无效。

六、预防

高血压是原发性脑出血最常见的原因。控制血压、不酗酒、禁止兴奋性药品(如可卡因和安非他命)使用均是预防脑出血的措施。怀疑淀粉样变性的患者应避免使用抗血小板聚集药物。

(周福兵)

第八章

老年内科疾病

第一节　老年钙化性主动脉瓣病变

一、病因及发病机制

老年钙化性主动脉瓣病变主要表现为瓣叶增厚、僵硬、钙化,不伴有交界处的融合。从功能上区分,可分为主动脉瓣硬化,瓣叶没有阻塞左心室流出道;主动脉瓣狭窄,左心室流出道出现梗阻。超声心动图诊断的老年退行性心脏瓣膜病更为多见。

老年钙化性心脏瓣膜病的确切病因至今不明,既往普遍认为包括心脏老化、长期血流冲击、磨损、机械应力等多因素综合作用的结果,但目前的一些研究认为钙化性主动脉瓣病变是一个主动的病理生理过程,包括慢性炎症、血脂的沉积、钙化和肾素-血管紧张素系统的激活等均参与了钙化性主动脉瓣病变的发生发展,遗传因素也可能参与了此过程。

病理解剖证实老年人心瓣膜因长期受血流的冲击,其胶原纤维和弹力纤维随增龄而增生,左心瓣膜因承受更大的血流冲击而退行性变更明显,在此基础上易发生瓣膜钙化或黏液样变性。主动脉瓣钙化通常沿主动脉瓣环沉积,然后向瓣叶扩展,以无冠瓣明显。瓣膜主动脉面可见针尖至米粒大小的钙化灶,使瓣膜增厚、僵硬、活动受限,可导致主动脉瓣狭窄。二尖瓣钙化通常较主动脉瓣轻,可引起二尖瓣关闭不全。

老年钙化性心脏瓣膜病最常受累的是主动脉瓣膜,其发生率远高于其他瓣膜。这主要是由于主动脉瓣膜所承受的机械压力较大,尤其在血压增高时,易引起胶原纤维断裂形成间隙而有利于钙盐沉积。老年瓣膜长期经受血流冲击,瓣叶中糖蛋白与蛋白聚糖的丢失与营养不良,也是钙化形成的可能机制。主动脉瓣膜又以左冠瓣为多见,右冠瓣次之。因左冠瓣与主动脉瓣环后缘相连接,此处易形成血流旋涡致瓣膜受损,使钙盐沉积于此。右冠瓣因缺少致密牢固的组织支托,受血流冲击较大也易受损。瓣膜的钙化与衰老有关,衰老的过程伴有细胞内钙含量的增加。钙跨膜分布梯度降低,钙从骨骼向软组织内迁徙,这是衰老的典型特征。因骨钙和血钙的梯度,胞外钙与胞内钙梯度的降低,最终导致胞内钙含量增加而产生功能损伤。这种钙迁徙与老年人维生素 D 缺乏及甲状旁腺素水平增高有关。

近年来的一些研究提示主动脉瓣钙化是系统性炎症状态的标志,与血清同型半胱氨酸、C 反应蛋白以及内皮功能异常相关。一项研究提示这种相关是可逆的,主动脉瓣狭窄患者在瓣膜置换后,C反应蛋白下降。但也有研究显示在校正年龄、性别与吸烟状态后,炎症与主动脉瓣钙化无关。

总之,造成瓣膜钙化的原因很多,长期机械性劳损,脂质浸润及钙磷代谢障碍,引起局部转移性钙质沉着,均可造成瓣膜的老化,退行性变。

二、临床表现及评价

老年钙化性主动脉瓣病变发病隐匿,进展缓慢,瓣膜损害程度多不严重,早期常无症状,甚至终身呈亚临床型。也可有胸闷、心悸、乏力、劳力性气短、活动受限及头晕、头痛等脑供血不足的表现,但均无特异性。后期可由瓣膜功能不全导致血流动力学改变引起的心绞痛,晕厥及充血性心力衰竭,少数可并发感染性心内膜炎,二尖瓣及其瓣环的钙化性斑块可以压迫或破坏心脏传导系统,引起传导功能异常,造成不同程度心脏传导阻滞。可引起各种心律失常,甚至猝死。尚有报道以栓塞为首发症状者,是由心房颤动继发心房附壁血栓,栓子或钙化斑块脱落引起体循环栓塞所致。

超声心动图上,主动脉瓣钙化是指主动脉瓣叶增厚,典型者瓣叶中心部增厚,一般不包括瓣叶交界处,瓣叶运动正常。主动脉瓣钙化者,瓣膜的血流动力学在正常范围,瓣膜的前向血流速度在 2.5 m/s 以内。部分患者体格检查时可闻及收缩期杂音,但是没有与主动脉瓣钙化相关的临床表现。

虽然主动脉瓣钙化临床上可能无症状,但主动脉瓣钙化的出现在校正其他心血管危险因素后,仍与心血管疾病患病率和死亡率增高相关。在相关的研究中,主动脉瓣钙化可使研究初始没有冠状动脉疾病的患者心肌梗死危险增加 40%,心血管死亡危险增加 50%。另外一项近 2 000 名老年人的前瞻性研究也发现主动脉瓣钙化增加新发冠脉事件的危险。

主动脉瓣钙化对预后不利影响的机制还不十分清楚。瓣膜损害本身不像其原因,因为瓣膜的血流动力学正常或接近正常。

目前,还很少有前瞻性研究显示主动脉瓣钙化到主动脉瓣狭窄的血流动力学进展情况。在至今为止最大的一项研究中,共超过 2 000 名主动脉瓣钙化的患者入选。在这个研究中,16% 患者进展为主动脉瓣狭窄,轻度狭窄者 10.5%(前向血流速度 2~3 m/s),中度狭窄者 3%(前向血流速度 3~4 m/s),重度狭窄者 2.5%(前向血流速度 >4 m/s)。从诊断主动脉瓣钙化到进展为严重主动脉瓣狭窄的平均时间为 8 年。在另外一项入选 400 名主动脉瓣钙化患者的小规模研究中也有类似的发现,其中 5% 患者进展为中度主动脉瓣狭窄,2.5% 进展为重度主动脉瓣狭窄。

主动脉瓣狭窄的评价包括通过超声心动图对瓣叶解剖和瓣膜钙化程度的评估。主动脉瓣狭窄的程度可以通过瓣膜的前向血流、平均压差以及连续方程法测量瓣口面积进行精确的评估。

目前的临床指南建议严重无症状的主动脉瓣狭窄,每年复查一次超声心动图,中度狭窄者每两年一次,轻度狭窄者每 5 年一次。只有在超声心动图不能明确诊断或超声心动图诊断与临床表现不相符时,才考虑行心导管检查。

前瞻性研究提示,主动脉瓣的进展情况为:主动脉瓣血流速度平均每年增加 0.3 m/s,平均跨主动脉瓣压力阶差每年增加 0.9 kPa(7 mmHg),主动脉瓣瓣口面积平均每年减少 0.1 cm^2。虽然各项研究中各项指标的进展相对恒定,但是个体之间变异很大,这使得预测个体的主动脉瓣狭窄进展情况变得很困难。

新近的研究表明,血中的神经激素水平,如脑尿钠肽(BNP),其水平增高与疾病的严重程度相关。血 BNP 水平增高与主动脉瓣狭窄的严重程度和心功能相关。严重主动脉瓣疾病血流动力学异常的患者具有较高的血 BNP 水平,提示血 BNP 水平可能是疾病严重程度的一个标志。在一项 130 名严重主动脉瓣狭窄患者的研究中,系列测量血 BNP,N-tBNP 等指标一年的时间,发现这些指标水平的升高与症状的加重和心功能的恶化相关联。即使无症状的患者这些激素水平的升高也预示着症状加重的高度可能性。血 N-tBNP 也是预示手术后患者生存率和射血分数的独立指标。但是在常规应用这些指标之前还需要大规模的前瞻性的临床研究。

老年钙化性主动脉瓣病变一般应具备下列条件:①年龄≥60 岁;②超声心动图见瓣膜增厚,回声增强,瓣叶活动受限,开放幅度减小,瓣膜游离缘极少受累;③排除风湿性、先天性、梅毒性心脏瓣膜病,感染性心内膜炎,乳头肌功能不全,腱索断裂及黏液瘤样变性所致瓣膜损害;④瓣膜杂音,可提供临床诊断线索。

彩色多普勒超声心动图对本病诊断有特殊价值,可直接观察瓣膜厚度、回声强度及活动,并可检出瓣环的钙化及反流程度,是目前诊断该病的最敏感、可靠的无创检查方法。超声表现为主动脉瓣叶增厚,局限性致密强回声,瓣膜僵硬和活动受限,造成瓣膜狭窄或关闭裂隙,瓣膜反流,但瓣膜边缘较规则,无粘连或融合。二尖瓣多在后瓣、瓣环与房室交界处出现回声增强光团,瓣环僵硬,瓣叶可移位,瓣下结构也可受累,造成二尖瓣反流或狭窄,而瓣叶边缘极少受累,此可与风湿性心脏病及其他炎性病变相鉴别。M 型及二维图像与频谱多普勒及彩色多普勒血流显像相结合,不仅可发现瓣叶形态结构异常,且可检出瓣膜功能改变(狭窄或关闭不全)及其程度。超声心动图评价心脏瓣膜病要注意:瓣膜解剖、病变严重程度以及病理生理机制之间是否符合,超声心动图结果和临床表现之间是否符合。

多排 CT 可以对瓣膜钙化进行定量,准确性高,重复性好,检查具有更高的敏感性和特异性,可检出某些超声未能检出的早期老年钙化性瓣膜病。MRI 则可以对心功能、心脏大小和反流量做出准确评价。

三、治疗

老年退行性心脏瓣膜病发病隐匿,进展缓慢,目前尚无有效逆转瓣膜钙化的可靠治疗方法。早期患者无症状,无须治疗,可以动态观察病情,合并高血压,冠心病、糖尿病等应予积极治疗。出现临床症状者,给予相应处理,并发心力衰竭者,根据血流动力学情况,可予利尿、扩血管、强心治疗,以改善心功能。心律失常,可给予相应抗心律失常治疗,严重房室传导阻滞,可考虑植入心脏起搏器。瓣膜损害严重,功能明显异常导致血流动力学改变者,考虑介入或手术治疗。

严重主动脉瓣狭窄且有临床症状的患者,如果换瓣手术延迟可能影响到预后。一项以有症状但又拒绝手术患者为对象的研究表明,这类患者的存活期平均仅为 2 年,5 年生存率<20%。在另外一项研究中,有症状的严重主动脉瓣狭窄患者,只有 40% 患者生存达到 2 年,5 年时只有 12% 的患者无事件发生。而有症状又进行主动脉瓣瓣膜置换的患者,生存曲线几近正常。因此,目前的指南提倡有症状的主动脉瓣狭窄患者及早手术治疗。

换瓣手术治疗的死亡率一般在 1% 左右,高危患者可达 9%。换瓣患者的长期存活率 3 年在 80%,与正常老年患者类似。术后并发症(如血栓栓塞),抗凝治疗的出血并发症,人工瓣的异常以及心内膜炎,发生率一般在每年 2%~3%。

国外 Cribier 首先将经皮主动脉瓣球囊瓣膜成形术用于退行性主动脉瓣狭窄取得成功,能在一定程度上扩大狭窄的主动脉瓣口面积,降低跨瓣压差,从而缩短左心室射血时间,有利于左心室排空,增加射血分数,改善心功能。为高危老年患者提供了新的治疗措施,其安全性大,费用低。然而球囊扩张不能根本改变瓣膜的解剖结构,成功率有限,再狭窄率高,因此,被认为仅适合作为一种短期缓解症状的姑息疗法。对瓣膜钙化严重,临床症状明显的患者,仍考虑行瓣膜置换术。

对于无症状的患者预防性应用换瓣手术目前还没有被普遍接受。但是如果这类患者需进行其他心脏手术,主动脉瓣至少有中度狭窄,可以考虑同时置换主动脉瓣。无症状患者手术死亡率低,如果狭窄非常严重或有快速进展的可能性,可以考虑手术治疗。

四、预后

对于无症状主动脉瓣狭窄患者的预后,研究表明总体来说死亡率较低。虽然有早期的研究显示严重主动脉瓣狭窄患者的猝死率高达 20%,这些研究很多为回顾性的尸检研究,存在选择偏倚。目前的研究显示每年的猝死率很低,不到 1%。

在一项 128 例无症状严重主动脉瓣狭窄患者的研究中,经过 4 年的随访,不到 33% 的患者仍然无症状,不需瓣膜置换。瓣膜钙化程度是无事件发生的重要危险因素,只有 20% 具有中度或重度钙化的患者存活或没有与需要瓣膜置换相关的症状。与此类似,一项 123 例无症状主动脉瓣狭窄患者的研究,经过 5 年的随访,只有不到 26% 的患者仍然无症状,提示对于这类患者要注意观察症状的出现,严密监测。两项研究显示的预示症状出现的因素均包括基线血流速度,随时间血流速度的变化率,瓣膜钙化情况和功能状态。

主动脉瓣疾病进展,症状出现,这种情况需警惕即使基线没有主动脉瓣的严重梗阻,也可能行主动脉瓣置换术。在一项主动脉瓣轻中度狭窄患者(主动脉瓣血流速度 2.5~4.0 m/s)的研究中,不需要瓣膜置换的可能性一年为 95%,5 年为 60%。峰值血流速度,与瓣膜钙化程度和并存的冠状动脉疾病是预后的独立预测因素。值得注意的是,主动脉瓣狭窄患者中,具有较轻血流动力学异常的患者,19% 的患者在今后随访中症状进展,瓣膜钙化程度仍为预示今后死亡或换瓣的主要危险因素。这再次提示对于任何无症状的主动脉瓣狭窄患者,无论开始诊断时的严重性如何,均需严密随访。

（曾芳霞）

第二节　老年高血压

高血压是一种以体循环动脉压升高为主要特点的临床综合征,是多种心脑血管疾病的重要病因和危险因素,动脉压的持续升高可导致靶器官如心脏、肾脏、大脑和血管的损害,最终导致这些器官衰竭,是心血管疾病死亡的主要原因之一。高血压也是一种随年龄增加而增加的疾病,老年人群中有较高的发病率。

高血压可分为原发性高血压(即高血压病,通常简称为高血压)和继发性高血压两大类。原发性高血压占高血压的 90% 左右。

一、病因

高血压的病因至今未明,目前认为是在一定的遗传易感性的基础上,由多种后天环境因素所致。

(一)遗传因素

高血压具有明显的家族聚集性。父母双方无高血压、一方有高血压或双方均有高血压,其子女发生高血压的概率分别为 3%、28% 和 46%。约 60% 的高血压患者可询问到有高血压家族史。高血压被认为是一种多基因遗传病,这些基因的突变、缺失、重排和表达水平的差异,也即多个"微效基因"的联合缺陷可能是导致高血压的基础。那些已知或可能参与高血压发病过程的基因称为高血压病的候选基因,据推测可能有 5~8 种。

(二)环境因素

环境因素包括年龄、饮食习惯、饮酒、超重和精神因素等。年龄是高血压的危险因素,随增龄高血压的患病率增加。JNC7 指出,55 岁时血压正常的人,未来患高血压的危险性为 90%。钠盐摄入与血压升高有关。我国人群食盐摄入量高于西方国家。北方人群食盐摄入量每人每天约 12~18 g,南方为 7~8 g。流行病学研究证实,膳食钠摄入量与血压水平呈显著相关性,北方人群血压水平高于南方。在控制了总热量后,膳食钠与收缩压及张压的相关系数分别达到 0.63 及 0.58。人群平均每人每天摄入食盐增加 2 g,则收缩压和舒张压分别升高 0.3 kPa(2.0 mmHg) 及 0.16 kPa(1.2 mmHg)。膳食中饱和脂肪酸含量增加也有升压作用。饮酒量与血压水平呈线性关系,每天饮酒量超过 50 g 乙醇者高血压发病率明显增加。男性持续饮酒者比不饮酒者 4 年内高血压发生危险增加 40%。体重对人群的血压水平和高血压患病率有显著影响,超重或肥胖是高血压重要的危险因素。我国人群血压水平和高血压患病率北方高于南方,与人群体质指数差异相平行。基线体质指数每增加 3,4 年内发生高血压的危险女性增加 57%,男性增加 50%。腹型肥胖即男性腰围≥90 cm、女性≥85 cm 者高血压的危险为腰围低于此界限者的 3 倍。精神心理因素与血压升高有关系。长期处于高度紧张和心理压力增大时易患高血压,脑力劳动者高血压患病率比体力劳动者高。

二、发病机制

高血压的发病机制,即遗传和环境因素通过什么环节和途径升高血压,目前尚不十分清楚,可能与下述机制有关。对于某一个高血压个体来说,血压升高的机制不同,也可能多种机制参与了高血压的产生。

(一)交感神经系统活性增强

在高血压的形成和维持过程中,交感神经活性亢进起到了非常重要的作用。40% 的高血压患者循环血液中儿茶酚胺水平增加,肌肉交感神经活性增强,血管对去甲肾上腺素反应性增加,心率增快。长期的精神紧张、焦虑和应激状态使大脑皮层下中枢神经系统功能紊乱,交感神经系统活性增强,儿茶酚胺释放增加,从而引起小动脉收缩、心排血量增加,血压升高。

(二)肾素-血管紧张素-醛固酮系统激活

肾素由肾小球旁细胞分泌,可激活肝脏产生的血管紧张素原而生成血管紧张素Ⅰ,在肺血管内皮细胞,经血管紧张素转换酶的作用产生血管紧张素Ⅱ,后者具有强有力的直接收缩小动脉的作用,或者通过刺激肾上腺皮质球状带分泌醛固酮而增加血容量,或者通过促进肾上腺髓质和交感神经末梢释放儿茶酚胺,均可显著升高血压。此外,体内其他激素如糖皮质激素、生长激素、雌激素等升高血压的途径也主要是经过肾素-血管紧张素-醛固酮系统。

(三)肾脏潴留过多钠盐

肾脏是机体调节钠盐的主要器官,肾脏潴留钠盐过多,一方面使容量负荷增加引起血压升高,另一方面小动脉水钠潴留,使外周血管阻力增加。各种肾脏疾病或者无肾脏疾病但过多摄入钠盐,均可使体内钠盐潴留,引起血压升高。另外,根据盐负荷后是否引起血压升高,将高血压人群分为盐敏感性和盐不敏感性高血压。老年人随着年龄增长,肾脏的排钠排水能力降低,也是老年高血压的机制之一。

(四)胰岛素抵抗

高血压患者中约半数存在胰岛素抵抗现象。胰岛素抵抗是指机体组织细胞对胰岛素作用的敏感性和反应性降低的一种病理生理反应,其结果是胰岛素在促进葡萄糖摄取和利用方面作用明显受损,一定量的胰岛素所产生的生物学效应低于预计水平,导致继发性高胰岛素血症。后者通过激活 Na^+-K^+ 交换和 Na^+-K^+-ATP 酶活性,使细胞内钠增加,导致钠潴留;还可使机体对升高血压的血管活性物质反应性增强,血中儿茶酚胺水平升高;高胰岛素血症还可影响跨膜阳离子转运,使细胞内钙离子浓度增加,加强缩血管作用,并增加内皮素释放,减少舒血管活性物质前列腺素的合成,从而影响血管的舒张功能。

(五)内皮细胞功能障碍

内皮细胞具有调节血管舒张和收缩的功能。正常情况下,内皮细胞分泌一定量的舒血管和缩血管活性物质,维持血管的功能。当内皮细胞受损,舒血管的活性物质如 NO、前列环素等分泌减少;而缩血管活性物质如内皮素、血栓素 A2 分泌增加时,导致血管收缩增强,血压升高。长时间血压升高,可进一步损伤血管内皮结构和功能,是高血压导致靶器官损害和各种临床并发症的重要原因。

三、病理改变

高血压病的主要病理改变是动脉的改变和左心室肥厚。随病程的进展可引起心脏、脑、肾脏和外周血管的损害。

(一)心脏

高血压病导致的心脏损害主要包括左心室肥厚和动脉粥样硬化。长时间血压升高,儿茶酚胺和血管紧张素 II 刺激心肌细胞肥大和间质纤维化,使左心室体积和重量增加,从而导致左心室肥厚。左心室肥厚是影响预后的独立危险因素,病情进一步进展还可发生心力衰竭。血压升高可引起冠状动脉粥样硬化和微血管病变,冠状动脉粥样硬化斑块体积的增加或者破裂出血,可产生严重的心肌缺血,甚至心肌梗死。血压升高引起左心室压力和容量负荷增加,继之左心房负荷增加,是心房颤动等心律失常的病理基础。

(二)脑

脑小动脉尤其颅底动脉是高血压动脉硬化的好发部位,可造成脑缺血和脑血管意外,颈动脉的粥样硬化也可造成同样的结果。高血压的脑血管病变部位,特别容易发生在大脑中动脉的豆纹动脉、基底动脉的旁正中动脉和小脑齿状核动脉,这些血管直接来自压力较高的大动脉,血管细长而且垂直穿透,容易形成微动脉瘤和闭塞性病变。近半数的高血压患者颅内小动脉有微小动脉瘤,是脑出血的重要原因。

(三)肾脏

长期高血压使肾小球内囊压力,肾小球纤维化、萎缩,加上肾动脉硬化,进一步导致肾实质缺血和肾单位不断减少,严重者导致肾衰竭。

(四)外周动脉

小动脉病变是高血压病的重要病理改变。早期表现为全身小动脉痉挛,长期反复的痉挛使小动脉内膜因压力负荷增加、缺血缺氧出现玻璃样变,中层平滑肌细胞增殖、肥大,使血管壁发生重构,后期发生管壁纤维化、管腔狭窄。随年龄增加,大动脉逐渐硬化,其顺应性降低,是老年单纯性收缩期高血压的重要病理基础。高血压病后期,主动脉可发生中层囊样坏死和夹层分离。后者好发部位在主动脉弓和降主动脉交界处,也可发生在升主动脉处。

四、临床表现及并发症

(一)血压的变化

高血压初期血压呈波动性,可暂时升高,但仍可自行下降或恢复正常,多在偶测血压或体检时发现。此时的血压升高与情绪波动、精神紧张和劳累有关,去除诱因或休息后血压可恢复正常。随着时间的推移,血压逐渐呈持续性升高,即使去除诱因和休息也不能使血压恢复至正常。

(二)症状

大多数患者起病隐袭,缺少典型的症状。有的患者可表现为头晕、头痛、耳鸣、后颈部不适、记忆力下降、注意力不集中和失眠等。当出现心脑肾等靶器官损伤时,可表现为相应的临床症状。

(三)体征

通常缺少特征性的体征。左心室肥厚时可表现为心尖部抬举样搏动、心界扩大、主动脉瓣听诊区第二心音增强、心尖部可闻及收缩期杂音等。合并其他靶器官损伤时,可有相应的临床体征。

(四)老年高血压的临床特点

1.收缩压增高为主

占老年高血压的 60%,老年人收缩压随年龄的增长而升高,而舒张压在 60 岁后则缓慢下降。

2.脉压增大

脉压是反映动脉弹性的指标,老年人脉压增大是重要的心血管事件预测因子。

3.血压波动大

随着年龄增长,老年患者的压力感受器敏感性降低,而动脉壁僵硬度增加,顺应性降低,随情绪、季节和体位的变化血压易出现较明显的波动。

4.容易发生直立性低血压

老年收缩期高血压伴有糖尿病、低血容量及应用利尿剂、扩血管药或精神类药物者容易发生直立性低血压。

5.常见血压昼夜节律异常

老年高血压患者非杓型血压(夜间血压下降幅度不足 10%)发生率可高达 60%。

6.常与多种疾病并存

老年高血压常伴发动脉粥样硬化、高脂血症、糖尿病、老年痴呆等疾病,脑血管意外的发生率和复发率明显增加。

五、实验室和特殊检查

(一)血压的测量

血压测量是诊断高血压及评估其严重程度的主要手段,目前主要用以下 3 种方法。

1.诊所血压

诊所偶测血压是目前临床诊断高血压和分级的标准方法,由医务人员在标准条件下按统一的规范进行测量,是目前评估血压水平和临床诊断高血压并进行分级的标准方法和主要依据。具体要求如下:选择符合计量标准的水银柱血压计或者经国际标准(BHS 和 AAMI)检验合格的电子血压计进行测量。使用大小合适的袖带,袖带气囊至少应包裹 80% 上臂。被测量者至少安静休息 5 分钟,取坐位,最好坐靠背椅,裸露右上臂,上臂与心脏处在同一水平。如果怀疑外周血管病,首次就诊时应测量左、右上臂血压。老年人、糖尿病患者及出现直立性低血压情况者,应加测站立位血压。将袖带紧贴缚在被测者的上臂,袖带的下缘应在肘弯上 2.5 cm。将听诊器探头置于肱动脉搏动处。测量时快速充气,使气囊内压力达到桡动脉搏动消失后再升高 4.0 kPa(30 mmHg),然后以恒定的速率[0.3~0.8 kPa/s(2~6 mmHg/s)]缓慢放气。在放气过程中仔细听取柯氏音,观察柯氏音第 I 时相(第一音)和第 V 时相(消失音)水银柱凸面的垂直高度。收缩压读数取柯氏音第 I 时相,舒张压读数取柯氏音第 V 时相。<12 岁儿童、妊娠妇女、严重贫血、甲状腺功能亢进、主动脉瓣关闭不全及柯氏音不消失者,以柯氏音第 IV 时相(变音)定为舒张压。应相隔 1~2 分钟重复测量,取 2 次读数的平均值记录。如果收缩压或舒张压的 2 次读数相差 0.7 kPa(5 mmHg)以上,应再次测量,取 3 次读数的平均值记录。

2.家庭血压

对于评估血压水平及严重程度,评价降压效应,改善治疗依从性,增强治疗的主动参与,具有独特优点。且无白大衣效应,可重复性较好。目前,患者家庭自测血压在评价血压水平和指导降压治疗上已经成为诊所血压的重要补充。然而,对于精神焦虑或根据血压读数常自行改变治疗方案的患者,不建议自测血压。推荐使用符合国际标准(BHS 和 AAMI)的上臂式全自动或半自动电子血压计。家庭自测血压低于诊所血压,家庭自测血压 18.0/11.3 kPa(135/85 mmHg)相当于诊所血压 18.7/12.0 kPa(140/90 mmHg)。

3.动态血压

动态血压监测在临床上可用于诊断白大衣性高血压、隐蔽性高血压、顽固难治性高血压、发作性高血压或低血压,评估血压升高的严重程度短时变异和昼夜节律,评估心血管调节机制、预后意义、新药或治疗方案疗效考核等,不能取代诊所血压测量。动态血压测量应使用符合国际标准(BHS 和 AAMI)的监测仪。动态血压的正常值推荐以下参考标准:24 小时平均值<17.3/10.7 kPa(130/80 mmHg),白昼平均值<18.0/11.3 kPa(135/85mmHg),夜间平均值<16.7/10.0 kPa(125/75mmHg)。正常情况下,夜间血压均值比白昼血压值低 10%~15%。动态血压测量时间间隔应设定一般为每 30 分钟一次。可根据需要而设定所需的时间间隔。

(二)血液生化检查

测定血糖、总胆固醇、低密度脂蛋白胆固醇(LDL-C)、高密度脂蛋白胆固醇(HDL-C)、甘油三酯、尿酸、肌酐、血钾等常规检查,必要时可进行一些特殊检查,如血液中肾素、血管紧张素、醛固酮和儿茶酚胺等。

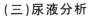

(三)尿液分析

检测尿比重、pH、尿蛋白、尿微量蛋白和肌酐含量,计算清蛋白/肌酐比值。

(四)心电图检查

可诊断高血压患者是否合并左心室肥厚、左心房负荷过重和心律失常。

(五)超声心动图检查

诊断左心室肥厚比心电图更敏感,并可计算左心室重量指数。还可评价高血压患者的心脏功能,包括收缩功能和舒张功能。

(六)颈动脉超声检查

颈动脉病变与主动脉、冠状动脉等全身重要血管病变有着很好的相关性,颈动脉为动脉硬化的好发部位,其硬化病变的出现往往早于冠状动脉及主动脉,而颈部动脉位置表浅,便于超声检查,是评价动脉粥样硬化的窗口,对于高血压患者早期靶器官损伤的检出具有重要的临床意义。

(七)脉搏波传导速度(PWV)和踝臂指数(ABI)

动脉硬化早期仅仅表现为动脉弹性降低、顺应性降低、僵硬度增加,先于疾病临床症状的出现。PWV 增快,说明动脉僵硬度增加,是心血管事件的独立预测因子。PWV 可以很好地反映大动脉的弹性,PWV 越快,动脉的弹性越差,僵硬度越高。ABI 与大动脉弹性、动脉粥样硬化狭窄的程度有良好相关性,ABI<0.9 提示下肢动脉有狭窄可能。

(八)眼底检查

可发现眼底的血管病变和视网膜病变。前者包括动脉变细、扭曲、反光增强、交叉压迫和动静脉比例降低,后者包括出血、渗出和视盘水肿等。高血压患者的眼底改变与病情的严重程度和预后相关。

六、诊断和鉴别诊断

高血压患者的诊断应进行 3 个方面的评估:①确定血压水平及其他心血管病危险因素;②判断高血压的原因(明确有无继发性高血压);③寻找靶器官损害以及相关临床的情况。

(一)诊断标准和分类

根据中国高血压防治指南的规定,18 岁以上成年人高血压的定义为在未服用高血压药物的情况下,收缩压≥18.7 kPa(140 mmHg)和(或)舒张压≥12.0 kPa(90 mmHg)。既往有高血压病史,目前正服用抗高血压药物,即使血压已低于 18.7/12.0 kPa(140/90 mmHg),仍应诊断为高血压。按血压水平将高血压分为 1、2、3 级。收缩压≥(140 mmHg)和舒张压<12.0 kPa(90 mmHg)单列为单纯性收缩期高血压。若患者的收缩压与舒张压分属不同的级别时,则以较高的分级为准。单纯收缩期高血压也可按照收缩压水平分为 1、2、3 级。

收缩压、舒张压和脉压均可作为心血管疾病的预测因子,且舒张压曾被认为是比收缩压更重要的脑血管病和冠心病的预测因子。有研究提示老年人收缩压升高危害更大。老年人收缩压随年龄的增长而上升,而舒张压在 60 岁后则缓慢下降。有研究提示收缩压与脑卒中和冠心病发病均呈正相关。有些资料也显示老年人脉压增大是比收缩压和舒张压更重要的心血管事件的预测因子,老年人基线脉压与总死亡,心血管性死亡,脑卒中和冠心病发病均呈显著正相关。有关随机试验也证明降压治疗对单纯收缩期高血压患者是有益的。

(二)高血压的危险分层

高血压患者是否或何时发生脑卒中、心肌梗死等严重的心脑血管事件难以预测,但发生心脑血管事件的风险水平不仅可以评估,而且也应该评估。虽然高血压及血压水平是影响心脑血管事件发生和预后的独立危险因素,但是并非唯一决定因素。大多数高血压患者还有血压升高以外的其他心血管危险因素、靶器官损害和相关的临床疾病。对高血压患者诊断和治疗时,应评估心血管风险,并进行危险分层。这样有利于确定启动降压治疗的时机,有利于采用优化的降压治疗方案,有利于确定合适的血压控制目标,有利于实施危险因素的综合管理。通常将高血压患者按心血管风险水平分为低危、中危、高危和很高危。

(三)鉴别诊断

高血压患者中5%~10%可查出高血压的具体原因,属于继发性高血压。筛查出这部分患者可以减少患者长期服药的负担,并可通过外科手术或介入治疗去除血压升高的病因。通过临床病史,体格检查和常规实验室检查可对继发性高血压进行筛查。以下线索提示有继发性高血压可能:①严重或顽固性高血压;②年轻时发病;③原来控制良好的高血压突然恶化;④突然出现靶器官功能损害的临床表现。

1.肾实质性高血压

肾实质性高血压是最常见的继发性高血压。以慢性肾小球肾炎最为常见,应对所有高血压患者初诊时进行尿常规检查以筛查除外肾实质性高血压。体检时双侧上腹部如触及块状物,应疑为多囊肾,并作腹部超声检查,有助于明确诊断。测尿蛋白、红细胞和白细胞及血肌酐浓度等,有助于了解肾小球及肾小管功能。

2.肾血管性高血压

肾血管性高血压是继发性高血压的第二位原因。国外肾动脉狭窄患者中75%是由动脉粥样硬化所致(尤其在老年人)。我国大动脉炎是年轻人肾动脉狭窄的重要原因之一。纤维肌性发育不良在我国较少见。肾动脉狭窄体征是脐上闻及向单侧传导的血管杂音,但不常见。实验室检查有可能发现高肾素,低血钾。肾功能进行性减退和肾脏体积缩小是晚期患者的主要表现。超声肾动脉检查,增强螺旋CT,磁共振血管造影,数字减影,有助于诊断。肾动脉彩色多普勒超声检查,是敏感和特异性很高的无创筛查手段。肾动脉造影可确诊。

3.原发性醛固酮增多症

原发性醛固酮增多症是由于肾上腺分泌过多的醛固酮,而导致水钠潴留、高血压、低血钾和血浆肾素活性受抑制的临床综合征。常见原因是肾上腺腺瘤、单侧或双侧肾上腺增生。过去降低血钾作为诊断的必备条件,故认为原发性醛固酮增多症在高血压患者中的患病率<1%,但近年的报道提示,在难治高血压患者中原发性醛固酮增多症约占20%,仅部分患者有低血钾。检测血钾水平作为筛查方法,停用影响肾素的药物(如β受体阻滞剂、ACEI等)后,血浆肾素活性显著低下[<1ng/(mL·h)],且血浆醛固酮水平明显增高提示该病。血浆醛固酮(ng/dL)与血浆肾素活性(ng/mL/小时)比值大于50,高度提示原发性醛固酮增多症。CT/MRI检查有助于确定是腺瘤或增生。

4.嗜铬细胞瘤

嗜铬细胞瘤是一种少见的继发性高血压。嗜铬细胞瘤90%位于肾上腺髓质,交感神经节和体内其他部位的嗜铬组织也可发生此病。肿瘤释放出大量儿茶酚胺,引起血压升高和代谢紊乱。尿与血儿茶酚胺检测可明确是否存在儿茶酚胺分泌亢进。超声或CT检查可作出定位诊断。

5.睡眠呼吸暂停综合征

睡眠呼吸暂停综合征是指由于睡眠期间咽部肌肉塌陷堵塞气道,反复出现呼吸暂停或口鼻气流量明显降低,临床上主要表现为睡眠打鼾,频繁发生呼吸暂停的现象,可分为阻塞性、中枢性和混合性3种类型,以阻塞性最为常见,是顽固性高血压的重要原因之一。多导睡眠监测是诊断睡眠呼吸暂停综合征的金标准。减轻体重和生活方式干预以及持续正压通气是可选择的治疗方法。

6.药物诱发的高血压

升高血压的药物有甘草、口服避孕药、类固醇、非甾体抗炎药、可卡因、安非他明、促红细胞生成素和环孢素等。

七、治疗

(一)治疗目标

高血压患者的首要治疗目标是最大限度地降低长期心血管发病和死亡的总危险。这需要治疗所有已明确的可逆的危险因素,包括吸烟、血脂异常和糖尿病,在治疗高血压的同时,还要合理控制并存临床情况。

血压降低的目标值,根据现有的证据,认为一般高血压患者的血压应控制在 18.7/12.0 kPa(140/90 mmHg)以下;65 岁及以上老年人的收缩压应控制在 20.0 kPa(150 mmHg)以下,如能耐受,还可以进一步降低;糖尿病或病情稳定的冠心病的高血压患者治疗更宜个体化,一般可以将血压降至 17.3/10.7 kPa(130/80 mmHg)以下,脑卒中后的高血压患者一般血压目标为 <18.7/12.0 kPa(140/90 mmHg)。处于急性期的冠心病或脑卒中患者,应根据相关指南进行血压管理。

(二)治疗方法

高血压治疗的具体方法包括非药物治疗和药物治疗。前者主要是通过改善生活方式达到降低血压的目的。改善生活方式的措施包括戒烟、减轻体重、减少过多的乙醇摄入、适当运动、减少盐的摄入量、多吃水果和蔬菜、减少食物中饱和脂肪酸的含量和脂肪总量、减轻精神压力和保持心理平衡等。降压药物包括利尿剂、β 受体阻滞剂、钙通道阻滞剂、血管紧张素转换酶抑制剂(ACEI)和血管紧张素受体阻滞剂(ARB)及由这些药物组成的低剂量复方制剂,均可以作为降压治疗的初始用药和维持用药。

(三)降压药物的应用

降压药物使用的原则:①采用较小的有效剂量以获得可能有的疗效而使不良反应最小,如有效而不满意,可逐步增加剂量以获得最佳疗效;②为了有效地防止靶器官损害,最好使用一天一次给药的长效降压药,即降压谷峰比值>50%;③单药治疗疗效不满意者,可采用两种或两种以上药物联合治疗,以使降压效果增大而不增加不良反应。事实上,2 级以上高血压为达到目标血压常需降压药联合治疗;④根据每个患者的具体情况,个体化选择降压药。常用降压药如下。

1.利尿剂

噻嗪类利尿剂有良好的疗效和性价比,并有降低高血压相关的致残率和死亡率,至今仍然是高血压治疗的一线用药。此类药物尤其适用于老年高血压患者、单纯收缩期高血压、或伴心力衰竭者,也是难治性高血压的选择用药。常用的利尿剂可根据其作用部位或利尿效果进行分类:①袢利尿剂:作用于肾脏髓袢升支粗段,抑制 NaCl 再吸收。代表药物有呋塞米、布美他尼等;②噻嗪类利尿剂:抑制远曲小管 Na^+、Cl^- 和水的再吸收产生利尿作用,同时对碳酸酐酶有轻度抑制作用。该类药物又可分为噻嗪型和噻嗪样利尿剂,前者包括氢氯噻嗪和苄氟噻嗪等,后者包

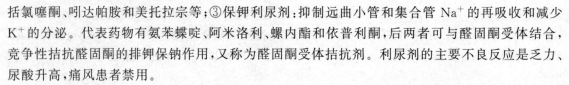

括氯噻酮、吲达帕胺和美托拉宗等;③保钾利尿剂:抑制远曲小管和集合管 Na^+ 的再吸收和减少 K^+ 的分泌。代表药物有氨苯蝶啶、阿米洛利、螺内酯和依普利酮,后两者可与醛固酮受体结合,竞争性拮抗醛固酮的排钾保钠作用,又称为醛固酮受体拮抗剂。利尿剂的主要不良反应是乏力、尿酸升高,痛风患者禁用。

2.β受体阻滞剂

有选择性(β_1)、非选择性(β_1 和 β_2)及兼有 α 受体阻滞剂 6 类。β 受体阻滞剂的降压作用可能是多方面的,不是单一的降压机制,其可能的机制如下:①减少心排血量,机体产生适应性反应,外周血管阻力降低,血压下降;②阻断中枢 β 受体,减少交感神经纤维的神经传导;③阻断突触前膜 β_2 的兴奋受体,减少去甲肾上腺素的释放;④抑制肾素释放等。高选择性 β_1 受体阻滞剂既可降低血压,又可保护靶器官,减少心血管事件。β 受体阻滞剂尤其适用于伴快速性心律失常、冠心病、慢性心力衰竭、交感神经活性增高以及高动力状态的高血压患者。常用的 β 受体阻滞剂有美托洛尔、阿替洛尔、比索洛尔卡维地洛等,各种 β 受体阻滞剂的药理学和药代动力学特点差别较大,应根据患者的具体情况,个体化选择用药。主要不良反应有心动过缓、乏力、四肢发冷等。急性心功能不全、支气管哮喘、病态窦房结综合征、严重的房室传导阻滞和外周血管病的患者禁用。

3.钙通道阻滞剂(CCB)

钙通道阻滞剂是最常用的降压药物之一,根据药物的分子结构和作用机制分为二氢吡啶类和非二氢吡啶类钙通道阻滞剂,前者有硝苯地平、尼群地平、非洛地平和氨氯地平等,后者有维拉帕米和地尔硫䓬。根据药物的作用时间分为短效和长效。降压作用主要是通过阻滞细胞外的钙离子经电压依赖的 L 型钙通道进入血管平滑肌细胞内,减弱兴奋收缩偶联,降低阻力血管的收缩反应性,致使外周血管阻力降低,血压下降。此类药物可以与其他四类降压药联合应用。钙通道阻滞剂降压疗效和降压幅度相对较强,除心功能不全外,较少有禁忌证,对血脂、血糖代谢无明显影响,长期控制血压和服药的依从性较好。相对于其他种类的降压药,钙通道阻滞剂更适合于老年人高血压、单纯收缩期高血压、伴稳定型心绞痛、冠状动脉或颈动脉粥样硬化及周围血管病患者。主要不良反应有反射性交感活性增强,引起心率快、颜面潮红、头痛、下肢水肿等。

4.血管紧张素转换酶抑制剂(ACEI)

此类药物除降压作用外,还具有良好的靶器官保护和减少心血管终点事件的作用。根据化学结构分为巯基、羧基和磷酸基 3 类,常用的有卡托普利、依那普利、贝那普利、福辛普利、培哚普利、雷米普利等,降压作用的机制是通过抑制血浆和组织的血管紧张素转换酶,使血管紧张素 Ⅱ 生成减少,同时抑制激肽酶,使缓激肽降解减少,从而使血管舒张,血压下降。血管紧张素转换酶抑制剂还具有改善胰岛素抵抗和降低尿蛋白的作用,特别适用于伴慢性心力衰竭、心肌梗后伴心功能不全、预防心房颤动、糖尿病肾病、非糖尿病肾病、代谢综合征、蛋白尿或微量清蛋白尿患者。主要的不良反应是刺激性干咳,多见于用药初期,症状较轻者可坚持继续用药,不能耐受者可改用血管紧张素受体阻滞剂。其他不良反应有低血压、皮疹,偶见血管性水肿,长期应用可导致高钾血症。妊娠妇女和双肾动脉狭窄患者禁用,血肌酐大于 3 mg/L 时慎用。

5.血管紧张素受体阻滞剂(ARB)

此类药物在受体水平阻断肾素-血管紧张素-醛固酮系统,与血管紧张素转换酶抑制剂相比有更高的受体选择性。其降压作用机制是阻断 AT1 受体后,血管紧张素 Ⅱ 收缩血管和刺激肾上腺释放醛固酮的作用受到抑制,有与血管紧张素转换酶抑制剂相似的降压作用。常用的血管紧张素受体阻滞剂有氯沙坦、缬沙坦、厄贝沙坦、替米沙坦、坎地沙坦和奥美沙坦等。血管紧张素受体阻滞剂可降低有心血管病史如冠心病、脑卒中、外周动脉疾病患者的心血管并发症,减少高血压患者的心血管事件,降低糖尿病或肾病患者的蛋白尿及微量蛋白尿。尤其适用于伴左心室肥厚、心力衰竭、预防心房颤动、糖尿病肾病、冠心病、代谢综合征、微量蛋白尿或蛋白尿患者,以及不能耐受血管紧张素转换酶抑制剂的患者。不良反应较少,不引起刺激性干咳,偶有腹泻,长期应用可使血钾升高。禁忌证同血管紧张素转换酶抑制剂。

6.其他降压药

除上述主要五大类降压药外,还有 α 受体阻滞剂,如哌唑嗪、特拉唑嗪;交感神经抑制剂,如利血平、可乐定;直接血管扩张剂,如肼屈嗪;ATP 敏感性钾通道开放剂,如二氮嗪、吡那地尔等。

(四)降压药物的联合应用

联合应用降压药是近年来大力倡导的治疗方案,是指应用不同作用机制的降压药物以合适的剂量进行合理的组合,以满足不同类型高血压患者的需求,不仅可更有效地控制血压,实现降压达标,如果组方恰当,还可以更加全面地保护血管和靶器官,从而更有效地预防心脑血管并发症的发生。

高血压不是一种均匀同质性疾病,其发病不能用单一病因和机制来完整解释,在不同的国家、地区和人群中发病机制不尽一致。高血压是一种病程较长、进展较慢的疾病,在病程的形成、发展和终末阶段升压机制有较大不同。因此高血压的治疗应以多种病理生理发生机制为基础,联合应用多种降压药,从不同角度阻断高血压的发生机制。很多荟萃分析和临床研究均显示,单药治疗高血压患者的血压达标比率仅有 40%～50%,而两种药物联合应用可使 70%～80%的高血压患者达标。2 级及以上的高血压、血压比目标值高 2.7/1.3 kPa(20/10 mmHg)或者有明显靶器官损伤的高血压患者,开始就应当联合治疗。

联合两种药物治疗的原则如下。①小剂量开始:两种药物均应从小剂量开始,如血压不能达标,可将其中一种药物增至足量,如仍不能达标,可将两种药物均增至足量或加用小剂量第三种降压药,必要时可联合使用四种或四种以上的降压药;②避免使用降压机制相近的药物:如 β 受体阻滞剂与 ACEI 或 ARB 联合应用;③选用增加降压疗效、减少不良反应的降压方案:如 β 受体阻滞剂与钙通道阻滞剂联合、ACEI 或 ARB 与利尿剂联合等;④固定复方制剂的应用:虽不能调整单个药物的剂量,但服用方便,可以提高患者的依从性。

(曾芳霞)

第三节　老年期痴呆

痴呆正成为全世界关注的重要问题,其患病率及发病率随年龄的增长呈指数上升。

痴呆是一种后天性、持续性的智能障碍。患者在意识清楚情况下,出现记忆、思维、定向、理解、计算、学习能力、判断能力、语言和视空间能力减退,情感人格变化,并导致社会生活和日常生活能力障碍。可引起老年期痴呆的疾病包括变性性疾病、血管性疾病、感染、外伤、代谢性疾病、中毒和肿瘤等。其中阿尔茨海默病(Alzheimer disease,AD)和血管性痴呆(vascular dementia,VaD)是最重要的病因。发达国家中 AD 占所有痴呆患者 3/5～3/4,亚洲国家 VaD 也很常见,如果加上非痴呆血管性认知障碍(vascular cognitive impairment non-dementia，VCIND)的患者，其比例会更高。本节主要介绍阿尔茨海默病。

阿尔茨海默病(Alzheimer disease，AD)是老年人中最常见的神经系统退行性病之一，也是老年期痴呆中最重要的类型。其临床特点是起病隐匿，逐渐出现记忆减退、认知功能障碍、行为异常和社交障碍。通常病情进行性加重，在2～3年内丧失独立生活能力，10～20年因并发症而死亡。少数患者有明显家族史，称为家族性AD，大部分为非家族性或散发性。目前关于AD的病因学和发病机制并不十分清楚，客观的早期诊断AD的生物学标志及有效的治疗措施早已引起广泛关注。

一、流行病学

(一)患病率和发病率

近年来，由于对AD诊断标准和调查研究的方法逐渐趋于一致，使各个研究之间具有可比性。国外65岁以上人群AD患病率为0.8%～7.5%，我国"九五"期间研究表明，北方地区AD患病率为6.9%，南方地区为4.2%。AD占老年期痴呆的比例北方为49.6%，南方71.9%，总体介于世界各国中等水平之间。

(二)危险因素

流行病学研究提示AD患者的危险因素极其复杂，有患者自身的生物学因素，也有各种环境和社会因素的影响。阳性家族史、年龄增长及女性、载脂蛋白基因型和雌激素水平降低，可使患AD的危险性增加，其他危险因素包括出生时母亲高龄、头颅外伤、吸烟、铝中毒和受教育程度低等，关于这些因素不同的研究存在一些争议。近年来研究表明脑血管病有关的血管危险因素可增加AD发病的危险性。很多尸解检查资料显示，60%～90%的AD患者存在不同程度的脑血管病病理证据，如淀粉样血管病、内皮细胞的变形和脑室周围白质病变等。有人提出脑缺血可能系AD的一个危险因素。体力劳动、服务业、蓝领人员、从事暴露于黏合剂、杀虫剂和化肥的职业者患AD的危险性增加，兴趣狭窄、缺乏生活情趣或体育活动、社会活动减少、大量饮酒、精神压抑史及重大生活事件等社会心理环境因素增加患AD的危险性。

二、病因机制

(一)遗传因素在AD发病中的作用

目前研究表明AD是多基因遗传病，具有遗传异质性。目前发现与AD发病有肯定关系的基因包括：位于21号染色体上淀粉样肽基因(amyloid precursor protein，APP)、14号染色体上的早老素1(presenilin 1，PS-1)和1号染色体上的早老素2(presenilin 2，PS-2)基因突变是家族性AD的致病基因，且多为55岁前发病的家族性AD病例。位于19号染色体上的载脂蛋白E(APOE)基因具有多态性，有APOE2、APOE3和APOE4三种等位基因，携带APOE4纯合子者发生AD的危险性较高，携带APOE4杂合子者患AD危险性45%，不携带APOE4者为20%。位于12号染色体上的α_2巨球蛋白基因与APOE4基因，目前认为与家族性晚发型AD和散发AD有关。

(二)β-淀粉样肽(β-amyloid，Aβ)在AD发病中的作用

β-淀粉样肽(Aβ)来源于它的前体蛋白淀粉样肽前体(APP)，生理条件下，多数APP由α-分泌酶裂解成可溶性APP肽，APP肽再进一步被γ-分泌酶裂解为Aβ。如果APP基因突变，APP

主要经 β-分泌酶和 γ-分泌酶裂解途径,则产生过多的 Aβ 在脑内聚集,形成老年斑(senile plaque,SP)。

(三)tau 蛋白质在 AD 发生中的作用

tau 蛋白在脑神经细胞内异常聚集形成神经元纤维缠结(neurofibrillary tangles,NFTs)是 AD 另一重要的病理特征。正常生理条件下,tau 蛋白形成神经元的轴索蛋白,在细胞内与微管结合并起稳定微观装配作用,而且 tau 蛋白的磷酸化/去磷酸化维持平衡状态。定位于 17 号染色体的 tau 蛋白基因发生突变或其他因素导致的 tau 蛋白过度磷酸化,过度磷酸化 tau 蛋白则形成双螺旋丝(paired helical filament,PHF)和 NFT 沉淀于脑中,使细胞骨架分解破坏导致神经元变性,促发 AD 的发生。

(四)过氧化在 AD 发病中的作用

过氧化可能不是 AD 发病的首发原因,但在 AD 发病中它发生于脑神经细胞和组织损伤之前。许多神经变性病与过氧化有关,如帕金森病、肌萎缩侧索硬化症和亨廷顿病等,而在 AD 患者脑中,生物分子过氧化损害涉及范围较广泛,包括脂质过氧化作用增强、蛋白质和脱氧核糖核酸(DNA)氧化作用增加。其氧化机制可能与反应氧类(reactive oxygen species,ROS)产物、铁的氧化还原作用,激活环绕老年斑的胶质细胞、线粒体、代谢异常等有关。

(五)炎症在 AD 发病中的作用

AD 患者脑中 Aβ 通过激活胶质细胞引起炎症反应,从而导致神经元丧失和认知障碍。体外研究发现,激活的胶质细胞可通过炎症介质,如白细胞介素 1(interleukin-1,IL-1)、化学因子及神经毒性物质而引起神经毒性作用。尸检也证实,在 AD 患者脑中存在参与炎症过程的补体蛋白、细胞因子及蛋白酶。流行病学调查提示,风湿性多发性关节炎患者长期服用抗炎药物,与同龄老年人相比 AD 患病率明显下降,提示炎症反应可能参与 AD 发病。因此,近年来有学者应用非类固醇类抗炎药、过氧化氢酶、雌激素、维生素 E 治疗 AD,但小规模临床试验并未取得满意疗效。

(六)神经递质障碍在 AD 发病中的作用

AD 患者脑内存在着广泛的神经递质障碍,其中主要包括胆碱能系统、单胺系统、氨基酸及神经肽类。尤其是胆碱能递质乙酰胆碱(acetylcholine,Ach)的缺乏,被认为与 AD 的认知障碍呈直接关系。AD 患者大脑皮质特别是颞叶和海马中 M 胆碱能神经元变性和脱失,使得胆碱乙酰转移酶(choline acetyltransferase,ChAT)活性降低,Ach 合成障碍,从而导致神经元细胞间的传导障碍。这也是目前 AD 治疗获得有限疗效的基础。AD 患者大脑内 5-羟色胺(5-hydroxy tryptamine,5-HT)系统也严重受损,并累及脑内多巴胺投射系统,被认为与 AD 患者的抑郁情绪和攻击行为有关。

(七)金属和细胞内钙稳态等因素在 AD 发病中的作用

金属铁、铝、铜、锌等可改变 AD 患者的金属代谢、氧化还原作用及促进体外 Aβ 聚集。AD 患者脑内神经元纤维缠结和老年斑内处于氧化还原状态铁的含量明显增高。铝是一种三价阳离子,它可能增加 ROS 形成,同时还可加强铁离子引起的氧化作用及参与由白细胞介素和炎症介质介导的炎症反应。尽管金属参与 AD 发病的确切机制尚不清楚,但基础研究提示,生活中我们应尽可能避免长期接触过量的金属以预防 AD 的发病。钙是脑神经元内重要的信号传导信使之一,它在神经元的发育、突触间传递、神经可塑性、各种代谢通道的调节中起重要作用。临床研究发现,AD 患者脑神经元内存在明显的钙稳态紊乱,并被 AD 的动物和细胞模型所验证。早老素基因突变可引起细胞内质网钙稳态紊乱而导致神经元的凋亡,钙的异常调节也可导致 APP 剪切过程。

(八)雌激素在 AD 发病中的作用

AD 患者女性多于男性,65 岁以上的妇女患 AD 与相匹配男性相比高 2～3 倍。研究表明雌激素能增强胆碱能神经元的功能,减少 Aβ 的产生和抗氧化作用,雌激素还可保护脑血管、减少脑内小动脉平滑肌的损伤反应或减少血小板聚集,而且有保护脑缺血的作用。同龄老人女性患 AD 比率高于男性推测与雌激素水平降低有关。

三、病理

AD 患者脑大体病理呈弥漫性脑萎缩,重量较正常大脑轻 20% 以上,或低于 1 000 g。脑回变窄,脑沟变宽,尤其以颞、顶、前额叶萎缩更明显,第三脑室和侧脑室异常扩大,海马萎缩明显,而且这种病理改变随病变程度而加重(图 8-1、图 8-2)。

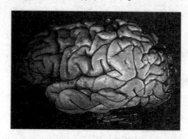

图 8-1　正常老人脑的大体解剖

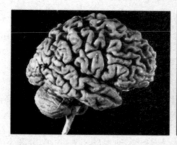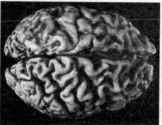

图 8-2　AD 患者脑的大体解剖

镜下病理包括老年斑、神经元纤维缠结、颗粒空泡变性。广泛神经元缺失及轴突和突触异常、星形胶质细胞反应、小胶质细胞反应和血管淀粉样变。尤以老年斑、神经元纤维缠结和神经元减少为其主要病理学特征。

(一)老年斑(senile plaque,SP)

SP 的核心是 β 淀粉样蛋白,周围缠绕着无数的蛋白和细胞碎片,形成 50～200 μm 直径的球形结构,HE、Bielschowsky 及嗜银染色下形似菊花(图 8-3)。老年斑在大脑皮质广泛分布,通常是从海马和基底前脑开始,逐渐累及整个大脑皮质和皮质下灰质。老年斑形成的同时,伴随着广泛的进行性大脑突触的丧失,这与最早的临床表现即短时记忆障碍有关。

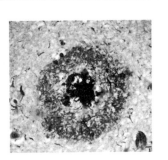

图 8-3　AD 患者的经典病理特点：老年斑

(二)神经元纤维缠结(neurofibrillary tangles,NFTs)

神经元纤维缠结 HE 染色、Bielschowsky 及刚果红染色均可显示,电镜下呈螺旋样细丝,主要成分是 β 淀粉样蛋白和过度磷酸化的 tau 蛋白。这种过度磷酸化的 tau 蛋白,使得它与细胞骨架分离,并形成双螺旋结构。虽然神经元纤维缠结也可见于正常老年人的颞叶和其他神经系统变性病,但在 AD 患者脑中数量最多,分布广,其数量及分布程度直接影响痴呆的严重程度。

(曾芳霞)

第四节　老年帕金森病

帕金森病(Parkinsons disease,PD)又称为震颤麻痹,其主要病变部位在黑质和纹状体,主要临床特征是震颤、肌强直及随意运动减少。在临床上还有许多由多种其他疾病所引起的综合征,其临床表现类似 PD,称为帕金森综合征。而 PD 也称为原发性帕金森病或原发性震颤麻痹。

PD 的发病率在白种人为 12/10 万～20/10 万,黄种人为 10/10 万,黑种人为 4.5/10 万,在种族间有很大差异。

一、病因及发病机制

PD 的主要病变是中脑黑质,尤其是致密带的多巴胺(DA)能神经元变性,导致其变性的原因尚不清楚。近年来,对 PD 的病因研究主要集中在以下 3 个方面。

(一)年龄老化

据统计,PD 发病年龄构成比为:40 岁以下 10%,40～50 岁 20%,50～60 岁 40%,60 岁以上 30%。中老年人群的发病率明显增高。

(二)环境危险因素

近年来发现 1-甲基-4-苯-1,2,3,6 四氢吡啶(MPTP)对神经黑色素有高度亲和力,可攻击黑质的黑色素神经元,使之发生慢性进展性变性。长期接触锰尘、CO 中毒等也可出现 PD 症状。

(三)遗传因素

有研究报道,约 15% 的 PD 患者有家族史,呈常染色体显性遗传,外显率低。也有研究认为 PD 符合多基因遗传。近年来发现,*CYP2D6* 基因的几种突变与 PD 有明显相关性。

二、流行病学

据统计,PD 的发病率随年龄的增长而增高,50 岁以上的发病率为 500/10 万,60 岁及以上则明显增加,为 1 000/10 万。综合世界各国资料,PD 的患病率为 10/10 万～405/10 万。世界各地患病率的性别分布均显示男女之比接近或男性比女性略高。

三、临床表现

PD 的性别差异不明显,男性略多于女性,多发于 50～60 岁,40～50 岁或 60～70 岁次之。以肌强直、震颤及运动减少为三大主要症状,另有姿势反射障碍、自主神经障碍、精神障碍等共存,形成了极具特征的临床表现。发病方式多以月或年为单位缓慢起病。初发症状以震颤最多(60%～70%),步行障碍(12%)、肌强直(10%)、动作缓慢(10%)等次之。症状常自一侧上肢开始,逐渐波及同侧下肢、对侧上肢及下肢,即常呈 N 字形进展(65%～70%);自一侧下肢开始者(25%～30%)次之。随意运动异常,以随意运动减少为主,亦有运动徐缓、运动功能减退或运动不能等。姿势反射异常,在立位、步行时可见各种姿势异常。自主神经症状较普遍,可见皮脂腺分泌亢进所致的"脂颜",以及多汗、流涎、顽固性便秘、直立性低血压等。精神症状中以抑郁最多见,对左旋多巴治疗反应不明显。焦虑、激动、谵妄状态也较多见,有 14%～80% 的患者逐渐发生痴呆。本病的病程经过平均为 20 年左右。

四、辅助检查

(1)血常规、血液生化、尿常规、脑脊液常规等检查均无异常。

(2)脑脊液中 DA 的代谢产物高香草酸(HVA)及 5-羟色胺的代谢产物 5-羟吲哚醋酸(5-HIAA)的含量均减少,去甲肾上腺素的代谢产物 3-甲氧基-4-羟苯乙醇酸(MHPC)减少。

(3)尿中 HVA 的排泄量减少。

(4)CT、MRI 检查无特征性所见,仅在部分智力减退的患者可见脑萎缩。

(5)脑电图上除基础波型稍呈慢波化外,无明显变化。

五、诊断、鉴别诊断及病情程度的判定

(一)诊断

通常具有肌强直、震颤、运动减少及姿势反射异常四个症状中的两项以上者,即可考虑为 PD。PD 的诊断要点如下。

(1)中年以后起病,病因不明,病史中无脑炎、中毒、脑血管疾病、颅脑外伤及服用易致锥体外系症状药物史等。

(2)呈隐袭发病,缓慢进展。

(3)具有肌强直、震颤、运动减少、姿势反射异常等四个症状中的两项或以上。

(4)除锥体外系症状外,无锥体系统、小脑、周围神经损害及感觉障碍等症状和体征,并做 CT 或 MRI 等检查证实。

(5)排除其他锥体外系疾病及其他疾病所引起的帕金森综合征。

(二)鉴别诊断

对主要表现为或仅有震颤或肌张力增高等症状不典型的早期 PD 患者,特别是除锥体外系

症状外,尚具有其他神经系统症状或体征者,应与其他锥体外系疾病、各种帕金森综合征及其他中枢神经系统变性疾病相鉴别,如肝豆状核变性、老年性震颤、进行性核上性麻痹。

(三)病情程度分级

Yahr 的 PD 病情程度分级法在临床应用较广,共分为 5 级。

Ⅰ级:症状为一侧性,无功能性障碍或仅有轻度障碍。

Ⅱ级:有双侧功能障碍,但仍可维持正常姿势;日常生活、工作有些障碍,但仍能从事工作并完成日常生活。

Ⅲ级:可见直立反射障碍,一定程度的活动受限,但仍可从事某些职业方面的工作;功能性障碍轻度或中度,但仍能不依赖他人独立生活。

Ⅳ级:功能性障碍重度,仅靠自己的能力生活困难,但不依靠支撑仍可勉强站立、步行。

Ⅴ级:不能站立,不依靠帮助则只能勉强在床上或轮椅上生活。

六、治疗

PD 的药物疗法至今仍是最有效的方法,目前主要的药物疗法有以下几种。

(一)抗胆碱能药物

由于 PD 患者的纹状体中多巴胺(DA)含量降低,胆碱能相对占优势,因而抗胆碱能药物可通过调节 DA 与乙酰胆碱(Ach)的动态平衡而发挥治疗作用。常在 PD 早期使用,可部分改善症状,属低效抗 PD 药物。

(1)苯海索:又名安坦,具有中枢性抗胆碱能作用,每次 2～4 mg,每天 3 次,老年患者应减量开始。

(2)丙环定:中枢性抗胆碱能药物,有较强的兴奋大脑的作用,可用于伴有迟钝、抑郁的 PD 患者。起始用量为每次 2.5 mg,每天 3 次;逐渐增量至 20～30 mg/d,分 3 次服用。因该药有胃肠道刺激,可于饭后服药,或于服药同时大量饮水。

(3)苯扎托品:有抗胆碱、抗组胺及骨骼肌松弛作用,可减轻肌强直。每次 2～4 mg,每天 2～4 次。

(4)环戊丙醇:每天总量为 2.5～20 mg,分 3 次服用。动脉硬化者常因不良反应大而不能耐受。

(5)比哌立登:又名安克痉,其化学结构及作用均与苯海索相似。每次 2～4 mg,每天 3 次,每天最大量可达 20 mg。

(6)苯纳哌嗪:初始用量为 50 mg/d,维持量为 100～300 mg/d,一般分 3 次服用。

(二)多巴胺替代治疗药物

PD 的主要生化异常是 DA 减少,因此补充脑内 DA 不足,可使 Ach-DA 系统重获平衡,从而改善症状。常用左旋多巴。近年来研制了左旋多巴与卡丝肼的复合制剂美多巴,以及左旋多巴及卡比多巴的复合制剂信尼麦等。

1.左旋多巴复合制剂——美多巴及卡比多巴

(1)美多巴:第一周为 125 mg/d,1 次或分 2 次服用;其后每隔 1 周增加 125 mg/d,分 2 次或 3 次服用。一般最大剂量为每次 250 mg,每天 4 次。症状稳定后改用维持量,一般 375～500 mg/d,分 3 次或 4 次服用。

(2)卡比多巴:商品名有帕金宁、信尼麦、息宁等。剂型有 10/100、25/250、25/100,分别含卡比多巴10 mg、25 mg、25 mg 及左旋多巴 100 mg、250 mg、100 mg。开始用 10/100 半片,每天 2 次或3 次,每3 天增加10/100剂型 1 片,直至达到合适剂量为止,每天最大量不宜超过25/250 剂型 4 片。症状稳定后可用维持量,一般 400~500 mg/d,分 3 次或 4 次服用。

(3)美多巴缓释剂及帕金宁控释片:是近年来问世的两种新型、长效型制剂。

2.左旋多巴制剂的不良反应

(1)早期不良反应分外周不良反应和中枢不良反应。①外周不良反应:食欲缺乏、恶心、呕吐、腹痛、直立性低血压、心绞痛、心律失常、心肌损害、血尿素氮增加等。②中枢不良反应:失眠、不宁、妄想、幻觉等。

(2)长期治疗的不良反应常见的有运动障碍、剂末恶化、开关现象和"冻僵足"状态 4 种。①运动障碍:发生率较高,欧美文献报道为 70%~90%,多见于持续服用 DA 数月至数年后。一般在服用左旋多巴制剂 30 分钟至 1 小时后出现,持续 2~3 小时消失,故又称剂量高峰异动症。运动障碍一般均可在减量或停药后改善或消失。若减量或更换其他药物后仍持续存在,可考虑加用舒必利(硫苯酰胺)或硫必利(泰必利)治疗。②剂末恶化或日内波动现象:其发生率随服药时间延长而逐渐增加,持续服药 5 年约为 20%,8 年约为 80%。可能与血浆 DA 浓度波动及 DA 受体敏感阈值较窄有关,表现为每次服药有效时间缩短,在下一次服药前 1~2 小时症状恶化,再服药则恶化症状消失;或服用 DA 后浓度高峰时出现运动障碍,当 DA 浓度降低时则又转为无动状态。适当调整服药时间与方法,如多次、小剂量服药等,可减轻日内波动现象。③开关现象:常见于大剂量服用 DA 后疗效显著,起病较年轻的 PD 患者。大多于服药 1 年以上发生,与服药时间、剂量无关。"关"状态时症状突然加重或突然短暂性少动,此现象可持续 10 分钟至数小时;然后突然转为"开"状态,出现运动障碍。一旦产生开关现象,DA 制剂应减量或停用2 周,使受体复敏;亦可改用 DA 受体激动剂、抗胆碱能制剂、单胺氧化酶抑制剂等其他抗 DA 药物。④"冻僵足"状态:无论在走路、饮食或会话时,始动均产生困难。

(三)DA 受体激动剂

DA 受体主要分为 D₁ 和 D₂型,DA 受体激动剂主要通过激活 D₂ 型受体而起作用。

(1)溴隐亭:单独使用本药治疗 PD 的疗效不如左旋多巴。本药与左旋多巴合用,病情可明显改善。应自小剂量开始,每天 0.625 mg,缓慢增加,维持量为 10~40 mg/d,以不超过 30 mg/d 为宜。与左旋多巴合用时应适当减少剂量。减轻长期使用左旋多巴所出现的异动症。不良反应与左旋多巴相似。

(2)麦角乙脲:为 D₂ 受体激动剂,对 D₁ 受体有拮抗作用,对突触前 DA 能神经元消失的重症 PD 是较为适用的药物。本药口服吸收好,作用时间较短。

(3)培高利特:对 D₂ 及 D₁ 受体均有激动作用,半衰期较长。

麦角乙脲和培高利特的作用机制、用药方法与溴隐亭基本相同,药效比溴隐亭高 10 倍左右,溴隐亭 5~10 mg 相当于此两药的 0.5~1.0 mg。

(4)其他 DA 激动剂:如长效 DA 激动剂长麦角林、罗匹尼罗、特麦角脲、他利克索。

(四)金刚烷胺

金刚烷胺是一种抗病毒药,通过加强突触前 DA 的合成,促进纹状体神经末梢释放 DA,抑制 DA 再摄取,从而提高纹状体 DA 浓度,有抗胆碱能作用。本药常用于症状较轻的患者。与左旋多巴(L-DOPA)并用可减少后者的用量,提高症状的改善率。常用量为 50~100 mg/d,分3 次口服。对改善少动、肌强直疗效较好。服药 1 周若无效应停药,不宜盲目加量和长期应用。其不良反应有口渴、失眠、食欲缺乏、头晕、血管运动神经障碍(如下肢网状青斑、小腿及踝部水肿等)、视力障碍、心悸、心绞痛样发作、精神症状(抑郁、焦虑、幻觉等)。有严重肾病者忌用。

(五)抗组胺药物

用以调节 5-HT 与组胺之间的动态平衡,有镇痛作用及轻度抗胆碱能作用。属于低效抗胆碱能药物,可作为其他抗胆碱能药物的辅助剂。常用药物为苯海拉明,每次 12.5～25.0 mg,每天 2 次或 3 次。

(六)儿茶酚对甲基转移酶(COMT)抑制剂

COMT 参与细胞外 L-DOPA 与 DA 代谢,COMT 抑制剂有两种,即 RO40-7592 和恩他卡朋(安托卡朋,珂丹)。

(七)PLG 三肽(脯氨酸-亮氨酸-甘氨酰胺)

通过脑啡肽系统对 DA 系统起调节作用,作用时间持久,对长期应用左旋多巴出现疗效减退者可合并使用本药。

(曾芳霞)

第五节 老年肌少症

一、营养与肌少症

肌少症是随年龄增加而逐渐出现的一种生理性改变,指肌肉质量和功能的下降。人体在 40 岁左右开始出现肌肉量的减少,在 70 岁以前每十年大概丢失约 8%,此后肌肉丢失的速度明显增快,可达每十年 15%。有报道在 60～70 岁的人群中肌少症的发生率为 5%～13%,而在 80 岁以上人群中则为 11%～50%。研究表明,老年肌少症患者发生代谢综合征的风险明显升高,发生肢体残疾的风险较普通人群高 3～4 倍,除此之外,肌少症还可导致骨质疏松的风险增加,并是老年人的独立致死原因。

肌少症分为原发性肌少症和继发性肌少症,原发性肌少症除年龄增加外,没有其他任何原因;继发性肌少症分为活动相关肌少症(由卧床、静坐生活方式、失重环境引起)、疾病相关肌少症(与器官功能衰竭、炎症性疾病、恶性肿瘤或内分泌疾病相关)、营养相关肌少症(由能量或蛋白质摄入不足引起,如吸收不良、胃肠道疾病、服用导致厌食的药物等),其中营养不足是肌少症发生的主要环境因素。肌少症的诊断标准一般根据与健康青年人数据比较后进行评价,可采用骨骼肌质量指数(skeletal muscle index,SMI),即四肢骨骼肌(appendicular skeletal muscle,ASM)的质量与身高平方的比值[SMI＝ASM(kg)/身高(m)^2]。SMI 低于青年对照组(18～39 岁)2 SD,或男子≤7.23 kg/m^2,女子≤5.67 kg/m^{2}或步速≤1 m/s 或 6 分钟步行＜400 m 即可评定为肌少症。肌少症的防治包括激素、营养补充,以及抗阻运动三个方面,其中,抗阻运动和营养补充,特别是蛋白质营养是防治肌少症的两项重要举措。

二、饮食原则

肌少症者的饮食除满足基本能量需要外,还需要保证蛋白质,尤其是优质蛋白质的摄入量,因为膳食蛋白质、氨基酸不仅是肌肉蛋白质合成的物质基础,也是肌肉蛋白质合成的促进剂。

(一)总能量

要保证足够的能量摄入,维持能量处于正平衡,以避免能量处于负平衡,为体重增长提供必须条件。具体摄入总量可根据机体的静息代谢率结合身体活动水平及体重增加目标计算获得。

(二)蛋白质

肌少症患者每天蛋白质的需要量占总能量的 15%～20%,其中优质蛋白质应占总蛋白质摄入量的 50%～70%。乳清蛋白富含支链氨基酸,特别是亮氨酸含量高,是肌肉蛋白质合成的启动因子。补充乳清蛋白水解物后,肌肉蛋白质合成率均明显优于同为优质蛋白质的酪蛋白和大豆分离蛋白。每天补充分离乳清蛋白 22 g,其中所含亮氨酸能达到促进肌肉蛋白质合成的最优剂量。在补充适量优质蛋白质的基础上,结合四肢大肌肉群的抗阻运动,可以促进肌肉的合成。

(三)碳水化合物

碳水化合物仍应为能量供应的主体。除了迅速分解保证人体能量需求,满足部分器官对碳水化合物提供能量的刚性需求外,吸收后血糖升高导致的胰岛素分泌增加对氨基酸合成蛋白质的生理过程起关键作用。碳水化合物供能应占总能量摄入的 50%～65%,包括复合碳水化合物淀粉、不消化的抗性淀粉、非淀粉多糖、低聚糖等;应限制纯能量食物如糖等的摄入。

(四)脂肪

脂肪的需要量占总能量的 20%～30%,其中饱和脂肪酸<7%,单不饱和脂肪酸占 10%,多不饱和脂肪酸占 10%。在补充氨基酸的基础上补充 ω-3 脂肪酸(1.86 g/d)有助于促进肌肉蛋白质的合成。富含 ω-3 脂肪酸的食物主要有深海鱼(凤尾鱼、鲱鱼、鲑鱼、沙丁鱼、鲟鱼、金枪鱼等)及鱼油,胡桃,亚麻及亚麻子油,菜籽油,橄榄油,大豆油等。

(五)维生素 D

维生素 D 缺乏与老年人活动能力下降和跌倒、骨折风险增加有关。低 25-(OH)D(≤25 mmol/L)是骨骼肌质量和力量下降的重要因素。体弱的老年人和维生素 D 缺乏者每天补充维生素 D 800 IU 可以增加骨骼肌力量、改善活动能力。天然的含有大量维生素 D 的食物很少,在海鱼中维生素 D_3 含量最为丰富,如鲱鱼、鲑鱼、沙丁鱼等。日光照射是机体维生素 D 的重要来源,每平方厘米皮肤照射半小时约可产生 20 IU 维生素 D,根据皮肤暴露程度的不同,每天照射 30 分钟至 1 个小时即可。季节、年龄、衣着、空气污染等情况均可影响效果。

三、合理选择食物

肌少症者需要增加优质蛋白质的摄入。不同种类食物的蛋白质品质不同,含量区别也较大。肉、蛋、奶及奶制品、鱼虾、大豆类及豆制品中所含蛋白质为优质蛋白质,需要适当增加摄入量;粮谷类中的蛋白质为非优质蛋白质,满足基本需要即可。

四、食谱制作与举例

(一)全天能量为 1 800 kcal 的食谱举例

能量 1 800 kcal,蛋白质 93 g(其中优质蛋白质 67 g),脂肪 57 g,碳水化合物 234 g,蛋白质、脂肪、碳水化合物的供能比分别为 20%、28%、52%。

早餐:咸面包(面粉 50 g),煮鸡蛋 1 个(鸡蛋 60 g),牛奶(脱脂牛奶 250 mL)。

加餐:苹果 100 g。

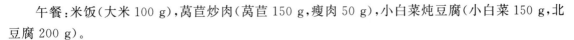

午餐:米饭(大米 100 g),莴苣炒肉(莴苣 150 g,瘦肉 50 g),小白菜炖豆腐(小白菜 150 g,北豆腐 200 g)。

加餐:橘子 100 g。

晚餐:馒头(面粉 100 g),清蒸鲈鱼(鲈鱼 80 g),青椒炒肉(青椒 150 g,瘦肉 50 g),凉拌黄瓜(黄瓜 150 g)。

全天用烹调油 25 g,盐 6 g。

(二)全天能量为 1 500 kcal 的食谱举例

能量 1 512 kcal,蛋白质 74 g(其中优质蛋白质 52 g),脂肪 49 g,碳水化合物 201 g,蛋白质、脂肪、碳水化合物的供能比分别为 20%、29%、51%。

早餐:面条(面粉 50 g),荷包蛋 1 个(鸡蛋 60 g),牛奶(脱脂牛奶 250 mL),凉拌紫甘蓝(紫甘蓝 50 g)。

加餐:猕猴桃 100 g。

午餐:米饭(大米 75 g),黄瓜炒鸡丁(黄瓜 100 g,鸡胸脯肉 50 g),香菇豆腐丸子(香菇 50 g,北豆腐 100 g),海米冬瓜汤(冬瓜 150 g,海米 5 g)。

加餐:苹果 100 g。

晚餐:窝头(玉米面 75 g),酸菜鱼(草鱼 80 g),西芹百合(西芹 150 g,百合 10 g),素炒西兰花(西兰花 100 g,胡萝卜 50 g,黑木耳 10 g)。

全天用烹调油 20 g,盐 6 g。

五、运动指导

肌少症者在营养治疗的同时,要配合一定量的中等至高强度抗阻运动,每次 5～10 个由多关节参与的大肌肉群抗阻运动,每个运动做 3 组,每组重复 10～15 次,组间间隔 1～2 分钟。或每周累计抗阻运动时间 60 分钟,分配在 2～3 天完成,每天 20～30 分钟。每周至少有 2 天进行抗阻运动,最好 3 天。对于同一组肌肉群的抗阻运动应隔天进行,不应在连续的 2 天内进行。

六、膳食营养干预

(1)增加总能量的摄入,逐渐增加体重至理想体重范围,全天推荐总能量摄入约 1 800 kcal,三大营养素供能比分别为 15%～20%、20%～30%、50%～65%。

(2)增加优质蛋白质摄入,鸡蛋 1 个,牛奶 250 mL,瘦肉 100 g,鱼或虾 160 g(可适量选用富含 ω-3 脂肪酸的深海鱼),北豆腐 100 g,以上食物约提供优质蛋白质 67 g。若患者不能完全摄入上述量的优质蛋白质,可加用乳清蛋白 20 g/d,在抗阻运动后加用效果更佳。

(3)根据上述要求,全天食物摄入量为粮谷类 250 g,鸡蛋 1 个,牛奶 250 mL,瘦肉 100 g,鱼或虾 160 g,北豆腐 100 g,蔬菜 500～750 g,水果 200 g,全日烹调油 25 g。以上食物蛋白质、脂肪、碳水化合物供能比分别为 20%、28%、52%。

(4)运动指导:每周 60 分钟的中等至高强度抗阻运动,分配在 2～3 天完成,每天 20～30 分钟,每次 5～10 个由多关节参与的大肌肉群抗阻运动,每个运动做 3 组,每组重复 10～15 次,组间间隔 1～2 分钟。每周至少有 2 天进行抗阻运动,最好 3 天。对于同一组肌肉群的抗阻运动应隔天进行,不应在连续的 2 天内进行。

(曾芳霞)

第六节　老年瘙痒症

老年瘙痒症是一种发生于老年人，由多种原因引起的以皮肤瘙痒为主要表现的疾病，年纪越大，发病率越高。目前有关瘙痒的病理生理学和分子学基础及瘙痒的治疗已有研究报道，但老年瘙痒症因为没有明确的临床分型和诊断标准，病因难以确定，没有规范的治疗方案。近十多年来，人们对瘙痒的认识更加深入，对老年瘙痒症的诊断与治疗有了较明确的思路。

一、老年人皮肤的生理学和形态学改变

进入老年后，皮肤逐渐老化，主要是自然老化，在临床上表现为皮肤萎缩、干燥、脱屑。组织学的变化为皮肤厚度减少、萎缩、表皮-真皮连接变平、真皮乳头和表皮脚消失，单位面积皮肤内表皮-真皮间的接触面积从 30 多岁开始至 90 多岁时减小 50％以上，这使得相互间的物质交换减少，并且出现老年人皮肤受轻微挫伤后容易出现表皮-真皮分离，导致皮肤水疱。电镜下角质形成细胞之间的间隙增宽，基底膜带的致密板和锚状纤维复合物增厚，伸入真皮的基底细胞微绒毛大多消失。真皮层萎缩（体积缩小），大约减少 20％，血管减少、血管壁变厚、毛细血管祥缩短，汗腺、毛囊萎缩，汗腺约减少 15％，皮下脂肪减少。另外，老年人角质层含水量较低，即皮肤的水合作用低于其他各年龄。

老年瘙痒好发于小腿等皮肤角质薄、含水量少的部位。

二、瘙痒概述

（一）瘙痒的定义及老年瘙痒的历史

德国内科医师 Samuel Hafenreffer 早在 1660 年就对瘙痒下了这样一个定义：瘙痒是引起搔抓欲望的一种皮肤黏膜感觉。其实此前 Hippocrates of Cos（BC460-BC377）就描述过外阴瘙痒和痒疹，以及老年瘙痒症。老年瘙痒症的历史至今已有两千多年了。19 世纪中叶，当医学从哲学和宗教模式转向科学模式后，瘙痒和瘙痒性疾病的描述急剧增加。然而，在 1938 年 Muller 出版的《人体生理学手册》中，人类 5 种基本躯体感觉（触觉、压觉、冷觉、热觉和痛觉）中没有痒觉。许多神经科医师至今还认为瘙痒是人体对痛觉的一种误觉。以往，人们对于瘙痒的了解大多来自对疼痛的研究，并认为强刺激引起痛，弱刺激引起痒。然而痒是皮肤黏膜特有的感觉，切除皮肤表皮后痒感消失，而疼痛仍然存在；瘙痒引起搔抓反应，而疼痛则引起肢体退缩反应；椎管内注射止痛的阿片类药物可以诱发瘙痒。这充分表明瘙痒与疼痛是两种截然不同的感觉。因此，在 1990 年斯德哥尔摩召开的世界皮肤科大会上，与会专家一致同意将瘙痒从疼痛中独立出来。这使得近十几年来对瘙痒的研究取得了飞速发展，并发现了传导痒觉的 C 神经纤维。

（二）瘙痒发生的神经机制

外周感觉神经的无髓细纤维（C 纤维）的终末在表皮与真皮交界处形成游离神经末梢。这些游离神经末梢可能就是痒（痛）感受器。痒感受器呈点状分布，它接收各种刺激痒感觉信号沿C 纤维通路至背根神经节进入脊髓，在胶质细胞轴突组成的 Lissauers 束上升 1～6 个节段，并在脊髓灰质后角的第二级神经元终止，再由后角细胞发出的轴突经灰质前联合交叉至对侧的腹外

侧索,通过脊髓丘脑束上升至丘脑,再由丘脑传递到大脑皮层从而产生痒觉。

近十来年,分别在人和猫的研究中发现痒觉是由特异性的神经元和神经纤维专门负责传导。这些纤维属 C 类神经纤维,不同于疼痛传导中的多样性刺激性感受器,其特点是传导速度慢、有着广泛的末梢分支、对机械和热刺激不敏感。研究者们应用功能性正电子发射断层显像(PET)、组胺皮内注射和组胺皮肤刺入诱发瘙痒,发现大脑多部位兴奋,并且痛与痒有多处重合,还发现左侧大脑半球占优势者的皮质前带、补充运动区和顶叶下部之间发生协同运动,这可解释瘙痒与搔抓欲望的必然联系。

(三)瘙痒的介质

瘙痒是一个复杂的感觉过程,其产生、传导及参与的相关介质不完全明了。瘙痒的主要介质有胺类(如组胺、5-羟色胺等)、脂类(如前列腺素、血小板激活因子)、蛋白质/多肽[如血管舒缓素、细胞因子(IL-2、IL-6、IL-31)]、蛋白水解酶(胰蛋白酶、番木瓜酶、黏液酶)、血管舒缓素-激肽(P 物质、降钙素相关基因肽、血管活性肠肽)、类鸦片肽(β-内啡肽、亮氨酸脑磷脂、蛋氨酸脑磷脂)等。

将炎性介质注入皮内,根据炎症介质的作用机制可分为直接刺激痒觉 C 纤维(组胺、木瓜酶、IL-2、乙酰胆碱、激肽释放酶)、通过组胺释放起作用(糜蛋白酶、胰蛋白酶、血管活性肠性肽、P 物质、5-羟色胺)、致痒作用弱或没有致痒作用 3 类。

参与瘙痒的介质众多,它们在不同类型的瘙痒中各自发挥作用,且常常相互关联。

1.组胺(Histamine,HA)

化学名为咪唑乙胺,1910 年被 Dale 和 LaidLaw 发现,并在不久后被认为是过敏性疾病,如荨麻疹、哮喘、过敏性鼻炎的主要介质。瘙痒的实验研究实际上是以组胺作为一个研究工具开始的。组胺由组氨酸经组氨酸脱羧酶作用脱羧而成,主要存在于肥大细胞和嗜碱性粒细胞的颗粒中,在血小板、内皮细胞、脑组织及交感神经节后纤维中少量存在。组胺是一种很强的生物活性物质,主要通过组胺受体起作用。组胺受体至少有 4 个亚型(H1、H2、H3 和 H4),组胺与相应的组胺受体结合后可分别引起皮肤和黏膜毛细血管扩张(H1)、血管通透性增加(H1)、平滑肌收缩(H1)、腺体分泌增加(H2)等,导致皮肤红斑、风团及瘙痒。除 H1 受体外,在小鼠实验中证实 H4 受体也参与瘙痒介导,但究竟 H4 受体在人体是否介导瘙痒还不清楚。许多因素可引起组胺释放而导致瘙痒,常见的有 IgE 抗体介导的抗原抗体反应、蜂毒、蛇毒、糜蛋白酶、胆盐、C3a、C5a、吗啡、可待因、内毒素,以及某些物理因素(如创伤、紫外线等)。

2.前列腺素

以前人们认为前列腺素是通过降低组胺的阈浓度导致瘙痒,但目前研究表明其也可在结膜中作为瘙痒因子直接起作用。搔抓在引起表皮屏障功能障碍的同时,使受搔抓部位的皮肤中前列腺素(PGD2 和 PGE2)增加,并通过特异的前列腺素类 DP1、EP3 和 EP4 受体加速被搔抓导致障碍的屏障功能恢复,这可能是瘙痒-搔抓-瘙痒加重-搔抓加剧恶性循环的原因之一。

3.5-羟色胺(5-hydroxytryptamine,5-HT)

多年前科学家发现在血清中有一种可引起平滑肌强烈收缩的物质,后来 Page 及其同事从血小板中分离出这种物质,取名为血清素,这与当时意大利研究人员发现在肠黏膜中存在的可引起胃肠道平滑肌收缩的物质——"肠胺"为同一物质。5-HT 由色氨酸羟化和脱羧而成。是尿毒症瘙痒的主要炎症介质。其作用于 5-羟色胺 3 型受体,经膜去极化而兴奋皮肤感觉神经纤维引发瘙痒。由于人的肥大细胞中不含 5-羟色胺,不会同组胺一起释放,因而尿毒症患者使用抗组胺药无效。

4.白介素 2(interleukin-2)

IL-2 是致炎因子,可引起轻微痒感。瘙痒可以发生在特应性皮炎的患者,也可发生在皮内注射 IL-2 的正常人,以及静脉滴注 IL-2 治疗的癌症患者。全身性使用环孢素可迅速有效地减轻特应性皮炎的瘙痒。还有 IL-6、IL-31 等也参与瘙痒过程。

5.肥大细胞递质(除组胺外)

如肥大细胞胃促胰酶或类胰蛋白酶可以引起瘙痒。肥大细胞被激活后释放类胰蛋白酶,后者可以激活 C 类神经纤维末梢的蛋白酶激活受体 2(PAR-2),将信号传导到中枢而引发痒感。另外,C 类神经纤维被激活会导致局部神经肽(如 P 物质)的释放。高浓度 P 物质可引起肥大细胞脱颗粒;低浓度 P 物质则激活肥大细胞上特异性受体 NK1,使肥大细胞致敏释放肿瘤坏死因子作用于神经末梢伤害性感受器引发瘙痒。

6.阿片样肽

小剂量吗啡硬膜外注射可引起瘙痒,其致痒作用不依赖前列腺素和肥大细胞脱颗粒。胆汁淤积症患者的瘙痒是由于内源性阿片样肽的累积而导致。

7.乙酰胆碱

乙酰胆碱可以刺激 C 纤维引起瘙痒,特应性皮炎患者皮内注射乙酰胆碱可导致瘙痒,但正常人则引起疼痛。

除上述外,还有许多关于瘙痒的介质,P 物质、白三烯 B4、血小板活化因子等。究竟哪些介质参与了老年瘙痒症的发病过程,与引起老年瘙痒症的原因密切相关。只有针对包括炎性介质在内的瘙痒特性进行治疗,才有可能达到最佳的止痒效果。

(四)C 神经纤维的神经受体及其在瘙痒中的作用

C 神经纤维的神经受体与其相应的配体结合,在瘙痒的发生机制中起着重要作用。

(五)慢性瘙痒分型

瘙痒是由很多原因所引起的一种症状,而不是一种疾病。以往将瘙痒患者分为两组,一组为体表原因和皮肤病引起,另一组为内部疾病引起。

根据发生瘙痒的原因不同,以及瘙痒的外周和中枢可能机制,Twycross 等提出将瘙痒分为 4 个临床类型。

1.皮肤源性瘙痒

皮肤源性瘙痒是指由于炎症、感染、干燥或其他皮肤损伤导致的皮肤瘙痒,如荨麻疹及蚊虫叮咬引起的反应。

2.神经病理性瘙痒

在痒觉传入途径中任何疾病所引起的瘙痒称为神经性瘙痒,如带状疱疹后遗神经痛。

3.神经源性瘙痒

神经源性瘙痒是指神经通路未受累的中枢性瘙痒,如胆汁淤积引起的瘙痒就是由于阿片样神经肽作用于 μ-阿片样受体所致。

4.精神性瘙痒

由抑郁症、精神分裂症、寄生虫恐怖妄想症等引起的瘙痒。

这种分型一般是回顾性的,对临床医师在接诊瘙痒患者时帮助不大。为了指导临床医师对慢性瘙痒的诊治,Sonja Ständer 等学者将慢性瘙痒分为如下类型,首先分为 3 大类,再根据临床

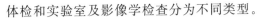

体检和实验室及影像学检查分为不同类型。

(1)瘙痒伴发皮疹:皮肤病引起的瘙痒。

(2)瘙痒不伴发皮疹:①系统性疾病引起的瘙痒;②神经损害性瘙痒;③药物性瘙痒;④精神性瘙痒。

(3)瘙痒伴搔抓性皮疹:上述不伴皮疹的瘙痒经搔抓后都可出现抓痕血痂、苔藓化等。

除上述类型外,还有上述2种以上同时存在时的混合型瘙痒,以及暂时查不出原因的不明原因的瘙痒。

三、临床表现

(一)老年瘙痒症定义

目前国内外还没有权威的老年瘙痒症定义。既往一般是指发生于60岁或60岁以上,无原发皮疹,仅有瘙痒,或伴有皮肤干燥、粗糙和鳞屑。但这种笼统的定义不利于对老年瘙痒症的临床诊治及研究。

在 *Dermatology In General Medicine* 中有一段详细的描述,认为老年瘙痒症与皮肤干燥、粗糙有关,热水浴、冬季湿度低室内温度高可加重瘙痒。即使没有任何体征,有时瘙痒可能难以忍受。

在 *Textbook of Dermatology* 中认为老年瘙痒症是衰老的一个症状,70岁以上的老年人患病率在50%以上,主要与皮肤干燥有关,也可能是某些潜在的皮肤病和系统性疾病的一种表现,在女性可能是更年期综合征的一种表现。

有学者对老年瘙痒症下的定义:老年瘙痒症是特指高龄老年人无系统性疾病、皮肤干燥、萎缩所引起的皮肤瘙痒。

也有学者将老年皮肤瘙痒症定义为:是因为皮肤老化萎缩、皮脂分泌减少,加上干燥、寒冷等刺激所引起的皮肤瘙痒。

几年前国际皮肤病学研究者一致认为,老年瘙痒症是指发生于老年人的任何原因引起的超过6周的慢性瘙痒。

(二)老年瘙痒症患病率

可能是由于没有明确的定义,也没有科学分型,难以进行老年瘙痒症的流行病学研究,目前缺乏大规模随机分层抽样的流行病学调查资料。许多教科书和文献报道关于老年瘙痒症患病率来源于特殊人群或门诊患者的统计分类。老年瘙痒症在老年人中很常见,许多老年人到皮肤科就诊时的主诉就是瘙痒,有时占就诊患者的29%。在 *Dermatology In General Medicine* 中,老年瘙痒症患病率70岁以上为50%。这表明老年瘙痒症确实是一个严重的老龄健康问题。

(三)老年瘙痒症临床表现及诊断

60岁或60岁以上的老年人出现全身或局部的瘙痒,伴原发皮疹,如皮肤干燥、脱屑、红斑、丘疹、水疱、糜烂、渗液等,或没有明显皮疹,或仅有抓痕、皮肤粗厚及色素沉着,病程持续6周以上,即可诊断为老年瘙痒症。瘙痒可为阵发性或持续性,可发生在白天,也可发生在夜间,但多数为夜间瘙痒明显。由于瘙痒原因不同,瘙痒可发生于不同部位。这对老年瘙痒症的诊治提供一定的帮助。

老年瘙痒症的诊断要详细询问病史,包括瘙痒发生的病程、部位、诱因或加重因素、瘙痒程度(VAS评分)、瘙痒的季节、全天还是晚上痒、是否搔抓、是否影响睡眠、是否有皮疹、患者以前的瘙痒诊断、患者自己认为的瘙痒原因、相关的症状和体征、用药史和既往史。

还应进行相应的体格检查和实验室检查,一般包括血沉、血常规、尿常规、肝功能、肾功能(肝酶、胆红素、肌酐、尿素氮)、血清铁、转铁蛋白、T4、TSH、大便潜血、大便寄生虫及虫卵检查、皮肤活检(普通、组化)、胸部 X 线片、B 超等。

如有必要,可进一步进行检查,包括 IgE、IgM、ANA、AMA、BP180 抗体、甲状旁腺激素、卟啉、胰蛋白酶、肥大细胞代谢产物、肌酐清除率、细菌和真菌检查、疥螨虫检查、变应原检查、HIV排查、CT、MRI、内镜等。

(四)老年瘙痒症分类

临床上一般将老年瘙痒症分为全身性瘙痒症和局限性瘙痒症。全身性瘙痒症常由皮肤干燥、寒冷干燥的气候、过度洗浴、药物、尿毒症等原因引起,神经精神因素引起的老年瘙痒症并不少见,称精神性瘙痒症。局限性瘙痒症根据瘙痒部位不同分为肛门瘙痒症、阴囊瘙痒症、女阴瘙痒症、头部瘙痒症、小腿瘙痒症等,多由局部皮肤病引起。吴志华等将全身性瘙痒症分为老年瘙痒症、冬季瘙痒症、夏季瘙痒症和水源性瘙痒症。按照慢性瘙痒的最新分类,可将老年瘙痒症分为上述各类型。

最常见的老年瘙痒症为皮肤干燥引起的,发生部位多为下肢,尤其是小腿伸侧,还有大腿内侧、背部、腹部甚至全身。在我国北方,在湿度低的冬季、浴后尤其是热水浴、就寝时容易发病或加重。许多皮肤病可以引起老年人顽固持续的瘙痒,皮肤病性瘙痒可因不同的皮肤病具有其瘙痒特点。尿毒症性瘙痒患者多有皮肤干燥和色素沉着,瘙痒可发生在透析前或透析后。药物引起的瘙痒在临床上并不少见,约 12% 的药物性瘙痒不伴有皮疹,瘙痒可以发生在用药的第 1 天,也可发生在用药数周后。停用致痒药物后瘙痒可以迅速消退,也可持续数周才消退。因此在临床上,对那些无明显原因、瘙痒顽固的患者,必须详细询问病史,进行全面的体格检查和实验室检查,找出致痒原因。

(五)老年瘙痒症病因及发病机制

老年瘙痒症的发病机制不明。可能是老年皮肤退行性改变、皮脂腺及汗腺分泌减少、皮肤干燥等引起皮肤感觉神经末梢功能异常所致,也可能与食物药物或某些系统性疾病有关。

最常见的是皮肤干燥,许多人在洗澡后发生或加重瘙痒,这可能是因为不当或过度洗浴习惯、反复的水合作用和脱水作用使皮肤屏障功能受损。冬季环境湿度低也可能加重皮肤干燥。模拟特应性皮炎的小鼠动物模型研究显示,当小鼠处于干燥环境里,就会出现全身瘙痒,这是由于干燥的皮肤导致表皮神经纤维数目及神经纤维传导活性显著增加。

其次是药物,尤其是利尿药。手术患者硬膜外应用吗啡止痛常常引起瘙痒。Bork 列出了已报道的 100 多种引起瘙痒而不出现皮疹的药物。

另外,精神紧张、抑郁、焦虑和器质性脑疾病也是老年瘙痒症的常见原因。这表明中枢神经系统或多或少参与老年瘙痒症的发病过程。

(六)引起老年瘙痒症的系统性疾病和相关疾病

大约 30% 的老年瘙痒症患者仅有瘙痒而无明显的皮肤病或系统性疾病。由系统性疾病引起的全身性瘙痒占 10%～50%,瘙痒可能是老年人潜在重大系统性疾病的一个重要线索,当老年人出现顽固性瘙痒,经润肤止痒等治疗无效时,应考虑系统性原因。研究较多的有以下几种。

1.胆汁淤积性瘙痒

虽然肝脏疾病引起的老年瘙痒症不多见,但慢性胆汁淤积的确可引起严重的瘙痒。全身瘙痒可能是原发性胆汁性肝硬化的早期表现。瘙痒也可以是药物所致的肝内胆汁淤积的早期症状。胆汁淤积引起瘙痒的机制还不清楚,早期认为与胆酸盐,特别是与胆盐沉积于神经末梢有关。抗组胺 H1 受体药物治疗慢性胆汁淤积引起的严重瘙痒症无明显效果,提示组胺可能不是胆汁淤积症瘙痒的主要介质。最近研究表明,内源性鸦片肽在胆汁淤积性瘙痒中起重要作用。慢性胆汁淤积患者血浆鸦片样肽水平常常增加,而且鸦片样肽拮抗剂可改善其瘙痒。

2.尿毒症瘙痒

全身瘙痒是老年尿毒症的一个最常见且难治的皮肤表现。有研究表明尿毒症患者的瘙痒程度与其3年生存率显著相关,瘙痒越严重,死亡率越高。全身瘙痒占尿毒症的 $25\%\sim30\%$,局部瘙痒以面部、颈部、胸背部、前臂常见。瘙痒多呈阵发性发作,可自行缓解。往往夏季加重。尿毒症瘙痒发生率在血透前约为 36%,血透后可达 $60\%\sim90\%$。慢性肾衰竭血透患者瘙痒发生率已由 20 世纪 80 年代的 $60\%\sim90\%$ 下降到现在的 $25\%\sim30\%$,被认为与血透技术的改进、优质材料的应用有关。

尿毒症瘙痒发生机制尚不完全清楚。皮肤干燥可能是尿毒症瘙痒的主要原因之一,见于 84.6% 的尿毒症患者。尿毒症血中阿片样物质增加与周围神经病变、皮肤中二价离子浓度增高(Ga^{2+}、Mg^{2+}、P^{2+})、表皮中维生素 A 水平升高、继发性甲状旁腺功能亢进、血浆组胺 5-羟色胺水平升高,以及透析过程中接触致敏物质(包括用于消毒的碘、高锰酸钾、消毒防腐药、环氧树脂、环氧乙烷及甲醛等)有关。

3.恶性肿瘤

霍奇金淋巴瘤瘙痒发生率达 30%,可以在任何其他临床症状出现前就长期存在。全身性瘙痒也常常发生于蕈样肉芽肿而不伴任何皮肤表现、慢性白血病和真性红细胞增多症的患者。恶性肿瘤瘙痒的发病机制仍不清楚。

4.水源性瘙痒

水源性瘙痒(aquagenic pruritus,AP)是一种罕见的瘙痒性疾病,在接触水后发生顽固的皮肤瘙痒,且无任何皮损,患者除有痒感外,还有刺痛或烧灼感。只有温水和热水才能诱发瘙痒,而痒感直接与皮肤的干燥程度成正比,冬季更严重。

AP 常发生于真性红细胞增多症的老年患者。水源性瘙痒的机制还不清楚。可能是与水接触后,经皮肤吸收的一种未知物,被吸收的物质或者皮肤内部的结构变化直接和间接的激活交感神经末梢释放乙酰胆碱,后者又引起组胺和其他肥大细胞介质释放。具有瘙痒而无皮肤体征是真性红细胞增多症患者常见的特征。该病的瘙痒实际上开始于热浴后,持续 $15\sim60$ 分钟。瘙痒的原因还不清楚。真性红细胞增多症患者的在接触水之前,血清组胺水平正常,接触水后血清组胺水平升高,提示组胺水平增加可能与真性红细胞增多症的瘙痒发作有关。5-羟色胺拮抗剂和阿司匹林抑制真性红细胞增多症的瘙痒,提示 5-羟色胺和前列腺素可能是真性红细胞增多症的瘙痒介质。

5.内分泌疾病的瘙痒

甲状腺功能亢进可伴有瘙痒和荨麻疹样皮疹。甲状腺功能减退其皮肤干燥也可以出现瘙痒。糖尿病患者常出现局限性瘙痒,如肛门瘙痒、阴部瘙痒,但研究表明糖尿病患者瘙痒发生率并不比对照组高。

6.神经精神性疾病

因精神因素,如精神紧张、情绪激动、抑郁焦虑、条件反射等引起或加重瘙痒也较常见。但精神性瘙痒的诊断要在排除其他原因之后才能确立,并且要和神经科医师协作诊治。

四、治疗

目前没有特异的抗瘙痒药物,也没有某一种药物对所有瘙痒都有效。确定引起瘙痒的潜在疾病并进行治疗非常重要。

抗痒治疗包括一般治疗、局部外用治疗、系统用药、光疗、心理治疗。

(一)一般治疗

瘙痒患者应该有充足睡眠;不吃辛辣食物;不用或少用碱性洗涤用品,不过度洗浴;保持室温凉爽、湿度适宜;穿宽松柔软内衣;及时修剪指甲,避免摩擦、挤压、搔抓患处;外用保湿润肤霜保护皮肤屏障功能。

(二)外用治疗

根据不同类型瘙痒可以选择外用保湿润肤霜、糖皮质激素(短期)、抗组胺药物、薄荷、樟脑制剂、他克莫司软膏、辣椒素软膏(慢性单纯性苔藓、水源性瘙痒、钱币状湿疹、结节性痒疹)、炉甘石洗剂、3‰硼酸溶液、中药制剂等。

(三)系统治疗

当一般治疗和局部外用治疗效果不佳时,可考虑选择系统治疗。包括抗炎及免疫抑制剂(糖皮质激素、环孢素、硫唑嘌呤)、抗组胺药物、复方甘草苷酸、葡萄糖酸钙、硫代硫酸钠、维生素 C、沙利度胺、抗抑郁药(多塞平)、抗惊厥药物(加巴喷丁、普瑞巴林)、阿片受体拮抗剂、中药等。

(四)光疗

有些炎性皮肤病,如银屑病、荨麻疹、结节性痒疹、皮肤 T 细胞淋巴瘤,以及一些非炎症性皮肤痒,如尿毒症性瘙痒、水源性瘙痒,HIV 瘙痒、真性红细胞增多症瘙痒、PUO、老年瘙痒症等,光疗有效。常用光疗仪器为窄波 UVB(NB-UVB),也可用 BB-UVB、UVA1、PUVA。光疗治疗瘙痒的机制可能与抗炎/免疫抑制作用、减少表皮与真皮神经纤维、增加痒阈值等有关。

(五)心理治疗

顽固的慢性瘙痒对患者的生活和工作甚至心理造成严重影响,医师、家人或朋友从感情上的支持与帮助极为重要。可以帮助患者改变不良习惯(见一般治疗),避免搔抓,阻断因搔抓引起的恶性循环。

(六)几种慢性瘙痒治疗方案

1.尿毒症性瘙痒

要排除甲状旁腺功能亢进;优化透析方法光疗;外用润肤霜和辣椒碱乳膏;口服加巴喷丁(每次透析后 100～300 mg)、普瑞巴林(75 mg,每天 2 次);有条件者肾移植手术后瘙痒消失。

2.肝病/胆汁淤积性瘙痒

可以与肝胆病专家合作,考虑外科手术解决胆道梗阻;考来烯胺口服,4～16 g/d;利福平口服,300～600 mg/d;纳曲酮口服,25～50 mg/d;帕罗西汀 20 mg 或舍曲林 70～100 mg/d。

3.原因不明型瘙痒(PUO)

一般治疗(同前);润肤剂;局部外用抗炎剂(糖皮质激素、他克莫司);口服镇静药或抗组胺药物;UVB;米氮平睡前口服(夜间瘙痒、老年瘙痒),7.5～15.0 mg;加巴喷丁口服,1 800 mg/d 或普瑞巴林 75～150 mg,每天 2 次;纳曲酮,50 mg/d;要坚持不定期做进一步随访和检查,找出瘙痒原因。

(曾芳霞)

第九章

疫苗预防控制传染病

第一节 预防接种

一、概念

预防接种是泛指用人工制备的疫苗类制剂(抗原)或免疫血清类制剂(抗体)通过适宜的途径接种到机体,使个体和群体产生对某种传染病的自动免疫或被动免疫。

就广义而言,预防接种包了所有疫苗的人群使用,如儿童计划免疫、成人常规接种和应急接种;免疫血清类制品的临床治疗和免疫预防;体内用诊断用品的使用方法等。计划免疫用疫苗只是预防接种总体疫苗中的一部分,计划免疫中的预防接种也是预防接种总体中的一部分。

计划免疫是指根据疫情监测和人群免疫水平,按照国家规定的免疫程序,有计划地利用疫苗进行预防接种,以提高人群免疫水平,达到控制乃至最终消灭针对传染病的目的。实施计划免疫必须具备几个基本要素:一是要明确控制乃至消灭的针对传染病;二是要选择安全、有效的疫苗,并制订科学的免疫规划和免疫策略;三是受种者依从性高,能达到高水平的免疫覆盖率和免疫成功率;四是要建立一个有效的组织实施系统,并制订科学的技术措施来加以保证;五是要建立有效的免疫覆盖率和针对传染病监测、评价系统。随着我国预防接种工作发展到免疫规划时期,计划免疫的概念逐步淡化,取而代之的是免疫规划。

国务院颁发的《疫苗流通和预防接种管理条例》中,首次提出免疫规划的概念。国家免疫规划是指按照国家或者省级卫生行政部门确定的疫苗品种、免疫程序或者接种方案,在人群中有计划地进行预防接种,以预防和控制特定传染病的发生和流行。免疫程序是指对某一特定人群(如儿童)预防针对传染病需要接种疫苗的种类、次序、年(月)龄、剂量、部位及有关要求所做的具体规定。目前纳入国家免疫规划的有 14 种疫苗,可预防 15 种传染病(表 9-1)。

表 9-1　国家儿童免疫规划疫苗接种程序表

疫苗名称	接种对象月(年)龄	接种剂次	间隔时间
乙肝疫苗	0、1、6 月龄	3	出生后 24 小时内接种第 1 剂次,第 2 剂在第 1 剂接种后 1 个月接种,第 3 剂在第 1 剂接种后 6 个月接种,第 1 剂和第 2 剂间隔≥28 天。第 2 剂和第 3 剂的间隔≥60 天

疫苗名称	接种对象月(年)龄	接种剂次	间隔时间
卡介苗	出生时	1	出生后24小时内接种,超过12月龄不再接种。3~12月龄接种需要做结核菌素试验,试验阴性者方可接种
脊髓灰质炎	2、3、4月龄,4周岁	4	第1、2剂次,第2、3剂次间隔≥28天
百白破	3、4、5月龄,18~24月龄	4	第1、2剂次,第2、3剂次间隔≥28天
白破	6周岁	1	
麻风疫苗	8月龄	1	
麻腮风疫苗	18~24月龄	1	
乙脑减毒活疫苗	8月龄、2周岁	2	7、8、9月份不进行接种
A群流脑	6~18月龄	2	第1剂与第2剂次间隔不少于3个月
A+C流脑	3周岁、6周岁	2	第1剂与第2剂次间隔3年;第1剂次与A群流脑第2剂次间隔不少于12个月
甲肝减毒	18月龄	1	

免疫规划是计划免疫工作的拓展,是在预防接种工作规范化、科学化、法制化管理的基础上,进一步巩固计划免疫已取得的成果,提高和维持免疫覆盖率,扩大预防接种服务人群,积极推广应用新疫苗的一种免疫预防的新策略。它是随着生物科学技术的发展、新疫苗的不断开发和应用,有利于我国预防接种工作与国际接轨,为更加合理地使用疫苗和开展预防接种工作,以达到控制乃至最终消灭针对传染病的需要而发展起来的。

二、我国预防接种服务管理遵循的规范

2019年全国人大常委会通过的《中华人民共和国疫苗管理法》,2016年国务院下发的《疫苗流通和预防接种管理条例》,2016年国家卫生计生委办公厅下发的《预防接种工作规范》,2017年国家卫生计生委、食品药品监督局下发的《疫苗储存和运输管理规范》,2007年卫生部下发的《扩大国家免疫规划实施方案》,2009年,卫生部下发的《预防接种异常反应鉴定办法》《中华人民共和国药典》第三部2010版,2010年,卫生部、食品药品监督局下发的《全国疑似预防接种异常反应监测方案》,2010年中国疾病预防控制中心下发的《扩大国家免疫规划相关监测信息报告方案》。

三、预防接种的组织机构和人员

县级及以上各级疾病预防控制机构(疾控机构)设立负责预防接种工作的业务部门(中心、所、科、室),乡(镇)卫生院、社区卫生服务中心依据其职责设立预防接种科室。

接种单位为从事预防接种工作的医疗卫生机构,由县级卫生计生行政部门指定,并明确其责任区域或任务。

(一)接种单位应当具备下列条件

(1)具有医疗机构执业许可证件。

(2)具有经过县级卫生健康行政部门组织的预防接种专业培训并考核合格的执业医师、执业助理医师、护士或者乡村医师。

（3）具有符合疫苗储存、运输管理规范的冷藏设施、设备和冷藏保管制度。

（4）乡（镇）卫生院、社区卫生服务中心及其他承担常规接种服务的城镇医疗卫生机构应当设立预防接种门诊。

（二）接种人员

各级疾控机构、乡（镇）卫生院、社区卫生服务中心、接种单位根据其职责、任务，结合本行政区域的服务人口、服务面积和地理条件等因素，合理配置专业技术和接种人员。

承担预防接种的人员应当具备执业医师、执业助理医师、护士或者乡村医师资格，并经过县级卫生健康行政部门组织的预防接种专业培训，考核合格后方可从事预防接种服务工作。

四、分类

（一）常规接种

常规接种是指接种单位按照国家免疫规划疫苗儿童免疫程序、疫苗使用指导原则、疫苗使用说明书，在相对固定的接种服务周期时间内，为接种对象提供的预防接种服务。

（二）临时接种

在出现自然灾害、控制疫苗针对传染病流行等情况，开展应急接种、补充免疫或其他群体性预防接种时，按应急接种、补充免疫或群体性预防接种方案，在适宜的地点和时间，设立临时预防接种点，对目标人群开展的预防接种服务。临时预防接种点的基本设置要求见附件一。

（三）群体性预防接种

群体性预防接种是指在特定范围和时间内，针对可能受某种传染病威胁的特定人群，有组织地集中实施的预防接种活动。补充免疫（原称为"强化免疫"）是一种较常采用的群体性预防接种形式。

（四）应急接种

应急接种是指在传染病疫情开始或有流行趋势时，为控制传染病疫情蔓延，对目标人群开展的预防接种活动。

五、预防接种服务形式和周期

县级卫生健康行政部门应当根据人口密度、服务半径、地理条件和医疗卫生资源配置等情况，合理规划和设置接种单位，或按省级卫生健康行政部门的相关规定实施。

（一）定点预防接种

城镇地区原则上每个社区卫生服务中心至少应当设立一个预防接种门诊，服务半径不超过5 km，实行按日（每周≥3天）预防接种。农村地区原则上每个乡（镇）卫生院至少应当设置1个预防接种门诊，服务半径不超过10 km，实行日、周（每周1～2天）预防接种。

（二）村级接种单位

农村地区根据人口、交通情况及服务半径等因素，设置覆盖1个或几个行政村的定点接种单位。村级接种点每月应当至少提供2次预防接种服务。

（三）产科接种单位

设有产科接种单位的医疗卫生机构承担新生儿出生时首针乙肝疫苗及卡介苗的预防接种服务。

（四）其他接种单位

主要指成人接种门诊、狂犬疫苗接种门诊等。

（五）入户预防接种

交通不便的边远山区、牧区、海岛等地区，可采取入户方式进行预防接种。实施入户接种的地区，每月应当至少提供 1 次预防接种服务。

六、预防接种证、卡（簿）的管理

国家对儿童实行预防接种证制度。接种单位应按规定为适龄儿童建立预防接种证、卡（簿），作为儿童预防接种的凭证。其他人群的预防接种也要实行接种记录工作。

（刘　佳）

第二节　预防接种监测

一、接种率监测

接种率监测包括预防接种报告和预防接种调查、评价。

（一）报告接种率

接种单位每月填报"国家免疫规划疫苗常规接种情况报表"，通过纸质表格或者"中国免疫规划监测信息管理系统"网络逐级报告至省级疾病预防控制机构，经审核后通过网络报告至国家疾病预防控制机构。各级月报告接种率统计内容有：应受种人数、实受种人数、累计应受种人数、累计实受种人数。

报告接种率统计指标如下。

$$接种率＝实受种人数／应受种人数×100\%$$
$$累计接种率＝累计实受种人数／累计应受种人数×100\%$$

（二）接种率调查

接种率调查是对实际接种情况进行进一步的了解。调查内容包括预防接种建卡率、建证率，接种率的评估，合格、全程接种率等。

评价县级或以上接种率调查方法通常使用标准组群抽样法，评价乡镇（街道）通常用批质量保证抽样法。我国第二个计划免疫（以县为单位）和第三个计划免疫（以乡镇为单位）85％达标的评估，主要是分别按以上抽样法进行接种率调查评估的。

接种率调查统计指标如下。

$$建证率＝有预防接种证儿童数／调查儿童数×100\%$$
$$建卡率＝有预防接种卡儿童数／调查儿童数×100\%$$
$$疫苗合格接种率＝某种疫苗合格完成基础免疫的儿童数／调查儿童数×100\%$$
$$疫苗全程覆盖率＝合格完成乙肝疫苗、卡介苗、脊髓灰质炎疫苗、百白破疫苗、麻疹疫苗基础$$

免疫的儿童数／调查儿童数×100％

二、免疫成功率和人群免疫水平监测

免疫成功率监测是对接种前和完成基础免疫或加强免疫后 1 个月的受种者采集血样进行实验室检测,以确定受种者接种疫苗后的免疫成功率(阳转率),一般每种须评估的疫苗监测人数 30～50 人。每种疫苗的检测方法、判定标准和免疫成功率评价指标按照相关国家标准进行评定。

人群免疫水平监测目的是通过评价免疫规划疫苗针对疾病的免疫水平、健康人群的免疫效果,为预测疾病流行、制订疾病控制策略、完善免疫程序和评价免疫规划工作质量提供科学依据。监测对象为无针对传染病的人群,包括流动人口,并且无论其疫苗接种史如何。监测对象分为 <1 岁、1～2 岁、3～4 岁、5～6 岁、7～14 岁、15～19 岁、≥20 岁等年龄组。每个年龄组人数为 30～50 人。监测方法主要有横断面监测、队列监测等。

监测的统计指标如下。

血清抗体阳转率＝某种疫苗免前免后抗体阳转人数/监测人数×100％

血清抗体保护率＝有某种疫苗针对疾病保护抗体水平的人数/监测人数×100％

血清抗体几何平均滴度(GMT):计算监测人群免前免后的平均 GMT。

三、疾病监测

免疫预防针对传染病监测主要包括常规疾病监测(通常来源于《中华人民共和国传染病防制法》对疾病报告的种类)、哨点监测、疾病漏报调查、个案调查和暴发调查以及实验室检测。

(刘　佳)

第三节　冷链管理和监测

一、冷链

疫苗对温度条件要求较高,疫苗在生产、储存、装卸、运输和使用过程中,必须保持在推荐的储存条件下,尤其是温度,以确保其质量及其安全性和效力。《疫苗流通和预防接种管理条例》要求疾病预防控制机构、接种单位、疫苗生产企业、接受委托配送疫苗的企业应当遵守疫苗储存、运输管理规范,保证疫苗质量。疫苗储存、运输的全过程应当始终处于规定的温度环境,不得脱离冷链,并定时监测、记录温度。对于冷链运输时间长、需要配送至偏远地区的疫苗,省级疾病预防控制机构应当提出加贴温度控制标签的要求。

《疫苗流通和预防接种管理条例》冷链的定义是指为保证疫苗从疫苗生产企业到接种单位运转过程中的质量而装备的储存、运输冷藏设施、设备。在《预防接种工作规范》中冷链是指为保障疫苗质量,疫苗从生产企业到接种单位,均在规定的温度条件下储存、运输和使用的全过程。冷链系统是在冷链设施设备的基础上加入管理因素(即人员、管理措施和保障)的工作体系。

(一)冷链设施设备

主要的冷链设施、设备有:贮存疫苗的低温冷库、普通冷库;疫苗运输车;冰箱、冷藏箱、冷藏背包;冷链监控系统。《药品经营质量管理规范》(GSP)对储存、运输冷藏药品设施设备要求。

(二)冷库

配备温度自动监测、显示、记录、调控、报警的设备——自动监测、调控温湿度,实时采集、显示、记录、传输温湿度数据,远程及就地实时报警,每100 m² 至少安装2个测点终端。

(三)冷藏车

密闭、耐腐蚀,自动监测、显示、调控、存储、读取温湿度监测数据,报警。

(四)冷藏箱(保温箱)

外部能显示和采集箱体内温度数据,自动监测,实时,报警。

(五)冷链监控系统

1.疫苗瓶温度标签(VVM)

通过VVM颜色变化可肉眼观察冷链状况。目前常用VVM有四种:VVM2用于热稳定性低的疫苗(37 ℃下达到终点的时间为2天),VVM7用于热稳定性较低的疫苗(37 ℃下达到终点的时间为7天),VVM14用于热稳定性较高的疫苗(37 ℃下达到终点的时间为14天),VVM30用于热稳定性高的疫苗(37 ℃下达到终点的时间为30天)。疫苗生产企业可以根据所产疫苗的热稳定性,在4种类型VVM中选择相对应的一种。

2.疫苗防冻指示卡

不可逆的温度指示卡:当疫苗暴露于<0 ℃时,会发生破裂。疫苗生产企业将其与DTP、TT、DT、Td、液体Hib及HepB疫苗包装在一起,可监测冰箱内温度。但其不能提示每1支疫苗是否已经冻结。

3.电子温度记录标签

主要运用于冷链运输中对环境温度的跟踪监控,可记录每时每刻的温度,并且对温度的状况进行全程的监控。

4.疫苗冷链温度监测硬件新产品

随着科学技术发展,一些温度监测硬件的新产品逐渐运用到监测中,这些新产品包括冷库冷链监测终端、冰箱冷链监测终端、保温箱温度采集器、USB型温度采集器、无线电射频识别(RFID)温度记录仪(冷藏车监测终端)等。

5.基于物联网和云平台疫苗冷链监测系统

系统利用物联网技术、RFID温度无线传感技术、云平台/计算等信息技术为支撑,采集终端在需要监测的冷链设备安装实时监控设备进行数据采集和传输,云平台是实时的温湿度监测预警管理软件平台,该平台可实现多级疾控的冷链网络化管理。通过RFID温度无线传感技术,就可实现对区域内每一条设备的实时温度进行监控,并可触发预警机制。

6.基于物联网的冷链温度监测APP

APP主要提供实时温度监测数据查询、记录查询、报警查询等服务功能。特别是能提供多级报警方式和安全可靠的报警机制管理。

二、疫苗存储和运输的温度要求

目前在所有上市的疫苗中,只有二价脊髓灰质炎减活疫苗(bOPV)须在-20 ℃以下避光保存和冷藏运输。其他疫苗均在 2~8 ℃贮存运输，严禁冻结。稀释液根据说明书要求的温度条件贮存运输。

三、冷链温度监测

疾控机构和接种单位在疫苗储存、运输的全过程中按要求定时监测、记录温度，保证疫苗质量。

(一)疫苗储存温度监测

采用自动温度记录仪对普通冷库、低温冷库进行温度监测，自动温度仪测温时间间隔及记录保存要求另行制订。同时每天上午和下午各测温至少查阅 1 次温度监测记录(间隔不少于6 小时)，填写"冷链设备温度记录表"。发现异常温度记录要及时评估，根据评估结果采取相应措施。

采用温度计对冰箱(包括普通冰箱或冰衬冰箱、低温冰箱)进行温度监测。

温度计应分别放置在普通冰箱冷藏室及冷冻室的中间位置、冰衬冰箱的底部及接近顶盖处或低温冰箱的中间位置。每天上午和下午各测温 1 次(间隔不少于 6 小时)，并填写"冷链设备温度记录表"，每次应测量冰箱内存放疫苗的各室温度，冰箱温度应控制在规定范围(冷藏室为 2~8 ℃，冷冻室低于−15 ℃)。

有条件的单位可应用自动温度监测设备连续、动态监测冰箱温度。

冷链设备温度超出疫苗储存要求时，应及时将可以使用的疫苗转移到其他设备中，不能使用的疫苗按照有关规定进行处置。当冷链设备状况异常时，应及时报告、维修、更换，并做好设备维修记录。

(二)疫苗运输温度监测

(1)疾控机构对疫苗运输过程进行温度监测并记录。

(2)记录内容包括疫苗名称、生产企业、供货(发送)单位、数量、批号及有效期、启运和到达时间、启运和到达时的疫苗储存温度和环境温度、运输工具名称和接送疫苗人员签名，并填写"疫苗运输温度记录表"。

(三)监控与评价

疾控机构定期采用温度测量器材，如疫苗瓶温度标签(VVM)、疫苗防冻指示卡、自动温度记录仪等，查阅冷链使用记录、维护保养记录，对辖区储存、运输和使用环节的冷链设备的性能和运行状况进行监控和评价。

(四)由第三方配送疫苗冷链管理模式

由专业医药物流企业负责疫苗冷链配送是近年来相关法律法规提倡的新模式，利用专业物流企业的专业设备、专业人员和专业管理直接配送至各接种门诊，可减少环节和风险。

(刘 佳)

第四节 疑似预防接种不良反应报告与处置

一、定义

疑似预防接种异常反应(adverse event following immunization，简称"AEFI")是在预防接

种后发生怀疑与预防接种有关的反应或事件。

预防接种异常反应是指合格的疫苗在实施规范接种过程中或者实施规范接种后造成受种者机体组织器官、功能损害，相关各方均无过错的药品不良反应。下列情形不属于预防接种异常反应。

（1）因疫苗本身特性引起的接种后一般反应。

（2）因疫苗质量不合格给受种者造成的损害。

（3）因接种单位违反预防接种工作规范、免疫程序、疫苗使用指导原则、接种方案给受种者造成的损害。

（4）受种者在接种时正处于某种疾病的潜伏期或者前驱期，接种后偶合发病。

（5）受种者有疫苗说明书规定的接种禁忌，在接种前受种者或者其监护人未如实提供受种者的健康状况和接种禁忌等情况，接种后受种者原有疾病急性复发或者病情加重。

（6）因心理因素发生的个体或者群体的心因性反应。

二、发生疑似预防接种异常反应的因素

发生疑似预防接种异常反应（AEFI）的因素大体分为 3 种。

（一）疫苗本质因素

（1）与疫苗毒株的毒力、毒性、菌体蛋白和代谢产物等生物学因素有关。

（2）与培养液中的小牛血清、营养素、动物蛋白、抗生素等有关。

（3）外源因子（潜在病毒）污染动物细胞。例如，脊髓灰质炎病毒采用猴肾细胞培养，而猴病毒大都作为潜在因子存在于猴体；动物血清可能含有噬菌体，可产生毒素，还可能导致人体细胞的改变。

（4）防腐剂：常用的防腐剂硫柳汞可引起迟发型变态反应，高剂量有神经毒性。

（5）佐剂（吸附剂）：常用的氢氧化铝可增加人体 IgE 抗体的产生，增加人体致敏程度；局部注射后的疼痛和触痛。浓度高或未摇匀，刺激结缔组织增生。

（二）疫苗使用因素

1.禁忌证

违反任何禁忌证都有发生不良反应的危险，发生概率及反应严重程度随疫苗种类、禁忌证的性质而异。禁忌证的判断必须仔细询问病史和以往的健康状况。

2.接种部位

含有吸附剂的疫苗（如百白破、白破、白喉疫苗）注射太浅，可引起局部反应或注射部位脓肿。

3.接种次数

一些疫苗接种次数增加，可发生 AEFI 的概率会增大。如注射百白破引起的局部红肿与发热反应的程度随着接种次数增加而增加。

4.接种剂量

在一定限度内，免疫力的产生和注入剂量成正比。抗原剂量低于一定限度，不足以调动机体的免疫反应。抗原剂量增至一定程度，抗体增长较缓，达到最高限度后不再增加，超过限度反而抑制抗体上升，而且加重反应。接种剂量随接种方法、疫苗和年龄而异，大部分疫苗的使用剂量随年龄增大而递增，成人剂量给儿童使用，可引起反应加剧。

5.运输和储存

使用安瓿已破损或裂缝的疫苗,或开启后暴露时间过长,有可能被细菌污染;疫苗在运输或保管中受高热或冻结的影响,也可引起不良反应的发生。暴晒在阳光下时间过长可使疫苗变性,不但使用效果极差,而且会加重反应。疫苗(特别含有吸附剂的疫苗)在使用前未充分摇匀,致使液体浓度不均,引起局部反应加重或无菌性脓肿。如卡介苗接种后局部脓肿和淋巴结炎与疫苗的活菌数有很大关系,疫苗必须充分摇匀、剂量准确。

6.安全注射

注射器、针头不消毒或不严格消毒可导致脓肿及乙肝、丙肝、艾滋病等医源性疾病传播。注射器或疫苗使用时间过长,受到空气中细菌或操作人员污染。注射局部消毒不严,注射技术不当可导致创伤性麻痹、卡介苗淋巴结炎。注射器混用或处理不当是引起过敏性休克的原因之一。

(三)受种者个体因素

1.健康状况

重度营养不良、经常低热、消耗性疾病的恢复期会加重反应;体质过度衰弱、疲劳等会导致晕厥;体弱儿童接种卡介苗可引起局部淋巴结肿大或破溃;消化功能差的儿童口服脊髓灰质炎疫苗会可引起胃肠道症状。

2.过敏性体质

过敏性体质者受同一抗原再次或多次刺激后,易发生变态反应,造成组织损伤或生理紊乱;以往有变态反应疾病者,预防接种后易再次发生变态反应。

3.免疫功能不全(包括免疫抑制剂)

原发性或继发性免疫缺陷者、免疫功能衰退者,在接种活疫苗(如麻疹疫苗、水痘疫苗等)后易发生异常反应,引起与病毒血症有关的轻度全身性感染;原发性或继发性免疫缺陷者,对病原性很弱的微生物缺乏抵抗力,常引起严重或持续感染,甚而致死。

4.精神因素

不是以抗原抗体机制所引起的,在临床上只有精神或神经系统方面的症状,而检查不出任何器质性病变。临床上,服药、输血、计划生育手术等均有发生。通常发生在 7 岁以上儿童,以少年、青年居多,成人亦有发生。幼儿的反应不同,往往发生焦虑性呕吐、屏气,导致短时间神志丧失。

三、疑似预防接种异常反应报告的时间和范围要求

(一)24 小时内

如过敏性休克、不伴休克的变态反应(荨麻疹、斑丘疹、喉头水肿等)、中毒性休克综合征、晕厥、癔症等。

(二)5 天内

如发热(腋温≥38.6 ℃)、血管性水肿、全身化脓性感染(毒血症、败血症、脓毒血症)、接种部位发生的红肿(直径>2.5 cm)、硬结(直径>2.5 cm)、局部化脓性感染(局部脓肿、淋巴管炎和淋巴结炎、蜂窝织炎)等。

(三)15 天内

如麻疹样或猩红热样皮疹、过敏性紫癜、局部过敏坏死反应(Arthus 反应)、热性惊厥、癫痫、多发性神经脑病、脑炎和脑膜炎等。

(四)6 周内

如血小板减少性紫癜、吉兰-巴雷综合征、疫苗相关麻痹型脊髓灰质炎等。

(五)3 个月内

如臂丛神经炎、接种部位发生的无菌性脓肿等。

(六)接种卡介苗后 1～12 个月

如淋巴结炎或淋巴管炎、骨髓炎、全身播散性卡介苗感染等。

(七)其他

怀疑与预防接种有关的其他严重疑似预防接种异常反应。

四、疑似预防接种异常反应的报告人

医疗机构、接种单位、疾病预防控制机构、药品不良反应监测机构、疫苗生产企业、疫苗批发企业及其执行职务的人员均为疑似预防接种异常反应的责任报告单位和报告人。疾病预防控制机构和接种单位及其医疗卫生人员发现预防接种异常反应、疑似预防接种异常反应或者接到相关报告的,应当依照预防接种工作规范及时处理,并立即报告所在地的县级人民政府卫生主管部门、药品监督管理部门。接到报告的卫生主管部门、药品监督管理部门应当立即组织调查处理。

五、报告程序

(一)报告部门

属于报告范围的疑似预防接种异常反应(AEFI)(包括接到受种者或其监护人的报告后)当及时向受种者所在地的县级卫生行政部门、药品监督管理部门报告。

(二)报告时限

发现怀疑与预防接种有关的死亡、严重残疾、群体性疑似预防接种异常反应(AEFI)、对社会有重大影响的疑似预防接种异常反应(AEFI)时,责任报告单位和报告人应当在发现后 2 小时内向所在地县级卫生行政部门、药品监督管理部门报告。

县级卫生行政部门和药品监督管理部门在 2 小时内逐级向上一级卫生行政部门、药品监督管理部门报告。

应当在发现疑似预防接种异常反应(AEFI)后 48 小时内填写疑似预防接种异常反应(AEFI)个案报告卡,向受种者所在地的县级 CDC 报告;发现怀疑与预防接种有关的死亡、严重残疾、群体性疑似预防接种异常反应(AEFI)、对社会有重大影响的疑似预防接种异常反应(AEFI)时,在 2 小时内填写 AEFI 个案报告卡或群体性疑似预防接种异常反应(AEFI)登记表,以电话等最快方式向受种者所在地的县级 CDC 报告。

(三)报告网络

县级 CDC 经核实后立即通过全国预防接种信息管理系统进行网络直报。各级 CDC 和药品不良反应监测机构应当通过全国预防接种信息管理系统实时监测疑似预防接种异常反应(AEFI)报告信息。

六、疑似预防接种异常反应的调查诊断

疑似预防接种异常反应(AEFI)的调查诊断,主要包括资料收集、专家组调查诊断、调查诊断报告。

（一）资料收集的主要内容

1.临床资料

既往预防接种异常反应史、既往健康状况（如有无基础疾病等）、家族史、过敏史，掌握患者的主要症状和体征及有关的实验室检查结果、已采取的治疗措施和效果等资料。必要时对患者进行访视和临床检查。死亡病例，应当进行尸检。受种方拒绝或者不配合尸检，承担无法进行调查诊断的责任。

2.疫苗产品资料

疫苗进货渠道、供货单位的资质证明、疫苗购销记录；疫苗运输条件和过程、疫苗贮存条件和冰箱温度记录、疫苗送达基层接种单位前的贮存情况；疫苗的种类、生产企业、批号、出厂日期、有效期、来源（包括分发、供应或销售单位）、领取日期、同批次疫苗的感官性状。

3.预防接种资料

接种服务组织形式、接种现场情况、接种时间和地点、接种单位和接种人员的资质。接种实施情况、接种部位、途径、剂次和剂量、打开的疫苗何时用完；安全注射情况、注射器材的来源、注射操作是否规范；接种同批次疫苗其他人员的反应情况、当地相关疾病发病情况。

（二）专家组调查诊断

由县级疾病预防控制机构组织专家进行调查诊断。死亡、严重残疾、群体性疑似预防接种异常反应、对社会有重大影响的疑似预防接种异常反应，由市级或省级疾病预防控制机构组织预防接种异常反应调查诊断专家组进行调查诊断。

（三）调查诊断报告

调查诊断报告内容应包括对 AEFI 的描述，AEFI 的诊断，治疗及实验室检查，疫苗和预防接种组织实施情况，AEFI 发生后所采取的措施，AEFI 的原因分析、初步判定及依据，撰写调查报告的人员、时间等。

疑似预防接种异常反应（AEFI）的调查诊断（图 9-1）。

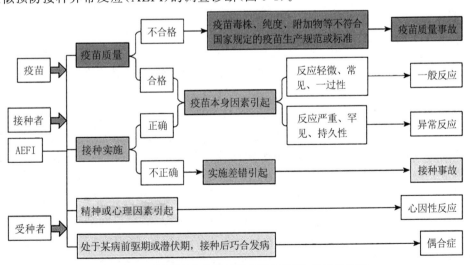

图 9-1　疑似预防接种异常反应（AEFI）分类示意图

1.不良反应

不良反应指合格的疫苗在实施规范接种后，发生的与预防接种目的无关或意外的有害反应，包括一般反应和异常反应。

(1)一般反应:在预防接种后发生的,由疫苗本身所固有的特性引起的,对机体只会造成一过性生理功能障碍的反应,主要有发热和局部红肿,同时可能伴有全身不适、倦怠、食欲减退、乏力等综合症状。

(2)异常反应:合格的疫苗在实施规范接种过程中或者实施规范接种后造成受种者机体组织器官、功能损害,相关各方均无过错的药品不良反应。

(3)不良反应与疫苗的关系。①肯定无关:由于其他因素导致不良反应发生,有充分证据证明不良反应或事件是由其他原因引起,而与疫苗接种无关的。②可能无关:不良反应的发生可能是由其他因素导致,如受试者的临床状况,其他治疗或伴随用药,与已知的疫苗接种不良反应不相符。③可能有关:不良反应与已知的试验疫苗信息相符,与疫苗接种有合理的时间次序,和(或)为疫苗接种曾经出现过的不良事件。并与试验疫苗有因果关系,但也可能与其他因素有关。④很可能有关:不良反应与已知的试验疫苗信息相符,并与试验疫苗有因果关系,且不能用其他因素解释,如受试者的临床状况,其他治疗或伴随用药。⑤肯定有关:不良反应与已知的试验疫苗信息相符,并与试验疫苗有因果关系,且这种关系不能用其他因素来解释,如受试者的临床状况,其他治疗或伴随用药。另外,在受试者再次使用试验疫苗时,不良事件重复出现。

2.疫苗质量事故

由于疫苗质量不合格,接种后造成受种者机体组织器官、功能损害。

3.接种事故

由于在预防接种实施过程中违反预防接种工作规范(如未尽知情告知、无接种资质等)、免疫程序、疫苗使用指导原则接种方案,造成受种者机体组织器官、功能损害。

4.偶合症

受种者在接种时正处于某种疾病的潜伏期或者前驱期,接种后巧合发病。

5.心因性反应

在预防接种实施过程中或接种后因受种者心理因素发生的个体或者群体的反应。

七、疑似预防接种异常反应的鉴定

预防接种异常反应鉴定由设区的市级和省、自治区、直辖市医学会负责。主要包括以下程序。

(一)鉴定申请

受种方、接种单位、疫苗生产企业对预防接种异常反应调查诊断结论有争议时,可以在收到预防接种异常反应调查诊断结论之日起60天内向接种单位所在地设区的市级医学会申请进行预防接种异常反应鉴定,并提交鉴定所需材料。

须提供的鉴定材料(受种方、接种单位、疫苗生产企业):预防接种异常反应调查诊断结论;受种者健康状况、知情同意告知以及医学建议等预防接种有关记录;与诊断治疗有关的门诊病历、住院志、体温单、医嘱单、化验单(检验报告)、医学影像检查资料、病理资料、护理记录等病历资料;疫苗接收、购进记录和储存温度记录等;相关疫苗该批次检验合格或者抽样检验报告,进口疫苗还应当由批发企业提供进口药品通关文件;与预防接种异常反应鉴定有关的其他材料。

(二)鉴定过程

医学会组织专家鉴定组,鉴定组为5人以上单数,成员主要为临床医学、流行病学、医学检验、药学、法医等方面专家。必要时可召开听证,听取受种方、接种单位、疫苗生产企业各方陈述,及对受种者进行医学检查。设区的市级医学会鉴定结论不服,可在收到预防接种异常反应鉴定书之日起15天内,向接种单位所在地的省级医学会申请再鉴定。

(三)鉴定结论和再鉴定

预防接种异常反应鉴定书内容:申请人申请鉴定的理由;有关人员、单位提交的材料和医学会的调查材料;接种、诊治经过;对鉴定过程的说明,预防接种异常反应的判定及依据;预防接种异常反应损害程度分级;经鉴定不属于预防接种异常反应的,应当在鉴定书中说明理由。对AEFI调查诊断结论有争议时,按照《预防接种异常反应鉴定办法》的有关规定提起鉴定与再鉴定。

八、疑似预防接种异常反应补偿原则

因预防接种异常反应造成受种者死亡、严重残疾或者器官组织损伤的,应当给予一次性补偿。因接种第一类疫苗引起预防接种异常反应需要对受种者予以补偿的,补偿费用由省、自治区、直辖市人民政府财政部门在预防接种工作经费中安排。因接种第二类疫苗引起预防接种异常反应需要对受种者予以补偿的,补偿费用由相关的疫苗生产企业承担。国家鼓励建立通过商业保险等形式对预防接种异常反应受种者予以补偿的机制。

预防接种异常反应具体补偿办法由省、自治区、直辖市人民政府制定。

(刘 佳)

第五节 常 用 疫 苗

一、卡介苗

结核病是一种由结核分枝杆菌造成的细菌传染病,全身各个器官都可累及,但以肺结核最常见。此病通过活动性呼吸道疾病患者咽喉和肺部产生的飞沫在人际传播。接种卡介苗(BCG)后可使儿童产生对结核病的特殊抵抗力,降低小儿结核病的发病率。

(一)免疫程序和接种对象

我国已将卡介苗列为计划免疫必须接种的疫苗,新生婴儿一出生就应该接种。如果出生时没能及时接种,在1岁以内一定要到当地结核病统治所卡介苗门诊或者卫生防疫站计划免疫门诊去补种。

卡介苗接种的主要对象是新生婴幼儿。

(二)疫苗安全性及免疫效果

BCG的安全性良好,如疫苗质量合格,接种操作无误,接种后的疑似预防接种异常反应很少。

卡介苗最有争议的方面是疫苗免疫原性的变异,不同地区的临床试验显示卡介苗接种后呈现不同的效果。卡介苗发明90年来,全球有关卡介苗效果的研究不计其数,大型随机对照和病例对照研究中显示:不同国家卡介苗的保护效果从0～80%。总体来说,在北美和北欧的保护率最高(60％～80％)，而在热带地区临床试验的保护率通常较低甚至无保护。对于这种差异出现的原因仍在争论，怀疑可能与卡介苗病毒株的变异以及不同人群遗传背景的差异有关。目前，关于卡介苗无法预防结核病感染的观点已经得到公认。美国从未将卡介苗列为常规疫苗。一些西方结核病负担较轻的国家，也已经取消新生儿接种卡介苗，转向广泛检测潜伏的结核病。然而，卡介苗绝非完全无效，同样的研究也显示卡介苗对于预防结核性脑膜炎和播散性结核有75％～86％的效果，同时还能预防麻风病。世卫组织仍建议结核病高负担国家为新生儿接种。

(三)接种禁忌

(1)免疫功能受损的人员(有症状的HIV感染、已确诊或疑似的HIV感染、白血病、淋巴瘤或全身性恶性疾病)。

(2)正在接受免疫抑制治疗的患者(皮质激素、烷化剂、抗代谢药物、放疗)。

(3)妊娠期妇女。

(四)不良反应

接种BCG后，一般2周左右可出现局部红肿、浸润、化脓，并形成小溃疡，经过自行吸收、结痂，留下永久性凹陷瘢痕，俗称"卡疤"。局部淋巴结肿<10 mm者，可自行消退。个别发生淋巴结炎，即颈部、腋下、锁骨上下等处淋巴结肿大(直径>10 mm)，发生率<1‰。严重罕见的异常反应有BCG骨髓炎和全身播散性BCG感染。具有免疫力的患者发生全身性BCG感染的极其少见，发生率为0.19/100万～1.56/100万，并且均因疏忽大意而对细胞免疫严重抑制的个体接种BCG所致。

(五)注意事项

(1)有免疫缺陷或损害者(如艾滋病患者)有可能引起全身性卡介苗疾病的危险。

(2)正使用免疫抑制药物或放疗者，亦有上述同样的危险性。

(3)对卡介苗过敏者，有可能引起强烈变态反应。

(4)发热及急性传染病患者，包括活动性结核病患者，待疾病治愈后再进行治疗。

二、白喉疫苗

白喉是一种由白喉棒状杆菌引起的急性中毒性疾病。接种白喉疫苗后，可使机体产生免疫应答反应，用于百白破联合疫苗全程免疫后的儿童的白喉和破伤风加强免疫。在20世纪70年代，估计在中低收入国家每年发生100万例白喉病例，包括5万～6万例死亡。1974年扩大免疫规划(EPI)建立后，世界范围内白喉发病率急剧下降。白喉疫苗接种禁忌、不良反应及注意事项，见表9-2。

(一)吸附无细胞百白破联合疫苗(百白破疫苗，DTaP)

免疫程序与接种方法：①接种对象及剂次：共接种4剂次，分别于3月龄、4月龄、5月龄、18月龄各接种1剂，每次0.5 mL。②接种部位：臀部外上方1/4处或上臂外侧三角肌附着处皮肤经消毒后肌内注射。如儿童已按疫苗说明书接种含百白破疫苗成分的其他联合疫苗，可视为完成相应剂次的百白破疫苗接种。

百白破疫苗补种原则：①3月龄至5岁未完成百白破疫苗规定剂次的儿童，须补种未完成的剂次，前3剂每剂间隔≥28天，第4剂与第3剂间隔≥6个月。②≥6岁接种百白破疫苗和白破疫苗累计<3剂的儿童，用白破疫苗补齐3剂；第2剂与第1剂间隔1～2个月，第3剂与第2剂间隔6～12个月。③根据补种时的年龄选择疫苗种类，3月龄至5岁使用百白破疫苗，6～11岁使

用吸附白喉破伤风联合疫苗(儿童用),≥12岁使用吸附白喉破伤风联合疫苗(成人及青少年用)。

表 9-2　白喉疫苗接种禁忌、不良反应及注意事项

疫苗名称	接种禁忌	不良反应	注意事项
吸附无细胞百白破联合疫苗	1.有癫痫、神经系统疾病及抽搐史者禁用 2.急性传染病(包括恢复期)及发热者,暂缓注射	1.常见不良反应有低热、局部红肿、痒感 2.极罕见不良反应有严重的局部反应	1.使用时应充分摇匀,如出现摇不散的凝块、有异物、安瓿有裂纹、制品曾经冻结、标签不清和过期失效者不可使用 2.注射后局部可能有硬结,可逐步吸收。注射第2针时应更换另侧部位 3.应备肾上腺素,供偶有发生休克时急救用 4.注射第1针后出现高热、惊厥等异常情况者,不再注射第2针
吸附白喉破伤风联合疫苗		1.常见不良反应有疼痛、触痛 2.罕见不良反应有一过性发热、局部红肿、硬结	1.使用时充分摇匀,如出现摇不散的沉淀、异物、疫苗曾经冻结、疫苗瓶有裂纹或标签不清者,均不得使用 2.应备有肾上腺素等药物,以备偶发严重变态反应时急救用。接受注射者在注射后应在注射现场休息片刻 3.严禁冻结

(二)吸附白喉破伤风联合疫苗(白破疫苗,DT)

免疫程序与接种方法如下。

(1)接种对象及剂次:6周岁时接种1剂。

(2)接种部位:上臂三角肌肌内注射。

(3)用法用量:注射1次,注射剂量0.5 mL。

6~11岁使用吸附白喉破伤风联合疫苗(儿童用),≥12岁使用吸附白喉破伤风联合疫苗(成人及青少年用)。

白破疫苗补种原则:>6岁未接种白破疫苗的儿童,补种1剂。其他参照无细胞百白破疫苗的补种原则。

三、百日咳疫苗

百日咳是一种由百日咳鲍特杆菌引起的急性传染病。

尽管疫苗接种覆盖率很高,但百日咳仍然是一个公共卫生问题。百日咳是发展中国家儿童的主要问题之一。

(一)疫苗作用

预防百日咳发病。

(二)免疫程序和接种对象

使用百白破联合疫苗,具体参考白喉接种。

(三)疫苗安全性及免疫效果

中国自实施儿童计划免疫以来,百日咳发病率显著下降,近年来<1/10万,大部分省报告发病率<0.5/10万。

在美国，接种 3 剂次无细胞百白破联合疫苗后，其保护效果＞85％；接种 5 剂次的保护效果＞98％。

目前一般认为，接种 4 剂次无细胞百日咳疫苗诱导的保护力仅可维持 5～6 年。

四、破伤风疫苗

破伤风是一种急性传染性疾病，由杆菌属破伤风梭状芽孢杆菌的产毒菌株引起。破伤风不会在人与人之间传染，它是唯一可以预防具有感染性而无传染性疾病的疫苗。新生儿破伤风在发展中国家最常见。

(一)疫苗作用

预防破伤风发病。

(二)免疫程序和接种对象

使用百白破联合疫苗接种时，具体参考白喉接种。

破伤风疫苗接种禁忌、不良反应及注意事项，见表 9-3。

表 9-3　破伤风疫苗接种禁忌、不良反应及注意事项

疫苗名称	接种禁忌	不良反应	注意事项
吸附破伤风疫苗	1.患严重疾病、发热者 2.有过敏史者 3.注射破伤风类毒素后发生神经系统反映者	常见不良反应：有红肿、疼痛、发痒或有低热、疲倦、头痛	1.使用前检查包装容器、标签、外观、有效期是否符合要求 2.使用时应充分摇匀，如出现摇匀不散的凝块、异物、疫苗曾经冻结、疫苗瓶有裂纹或标签不清者，均不得使用 3.注射后局部可能有硬结，1～2 个月即可吸收，注射第 2 针时应换另侧部位 4.疫苗开启后必须在 30 分钟内用完 5.应备有肾上腺素等药物，以备偶有发生严重变态反应时急救用。接受注射者在注射后应在现场休息片刻 6.严禁冻结
吸附白喉破伤风联合疫苗	1.有癫痫、神经系统疾病及抽搐史者禁用 2.急性传染病(包括恢复期)及发热者，暂缓注射	1.常见不良反应有疼痛、触痛 2.罕见不良反应有一过性发热、局部红肿、硬结	1.使用时充分摇匀，如出现摇不散的沉淀、异物、疫苗曾经冻结、疫苗瓶有裂纹或标签不清者，均不得使用 2.应备有肾上腺素等药物，以备偶发生严重变态反应时急救用。接受注射者在注射后应在注射现场休息片刻 3.严禁冻结

(三)疫苗安全性及免疫效果

破伤风疫苗于 1924 年首次以破伤风类毒素的形式引入，并在第二次世界大战期间得到广泛使用。破伤风可以通过适当的伤口处理以及常规免疫进行有效预防，破伤风类毒素是已知最有效的免疫原之一，接种破伤风疫苗可保护接种者 5～10 年不被破伤风感染导致发病。有研究表明，破伤风抗体水平随年龄增长逐渐衰减，6～11 月龄儿童有 90％达到保护性水平。有学者对国产吸附破伤风疫苗用于成人加强免疫的进行安全性及免疫原性观察，结果显示破伤风抗体浓度

达到保护性水平的受试者比例均达到 100%,GMC 为 3 U/mL 以上。有文献报道基础免疫要求在 12 月龄内完成,未完成基础免疫的 14 岁内儿童应尽早进行补种,3 月龄至 6 岁儿童使用百白破疫苗;7～11 岁儿童使用白破联合疫苗;12 岁以上儿童使用成人及青少年用白破联合疫苗。每5～10 年或者伤后皮下注射 0.5 mL 类毒素疫苗就可以快速产生抗体,而无须被动免疫。完全按要求基本可以维持 20～30 年。

破伤风尽管每年的病例数量很少,但血清调查数据显示,在没有加强剂的情况下,血清保护随年龄增长而下降,这表明需要为人们提供加强剂,以便提供终生保护。

五、流行性脑脊髓膜炎疫苗

流行性脑脊髓膜炎(流脑)是由脑膜炎奈瑟菌(neisseriameningitidis,Nm)引起经呼吸道传播的急性化脓性脑膜炎。

(一)疫苗作用

A 群 C 群脑膜炎球菌多糖疫苗或 A 群 C 群脑膜炎球菌结合疫苗可预防 A、C 群脑膜炎球菌引起的流行性脑脊髓膜炎(流脑)。ACYW135 群脑膜炎球菌多糖疫苗可以预防 A 群、C 群、Y 群、W135 群引起的流行性脑脊髓膜炎;三联疫苗(AC-Hib)可以预防 A 群、C 群脑膜炎球菌与b 型流感嗜血杆菌引起的感染性疾病。

(二)免疫程序和接种对象

A 群 C 群脑膜炎球菌多糖疫苗:2 周岁以上儿童及成人,在流行区的 2 岁以下儿童可进行应急接种。须接种一次,接种应于流行性脑脊髓膜炎流行季节前完成,三年内无须再次接种。

ACYW135 群脑膜炎球菌多糖疫苗:①对于 2 岁以上儿童,如已按照免疫程序接种过 2 剂A 群流脑多糖疫苗(或 A+C 群结合疫苗),尚未接种 A+C 群流脑多糖疫苗,可在 3、6 周岁时各选择接种 1 剂 ACYW135 群脑膜炎球菌多糖疫苗。②对于 2 岁以下儿童,如已按照免疫程序接种过 2 剂 A 群流脑多糖疫苗(或 A+C 群结合疫苗)和 1 剂 A+C 群流脑多糖疫苗。可与上一剂A+C 群流脑多糖疫苗间隔≥3 年,选择接种 1 剂 ACYW135 群脑膜炎球菌多糖疫苗。③对于2 岁以上儿童,如既往未接种过任何 A 群流脑多糖、A+C 群流脑多糖或结合疫苗,可选择接种1 剂 ACYW135 群脑膜炎球菌多糖疫苗;间隔≥3 年后,可选择接种第 2 剂 ACYW135 群脑膜炎球菌多糖疫苗。④成人,尤其是高危人群,建议接种 1 剂 ACYW135 群脑膜炎球菌多糖疫苗。如果接种 1 剂疫苗 2～3 年后抗体水平快速下降,并持续存在暴露的风险,则应考虑初次免疫3～5 年内再次接种。⑤出现 Y 群和 W135 群脑膜炎球菌疫情时,建议给易感高危人群应急接种1 剂 ACYW135 群脑膜炎球菌多糖疫苗。应急接种时应努力覆盖所有高危人群,以控制疫情的扩散。应急接种的具体目标人群可通过分析流脑的流行特征来确定。ACYW135 群脑膜炎球菌多糖疫苗适用于 2 周岁以上儿童和成人,尤其推荐高危人群接种。高危人群包括:旅游或居住在高危地区者,如非洲撒哈拉地区,或前往中东国家的朝圣者;从事实验室、医疗卫生或疫苗生产工作,可从空气中接触到 A、C、Y、W135 群脑膜炎球菌;根据流行病学调查,由国家卫生健康委和疾病预防控制中心预测有 Y 及 W135 群脑膜炎球菌传染暴发地区的高危人群。

三联疫苗(AC-Hib):2～5 月龄接种 3 剂,6～11 月龄接种 2 剂,12～71 月龄接种 1 剂,间隔1 个月。目前本疫苗尚未获得免疫持久性研究数据,是否需要加强免疫尚未明确。

（三）疫苗安全性及免疫效果

A群C群脑膜炎球菌多糖疫苗：有研究进行了A群C群脑膜炎球菌多糖疫苗安全性及免疫原性的现场考察，表明该疫苗是安全的，免疫原性较好。流脑的发病率与人群的抗体水平存在密切负相关。通过3年连续观察，可看出该疫苗有良好的免疫持久性，可预防A群和C群流脑的发病。

ACYW135群脑膜炎球菌多糖疫苗：WHO认为，已经证明ACYW135群脑膜炎球菌多糖疫苗对成年人和2岁以上儿童有良好的安全性和免疫原性，并建议使用ACYW135群脑膜炎球菌多糖疫苗进行应急接种和控制流脑的暴发，或用于已知具有高风险的人群。

三联疫苗（AC-Hib）：国产MenAC-Hib联合疫苗具有良好的免疫原性。"AC-Hib"三联疫苗是安全的，但是目前尚未明确是否需要加强免疫。

（四）接种禁忌

接种禁忌见表9-4。

表9-4 流行性脑脊髓膜炎疫苗接种禁忌

疫苗名称	接种禁忌	不良反应	注意事项
A群C群脑膜炎球菌多糖疫苗	1.对该疫苗所含任何成分过敏者 2.患急性疾病、严重慢性疾病、慢性疾病的急性发作期和发热者 3.患脑病、未控制的癫痫和其他进行性神经系统疾病者	1.常见不良反应有疼痛、触痛、局部红肿、一过性发热 2.罕见不良反应有严重发热反应、局部重度红肿或其他并发症 3.极罕见不良反应有过敏性皮疹、过敏性休克、过敏性紫癜、血管神经性水肿及变态反应性神经炎、变态反应性剥脱性皮炎	家族和个人有惊厥史者、患慢性疾病者、有癫痫史者过敏体质者、哺乳期妇女慎用
A群C群脑膜炎球菌结合疫苗	1.对该疫苗所含任何成分过敏者 2.患癫痫、脑部疾病及有惊厥、过敏史者 3.患肾脏病、心脏病及活动性结核者 4.急性传染病及发热者 5.对破伤风类毒素过敏者	一过性发热、皮疹、头晕、头痛、乏力、食欲减退、腹痛腹泻、注射局部压痛、瘙痒、红肿、变态反应等	任何情况下，疫苗中的破伤风类毒素不能代替常规破伤风类毒素的免疫接种
ACYW135群脑膜炎球菌多糖疫苗	1.对该疫苗所含任何成分过敏者 2.患急性疾病、严重慢性疾病、慢性疾病的急性发作期和发热者 3.患脑部疾病、癫痫及过敏史者 4.肾脏病、心脏病、活动性结核患者及HIV感染者 5.急性传染病及发热者 6.妊娠妇女	红肿、硬结、疼痛、发热、变态反应等	1.不得与百日咳菌体疫苗和伤寒菌体疫苗同时注射 2.哺乳期妇女慎用

疫苗名称	接种禁忌	不良反应	注意事项
AC 群脑膜炎球菌 b 型流感嗜血杆菌联合疫苗	1.对该疫苗所含任何成分过敏者,特别是对破伤风类毒素过敏者 2.患急性疾病、严重心脏病、高血压、肝脏疾病等严重疾病者 3.患脑病、未控制的癫痫、抽搐和其他神经系统疾病者 4.患急性疾病、严重慢性疾病、慢性疾病的急性发作期和发热者	接种后不良反应轻微,偶有红肿、少数有头痛、发热、一过性皮疹	家族和个人有惊厥史者、患慢性疾病者、有癫痫史者过敏体质者、哺乳期妇女慎用

六、乙型病毒性肝炎疫苗

乙型病毒性肝炎(以下简称"乙肝")是由乙肝病毒引起的传染病,主要经血传播(如不安全注射等)、母婴传播和性传播。感染乙肝病毒后可成为乙肝病毒携带者,感染年龄越小,成为慢性携带者可能性越大,部分人可转化为慢性乙肝患者,甚至发展为肝硬化或肝癌。

在世界卫生组织西太平洋区域和非洲区域,乙型肝炎流行率最高。这两个区域的成年人口感染率分别为 6.2% 和 6.1%。最近的《全球疾病负担研究》报告指出,HBV 感染是全球第十大死亡原因。

乙肝传播途径为母婴传播、密切接触传播(可发生于经皮肤或者黏膜破损感染的血液或者体液,如共用牙刷等)、性传播、血液传播。易感人群包括注射吸毒者、职业暴露人群与慢性感染共同生活的密切接触者等。

(一)疫苗作用

全程接种 3 剂可有效预防乙肝。相同剂量的各类含乙肝成分疫苗预防乙肝效果相近。

乙型病毒性肝炎疫苗接种禁忌、不良反应及注意事项,见表 9-5。

表 9-5 乙型病毒性肝炎疫苗接种禁忌、不良反应及注意事项

疫苗名称	接种禁忌	不良反应	注意事项
乙肝疫苗	1.对该疫苗所含任何成分过敏者,包括辅料及甲醛过敏者 2.患急性疾病、严重慢性疾病、慢性疾病的急性发作期和发热者 3.患未控制的癫痫和其他进行性神经系统疾病者 4.妊娠期妇女	1.常见不良反应:疼痛、触痛 2.罕见不良反应:一过性发热、局部红肿、硬结 3.极罕见不良反应:局部无菌性化脓、过敏性皮疹、阿瑟反应、过敏性休克	家族和个人有惊厥史者、患慢性疾病者、有癫痫史者、过敏体质者慎用
甲乙肝联合疫苗	1.对该疫苗所含任何成分过敏者,包括辅料及甲醛过敏者 2.患急性疾病、严重慢性疾病、慢性疾病的急性发作期和发热者 3.患未控制的癫痫和其他进行性神经系统疾病者 4.妊娠期妇女	1.常见不良反应:疼痛、触痛 2.罕见不良反应:一过性发热、局部红肿、硬结 3.极罕见不良反应:局部无菌性化脓、过敏性皮疹、阿瑟反应、过敏性休克、过敏性紫癜	家族和个人有惊厥史者、患慢性疾病者、有癫痫史者、过敏体质者慎用

(二)免疫程序和接种对象

1.免疫程序

24 月龄以下的新生儿和婴儿乙肝应在大腿前外侧肌肉接种,儿童、青少年。成年人于上臂三角肌肌内注射。

2.接种对象

(1)新生儿、特别是母亲为 HBsAg、HBeAg 阳性者。

(2)从事医疗工作的医护人员及与接触血液的实验人员。

在大多数情况下,以下两种备选方案可任选其一。

三剂法,新生儿出生时接种第一剂(单价疫苗),第二剂和第三剂(单价疫苗或联合疫苗)分别与百白破疫苗的第一剂和第三剂同时接种,前两剂间隔 1 个月,第三剂间隔 6 个月(即分别在 0、1、6 月接种)。

四剂法,即在出生时接种一剂单价疫苗,此后接种三剂单价疫苗或联合疫苗,通常与其他常规儿童疫苗同时接种。

95% 以上的婴儿、儿童和青年接种全系列疫苗后体内产生的抗体可达到具有保护作用的水平。保护期至少持续 20 年,可能终身免疫。因此,世卫组织不建议已经完成三剂接种程序的人补种。

(三)疫苗安全性及免疫效果

乙型肝炎疫苗对预防感染及乙肝导致的慢性疾病和肝癌发展的效果达到 95%。

有学者对 344 名北京市丰台区 7~12 月龄儿童完成"0-1-6"免疫程序三针的乙肝疫苗接种后进行为期 5 年的随访。所有儿童乙肝抗体阳转率为 100%,5 年后抗体阳转率仍然较高(82.5%),乙肝表面抗体滴度中位数为 43.5 IU/L,虽然儿童乙肝抗体滴度随着免疫时间的延长而有所下降,但依然维持较高水平。

我国自从 1992 年实施乙肝疫苗免疫规划以来,HBsAg 阳性率和乙肝发病率显著下降。乙肝疫苗何时需要加强免疫还存在争议,有研究指出在乙肝疫苗初次免疫后 18~23 年,约 20% 受接种者已丧失免疫记忆反应,因此推荐对抗-HBs 阴性者加强接种乙肝疫苗 3 针次。

七、脊髓灰质炎疫苗

脊髓灰质炎(俗称"小儿麻痹症",以下简称"脊灰")是由脊灰病毒引起的急性肠道传染病,可引起肢体不对称弛缓性麻痹,部分患者会留下瘫痪后遗症,个别重症者可危及生命。初期症状是发热、疲惫、头痛、呕吐、脖颈僵硬及四肢疼痛。在少数情况下,该病可造成永久瘫痪。脊髓灰质炎只能通过免疫接种预防。

全球根除脊髓灰质炎指日可待。全球病例数量野生脊灰病毒引起的病例数自 1988 年以来减少了 99% 以上,从当时 125 个流行国家中估计的 35 万例病例,下降至 2018 年的 33 例报告病例。在三株野生脊灰病毒中(1 型、2 型和 3 型),2 型野生脊灰病毒已于 1999 年得到消灭。自 2012 年 11 月尼日利亚最后一个报告病例以来,没有发现 3 型野生脊灰病毒病例。在疫苗接种者和密切接触者中引起疫苗相关麻痹性脊髓灰质炎估计全球发生率约为 4.7/100 万。

(一)疫苗作用

全程接种 4 剂次可有效预防脊灰,以下各类含脊灰成分疫苗预防脊灰效果相近。五联疫苗(DTaP-IPV/Hib)可以预防百日咳、白喉、破伤风、脊髓灰质炎及 b 型流感嗜血杆菌引起的感染性疾病。

(二)免疫程序和接种对象

接种对象:2月龄至5周岁婴幼儿及低龄儿童。

接种4剂次,儿童2月龄时接种脊髓灰质炎灭活疫苗、3月龄、4月龄和4周岁各接种1剂次Ⅰ＋Ⅲ型脊髓灰质炎减毒活疫苗。

也有文献提出中国脊灰疫苗免疫策略为1剂IPV加3剂bOPV的常规免疫程序,过渡到2剂IPV加2剂bOPV的免疫程序,直至全球消灭脊灰证实后,在常规免疫接种中停用bOPV,全程接种IPV。

脊髓灰质炎灭活疫苗接种途径是肌内注射,婴儿在大腿前外侧中部,儿童为上臂三角肌。

脊髓灰质炎减毒活疫苗口服,每1次人用剂量0.1 mL。

(三)疫苗安全性及免疫效果

河南省健康人群脊髓质抗体水平检测结果显示脊灰Ⅰ型、Ⅲ型抗体阳性率分别为97.53％和88.14％,GMT分别为1∶81.65和1∶26.80,脊灰抗体阳性率和GMT水平都维持较高水平。

有学者按照自愿的原则对197名柳州市10月龄至1周岁儿童进行观察。采用酶联免疫吸附测定法(ELISA)检测脊灰IgG抗体,得出结果为针剂接种(IVP)抗体阳性率高于序贯接种(tOPV-IPV)和口服(tOPV),抗体阳性率依次为91.01％、88.89％、76.77％。

八、麻疹疫苗

麻疹是由麻疹病毒引起的急性全身发疹性呼吸道传染病,是儿童最常见的急性呼吸道传染病之一,其传染性很强,在常见疫苗针对呼吸道传染病中,传染力由强到弱依次:麻疹＞水痘＞流行性腮腺炎＞风疹。麻疹易感者与麻疹患者密切接触,其发病率可高达95％以上。麻疹好发年龄为1～5岁,占总发病数的80％左右。典型麻疹发热、结膜炎、上呼吸道炎症、口颊黏膜科氏斑及全身斑丘疹、疹退留色素斑为特征。

在1963年引入麻疹疫苗和广泛接种疫苗之前,大流行每2～3年发生一次,麻疹每年估计造成260万人死亡。在这一时期,我国麻疹居各类传染病发病数首位,发病率、死亡率均极高,年均发病率1 300/10万人左右,波动在60～2 400/10万,病死率年均在30/10万,波动在1.5～45/10万,流行周期明显频繁,1～2年出现一次大流行。开始接种麻疹疫苗后,发病率、死亡率均明显降低。由麻疹引发的突发公共卫生事件也明显减少,近几年来麻疹发病以散发为主,时有局部地区暴发。

(一)疫苗作用

预防麻疹,降低麻疹发病率,保护麻疹易感人群。

(二)免疫程序和接种对象

2005年中国卫生部对麻疹疫苗免疫程序由最初的1986年制定的程序进行修订,初种年龄为8月龄,复种年龄为18～24月龄,接种剂量有0.2 mL调整为0.5 mL。2008年5月扩大免疫程序以后,8月龄也可接种麻风二联疫苗,18～24月龄可接种麻腮二联疫苗。如果经济条件允许,加强采用麻风腮联合疫苗,更早的同时预防风疹、流行性腮腺炎。接种对象如下。

1.8月龄以上的易感者

初免年龄为8月龄,再免疫年龄为7周岁。也可8月龄初免,1.5～2.0岁再免疫1针以减少初免失败的易感者。

2.病例发生后的应急接种

其对象是患者活动范围的易感者。流行地区接种率应在95％以上。接种时间越早越好,在首代病例出现后疫情尚未蔓延之前接种完毕。麻疹的潜伏期一般为7～14天,最长可达21天。接种疫苗后7～12天就可产生抗体,比感染后产生抗体的时间短,因此对易感者进行应急接种可控制疫情蔓延或终止流行。对麻疹潜伏期的儿童接种疫苗后一般没有不良反应,在麻疹感染后1～2天内接种疫苗可阻止病毒血症的产生,使感染者的临床症状减轻。

(三)疫苗安全性及免疫效果

麻疹疫苗接种后的不良反应总体轻微,持续时间短暂。接种后24小时注射部位可能会出现轻微疼痛和压痛,有时可伴低热和局部淋巴结肿大。2％的接种者会出现一过性皮疹,血小板减少性紫癜发生率约为1/3万剂。麻疹疫苗引起的变态反应罕见,发生率约为1/10万剂,安全性良好。

疫苗接种后引起的免疫应答与自然感染过程基本相似。与自然感染相比,接种疫苗后能在更短的时间内引起机体免疫应答,包括体液免疫、细胞免疫和产生干扰素3个方面。接种麻疹疫苗后,只要初免成功,就可获得较为理想的免疫效果。接种麻疹疫苗后抗体的阳转率在95％以上。疫苗血清学效果:注射疫苗1周后开始产生抗体,1个月达高峰,阳转率在95％以上。免疫人群在流行病学效果与免疫后血清学效果一致,即抗体阳转者可免于发病。应急接种的效果:当某地发生麻疹流行时,尽快给周围的接触者进行应急接种可以起到减少发病、阻止流行的作用。

(四)接种禁忌

妊娠期的妇女;对青霉素和鸡蛋有过敏史或类变态反应者;伴有发热的呼吸道疾病、活动性结核、血液病、恶病质和恶性肿瘤等;原发性和继发性免疫缺陷患者或接受免疫抑制剂治疗者;个人或家族有惊厥史和脑外伤史。

(五)不良反应

麻疹疫苗是一种减毒活疫苗,一般不良反应很轻,个别人在接种6～10天可能出现发热、一过性散在皮疹和卡他症状等,持续不超过2天,一般不影响精神和食欲。当体温超过38.5 ℃,持续时间超过5天,或出现柯氏斑时,即认为是加重反应,应该及时到医院就诊。

(六)注意事项

麻疹疫苗不能和乙肝疫苗同时接种,因抗原之间有干扰。麻疹疫苗联合免疫的问题,是计划免疫工作的重点,据观察显示,麻疹疫苗可以和大数疫苗同时接种,而不会影响每种疫苗的免疫效果。如糖丸、百白破三联、甲肝疫苗、腮腺炎疫苗、风疹疫苗、卡介苗、流脑多糖体菌苗等都可同时接种。

注射疫苗后两天内避免洗澡,以免感染;注射后,应在接种场所休息半小时;在注射麻疹疫苗前不要空腹;避免剧烈活动,不吃酸辣等刺激性食物,多喝开水。

九、流行性腮腺炎疫苗

流行性腮腺炎是由流行性腮腺炎病毒引起的急性呼吸道传染病,主要症状为腮腺肿大,严重者可侵犯睾丸、卵巢、中枢神经系统。

流行性腮腺炎病例具有季节性,每年3～5月为高峰期。当年12月到次年1月病例也会增多。发病地点多在学校,尤其是乡镇小学,2～5年发生一次流行。流行性腮腺炎感染患者后,多数患者可获得终生免疫。

(一)疫苗作用

疫苗作用为预防流行性腮腺炎。流行性腮腺炎疫苗接种禁忌、不良反应及注意事项,见表 9-6。

表 9-6 流行性腮腺炎疫苗接种禁忌、不良反应及注意事项

疫苗名称	接种禁忌	不良反应	注意事项
腮腺炎减毒活疫苗	1.对该疫苗所含任何成分过敏者 2.患急性疾病、严重慢性疾病、慢性疾病的急性发作期和发热者 3.妊娠期妇女 4.免疫缺陷、免疫功能低下或正在接受免疫抑制治疗者 5.患脑病、未控制的癫痫和其他进行性神经系统疾病者	1.常见不良反应:疼痛和触痛、一过性发热、皮疹、轻度腮腺或唾液腺肿大 2.罕见不良反应:重度发热 3.极罕见不良反应:过敏性皮疹、过敏性休克、睾丸炎、感觉神经性耳聋和急性肌炎	1.家族和个人有惊厥史者、患慢性疾病者、有癫痫史者、过敏体质者、哺乳期妇女慎用 2.育龄期妇女注射本疫苗后应至少 3 个月内避免怀孕 3.使用免疫球蛋白后 3 个月内避免接种,否则可能影响效果
麻疹腮腺炎联合减毒活疫苗	1.已知对该疫苗所含任何成分,包括辅料及抗生素过敏者 2.患急性疾病、严重慢性疾病、慢性疾病的急性发作期和发热者 3.妊娠期妇女 4.免疫缺陷、免疫功能低下或正在接受免疫抑制治疗者 5.患脑病、未控制的癫痫和其他进行性神经系统疾病者	1.常见不良反应:疼痛和触痛、一过性发热、皮疹、轻度腮腺和唾液腺肿大 2.罕见不良反应:重度发热 3.极罕见不良反应:过敏性皮疹、过敏性休克、睾丸炎、过敏性紫癜、感觉神经性耳聋和急性肌炎	1.家族和个人有惊厥史者、患慢性疾病者、有癫痫史者、过敏体质者、哺乳期妇女慎用 2.注射免疫球蛋白者应至少间隔 3 个月以上接种本疫苗,以免影响免疫效果 3.使用其他减毒活疫苗与接种本疫苗应至少间隔 1 个月;但本疫苗与风疹减毒活疫苗可同时接种 4.育龄妇女注射本疫苗后,应至少 3 个月内避免怀孕
麻腮风联合减毒活疫苗	1.对新霉素、鸡蛋过敏者;患急性或慢性严重疾病者 2.发热者暂缓接种 3.妊娠妇女严禁接种本疫苗 4.妇女怀孕前 3 个月内不宜接种本疫苗	1.少数人可能出现一过性发热反应、轻度皮疹反应或伴有耳后及枕后淋巴结肿大 2.个别人可能出现一过性关节痛反应	1.患有急性、慢性感染发热者;已知对疫苗中任何成分过敏者;妊娠期妇女禁止接种麻疹风疹腮腺炎联合疫苗 2.患急性严重发热性疾病的个人应推迟接种疫苗,育龄期妇女在接种疫苗后 3 个月内应避免妊娠 3.接受输血、输血浆或使用人体免疫球蛋白后 3 个月内不能接种

(二)免疫程序和接种对象

腮腺炎减毒活疫苗接种对象如下。

8 月龄以上的腮腺炎易感者。免疫程序:8 月龄接种 1 剂次麻风苗,18～24 月龄接种 1 剂次麻腮风疫苗。腮腺炎常在大学校园、新兵中暴发,成人接种腮腺炎疫苗也十分必要。

加入 0.5 mL 所附带灭菌注射水,待疫苗复溶并摇匀后使用;于上臂外侧三角肌附着处皮下注射 0.5 mL,含腮腺炎活病毒超过 3.7 lg CCID50。

(三)疫苗安全性及免疫效果

早期研究表明,接种 1 针后血清阳转率和(或)短期保护率可达 80% 以上。秦伟等人在安徽省开展含腮腺炎成分疫苗保护效果的效果评估。采用回顾性队列研究方法评估,显示 4 年内疫苗保护效果最好为 72.78%。在江苏省曾检测 2 028 份儿童血清标本,腮腺炎抗体阳性率与抗体几何平均滴度分别为 72.3% 和 181.9 U/mL,接种 2 剂次 MMR 的儿童(89.2%)腮腺炎抗体阳性率高于接种 1 剂次 MMR 儿童(71.3%)。暴发调查研究表明,1 针腮腺炎疫苗的长期保护效力较低(60%~90%)。接种 1 剂腮腺炎疫苗的预防效果有限。相对于麻疹和风疹疫苗,腮腺炎疫苗的免疫原性较差,阳转率较低,接种 1 剂疫苗的免疫持久性有限。一般认为群体免疫率在 90% 以上可阻止腮腺炎的流行,但 3 年后群体的免疫率 70%,因此需要考虑接种第 2 剂疫苗。统计数据显示接种 1 剂疫苗的国家和地区腮腺炎发病率下降≥88%,2 剂接种使腮腺炎发病率下降≥97%。

WHO 认为,接种 1 剂 MMR 后,在最初抗体阳转的儿童中,1 年后有 15% 的儿童抗体转为阴性;接种第 2 剂 MMR 后血清抗体阳转率升至 95%,并可产生更高浓度的长期抗体水平。

目前将腮腺炎疫苗纳入免疫规划的国家中,80% 以上都采用 2 针免疫程序。大多数儿童在入学前(大约 6 岁)已经接种了第 2 针接种。

第 1 针和第 2 针接种最短间隔为 1 个月。第 2 针可以通过开展补充免疫活动的形式提供。WHO 鼓励目前实行单剂次接种的国家在免疫程序中增加第 2 针,以确保获得长期的免疫保护。

腮腺炎疫苗的不良反应轻微,而且少见。除接种部位轻度肿、痛外,个别人可能出现低热,偶有皮疹、瘙痒和紫癜等变态反应发生,但这些反应短暂和轻微,不经治疗可自愈。少数人可能有轻度腮腺肿胀,常发生在接种后 18~22 天。偶见睾丸炎和感音神经性耳聋。极少出现中度发热。

国内多项研究表明,流行性腮腺炎暴发流行时,应急接种可有效控制腮腺炎疫情,腮腺炎潜伏期长,常集中暴发。因此,当集体中出现病例后,应急接种疫苗能终止腮腺炎的继续传播。对处于潜伏期的被感染对象,亦能减轻病情。

十、流行性乙型脑炎疫苗

流行性乙型脑炎(以下简称"乙脑")是由蚊虫传播的人兽共患的急性病毒性传染病,起病急,常累及患者中枢神经系统。病情严重者致重症脑炎,出现高热、惊厥、昏迷直至痉挛性瘫痪,甚至死亡。重症病例幸存者常留有明显的后遗症。

流行性乙型脑炎主要发生于亚洲。人对乙脑病毒普遍易感,但主要是儿童,流行区<15 岁儿童为高危人群。全球约有 30 亿人居住在流行区,这些地区每年新出生婴儿约 7 000 万,个别地区发病率可达 100/10 万。1921 年,我国首次报告乙脑病例,中国曾经是乙脑最大流行区。乙脑病死率高达 10% 以上。乙脑属于蚊媒传播的人兽共患自然疫源性疾病。我国乙脑发病在 5 月开始上升,7~8 月为高峰期,9 月开始明显下降,但通常南方流行地区要比北方稍早,主要与库蚊和三带喙库蚊繁殖有关。乙脑流行强度多为散发。

(一)疫苗作用

疫苗作用是预防乙脑。流行性乙型脑炎疫苗接种禁忌、不良反应及注意事项,见表 9-7。

表9-7　流行性乙型脑炎疫苗接种禁忌、不良反应及注意事项

疫苗名称	接种禁忌	不良反应	注意事项
乙脑减毒活疫苗	1.对该疫苗所含任何成分过敏者 2.患急性疾病、严重慢性疾病、慢性疾病的疾病发作期和发热者 3.妊娠期妇女 4.免疫缺陷、免疫功能低下或正在接受免疫抑制治疗者 5.患脑病、未控制的癫痫和其他进行性神经系统疾病者	1.常见不良反应:疼痛、触痛、一过性发热、皮疹 2.罕见不良反应:严重发热 3.极罕见不良反应:过敏性皮疹、过敏性休克、过敏性紫癜、血管神经性水肿	1.家族和个人有惊厥史者、患慢性疾病者、有癫痫史者、过敏体质者、哺乳期妇女慎用 2.注射免疫球蛋白者应至少间隔3个月以上接种本品,以免影响免疫效果 3.使用其他减毒活疫苗与接种本疫苗应至少间隔1个月 4.育龄期妇女注射本疫苗后,应至少3个月内避免怀孕
乙脑灭活疫苗	1.对该疫苗所含任何成分过敏者 2.患急性疾病、严重慢性疾病、慢性疾病的急性发作期和发热者 3.妊娠期妇女 4.患脑病、未控制的癫痫和其他进行性神经系统疾病者	1.常见不良反应:一过性发热 2.罕见不良反应:严重发热 3.极罕见不良反应:过敏性皮疹、过敏性休克、过敏性紫癜	1.家族和个人有惊厥史者、患慢性疾病者、有癫痫史者、过敏体质者 2.注射免疫球蛋白者应至少间隔1个月接种本品,以免影响免疫效果

(二)免疫程序和接种对象

接种对象:8月龄以上健康儿童及由非疫区进入疫区的儿童和成年人。

免疫程序:乙脑减毒活疫苗接种2剂次,儿童8月龄接种1剂次后,于2周岁再接种1剂次,于上臂外侧三角肌下缘附着处皮下注射;乙脑灭活疫苗接种4剂次,儿童8月龄接种2剂次(间隔7～10天),2周岁和6周岁各接种1剂次。

(三)疫苗安全性及免疫效果

刘欣玉等采用动物试验进行对乙型脑炎的免疫效果评价。试验结果显示,乙脑减毒活疫苗以原倍、1:20稀释免疫时,均可100%抵抗约1 000 LD50乙脑病毒强毒P3株的攻击;乙脑灭活疫苗以原倍保护率分别为100%,1:20稀释免疫时为70%。

目前WHO认定抗乙脑中和抗体≥1:10是具有保护性的标准。有学者在广州海珠区对178名8～10月龄儿童进行观察免疫效果。进行两针次接种后初免后抗体阳性率为86.9%,抗体几何平均滴度(GMT)为1:19.35,加强免疫后抗体阳性率为96.0%,GMT为1:40.92。

乙型脑炎减毒活疫苗免疫后对基因Ⅰ、Ⅱ、Ⅲ型乙型脑炎病毒毒株均产生了显著水平的中和抗体,血清中和抗体阳转率分别为94%、92%和94%。

十一、水痘减毒活疫苗

水痘是由水痘带状疱疹病毒引起的急性传染病,儿童常见。水痘传染性强,易感者至40岁时的感染率接近100%。主要症状为全身皮肤分批出现散在的斑疹、丘疹和水疱疹,严重者引发肺炎或脑炎,甚至死亡。

1974 年,首支抗水痘疫苗问世,1975 年,美国开始广泛使用水痘减毒活疫苗,我国 2000 年才广泛使用。有学者对沈阳市 2008～2017 年共报告水痘病例 53 730 例,平均发病率为 67.46/10 万,年龄分布以 5～9 岁组发病数最多,25 岁以前发病占比达 86.99%。发病人群主要是学生、托幼儿童。4～6 月及当年 11 至次年 1 月为两个高发期。

(一)疫苗作用

疫苗作用为预防水痘。

(二)免疫程序和接种对象

儿童可按照 1 剂或 2 剂(各皮下注射 0.5 mL)的免疫程序接种单价疫苗。我国目前尚无统一的水痘疫苗接种方案。从 2011 年起我国有 20 个省市推荐 2 剂次的水痘疫苗免疫程序。

各国和地区已实施 2 剂次水痘免疫程序基本相同。

(1)对儿童实行常规接种两剂水痘疫苗,第一剂于 12～15 个月接种,第二剂于 4～6 岁接种;2 剂次间间隔≥3 个月。

(2)对已经接种过一剂补充疫苗的儿童、青少年、成人再接种第二剂。

(3)对所有 13 岁以上的没有免疫史健康人群实行 2 剂次的接种,两剂次之间间隔 4～6 周。

(4)强化免疫:通过开展普种,对所有已完成 1 剂次基础免疫的人群,进行第 2 剂次的加强接种。

(5)无论接种史如何,出过水痘者不须再进行接种。

(三)疫苗安全性及免疫效果

有学者对国内水痘减毒活疫苗预防效果及其安全性进行系统评价,水痘疫苗合并免疫成功率为 92.12%,平均抗体滴度为 1∶177.95;合并不良反应发生率为 11.54%。免疫后 5 年间血清抗体阳性率大部分保持在 90% 以上,但抗体滴度随着时间增加而降低;病例组和对照组有无接种 VarV 史合并比值比及其 95% 可信区间为 0.38,差异有统计学意义;有无接种 VarV 史的水痘发病率合并相对危险度及其 95%CI 为 0.21,差异有统计学意义。也有学者对 Oka 株水痘减毒活疫苗流行病学保护效果进行 Meta 分析,结果显示,Oka 株 VarV 总体保护率为 73%,RCT 设计保护率为 87%,应急免疫保护率为 46%。Bayer 等采用 Meta 分析合并后 1 剂次水痘疫苗的保护效果为 72.5%。接种 1 剂次水痘疫苗后,仍有大致 5%～10% 的突破性病例。

研究发现 1 剂次水痘疫苗接种不足以有效控制水痘暴发流行,北京市朝阳区一所幼儿园暴发水痘疫情,暴露群体的水痘疫苗接种覆盖率为 100%,免疫间隔≥4 年者发生水痘的概率是免疫间隔<4 年者的 2 倍。济南两所水痘疫情暴发学校学生进行病例对照研究,平均接种水痘疫苗 3 年后,疫苗的保护率为 67%,7 年后疫苗的保护率下降为 43%。保护率随着时间的推移而逐渐降低;初次免疫的持久性不强,可能是造成免疫儿童发病的主要原因。美国洛杉矶地区调查,在 8～12 岁有接种史的水痘患者中,接种史超过 5 年的发生水痘的发病率是接种史不到 5 年者的 2 倍。西班牙病例对照研究表明,1 剂次水痘疫苗接种,头 3 年的保护效果为 90%,3 年后的保护效果下降到 61%。鉴于 1 剂次水痘疫苗保护效果不理想,一些国家和地区开始实施 2 剂次的免疫程序。美国疫苗临床观察研究(RCT)长期保护效果研究(10 年)发现接种过 2 剂次儿童水痘发病率比接种过 1 剂次的低 3.3 倍。西班牙确诊病例的病例对照研究 1 剂次的水痘疫苗保护效果为 86%,2 剂次达到 98.3%。美国康涅狄格州实施 2 剂次后水痘发病率的比较:实施 2 剂次水痘疫苗免疫程序后,1～4 岁、4～9 岁、10～14 岁人群的发病率比几年前 1 剂次免疫程序的接种人群的发病率有明显下降,其中 4～9 岁年龄组下降最明显。水痘暴发后,通过预防接种

能有效控制疫情。多项研究表明,暴露后 3～5 天内接种疫苗对水痘发病有保护效果(9%～100%)。对中度和重度水痘发病保护效果达到 79%～100%。暴露 5 天后接种疫苗对水痘发病和疫情控制仍有保护效果。

(四)接种禁忌

(1)对该疫苗所含任何成分过敏者。

(2)患急性疾病、严重慢性疾病、慢性疾病的急性发作期和发热者。

(3)妊娠期妇女。

(4)免疫缺陷、免疫功能低下或正在接受免疫抑制治疗者。

(5)患脑病、未控制的癫痫和其他进行性神经系统疾病者。

(6)其他禁忌证具体参照说明书。

(五)不良反应

1.常见不良反应

疼痛、触痛、红肿、瘙痒,少数儿童可能出现一过性皮疹,一过性发热。

2.罕见不良反应

重度发热。

3.极罕见不良反应

过敏性皮疹、过敏性休克、过敏性紫癜、血小板减少性紫癜等。

(六)注意事项

(1)家族和个人有惊厥史者、患慢性疾病者、有癫痫史者、过敏体质者、哺乳期妇女慎用。

(2)注射免疫球蛋白者应至少间隔 3 个月接种本疫苗。

(3)育龄期妇女接种本疫苗后至少 3 个月内避免怀孕。

十二、流感病毒疫苗

流行性感冒是由流感病毒引起的急性呼吸道传染病,主要症状为突起高热、咽痛、咳嗽、头痛、肌痛及全身不适等。儿童、老年人、体弱者及患有基础疾病者罹患流感后易引发并发症甚至死亡。

流感发病急、传播迅速、短期内可传遍全球,死亡率高等特点,严重威胁人类健康。WHO 根据相关调查估计,在世界范围内流感的年度流行可导致 5%～10% 的成年人与 20%～30% 的儿童发病,并可造成 300 万～500 万重症病例及 29 万～65 万患者死亡。历史上已经发生过几次大流行,例如,1918 年的"西班牙流感",1957 年的"亚洲流感",1968 年的"香港流感",1977 年的"俄罗斯"流感,2009 年的"甲型 H1N1",2013 年的"H7N9",我国 2013 年报告 H7N9 确诊病例 144 人,死亡 45 人。全球 H7N9 疫情呈高发态势,波及亚洲、欧洲、中东的近 40 个国家和地区。H7N9 禽流感患者总体病死率约为 40% 左右。

流感的主要流行形式是暴发,且主要发生在学校、工厂等集体单位。

我国流感发病呈明显季节性,以冬、春季节发病率较高。流感还具有多种抗原且会不断变异的特点。

(一)疫苗作用

预防疫苗所含亚型的流感病毒感染,不能预防其他亚型的流感病毒感染。

（二）免疫程序及接种对象

（1）流感全病毒灭活疫苗用于 12 岁以上儿童、成人、老年人，于上臂外侧三角肌肌内注射 0.5 mL，含各型流感病毒血凝素为 15 μg。

（2）流感病毒裂解疫苗 6～36 月龄儿童，接种 2 剂，每剂 0.25 mL，含各型流感病毒血凝素为 7.5 μg，2 剂间隔 2～4 周；3 岁以上儿童、青少年和成人接种 1 剂，含各型流感病毒血凝素为 15 μg，剂量 0.5 mL。接种途径均为肌内或深度皮下注射。

（3）LAIV 美国 ACIP 推荐用于 2～49 岁的健康人群，接种采用鼻内喷入，每个鼻孔的气雾量为 0.1 mL，总量 0.2 mL。以前未接种任何季节性流感疫苗的 2～8 岁儿童应接种 2 剂，至少间隔 4 周；9～49 岁人群应在每年流行流感前接种 1 剂。

甲流疫苗用于 18～60 岁人群，间隔 4 周注射 2 剂，每剂 10 μg/0.5 mL，于三角肌肌内注射。

禽流感疫苗每瓶 0.5 mL，每人每次用的剂量为 0.5 mL，含血凝素 10 μg，于上臂三角肌肌内注射。

（三）免疫效果及疫苗安全性

有学者对国产长生公司全病毒流感灭活疫苗免疫效果及接种反应情况进行观察，分别采集 13～18 岁 42 名，19～59 岁 33 名，60 岁以上 30 名人群免前及免后 21 天血进行血清血凝抑制（HI）抗体检测，并同时于接种后 24 小时、48 小时、72 小时调查人群接种反应情况（包括体温、局部红晕、全身症状）。结果 105 名被调查人群 H1N1 型阳转率 85.7%（90/105），保护率 94.3%（99/105），GMT 增长倍数 18.26；H3N2 型阳转率 45.7%（48/105），保护率 100%（105/105）GMT 增长倍数 2.37；B 型阳转率 62.9%（66/105），保护率 48.6%（51/105），GMT 增长倍数 4.81；各年龄组 HINI 型阳性率均高于其他两型，而各年龄组 H1Nl、H3N2 型保护率均较高，B 型较低。13～18 岁，19～59 岁 H3N2 型 GMT 增长倍数较低，其他组别 GMT 增长倍数能达到有关标准。所有反应个例除一例局部反应红肿为 2.5 cm×5.0 cm 为中度反应，其他均为弱反应。各反应个例均于 24 小时内达高峰。48～72 小时基本恢复。

李国华采用整群随机抽样的方法确定研究对象，分 3～17、18～59、≥60 岁 3 个年龄组，经受种者知情同意后，随机接种国产和进口流感病毒裂解疫苗（sInfV-Sp），观察记录接种后的局部和全身反应，并于接种前及接种后 30 天分别采集血液标本，测定免疫前、后血清中三个型别流感毒株的特异性抗体，对国产 InfV-Sp 的安全性和免疫原性进行评价。结果国产和进口 sInfV-Sp 的发热（腋温＞37 ℃）率分别为 17.6% 和 18.6%，其中弱反应（37.1～37.5 ℃）发生率分别为 16.1% 和 17.6%；中反应（37.6～38.5 ℃）发生率分别为 1.5% 和 0.5%，强反应（≥38.6 ℃）发生率分别为 0 和 0.5%。接种国产疫苗，H1N1、H3N2、B 3 个型别的血凝抑制（HI）抗体阳转率分别为 80.8%、69.2%、55.1%，接种进口疫苗，H1N1、H3N2、B 型 HI 抗体阳转率分别为 80.6%、70.6%、50.2%。接种国产 sInfV-Sp 可使 H1N1、H3N2、B 型 HI 抗体几何平均滴度（GMT）分别升高 21.1、13.0、5.7 倍，接种进口 sInfV-Sp 可使 H1N1、H3N2、B 型 HI 抗体的 GMT 分别升高 20.1、14.6.4.8 倍。国产 sInfV-Sp 可使 H1N1、H3N2、B 型流感的易感率分别下降 96.8%、94.6%、92.0%，进口 sInfV-Sp 可使 H1N1、H3N2、B 型流感的易感率分别下降 99.3%、93.9%、90.5%。

接种流感疫苗可产生群体保护效果，美国一项研究发现，为 20% 的儿童接种可使儿童的流感相关疾病下降 49%、成人疾病下降 43%、全国总体人群疾病下降 46%，而儿童接种率提升至 80% 时，可使上述人群流感疾病下降更多，分别为 95%、86% 和 91%。显示儿童接种流感疫苗具有巨大的社会效益。

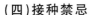

（四）接种禁忌

（1）对鸡蛋和该疫苗所含任何成分过敏者，或有其他过敏史者。

（2）患急性疾病、严重慢性疾病、慢性疾病的急性发作期、感冒和发热者。

（3）妊娠期妇女（以说明书为准）。

（4）患未控制的癫痫和其他进行性神经系统疾病，有吉兰-巴雷综合征病史者。

（5）具体参照生产厂家说明书。

（五）不良反应

1.常见不良反应

接种后 24 小时内注射部位疼痛、触痛、红肿和瘙痒、一过性发热等。

2.罕见不良反应

一过性感冒症状和全身不适、重度发热等。

3.极罕见不良反应

过敏性皮疹、过敏性紫癜、过敏性休克等。

（六）注意事项

（1）家族和个人有惊厥史者、慢性疾病急性发作者、有癫痫史者。

（2）注射免疫球蛋白者应至少间隔 1 个月接种本疫苗。

（3）注射后出现神经系统反应者，禁止再次使用。

十三、人用狂犬病疫苗和抗狂犬病血清/狂犬患者免疫球蛋白

狂犬病是由狂犬病病毒引起的急性传染病，主要由携带狂犬病病毒的犬、猫等动物咬伤所致。当人被感染狂犬病病毒的动物咬伤、抓伤及舔舐伤口或黏膜后，其唾液所含病毒经伤口或黏膜进入人体，一旦引起发病，病死率达 100％。

被可疑动物咬伤后，立即正确地处理伤口，根据需要注射抗狂犬病血清/狂犬患者免疫球蛋白和严格按照要求全程接种狂犬病疫苗，则能大大减少发病的风险。

我国狂犬病高发省份为河南省、湖南省、广西壮族自治区和贵州省，占全国发病数的 39.44％，病例男、女性别比为 2.14∶1，发病人群主要是以男性和农民为主。

（一）疫苗作用

预防狂犬病。

（二）暴露分级

暴露分级，见表 9-8。

表 9-8　狂犬病暴露分级

分级	与宿主动物的接触方式	暴露程度	医师建议处置原则
Ⅰ	符合以下情况之一者： 1.接触或喂养动物 2.完好的皮肤被舔	无	确认接触史可靠则不需要处置
Ⅱ	符合以下情况之一者： 1.裸露的皮肤被轻咬 2.无出血的轻微抓伤或擦伤	轻度	1.立即处理伤口 2.接种狂犬病疫苗。免疫功能低下者，建议参照Ⅲ级暴露处置

分级	与宿主动物的接触方式	暴露程度	医师建议处置原则
Ⅲ	符合以下情况之一者： 1.单处或多处贯穿性皮肤咬伤或抓伤 2.破损皮肤被舔 3.黏膜被动物体液污染	严重	1.立即处理伤口 2.注射狂犬患者免疫球蛋白(20 IU/kg)或抗狂犬病血清(40 IU/kg) 3.接种狂犬病疫苗

(三)免疫程序

免疫程序见表 9-9。

表 9-9　人用狂犬病疫苗免疫程序

免疫程序	第一次	第二次	第三次	第四次	第五次
五针法	0 天	3 天	7 天	14 天	28 天
程序接种日期					
实际接种日期					
四针法	0 天(2 剂)	7 天	21 天		
程序接种日期					
实际接种日期					

(四)免疫效果及疫苗安全性

国内对接种狂犬疫苗也进行了许多研究,有学者对 1 190 名暴露后接种者进行研究,发现常规 5 针免疫后,血清抗体阳性率为 89.63％;109 例狂犬疫苗初次免疫失败,复种后血清抗体阳转率 35.78％。也有学者对 24 例被狂犬咬伤且暴露于狂犬病病毒阳性者进行研究,其中二级暴露17 例,三级暴露 7 例。根据《狂犬病暴露预防处置工作规范》规范处理伤口,接种狂犬疫苗采取5 针法,对晚接种者、暴露部位与中枢神经接近、三级暴露患者,在 0 天接种 2 剂疫苗,病情严重患者,在伤口周围浸润注射人免疫球蛋白。采取快速荧光灶抑制试验(RFFIT)检测受种者血清标本,血清狂犬病病毒抗体滴度水平以≥0.5 U/mL 为转阳。结果 24 例患者抗体阳转率为100％,血清中和抗体滴度为 14～42 U/mL,平均为 25 U/mL,均能产生一定量中和抗体,其维持水平较高,得到较好的免疫效果。

国外有学者对冻干人用狂犬疫苗(Vero 细胞)的免疫原性、安全性和抗体持久性进行研究,在接种前和接种后第 7、14、42、180 天和 365 天采集血清样本。每次接种疫苗后第 7 天记录所致不良事件,并在整个研究期间记录非主动不良事件。结果显示,没有严重不良事件的报告。在第42 天,100％的受试者产生了足够的狂犬病病毒中和抗体浓度(≥0.5 U/mL)。在第 180 天和第365 天,抗体水平显著下降,但抗体浓度充足者的比例仍然很高(分别高于 75％和 50％)。暴露于狂犬病病毒的人一年后没有患狂犬病。

(五)接种反应

局部反应:注射部位疼痛、红斑、水肿、瘙痒、硬结。全身反应:轻度发热、寒战、晕厥、无力、头痛、眩晕、关节痛、肌肉痛、胃肠道功能紊乱。

此外,也可以发生极个别变态反应、皮疹、荨麻疹。个别人注射抗狂犬病血清后可能出现血清病、皮疹、荨麻疹,甚至过敏性休克等异常反应。

（六）接种禁忌

狂犬病是致命性疾病,为挽救生命任何禁忌证都是次要的,故接种狂犬病疫苗无禁忌证。

（七）注意事项

(1)接种后留观30分钟,如出现轻微反应,一般不须特殊处理。特殊情况可电话咨询接种单位,必要时可赴医院诊治。

(2)注射狂犬病疫苗后避免大量饮酒、喝浓茶、吃刺激性食物以及从事剧烈运动等。

十四、人乳头状瘤病毒疫苗

人乳头状瘤病毒(简称HPV)感染是生殖道最常见的病毒性感染,目前已通过分子分析识别和鉴定了190多种HPV基因型,宫颈癌中最常见的HPV型别有近二十种,其中引起宫颈癌的高危型有14种,具有高致癌性,如16型和18型。低危型HPV主要可引起皮肤疣、生殖器疣、低级别上皮内损伤,几乎不会引起宫颈癌,如HPV6和11型。HPV可在男性和女性中引发一系列疾病,包括癌前病变(可能进展为癌症)。虽然绝大多数HPV感染无症状或不引起疾病,并可自行消退,但高危HPV基因型的持续感染可能导致相关疾病。部分HPV基因型可引发宫颈癌、肛门和生殖器疣、其他生殖道癌和肛门癌等。其中约70%的宫颈癌由16型HPV和18型HPV所致,约90%的肛门和生殖器疣由6型HPV和11型HPV所致。

在世界范围报告了561 000例新发病例,285 000例死亡病例,15~44岁女性中排名第二位的恶性肿瘤。主要疾病负担集中在发展中国家:479 000例新发病例和251 000例死亡病例。我国宫颈癌每年新发病例约10万人,死亡约3万人,是排名第一位的女性生殖系统恶性肿瘤。我国不同区域宫颈癌疾病负担差异很大,总体表现为:农村高于城市,山区高于平原,中、西部地区高于东、南部地区。中国宫颈癌的疾病负担呈年轻化趋势,在过去的多年间,我国≤35岁年轻女性在宫颈癌患者所占比例逐年上升。中国女性感染HPV的年龄呈"双峰"分布:在城市女性中,第一个感染高峰为15~24岁女性(18.7%),第二个高峰为40岁以上女性(16.0%)。在农村地区也观察到了这种双峰特点。

（一）疫苗作用

据世界卫生组织的立场文件,双价HPV疫苗(16和18型)可用于预防由16型和18型HPV引发的宫颈、外阴、阴道和肛门的癌前病变和癌;除了具有双价HPV疫苗的预防效果,四价HPV疫苗(6、11、16和18型)和九价HPV疫苗(6、11、16、18、31、33、45、52和58型)还可用于预防6和11型HPV引发的肛门和生殖器疣,九价HPV疫苗还能预防由HPV31、33、45、52和58型引起的宫颈、外阴及阴道部位的癌前病变和癌。

国家药品监督管理局批准的双价HPV疫苗、四价HPV疫苗和九价HPV疫苗说明书显示,3种HPV疫苗均适用于预防高危HPV16,18型所致下列疾病:宫颈癌;1级、2级、3级宫颈上皮内瘤样病变(CIN2/3)和宫颈原位腺癌。九价HPV疫苗可用于预防16、18、31、33、45、52和58型HPV引起的宫颈癌,6、11、16、18、31、33、45、52和58型HPV引起的感染,1级、2级和3级宫颈上皮内瘤样病变和宫颈原位腺癌。

（二）接种对象

(1)HPV感染是通过性传播的,因此,性暴露前的人群接种疫苗具有最佳的效果。WHO推荐的HPV疫苗接种的主要目标人群是9~14岁的女孩,在性行为开始前,即在首次接触HPV感染前。次级目标人群是年龄较大(>15岁)的女性或男性,只有在可行、负担得起、成本效益高且不挪用主要目标人群接种疫苗或有效子宫颈癌筛查方案的资源情况下，才被推荐。在中国，HPV2 疫苗用于 9～25 岁的年轻女性，HPV4 疫苗用于 20～45 岁的女孩和妇女，HPV9 疫苗用于 16～26 岁的女性群体。

（2）免疫实践咨询委员会（ACIP）建议 11 或 12 岁的男性常规接种 HPV4，还建议为以前未接种疫苗的 13 岁至 21 岁的男性接种疫苗，22 岁至 26 岁的男性可接种疫苗。

（三）免疫程序

3 种 HPV 疫苗全程接种均为 3 剂，肌内注射。4 价、9 价疫苗接种程序为 0、2、6 个月，2 价疫苗接种程序为 0、1、6 个月。如果免疫程序中断，不必重新开始全程 3 剂免疫，但应接种剩下的疫苗，尽可能按建议的免疫程序接种。

（四）免疫效果及疫苗安全性

从感染 HPV 到进展为宫颈癌的时间至少为 10 年，不可能将宫颈癌作为终点指标进行免疫效果评价。宫颈上皮内瘤样变（CIN）Ⅱ级以上病变是宫颈癌的癌前病变，持续 HPV 感染是宫颈有临床价值的指标，因此目前采用 CIN Ⅱ级以上病变、HPV 的持续感染作为主要终点指标评价疫苗的效果。宋云焕、周自广通过文献检索，对二价 HPV 疫苗预防宫颈癌及 HPV 相关感染进行 Meta 分析，结果显示，接种疫苗对预防 CIN Ⅱ级以上病变、6 个月的 HPV 持续感染、12 个月的 HPV 持续感染、CIN Ⅰ级以上病变的保护效果分别为 92%、96%、94%、89%。

有一项对 HPV4 疫苗的随机、双盲、安慰剂对照、多中心的Ⅲ期临床试验中，3 006 例 20～45 岁女性按 1∶1 的比例被随机分为两组（实验组和对照组），实验组按 0、2、6 个月免疫程序接种 3 次疫苗，对照组在相同时间内给予安慰剂。结果显示，疫苗对 20～45 岁女性预防 CIN、宫颈癌、生殖器病变的有效率均为 100%；接种 HPV4 疫苗对 30、78 个月宫颈持续感染的保护效果分别为 91.6% 和 97.5%。疫苗还降低了 HPV6、11、16、18 的宫颈细胞学异常率，有效率为 94.0%。结论是在 20～45 岁的中国妇女中，HPV4 疫苗对持续感染和生殖器病变前有效。

对九价 HPV 疫苗的研究显示，亚洲受试者中九价 HPV 疫苗预防 HPV31、33、45、52、58 相关的持续感染（≥6 个月）的保护效力为 95.8%；九价疫苗对 HPV31、33、45、52、58 相关持续感染（≥12 个月）的保护效力为 93.9%；九价疫苗将 HPV31、33、45、52、58 相关宫颈细胞学异常风险降低了 92.1%；也降低了与 HPV52 或 HPV58 相关的宫颈细胞学异常风险。HPV31、33、45、52、58 相关宫颈活检的发生率降 100%。此外，有研究表明，男性接种 HPV 疫苗可能直接预防 HPV16、18 相关的肛门与生殖器肿瘤，男性接种疫苗理论上可降低 HPV 传播给妇女的机会。

安全性：HPV 疫苗接种后的不良反应一般不严重且持续时间较短。疫苗可用于免疫缺陷和（或）艾滋病毒感染者。关于孕妇接种 HPV 疫苗安全性的数据有限，因此应避免对孕妇接种 HPV 疫苗。如果年轻女性在开始接种疫苗系列后怀孕，剩余剂量应推迟到妊娠结束后。如果在怀孕期间不小心接种疫苗，不建议终止妊娠。母乳喂养不是 HPV 疫苗接种的禁忌。现有证据并不表明注射后母亲或其婴儿中出现与疫苗有关的不良事件的风险增加。目前世界卫生组织疫苗安全全球咨询委员会（GACVS）定期审查有关 HPV 疫苗安全性的证据表明，使用 HPV 疫苗没有任何安全隐患，世界卫生组织（WHO）审查得出的结论也认为所有 3 种获得许可的 HPV 疫苗——二价疫苗、四价疫苗和九价疫苗都具有极好的安全性、免疫源性和有效性。

（五）接种禁忌

对疫苗所含任何成分严重变态反应者、急性严重发热疾病、注射 HPV 疫苗后有超敏反应症状者，不应再次接种本品；妊娠妇女。

（六）不良反应

十分常见的不良反应：疲乏、肌痛、头痛、发热及注射部位反应疼痛、红斑、肿胀。

常见的不良反应：注射部位硬结、关节痛、胃肠道症状（包括恶心、呕吐、腹泻和腹痛）、咳嗽、瘙痒、荨麻疹和皮疹等超敏反应。

偶见的不良反应：头晕、局部感觉异常和淋巴结病等。

（七）注意事项

（1）按照我国疫苗说明书规定的接种对象进行接种。

（2）上述3种疫苗只能预防所含HPV型别感染所致病变。

（3）上述3种疫苗仅用于预防用途，不适用于治疗已经发生的HPV相关病变，也不能防止病变的进展。

（4）接种疫苗不能代替常规宫颈癌筛查，也不能代替预防HPV感染和性传播疾病的其他措施。

（5）急性严重发热疾病患者应推迟接种。

（6）血小板减少症患者或者任何凝血功能紊乱患者接种后可能会引起出血，应谨慎接种。

（7）妊娠期间应避免接种本品。若女性已经或准备妊娠，建议推迟或中断接种程序，妊娠期结束后再进行接种。

（8）哺乳期妇女应谨慎接种。

（刘　佳）

参 考 文 献

[1] 石新慧.现代内科诊疗精要[M].武汉:湖北科学技术出版社,2022.

[2] 李祥欣,王成刚,陈鸿程.内科疾病综合治疗学[M].南昌:江西科学技术出版社,2022.

[3] 冯宁,刘庆华,孙秀杰.实用内科学与临床治疗[M].上海:上海交通大学出版社,2024.

[4] 刘国丽,刘术青,王威.临床内科诊断与治疗方案[M].南昌:江西科学技术出版社,2022.

[5] 张平.临床内科疾病诊治技术[M].南昌:江西科学技术出版社,2021.

[6] 王为光,王为光.现代内科疾病临床诊疗[M].北京:中国纺织出版社,2021.

[7] 黄佳滨.实用内科疾病诊治实践[M].北京:中国纺织出版社,2021.

[8] 庄志强,江勇,王成刚.内科疾病综合治疗与病例解析[M].南昌:江西科学技术出版社,2022.

[9] 潘勇浩,杨克戎,刘舒婷.现代内科疾病临床实践[M].北京:科学技术文献出版社,2017.

[10] 李春媚.临床疾病内科处置精要[M].北京:中国纺织出版社,2020.

[11] 王佃亮,黄晓颖.内科医师诊疗与处方[M].北京:化学工业出版社,2023.

[12] 王焕君.内科常见病诊治进展[M].北京:科学技术文献出版社,2017.

[13] 李振作.临床内科疾病诊断与治疗[M].南昌:江西科学技术出版社,2020.

[14] 刘庆东,刘倩,王洪梅.临床内科诊疗与护理研究[M].长春:吉林科学技术出版社,2017.

[15] 玄进,边振,孙权.现代内科临床诊疗实践[M].北京:中国纺织出版社,2020.

[16] 李霞.临床内科诊疗问题及对策[M].天津:天津科学技术出版社,2017.

[17] 石姝梅.内科重症模拟救护[M].上海:上海交通大学出版社,2018.

[18] 魏茂春.精编内科常见病诊疗学[M].武汉:湖北科学技术出版社,2021.

[19] 张元玲,董岩峰,赵珉.临床内科诊疗学[M].南昌:江西科学技术出版社,2018.

[20] 陶蕾,张东洋,孙华.内科临床诊断学[M].南昌:江西科学技术出版社,2018.

[21] 唐亮,姜萍,牛玉芹.临床内科常见疾病治疗与护理[M].广州:世界图书出版广东有限公司,2020.

[22] 张群英,龙涛,林荡,等.实用内科诊疗学[M].上海:上海科学技术文献出版社,2023.

[23] 张阳阳,张树堂.内科常见病诊疗精要[M].汕头:汕头大学出版社,2023.

[24] 师丽娜.当代内科诊断与治疗[M].长春:吉林科学技术出版社,2017.

[25] 孙海玲,庄绪栋,牛翠芳,等.现代内科疾病临床诊治[M].长春:吉林科学技术出版社,2017.

[26] 柴倩倩,黄彩娜,张清,等.内科疾病治疗与用药指导[M].上海:上海科学技术文献出版社,2023.

［27］李毅,满玉洁,赵宏,等.内科疾病诊治与康复理疗［M］.上海:上海科学技术文献出版社,2023.

［28］初楠.内科急症诊疗精要［M］.北京:化学工业出版社,2017.

［29］王丽芹,付春华,张浙岩.内科病人健康教育［M］.北京:科学出版社,2017.

［30］马书平,王翠兰,王尊松,等.基层医院内科疑难病例选［M］.上海:上海科学技术出版社,2022.

［31］曹伟波,岳宝霞,李悦,等.现代内科疾病诊治实践［M］.西安:世界图书出版西安有限公司,2022.

［32］杨德业,王宏宇,曲鹏.心血管内科实践［M］.北京:科学出版社,2022.

［33］王辰.内科医生手册［M］.北京:人民卫生出版社,2017.

［34］秦翠娟.当代内科诊断与治疗［M］.长春:吉林科学技术出版社,2022.

［35］马路.实用内科疾病诊疗［M］.济南:山东大学出版社,2022.

［36］张亚香,夏彩芬,顾轶,等.呼吸肌训练方案联合肺部超声监测对机械通气患者膈肌功能与撤机的影响［J］.当代护士(上旬刊),2024,31(3):75-78.

［37］金宁,徐晓芬,张晓飞,等.血栓四项检测在急诊内科肺部疾病患者疾病严重程度判断中的价值［J］.检验医学与临床,2023,20(1):81-84.

［38］范香立.西北汉简所见内科疾病问题探究［J］.中国医药导报,2024,21(1):145-148.

［39］帕尔哈迪·阿布都热合曼.内科疾病常用的心理疗法及其临床应用［J］.新疆医学,2023,53(9):1128-1130.

［40］汪群.内科疾病辨证病因学研究的应用价值［J］.中医药管理杂志,2023,31(10):126-128.